J. Brokmann

R. Rossaint (Hrsg.)

Repetitorium Notfallmedizin

Zur Vorbereitung auf die Prüfung »Notfallmedizin«

W0373608

J. Brokmann
R. Rossaint (Hrsg.)

Repetitorium Notfallmedizin

Zur Vorbereitung auf die Prüfung »Notfallmedizin«

2. aktualisierte Auflage

Mit 39 Abbildungen und 87 Tabellen

Springer

Dr. med. Jörg Brokmann
Prof. Dr. med. Rolf Rossaint
Klinik für Anästhesiologie
Universitätsklinikum Aachen
Pauwelsstraße 30
52074 Aachen

Ihre Meinung ist uns wichtig: www.springer.com/978-3-642-04959-0

ISBN-13 978-3-642-04959-0 2. Auflage Springer-Verlag Berlin Heidelberg New York
ISBN-13 978-3-540-33702-7 1. Auflage Springer Medizin Verlag Heidelberg

Bibliografische Information der Deutschen Nationalbibliothek
Die Deutsche Nationalbibliothek verzeichnet diese Publikation in der Deutschen Nationalbibliografie; detaillierte bibliografische Daten sind im Internet über http://dnb.d-nb.de abrufbar.

Dieses Werk ist urheberrechtlich geschützt. Die dadurch begründeten Rechte, insbesondere die der Übersetzung, des Nachdrucks, des Vortrags, der Entnahme von Abbildungen und Tabellen, der Funksendung, der Mikroverfilmung oder der Vervielfältigung auf anderen Wegen und der Speicherung in Datenverarbeitungsanlagen, bleiben, auch bei nur auszugsweiser Verwertung, vorbehalten. Eine Vervielfältigung dieses Werkes oder von Teilen dieses Werkes ist auch im Einzelfall nur in den Grenzen der gesetzlichen Bestimmungen des Urheberrechtsgesetzes der Bundesrepublik Deutschland vom 9. September 1965 in der jeweils geltenden Fassung zulässig. Sie ist grundsätzlich vergütungspflichtig. Zuwiderhandlungen unterliegen den Strafbestimmungen des Urheberrechtsgesetzes.

Springer Medizin
Springer-Verlag GmbH
ein Unternehmen von Springer Science+Business Media

springer.de

© Springer-Verlag Berlin Heidelberg 2008, 2010

Die Wiedergabe von Gebrauchsnamen, Warenbezeichnungen usw. in diesem Werk berechtigt auch ohne besondere Kennzeichnung nicht zu der Annahme, dass solche Namen im Sinne der Warenzeichen- und Markenschutzgesetzgebung als frei zu betrachten wären und daher von jedermann benutzt werden dürften.

Produkthaftung: Für Angaben über Dosierungsanweisungen und Applikationsformen kann vom Verlag keine Gewähr übernommen werden. Derartige Angaben müssen vom jeweiligen Anwender im Einzelfall anhand anderer Literaturstellen auf ihre Richtigkeit überprüft werden.

Planung: Dr. Anna Krätz, Heidelberg
Projektmanagement: Gisela Schmitt, Heidelberg
Copy-Editing: Bettina Arndt, Gorxheimertal
Layout und Umschlaggestaltung: deblik Berlin
Satz: medionet Publishing Services Ltd. Berlin

SPIN 80032094

Gedruckt auf säurefreiem Papier 22/2122 – 5 4 3 2 1

Vorwort zur 2. Auflage

Wichtige Merkmale der Notfallmedizin sind Interdisziplinarität und Dringlichkeit. Aber auch Sicherheit und Fachkompetenz sind notwendig. Unter diesen Gesichtspunkten soll Ihnen das vorliegende Buch in kurzer und prägnanter Weise notfallmedizinisches Wissen vermitteln. Ob Sie es für die Vorbereitung auf die Prüfung nutzen möchten, es für die Patientenversorgung benötigen oder zum Nachschlagen nach Einsätzen: Das vorliegende Buch soll Ihnen eine adäquate Behandlung und Therapie des Notfallpatienten ermöglichen.

Als Notfallmediziner/in unterliegen Sie ständigen Neuerungen und müssen Ihr Wissen an die Entwicklungen der jeweiligen Fachgebiete anpassen. Damit Ihnen auch wieder die neuesten Informationen zur Verfügung stehen, haben wir bereits zwei Jahre nach dem Erscheinen der ersten Auflage eine Überarbeitung für Sie durchgeführt. Sie erhalten somit die Möglichkeit, Ihr Wissen auf den aktuellen Stand bringen zu können.

Selbstverständlich führt die zweite Auflage das didaktische Konzept weiter. Prägnant und wohl geordnet erhalten Sie Informationen in festgelegter Reihenfolge:
Definition, Allgemeines, ätiologischer und pathophysiologischer Hintergrund, Symptomatik, Diagnostik, Differentialdiagnostik sowie Hinweise zu Therapie und Maßnahmen. Sie finden sich schnell und zuverlässig zurecht.

Wir wünschen Ihnen erfolgreiche Einsätze, im Sinne für den Patienten.

Aachen, im Januar 2010

Jörg Brokmann
Rolf Rossaint

Inhaltsverzeichnis

II Spezielle Notfallmedizin

Autorenverzeichnis

Beckers, Stefan, Dr.
AIXTRA – Aachener Interdisziplinäres Trainingszentrum für medizinische Ausbildung,
Klinik für Anästhesiologie, Universitätsklinikum der Medizinischen Fakultät der Rheinisch-Westfälisch-Technischen-Hochschule Aachen
Pauwelsstr. 30,
52074 Aachen

Bouillon, Bertil, Prof. Dr.
Klinik für Unfallchirurgie, Orthopädie und Sporttraumatologie,
Klinikum Köln-Merheim
Ostmerheimer Str. 200,
51109 Köln

Brokmann, Jörg, Dr.
Klinik für Anästhesiologie,
Universitätsklinikum Aachen
Pauwelsstr. 30,
52074 Aachen

Hoppe, Uta C., Prof. Dr.
Klinik III für Innere Medizin,
Universitätsklinik zu Köln
Kerpener Str. 62,
50937 Köln

Huckenbeck, Wolfgang, PD Dr.
Institut für Rechtsmedizin,
Universitätsklinik Düsseldorf
Moorenstr. 5,
40225 Düsseldorf

Messer, Thomas, Dr.
Klinik für Psychiatrie, Psychotherapie, Psychosomatik,
Bezirkskrankenhaus Augsburg
Dr.-Mack-Str. 1,
86156 Augsburg

Michels, Guido, Dr.
Klinik III für Innere Medizin,
Universitätsklinik zu Köln
Kerpener Str. 62,
50937 Köln

Pajonk, Frank-Gerald, Prof. Dr.
Privat-Nerven-Klinik Dr. Kurt Fontheim
Lindenstr. 15,
38704 Liebenburg

Skorning, Max, Dr.
Klinik für Anästhesiologie,
Universitätsklinikum Aachen
Pauwelsstr. 30,
52074 Aachen

Tiltscher, Cordula, Dr.
Klinik für Psychiatrie, Psychotherapie, Psychosomatik,
Bezirkskrankenhaus Augsburg
Dr.-Mack-Str. 1,
86156 Augsburg

Wiese, Stefan, Dr.
Intensive Care, Máxima Medisch Centrum
De Run 4600,
5504 DB Veldhoven, Niederlande

I Allgemeine Notfallmedizin

Organisation und Struktur

S. Beckers

1.1 Rettungskette

Der Begriff der sog. »Rettungskette« beschreibt die präklinische Versorgung von Notfallpatienten als ein zeitliches, idealerweise reibungsloses Ineinandergreifen von Einzelschritten, so dass damit eine bestmögliche Versorgung gewährleistet werden kann. Insgesamt hängt die Qualität der Versorgung dabei von der »Stärke« jedes einzelnen Gliedes der Rettungskette ab (◘ Abb. 1.1).

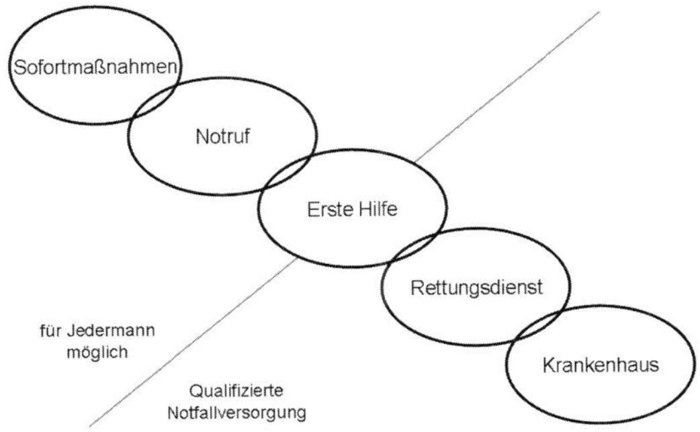

◘ **Abb. 1.1.** Rettungskette

Sofortmaßnahmen

Jeder der in einer Notfallsituation – im Falle einer lebensbedrohlichen Erkrankung oder Verletzung, bei einem Unfall oder einer Vergiftung – Hilfe von seinen Mitmenschen erwartet, sollte selbst fähig sein, Hilfe zu leisten und dies als seine menschliche Pflicht ansehen.

In Not- und Unglücksfällen Hilfe zu leisten, ist nicht nur sittliche, sondern auch eine rechtliche und damit gesetzlich festgeschriebene Pflicht.

Wichtig

Gemäß § 323c Strafgesetzbuch ist in Deutschland jeder gesetzlich verpflichtet, Erste Hilfe zu leisten, insofern

- ihm die Hilfeleistung den Umständen entsprechend zumutbar ist,
- er durch die Hilfeleistung nicht andere wichtige Pflichten verletzt,
- sich der Helfer durch die Hilfeleistung nicht selbst in Gefahr bringen muss.

1

Wer dementsprechend bei Unglücks- oder Notfällen keine Hilfe leistet, kann mit einer Freiheitsstrafe bis zu 1 Jahr oder mit einer Geldstrafe bestraft werden.

Handelt es sich bei dem Hilfeleistenden um einen Arzt, so muss er nach aktuellster Rechtsprechung des Oberlandesgerichts München mindestens in der Lage sein, die Regeln des Basic Life Support (BLS) anwenden zu können.

Eingeschränkt wird die gesetzliche Verpflichtung zur Hilfeleistung allerdings durch die Zumutbarkeit der Hilfeleistung. So ist man z. B. nicht verpflichtet, an einem Notfallort Hilfe zu leisten, wenn man sich dadurch als Helfer selbst in Gefahr bringt. Als Beispiel gilt hier, dass man von einem Nichtschwimmer nicht erwarten kann, einen Ertrinkenden zu retten. Zudem ist die Verpflichtung zur unmittelbaren Hilfe eingeschränkt, wenn dadurch andere wichtige Pflichten verletzt würden (z. B. Aufsichtspflicht bei Lehrern).

Lebensrettende Sofortmaßnahmen (LSM)

- Absicherung eines Unfallortes und ggf. Rettung eines Betroffenen aus einem Gefahrenbereich
- Maßnahmen der Herz-Lungen-Wiederbelebung, einschließlich Defibrillation
- Stillung einer lebensbedrohlichen Blutung
- Maßnahmen zur Schockbekämpfung
- Stabile Seitenlage
- Abnahme des Schutzhelms bei Zweiradfahrern

Die Hilfsorganisationen (ASB, DRK, MHD, JUH), sowie verschiedene private Anbieter bieten Kurse in »Lebensrettende Sofortmaßnahmen am Unfallort« (LSM) an. Der Umfang beträgt vier Doppelstunden. Diese sind für den Erwerb des PKW- oder Motorradführerscheins (Führerscheinklassen A, A1, B, BE, L, M, S und T) Pflicht.

Notruf

Jedem ist es aber jederzeit möglich und zumutbar, den Rettungsdienst zu verständigen: Ein Absetzen des Notrufs, um fachliche Hilfe anzufordern, ist für das weitere Ineinandergreifen der Rettungskette und somit für die Einleitung weiterer Maßnahmen elementar (Notrufnummern: Tab. 1.1 und Tab. 1.2).

Tab. 1.1. Notrufnummern in der Bundesrepublik Deutschland

Polizei	110	**Feuerwehr**	112
Rettungsdienst:			
Baden-Württemberg		19222	
Bayern		112/19222	
Berlin		112	
Brandenburg		112	
Bremen		112/19222	
Hamburg		112	
Hessen		112	
Mecklenburg Vorpommern		112	
Niedersachsen		112/19222	
Nordrhein-Westfalen		112	
Rheinland-Pfalz		112/19222	
Saarland		110/19222	
Sachsen		112	
Sachsen-Anhalt		112	
Schleswig-Holstein		112/19222	
Thüringen		112	

Die fünf »W's« des Notrufs

- Wo ist der Notfall passiert?
- Was ist passiert?
- Wie viele Personen sind betroffen?
- Welche Arten von Verletzungen/Erkrankungen liegen vor?
- Warten auf Rückfragen!

Gemäß den internationalen Leitlinien für die Herz-Lungen-Wiederbelebung gilt für den Zeitpunkt des Notrufs:

- Notruf zuerst (sog. »phone first«) bei Erwachsenen, ausgenommen Trauma, Ertrinken, Kinder
- Schneller Notruf (sog. »phone fast«) bei Notfällen mit Kindern, Trauma oder Ertrinken nach Durchführung lebensrettender Sofortmaßnahmen

Tab. 1.2. Notrufnummern in angrenzenden Staaten/Europaweit

Europaweit		Notruf	112
Schweiz			
Polizei	117	Feuerwehr	118
		Rettungsdienst	144
		REGA-Rettung	1414
Österreich			
Polizei	133	Feuerwehr	122
		Rettungsdienst	144
Belgien			
Polizei	101	Feuerwehr	100
		Rettungsdienst	100
Niederlande			
Polizei	112	Feuerwehr	112
		Rettungsdienst	112
Luxemburg			
Polizei	113	Feuerwehr	112
		Rettungsdienst	112
Dänemark			
Polizei	112	Feuerwehr	112
		Rettungsdienst	112
Frankreich			
Polizei	17	Feuerwehr	18
		Rettungsdienst	17
Polen			
Polizei	997	Feuerwehr	998
		Rettungsdienst	999
Tschechische Republik			
Polizei	158	Feuerwehr	150
		Rettungsdienst	155

Eine ausführliche Darstellung findet sich in ► Abschn. »Kardiopulmonale Reanimation« ► Kap. 6.

Erste Hilfe

Über die lebensrettenden Sofortmaßnahmen hinaus zählen zur sog. »Ersten Hilfe« folgende Maßnahmen, die sowohl von Laien als auch von ausgebildeten Ersthelfern oder sog. »first respondern« durchgeführt werden können:

- Maßnahmen zur Wundversorgung
- Erstmaßnahmen bei akuten Erkrankungen (z. B. Herzinfarkt, Schlaganfall, Asthma, Krampfanfall)
- Erstmaßnahmen bei thermischen Schädigungen (z. B. Verbrennung, Verbrühung, Unterkühlung, Erfrierung, Sonnenstich)
- Erstmaßnahmen bei Verletzungen und besonderen Notfällen (z. B. Knochenbrüche, Stromunfall, Verätzung, Vergiftungen)

Durch Besuch eines von einer der Hilfsorganisationen (ASB, DRK, MHD, JUH) oder eines privaten Anbieters angebotenen Kurses können sich Laien das Wissen hierzu aneignen, um für eine Vielzahl von Notfällen, die sowohl im privaten als auch im beruflichen Umfeld vorkommen können, vorbereitet zu sein.

! Wichtig

Ein Erste-Hilfe-Kurs ist in Deutschland Pflicht für den Erwerb der LKW-und Busführerscheinklassen C, CE, C1, C1E, D, DE, D1, D1E, für den Erwerb eines Personenbeförderungsscheins sowie für alle Segel- und Motorbootführerscheine. Im Rahmen einer berufsgenossenschaftlichen Erste-Hilfe-Ausbildung ist eine Wiederholung im Zwei-Jahres-Abstand vorgeschrieben.

Rettungsdienst

Mit der Ankunft des Rettungsdienstes wird eine notfallmedizinische Erstversorgung eingeleitet, mit dem Ziel, die Vitalfunktionen Bewusstsein, Atmung und Kreislauf aufrechtzuerhalten oder wiederherzustellen und den Patienten unter Aufrecherhaltung dieser Transportfähigkeit in ein geeignetes Krankenhaus zu bringen (s. unten).

Klinische Versorgung

In der Zielklinik können nach Übergabe an eine Notaufnahme (lokal unterschiedlich organisiert als interdisziplinäre Einheit oder fachspezifisch gegliedert) oder eine Intensivstation umfangreiche diagnostische und therapeutische Möglichkeiten genutzt werden, um eine endgültige Versorgung einzuleiten. Die Weitergabe aller im Laufe der präklinischen Versorgung dokumentierten Daten ist hierbei essentiell.

1.2 Notarzt- und Rettungsdienst in Deutschland

Definition Rettungsdienst

Der Rettungsdienst stellt durch eine Vorhaltung »24 h am Tag und 365 Tage im Jahr« und den Einsatz von qualifiziertem Rettungsfachpersonal (s. unten) sowie geeigneten Rettungsmitteln schnellstmögliche und fachgerechte Hilfe bei medizinischen Notfällen aller Art zur Verfügung. In der Schweiz wird der Terminus »Sanität« und in Österreich der Begriff »Rettung« synonym verwendet.

Bereiche des Rettungsdienstes

- Bodengebundener Rettungsdienst, d. h. Notfallrettung und qualifizierter Krankentransport
- Luftrettung
- Bergrettungsdienst
- Wasserrettungsdienst

Die Berg- und Wasserrettung übergeben die Patienten nach ihrem Rettungseinsatz zur weiteren Versorgung in der Regel an den bodengebundenen Rettungsdienst.

In Deutschland wird der Rettungsdienst nach dem Förderalismusprinzip organisiert und somit durch Landesgesetze geregelt. Durch landesrechtliche Regelungen wiederum werden die Landkreise oder kreisfreien Städte als Träger des Rettungsdienstes beauftragt. Der jeweilige Rettungsdienstträger kann diese Aufgabe entweder eigenständig sicherstellen, indem er Ausstattung und Personal stellt. Er kann die Aufgabe aber auch an die im Rettungsdienst und Katastrophenschutz tätigen Wohlfahrtsverbände (ASB, DRK, JUH, MHD), die hauptberuflichen Kräften der jeweiligen Feuerwehr oder private Rettungsdienstunternehmen übertragen. Eine Besonderheit stellt die Luftrettung dar. Sie wird an den meisten Standorten gemeinsam von den Betreibern der Rettungshubschrauber in Zusammenarbeit mit den beteiligten Krankenhäusern und Hilfsorganisationen betrieben.

Von der individualmedizinischen Patientenversorgung des Regelrettungsdienstes muss man die Versorgungsstrukturen beim Massenanfall von Verletzten (MANV) oder bei einem Großschadensereignis abgrenzen. Grundlage für diese Vorkehrungen ist die Tatsache, dass in der Initialphase eines MANV die für eine individualmedizinische Patientenversorgung erforderlichen Einsatzkräfte nicht in ausreichender Zahl zur Verfügung stehen.

Die medizinische Einsatzleitung übernehmen in einem solchen Fall ein Leitender Notarzt (LNA, Näheres s. unten) in Zusammenarbeit mit einem Organisatorischen Leiter Rettungsdienst (Orgl/OLRD, Näheres s. unten). Die Einsatzkräfte des Regelrettungsdienstes werden zudem vor Ort bei Bedarf durch Helfer sog. Einsatzeinheiten (EE) oder Schnelleinsatzgruppen (SEG) unterstützt, deren Vorhaltung regional unterschiedlich organisiert sein kann.

In weniger dicht bevölkerten oder infrastrukturell weniger gut versorgten Gebieten werden zunehmend Strukturen, sog. »first responder«, etabliert: Helfer von vor Ort ansässigen Hilfsorganisationen oder freiwilliger Feuerwehren werden parallel zum erforderlichen Rettungsmittel alarmiert und übernehmen eine Erstversorgung des Notfallpatienten (u. a. mit Frühdefibrillation) bis zum Eintreffen des Rettungsdienstes.

Definition Notfallmedizin

Notfallmedizin ist die Einleitung einer Intensivtherapie mit eingeschränkten diagnostischen, therapeutischen und personellen Möglichkeiten unter erschwerten äußeren Bedingungen. Sie sollte möglichst kurzfristig nach Eintritt des Geschehens eingeleitet werden mit dem Ziel:

- das Überleben des Notfallpatienten zu sichern,
- irreversible Schäden zu vermeiden,
- Voraussetzungen für eine auf das Grundleiden ausgerichtete klinische Behandlung und Rehabilitation zu schaffen.

Indikationen für eine notfallmedizinische Behandlung

- Manifeste oder drohende Störungen der Vitalfunktionen (Atmung, Kreislauf, Bewusstsein)
- Manifeste oder drohende Schädigungen von Organen, Organsystemen oder Körperteilen unabhängig von der auslösenden Ursache (Trauma, Erkrankung etc.)
- Akute Schmerz- und Erregungszustände

Definition Notfallpatient

Notfallpatienten werden wie folgt definiert: »Personen, die sich infolge von Verletzung, Krankheit oder sonstiger Umstände in Lebensgefahr befinden oder deren Gesundheitszustand in kurzer Zeit eine wesentliche Verschlechterung vermuten lässt, sofern nicht unverzüglich medizinische Hilfe eingreift.«

Im Unterschied zur Situation in der hausärztlichen Praxis zeichnet sich die notfallmedizinische Versorgung dadurch aus, dass der Arzt bzw. das Rettungsdienstpersonal zum Patienten kommt und nicht umgekehrt. Charakteristisch ist neben den erschwerten Arbeitsbedingungen (z. B. störende Schaulustige oder Angehörige, enge Treppenhäuser, eingeklemmte Patienten, schlechte Lichtverhältnisse), dass in den meisten Fällen der Patient und seine Krankengeschichte unbekannt sind, aber dennoch Entscheidungen über das therapeutische Vorgehen zeitkritisch getroffen werden müssen.

Eine konsiliarische Beratung mit Fachkollegen über behandlungsspezifische oder diagnostische Optionen sowie eine ausführliche Literaturrecherche vor Ort sind nicht möglich, so dass mit den verfügbaren Mitteln oft eine definitive Diagnosestellung nicht zu erreichen ist. Es ergibt sich daher meist eine Arbeitsdiagnose. In deren Mittelpunkt steht eine adäquate Stabilisierung der Vitalfunktionen. Alle weiteren notwendigen diagnostischen und krankheitsspezifischen Maßnahmen sind in der präklinischen Notfallversorgung sekundär und müssen der Klinik vorbehalten bleiben.

Kassenärztlicher Notdienst und kassenärztliche Notdienstpraxen

Die 17 kassenärztlichen Vereinigungen in Deutschland stellen die bedarfsgerechte kassenärztliche Versorgung rund um die Uhr sicher. Sie sind für die regional gleichmäßige Verteilung der niedergelassenen Ärzte zuständig und organisieren die Notfall- und Bereitschaftsdienste in den sprechstundenfreien Zeiten.

Am kassenärztlichen Notfalldienst müssen alle niedergelassenen Ärzte teilnehmen. Eine Freistellung, ganz, teil- oder zeitweise, ist nur aus schwerwiegenden Gründen möglich, z. B.:

- körperlicher Behinderung,
- besondere familiäre Verpflichtungen oder
- Teilnahme an einem klinischen Bereitschaftsdienst mit Notfallversorgung.

In breiten Bevölkerungsanteilen kommt es zu Verwechslungen aufgrund mangelnder Kenntnis der begrifflichen Unterschiede zwischen Notarztdienst als Teil des Rettungsdienstes und dem (kassenärztlichen) Notdienst. In Rettungsdienstbereichen mit sog. integrierter Leitstelle, d. h. wo beide Strukturen an einer Stelle organisiert werden, spielt dieses Problem eine untergeordnete Rolle. Andernfalls ist es natürlich unbestritten Aufgabe des kassenärztlichen Notdienstes, im Falle einer lebensbedrohlichen Situation des Patienten eine Erstversorgung bis zum Eintreffen des nachgeforderten Notarztes durchzuführen.

Zunehmend existieren zudem in vielen KV-Bezirken oft an Krankenhäuser angegliederte Notdienstpraxen, die eine hausärztliche Versorgung auch außerhalb der Praxisöffnungszeiten für die Behandlung nichtlebensbedrohlicher Erkrankungen und Verletzungen sicherstellt (◘ Tab. 1.3).

Tab. 1.3. Vergleich von Notarztdienst und Kassenärztlichem Notdienst

Notarztdienst	Kassenärztlicher Notdienst
Lebensbedrohliche Erkrankungen	Nichtlebensbedrohliche Erkrankungen
24 h täglich	Wenn der Hausarzt nicht erreichbar ist
Fährt mit Einsatzfahrzeug	Ergänzt durch Notdienstpraxen
Unterstützt meist durch Rettungsassistent	Fährt mit Taxi, ggf. mit Einsatzfahrzeug
Kann an kassenärztlichen Notdienst verweisen	Ruft Notarzt bei lebensbedrohlichen Erkrankungen

Aufgrund regional unterschiedlicher Strukturen kann der kassenärztliche Bereitschaftsdienst aber durchaus auch in das Notarztkonzept des jeweiligen Rettungsdienstbereiches eingebunden sein. In diesem Fall wird für die eingesetzten Ärzte dann der Nachweis der erforderlichen Qualifikationen erforderlich.

Notarztsysteme

Bei den bodengebundenen Notarztsystemen unterscheidet man zwischen dem sog. Rendezvous- und dem Stationssystem:

- **Stationssystem**
  Ein mit zwei Rettungsassistenten und einem Notarzt besetzter Notarztwagen (NAW) – meist an einem Krankenhaus stationiert – fährt die Einsatzstelle an. Zeitgleich wird ein Rettungswagen (RTW) alarmiert, wenn dieser den Patienten schneller erreichen kann. Nach notfallmedizinischer Erstversorgung wird der Patient mit dem Notarztwagen bei gegebener Indikation zur notärztlichen Versorgung und Betreuung in die entsprechende Zielklinik transportiert.
- **Rendezvous-System**
  Die Rettungsleitstelle entsendet bei gegebener Indikation parallel ein Notarzt-Einsatz-Fahrzeug (NEF) und einen Rettungswagen zum Einsatzort. Der Patient kann ggf. im Rettungswagen vom Notarzt auf der Fahrt in die Klinik betreut werden.

Ein großer Vorteil des Rendezvous-Systems ist die höhere Flexibilität, da der Notarzt für andere Einsätze zur Verfügung steht, sofern keine Transportbegleitung erforderlich ist. Aus diesem und auch aus Kostengründen verliert das Stationssystem im bundesdeutschen Rettungsdienst zunehmend an Bedeutung. Demgegenüber steht der Vorteil des oft eingespielten Teams im Rahmen des Stationssystems. Denn das hat zudem die besseren Möglichkeiten der retrospektiven Einsatzanalyse. Welches der vorgenannten Systeme letztendlich umgesetzt wird, ist von infrastrukturellen Rahmenbedingungen, wie Lage der Krankenhäuser, der Feuer- und/oder Rettungswachen, abhängig.

Einsatzformen

Im Rahmen des bodengebundenen Rettungsdienstes, genauso wie in der Luftrettung, kann zwischen dem Primär- und dem Sekundäreinsatz unterschieden werden (Abb. 1.2).

- **Primäreinsatz:**
  Der Primäreinsatz gilt nach Mitteilung der Einsatzdaten bis zum Eintreffen am Notfallort als dringlich, da aufgrund der eingegangenen Notfallmeldung von einer vitalen Bedrohung des Patienten auszugehen ist. Damit legitimiert sich auch die Inanspruchnahme von Sonder- bzw. Wegerechten (»Blaulicht und Martinshorn«) durch die Rettungsmittel. Über eine Verwendung von Sonder- bzw. Wegerechten bei dem Transport des Notfallpatienten auf dem Weg zum Krankenhaus wird dann indikationsabhängig individuell durch das Rettungsdienstpersonal entschieden.
- **Sekundäreinsatz:**
  Der Sekundäreinsatz ist definiert als Transport eines Notfallpatienten von Krankenhaus zu

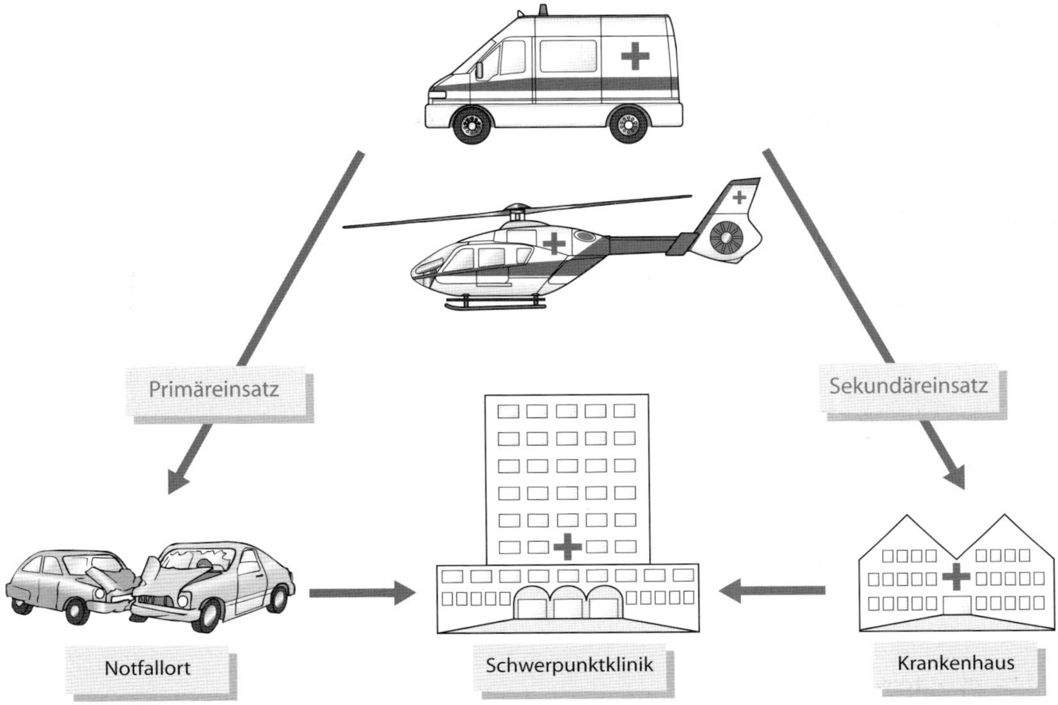

Abb. 1.2. Einsatzformen (Aus: Gorgaß et al. (2007) Das Rettungsdienst-Lehrbuch. 8. Auflage, Springer-Verlag)

Krankenhaus, wobei dieser dringlich oder nicht dringlich sein kann. Um eine dringliche Transportindikation handelt es sich immer dann, wenn eine vitale Bedrohung für den Patienten besteht und dieser aber nach der Primärversorgung im nächstgelegenen Krankenhaus einer Spezialabteilung zugeführt werden muss (z. B. Polytraumatisierte mit Schädel-Hirn-Trauma).

Prinzipien präklinischer Notfallversorgung

»Stay and play«

Prinzip der Rettungsdienstsysteme in Deutschland und Österreich ist eine notärztliche Versorgung und Stabilisierung vor Ort. Falls notwendig wird ein Transport unter Begleitung eines Notarztes in ein geeignetes Krankenhaus vorgenommen.

»Load and go« (=»Scoop and run«)

Vor allem im angloamerikanischen Raum sowie in den Niederlanden existiert das System der Erstversorgung durch qualifiziertes Rettungsdienstpersonal mit anschließendem, schnellstmöglichem Transport in ein Krankenhaus zur ärztlichen Versorgung.

Struktur, gesetzliche Grundlagen

In Deutschland werden pro Jahr mehr als 10 Mio. Einsätze in der Notfallrettung und im Krankentransport abgewickelt.

Aufgabe des Rettungsdienstes ist die präklinische Erstversorgung von Notfallpatienten, mit dem Ziel der Herstellung einer Transportfähigkeit des Patienten. Unter Aufrechterhaltung dieser Transportfähigkeit soll der Notfallpatient unter fachgerechter Überwachung in das nächste geeignete Krankenhaus verbracht werden.

Auch der Transport von Nichtnotfallpatienten, z. B. Kranke, Verletzte oder andere hilfebedürftige Personen, gehört im weiteren Sinn zum Rettungsdienst. In Deutschland ist der Rettungsdienst eine staatliche Aufgabe, wobei die gesetzlichen Grundlagen in den Rettungsdienst- oder Feuerwehrgesetzen der einzelnen Bundesländer festgeschrieben sind (s. unten).

Die Ausstattung der eingesetzten Rettungsmittel ist in Normen (z. B. DIN oder ISO) festgelegt. Diese werden dem Stand der Medizintechnik fortlaufend angepasst (s. unten).

Wichtig

Aufgabe des Rettungsdienstes ist die präklinische Erstversorgung von Notfallpatienten, d. h.
- Herstellung einer Transportfähigkeit,
- Transport unter fachgerechter Überwachung und Aufrechterhaltung dieser Transportfähigkeit in das nächste, geeignete Krankenhaus.

Der Rettungsdienst wird als Teil der kommunalen Selbstverwaltung von den Kreisen und kreisfreien Städten oder in gebietsübergreifenden Zweckverbänden organisiert. Diese sind als jeweilige Rettungsdienstträger für die Einrichtung, den Unterhalt und Aufrechterhaltung der Rettungsleitstelle, sowie der Rettungswachen zuständig. Zurzeit existieren in Deutschland ca. 400 Rettungsdienstbereiche mit einem durchschnittlichen Einzugsgebiet von ca. 900 km^2 und ca. 200.000 Einwohnern. Gemäß den jeweiligen Landesrettungsdienstgesetzen sind die zuständigen Träger des Rettungsdienstes dazu verpflichtet, durchschnittliche Hilfsfristen bei Hilfeersuchen einzuhalten, wobei diese dann regional von den jeweiligen Bedingungen der Infrastruktur abhängig gemacht werden.

Wo welche Rettungsmittel innerhalb eines Landkreises oder einer Stadt stationiert sind, hängt u. a. ab von:
- Bevölkerungsdichte,
- Einsatzaufkommen nach Häufigkeit und Dringlichkeit,
- Bebauung,
- infrastrukturellen Gegebenheiten.

Dies findet Niederschlag in den jeweiligen Rettungsdienst-Bedarfsplänen, die die nötige Anzahl von Notarztstandorten, Rettungswagen, Krankenwagen etc. festlegen. Die einsatzbereiten Fahrzeuge sind an Rettungswachen, kombinierten Rettungs- und Feuerwachen oder an Krankenhäusern stationiert.

Rettungsdienstgesetze der Länder

Da der Rettungsdienst in Deutschland nach dem Föderalismus-Prinzip organisiert ist, geben Rettungsdienst- oder Feuerwehrgesetze der einzelnen Bundesländer die strukturellen Rahmenbedingungen vor. Das jeweilige Landesrecht stellt die Funktionsfähigkeit des Rettungsdienstes sicher und definiert zudem organisatorische Gegebenheiten z. B. der Schnittstellen zur klinischen Versorgung oder ambulanten Versorgung. Die einzelnen landesrechtlichen Gesetzesgrundlagen unterscheiden sich deutlich hinsichtlich struktureller Gegebenheiten, so dass die Kenntniss über besondere Regelungen und wichtiger Inhalte innerhalb des jeweiligen Einsatzgebietes für jeden tätigen Notarzt von Bedeutung ist.

1.3 Rettungsdienstpersonal

Seit Beginn der 1970er Jahre gewann man zunehmend die Erkenntnis, dass in der Notfallmedizin bereits am Notfallort wichtige medizinische Maßnahmen eingeleitet werden sollten, um einen vital bedrohten Notfallpatienten zu stabilisieren und in einen für den Transport ins Krankenhaus akzeptablen Zustand zu versetzen. Ziel war es auch damals schon, eine optimale Folgebehandlung sicherzustellen. Bis zu dieser Zeit war es allerdings üblich, Notfallpatienten einfach »einzuladen« und ohne wesentliche weitere Versorgung schnellstmöglich in ein Krankenhaus zu verbringen. Vor allen Dingen im anglo-amerikanischen Raum wurde dafür nichtärztliches Personal mit einer fundierten Ausbildung, z. B. im sog. »Paramedic-System« (USA oder Großbritannien), qualifiziert. Im Gegensatz dazu entschied man sich in Deutschland, Österreich und anderen europäischen Staaten (u. a. Frankreich) dafür, mit der ärztlichen Hilfe direkt am Notfallort zu beginnen.

Aktuell existiert in Deutschland ein Rettungsdienstmodell, bei dem mit qualifiziertem nichtärztlichem Personal (Rettungsassistenten, Rettungssanitäter, s. unten) zusammen mit Notärzten auf alle gestellten Anforderungen reagiert werden kann. Das Rettungsdienstsystem in Österreich ist dem deutschen System insgesamt sehr ähnlich.

In den neuen Bundesländern wurde zu DDR-Zeiten der Notarztdienst auch als sog. »Schnelle Medizinische Hilfe« (SMH) bezeichnet. Der Begriff wurde vom russischen »skoraja medizinskaja pomoschtsch« abgeleitet.

Die Aufgabe des nichtärztlichen Personals im bundesdeutschen Rettungsdienst besteht bei gleichzeitiger Alarmierung eines Notarztes im Wesentlichen darin, diesem zu assistieren bzw. bis zu seinem Eintreffen lebensrettende Maßnahmen durchzuführen und für eine Stabilisierung der Vitalfunktionen des Patienten zu sorgen (→ im Gegensatz zu den Paramedics/Emergency Medical Technicians (EMT) in den USA oder Niederlanden, die auch invasiv tätig werden).

Etwa 47.000 hauptberuflich Beschäftigte gibt es derzeit im bundesdeutschen Rettungsdienst, wobei es sich hierbei größtenteils um Angehörige des anerkannten Ausbildungsberufs »Rettungsassistenten/Rettungsassistentin« handelt.

Rettungsassistent (RA)

»Rettungsassistent/Rettungsassistentin« (RA) ist die Berufsbezeichnung des in Deutschland anerkannten Ausbildungsberufes im Rettungsdienst. Ein RA absolviert eine 2-jährige, 2800 h dauernde anerkannte Berufsausbildung. Sie umfasst:
- Theorie
- Klinikpraktikum
- Rettungswachenpraktikum

Aufgaben eines Rettungsassistenten
- Versorgung von Notfallpatienten bis zum Eintreffen des Notarztes
- Assistenz bei Maßnahmen des Arztes oder Notarztes
- Eigenverantwortliche Abwicklung von Rettungsdienst-Einsätzen, bei denen bis zum Eintreffen im Krankenhaus eine ärztliche Anwesenheit nicht erforderlich, aber dennoch eine qualifizierte Betreuung nötig ist
- Fachgerechte Durchführung von Krankentransporten

Die 2-jährige Ausbildung wird durch das Rettungsassistentengesetz vom 10.07.1989 geregelt und ist zusammengesetzt aus der Vermittlung theoretischer Grundlagen an einer Rettungsassistentenschule sowie einem Klinikpraktikum in verschiedenen Fachabteilungen.
- Das 1. Ausbildungsjahr wird mit einer staatlichen Prüfung abgeschlossen.
- Im 2. Ausbildungsjahr werden die theoretischen Kenntnisse bei der Tätigkeit auf einer Lehrrettungswache vertieft.

Examinierte Krankenpfleger oder Rettungssanitäter haben die Möglichkeit, den theoretischen Ausbildungsteil zu verkürzen bzw. ihre bisherige rettungsdienstliche Tätigkeit anrechnen zu lassen.

Im Rahmen der sog. »Notkompetenz« dürfen Rettungsassistenten unter bestimmten Umständen ärztliche Maßnahmen ergreifen (s. unten). Dies gilt für den Fall, dass einfache Maßnahmen nicht zu einer Verbesserung des Zustandes des Patienten führen und ein Arzt bzw. Notarzt nicht in adäquater Zeit zur Verfügung steht. Voraussetzung hierfür ist aber generell, dass der Rettungsassistent diese ärztlichen Maßnahmen auch fachgerecht durchführen kann.

Unterschiedlichste Initiativen arbeiten an einer zukünftigen Veränderung des Berufsbildes »Rettungsassistenten«, um mit einer definierten Regelkompetenz anstelle der bisherigen Notkompetenzregelung für eine klarere Regelung zu sorgen.

Im angelsächsischen Raum entspricht dem Berufsbild des Rettungsassistenten in etwa der sog. »Emergency Medical Technician«. In der Schweiz ist der diplomierte Rettungssanitäter mit 3-jähriger Ausbildung äquivalent anzusehen.

Rettungssanitäter (RS)

Als Rettungssanitäter bezeichnet man Personen, die für den Rettungsdienst, (Notfallrettung und qualifizierten Krankentransport) mit einer 520 h umfassenden Ausbildung qualifiziert werden. Sie beinhaltet:
- 160 h theoretische Grundlagenausbildung
- 160 h Krankenhauspraktikum, überwiegend auf Intensiv- oder Wachstation, im Ambulanz-

bereich oder in der Anästhesie, wobei folgende Maßnahmen im Mittelpunkt stehen:
  - Vorbereitung von Medikamenten und Infusionen
  - Assistenz bei der endotrachealen Intubation
  - Umgang mit Medikamenten
  - Überwachung und Dokumentation von Patienten
- 160 h Praktikum auf Krankentransportwagen (KTW), Rettungswagen (RTW) und Notarztwagen (NAW)/Notarzteinsatzfahrzeug (NEF)
- Abgeschlossen wird die Ausbildung mit einem 40-stündigen Abschlusslehrgang, an dessen Ende eine staatliche Prüfung mit schriftlichen, mündlichen und praktischen Anteilen steht.

Wichtig

Eine auf dem »Rettungssanitäter/Rettungssanitäterin« aufbauende Weiterqualifizierung zum »Rettungsassistenten/Rettungsassistentin« ist unter bestimmten Voraussetzungen (nach § 8 (2) RettAssG) möglich.

Das Aufgabenspektrum des Rettungssanitäters ist dem des Rettungsassistenten grundsätzlich ähnlich. Allerdings ist der Einsatzbereich je nach Landesrecht unterschiedlich gestaltet. So werden Rettungssanitäter überwiegend im qualifizierten Krankentransport eingesetzt, im Rettungsdienst stellen sie überwiegend die Besatzung neben dem Rettungsassistenten von RTW und NAW.

Wichtig

Der Terminus »Rettungssanitäter« wird oft fälschlicherweise als Synonym für nichtärztliches Personal im Rettungsdienst verwendet. Wie auch beim Begriff »Sanitäter« wird damit keine Aussage über die Qualifikation getroffen. Landläufig ist zudem unbekannt, dass der Rettungsassistent von seinen Kompetenzen höher gestellt ist als der Rettungssanitäter.

Rettungshelfer (RH)

Rettungshelfer besitzen eine rettungsdienstliche Minimalausbildung, die 2 Wochen Theorie und 100 h Praktikum im Krankentransport und Rettungsdienst umfasst. Diese Ausbildung lässt je nach Landesrecht einen Einsatz auf verschiedenen Rettungsmitteln zu, ist aber im Regelrettungsdienst überwiegend auf Aufgaben des qualifizierten Krankentransportes beschränkt. »Rettungshelfer/Rettungshelferin« wird als Basisqualifikation für Aufgaben des erweiterten Rettungsdienstes bzw. des Katastrophenschutzes gefordert.

In Nordrhein-Westfalen wird zudem die sog. »Rettungshelfer NRW« (RH-NRW)-Ausbildung angeboten, die mit der Sanitätsdienstausbildung der Hilfsorganisationen vergleichbar ist. Sie erfordert jedoch zusätzlich 80 h Rettungswachenpraktikum und schließt mit einer staatlichen Prüfung ab.

Delegation ärztlicher Aufgaben

Der vor Ort anwesende Notarzt kann die Durchführung ansonsten ärztlicher Maßnahmen an Rettungsdienstpersonal übertragen, jedoch bleibt die korrekte Indikationsstellung in der Verantwortung des Notarztes. Zudem muss er sich sicher sein, dass die mit der Aufgabe betraute Person hierfür ausreichend qualifiziert und für die Durchführung dieser Maßnahme geeignet ist. Lehnt der Rettungsassistent/Rettungssanitäter die Übernahme der Maßnahme im Vorfeld nicht ab, so ist er dann auch für die korrekte Durchführung verantwortlich. Eine Delegation ärztlicher Maßnahmen setzt die Anwesenheit des entsprechenden Arztes voraus.

Wichtig

Generell nicht delegationsfähig und immer dem Arzt vorbehalten sind die Diagnosestellung sowie die letztendliche therapeutische Entscheidung.

Weisungsrecht

Generell ist jeder behandelnde Arzt rechtlich dazu in der Lage, dem vor Ort anwesenden Rettungsdienstpersonal Weisungen zu erteilen. Dies gilt aber nur, wenn er vor Ort anwesend ist und bezieht sich auf Patienten, die dieser Arzt behandelt.

Notkompetenz

Da die Ausbildung den Rettungsassistenten gemäß § 3 des RettAssG in die Lage versetzen soll, am Einsatzort als Helfer des Arztes fungieren und bis zum Eintreffen des Arztes lebensrettende Maßnahmen bei Notfallpatienten durchzuführen zu können, wird er gemäß Lernzielkatalog seiner Ausbildung auch hierfür vorbereitet.

Für den Fall, dass ein Rettungsassistent an einem Notfallort alleine tätig werden muss und ärztliche Hilfe nicht rechtzeitig zur Verfügung steht, darf und muss dieser, basierend auf seiner Erhebung der aktuellen Befunde, Entscheidungen treffen, die für eine unmittelbare Abwehr von Gefahren für das Leben oder die Gesundheit des Notfallpatienten dringend erforderlich sind. Er handelt in diesem Fall im Rahmen des sog. »rechtfertigenden Notstandes«. Entsprechend dem Grundsatz der Verhältnismäßigkeit der Mittel ist dabei das am wenigsten invasive Mittel zu wählen, das für die dringend erforderliche Behandlung ausreichend ist. Die Alarmierung eines Notarztes ist in jedem Fall obligat.

Bislang hat die Bundesärztekammer für diese sog. Notkompetenz durch den Ausschuss »Notfall-, Katastrophenmedizin und Sanitätswesen« eine Zusammenstellung (Stand: 20.10.2003) und Erläuterungen (Stand: 11.03.2004) des Maßnahmenkataloges herausgegeben, der es Rettungsassistenten erlaubt, in diesem Rahmen auch invasive Maßnahmen durchzuführen. Voraussetzung hierfür ist allerdings die Teilnahme an entsprechenden, jährlichen Fortbildungsveranstaltungen. Benannt sind zudem ausgewählte Notfallmedikamente, deren Applikation in diesem Rahmen vorgenommen werden kann.

Voraussetzungen für die »Notkompetenz«

- Wenn der Rettungsassistent am Notfallort auf sich alleine gestellt ist und rechtzeitig ärztliche Hilfe, etwa durch An- oder Nachforderung des Notarztes, nicht erreichbar ist.
- Wenn die Maßnahmen, die er aufgrund eigener Diagnosestellung und therapeutischer Entscheidung durchführt, zur unmittelbaren Abwehr von Gefahren für das Leben oder die Gesundheit des Notfallpatienten dringend erforderlich sind.
- Wenn das gleiche Ziel durch weniger eingreifende Maßnahmen nicht erreicht werden kann (Prinzip der Verhältnismäßigkeit bei der Wahl der Mittel).
- Wenn die Hilfeleistung nach den besonderen Umständen des Einzelfalles für den Rettungsassistenten zumutbar ist.

Neben der Infusion von Elektrolytlösungen im Volumenmangelschock werden derzeit folgende Medikamente für die entsprechenden Indikationsbereiche genannt:

- Adrenalin: Reanimation und anaphylaktischer Schock
- Glukose 40%: Hypoglykämischer Schock
- β2-Sympathomimetikum als Spray: Obstruktive Atemwegszustände
- Benzodiazepin als Rectiole: Krampfanfall
- Nitrat-Spray/-Kapseln: Akutes Koronarsyndrom
- Analgetikum: Verletzungen und ausgewählte Schmerzsymptome

Welches Notfallmedikament der Rettungsassistent aufgrund seines Befundes verabreichen darf, wird vom jeweiligen ärztlichen Leiter des Rettungsdienstbereiches (ÄLRD) festgelegt, da dies den regionalen Erfordernissen angepasst werden muss.

Aus diesem Grund kann insbesondere keine generelle Empfehlung zu einem Analgetikum gegeben werden, weil jeder »Ärztliche Leiter Rettungsdienst« die Auswahl für seinen Verantwortungsbereich bestimmt vornehmen muss. Allerdings existieren hinsichtlich Medikamentenauswahl, -dosierung und Applikationsformen Empfehlungen medizinischer Fachgesellschaften (z. B. Deutsche Interdisziplinäre Vereinigung für Intensiv- und Notfallmedizin – DIVI, Bundesvereinigung der Arbeitsgemeinschaften der Notärzte Deutschlands e.V. – BAND), die zu Rate gezogen werden können.

Der »Ärztliche Leiter Rettungsdienst« wird von dem zuständigen Träger beauftragt, die individuelle Qualifikation der in dem jeweiligen Bereich tätigen Rettungsassistenten kontinuierlich zu überprüfen und somit die Beherrschung der im Rahmen der Notkompetenz erforderlichen Maßnahmen qualitativ sicherzustellen. Nur so kann einem etwaigen Vorwurf des Organisationsverschuldens vorgebeugt werden, wenn es zu einer Schädigung von Patienten durch Rettungsdienstpersonal unter Berufung auf die Notkompetenz kommt.

Nach dem derzeitigen Stand der Wissenschaft sowie aktuellen Empfehlungen kommen die in der Übersicht dargestellten ärztlichen Maßnahmen in Betracht, die im Rahmen der Notkompetenz durch Rettungsassistenten angewendet werden können.

Maßnahmen im Rahmen der Notkompetenz (gemäß Bundesärztekammer)

- O_2-Gabe
- Punktion peripherer Venen
- Gabe von kristalloiden Infusionslösungen
- Endotracheale Intubation ohne Relaxierung
- (Früh-)Defibrillation
- Gabe folgender Medikamente:
  - Adrenalin
  - Glukose 40%
  - β_2-Sympathomimetikum als Spray
  - Benzodiazepin als Rectiole
  - Nitrat-Spray/-Kapseln

Zusammenfassend betrachtet ist das Konstrukt der Notkompetenz nicht nur bei rettungsdienstlichen Berufsverbänden umstritten. Dies hängt sicherlich auch damit zusammen, dass verschiedene Fachgremien oder Landesregelungen die Notkompetenz sowie die fachgerechte Überwachung unterschiedlich interpretieren.

Aktuell wird eine Novellierung des Rettungsassistentengesetzes (RettAssG) in diversen Gremien diskutiert. Diese sieht eine 3-jährige Ausbildung mit insgesamt 4600 Ausbildungsstunden vor. In diesem Rahmen soll zudem die bisherige »Notkompetenz« größtenteils in eine sog. »Regelkompetenz« überführt werden.

Weiterbildung, Fortbildung

Gesetzlich ist hinsichtlich der Fort- und Weiterbildung festgeschrieben, dass Rettungsassistenten und Rettungssanitäter mindestens 30 h Fortbildung nachweisen müssen. In einigen Bundesländern ist zudem die Aufteilung dieser Unterrichtsanteile auf notfallmedizinische, einsatztaktische oder berufsrechtliche Themen festgelegt.

1.4 Rettungsdienstfahrzeuge

Bislang ist es in Deutschland nicht gelungen, eine einheitliche Ausstattung oder auch farbliche Gestaltung der Rettungsdienstfahrzeuge zu etablieren. Selbst in den einzelnen Bundesländern ist dies aufgrund der organisatorischen Gegebenheiten schwierig. Allerdings ist europaweit das sog. »Eurogelb« als einheitliche Grundfarbe für den Rettungsdienst vorgesehen.

Generell können im bundesdeutschen Rettungsdienst arztbesetzte (Notarzt-Einsatz-Fahrzeuge, Notarztwagen) von nichtarztbesetzten Rettungsmitteln (Krankentransportwagen, Rettungswagen) unterschieden werden.

! Wichtig

Im eigentlichen Sinne ist mit »Krankenwagen« ein Krankentransportwagen (KTW) gemeint. Der Begriff wird aber von Laien, der Presse, aber auch von Ärzten oft missverständlicherweise als Synonym für jede Art von Rettungsdienstfahrzeug verwendet.

Die Gefahr hierbei:

- Entsendung eines nichtadäquaten Rettungsmittels zum Einsatzort
- Unnötige sowie eventuell gefährliche Zeitverzögerung in der Behandlung von Notfallpatienten

Aus diesem Grund sollte der Begriff »Krankenwagen« in dieser Form keine Anwendung finden!

Bisher regelte die DIN 75080 die Ausstattung und Klassifizierung der Rettungsdienstfahrzeuge. Diese wird nun durch die neue DIN EN 1789 ersetzt, wobei die bestehenden Fahrzeugtypen eingeordnet werden können.

In der als Richtlinie anzusehenden Euronorm DIN EN 1789 werden als Rettungsmittel mit Transportfunktion insgesamt vier Typen von Krankenkraftwagen definiert, die sich in ihrer Minimalausstattung unterscheiden.

Krankenkraftwagen-Typen

- A1: Patient Transport Ambulance (für einen Patienten)
- → Krankentransportwagen
- A2: Patient Transport Ambulance (für einen oder mehrere Patienten)
- → Krankentransportwagen
- B: Emergency Ambulance
- → Mehrzweckfahrzeug/Notfallkrankenwagen
- C: Mobile Intensive Care Unit
- → Rettungswagen

Auf den deutschsprachigen Raum übertragen handelt es sich bei Typ A1 um ein Rettungsmittel, das im qualifizierten Krankentransport wegen zu geringer Ausstattung praktisch nicht zum Einsatz kommt.

Krankentransportwagen

Ein Krankentransportwagen (KTW) ist im ursprünglichen Sinne ein im Rettungsdienst und Sanitätsdienst eingesetztes Transportfahrzeug für nichtakute Transporte von verletzten oder erkrankten Personen, die aber einer Betreuung durch qualifiziertes Personal bedürfen. Hierzu zählen auch Personen, die an einer ansteckenden Krankheit leiden oder der Verdacht darauf besteht.

Zu den häufigsten Arten von Krankentransporten gehören:

- Nach Einweisung durch den Hausarzt Transport ins Krankenhaus oder Transport zu einem Facharzt
- Rücktransport von einem Facharzt oder Krankenhaus nach Hause
- Interhospitalverlegungen
- Sog. Ambulanzfahrten, z. B. zur ambulanten Dialysebehandlung; Hin- und Rücktransport nach entsprechender Behandlung

Aufgrund ihrer Bauart (räumliche Enge, geringe apparative Ausstattung) sind diese Fahrzeuge generell nicht zum Transport von Notfallpatienten geeignet. In folgenden Situationen ist es jedoch denkbar, dass ein KTW, der ja auch mit qualifiziertem Rettungsdienstpersonal besetzt ist, in der Notfallrettung eingesetzt werden kann:

- KTW ist das nächste Rettungsmittel zum Notfallort und wird als sog. »first responder« bei paralleler Alarmierung eines arztbesetzten Rettungsmittels eingesetzt.
- Es steht kein Rettungswagen oder arztbesetztes Rettungsmittel mehr aufgrund der Einsatzlage zur Verfügung.
- Im Falle eines Massenanfalls von Verletzten oder bei einem Großschadensereignis.

Die bislang gültige DIN 75080 legte aber bereits einen Minimalstandard der Ausstattung u. a. die Bestückung mit einer Sauerstoff-Behandlungsanlage und einer Notfalltasche fest.

Die oben erwähnte Euro-Norm DIN EN 1789 unterteilt nun in drei Klassen und Ausstattungsvarianten:

Klassen von Krankentransportwagen

- Typ A 1: Patient Transport Ambulance (PTA): Vorgesehen für den Transport eines einzelnen Nichtnotfallpatienten, (bisher in Deutschland nicht eingesetzt).
  - Meist Kombi oder Großraumlimousine.
  - Ausstattung:
  - Trage, Tragestuhl, Tragetuch, tragbares Sauerstoffinhalationsgerät, manuelles Absauggerät, Feuerlöscher, Verbandmittel, Hygieneartikel, Kommunikationsmedium.
  - Zusätzlich empfohlen, aber nicht verpflichtend sind:
  - Beatmungsbeutel, Defibrillator.
- Typ A2: Patient Transport Ambulance (PTA): Vorgesehen für den Transport eines oder mehrerer Nichtnotfallpatienten mit Krankentrage und/oder Tragestuhl.
  - Ausstattung:
  - Wie in Typ A1; vergleichbar der bisherigen KTW-Ausstattung nach DIN 75080,

aber ohne RR-Messgerät, Vakuummatratze, Infusionen.
- Typ B: Emergency Ambulance (EA): Vorgesehen für die Erstversorgung, den Transport sowie die Überwachung von Patienten.
  - Vergleichbar dem bisherigen KTW nach DIN 75080.
  - Verwendung als »Notfallkrankenwagen«, wobei durch den kleineren Innenraum hierunter auch z. B. MB »hoch-lang« und MB Sprinter ohne Hochdach in diese Gruppe fallen.
  - Ausstattung: Trage, Tragestuhl, Schaufeltrage, Vakuummatratze, Immobilisationsmaterial für HWS und Extremitäten), stationäre Sauerstoffanlage im Fahrzeug und tragbare Sauerstoffinhalationseinheit, Beatmungsbeutel, Absauggerät, RR-Manschette, Pulsoxymeter, Infusionen und Zubehör sowie Wärmebox für Infusionen, EKG, Defibrillator, transportable Notfallausrüstung (u. a. mit Beatmungsbeutel, Absaugung etc.), Magenspülset, Verbandmittel, tragbare und stationäre Kommunikationsmedien.

Ausstattung und Aufgaben des Krankentransportwagens

Ausstattung (nach DIN 75080 bzw. EN 1789) u. a.:
- Sauerstoff-Behandlungsanlage
- Notfalltasche mit Beatmungsbeutel
- Regional unterschiedlich

Aufgaben:
- Transport von Nichtnotfallpatienten, aber aufgrund ihrer Erkrankung (z. B. ansteckende Krankheit) oder Hilfsbedürftigkeit (z. B. Beförderung nur im Liegen möglich) fachliche Betreuung erforderlich
- Nicht zum Transport von Notfallpatienten geeignet

Rettungswagen = RTW

Obwohl eine einheitliche Normung schon seit geraumer Zeit für die Ausstattung von Rettungswagen (bisher DIN 75080, jetzt DIN EN 1789) existiert, werden die Fahrzeuge entsprechend für die jeweiligen Rettungsdienstträger teilweise auch über die Norm hinaus bestückt.

Der nach der EU-Richtlinie DIN EN 1789 definierte Typ C – Mobile Intensive Care Unit (MICU) entspricht im Wesentlichen dem Rettungswagen bzw. Notarztwagen.

Ein Rettungswagen wird bei allen Notfallsituationen eingesetzt, bei denen Rettungsdienstpersonal vor Ort erforderlich ist, das mit der Fahrzeugausstattung unter Verwendung ihres notfallmedizinischen Wissens und Könnens vitale Bedrohungen abwenden oder die Vitalfunktionen wiederherstellen oder sichern kann. Generell ist ein Rettungswagen für die optimale individualmedizinische Versorgung eines Notfallpatienten ausgelegt.

Zu den Aufgaben, die mit dem Material eines Rettungswagens zu bewältigen sind, gehören:
- Wiederherstellung bzw. Aufrechterhaltung der Vitalfunktionen, sowie der Transport von Notfallpatienten
- Verlegungstransporte von Patienten, bei denen eine intensivmedizinische Betreuung beim Transport erforderlich ist

Zur medizinischen Ausstattung gehören zusätzlich zu den Merkmalen der Kategorie Typ B:
- Erweiterte tragbare Notfallausrüstung (u. a. mit Infusionen und Zubehör, Material zur Atemwegssicherung sowie Medikamente)
- Spezielle Notfallausrüstung, wie externer Herzschrittmacher, Thoraxdrainage-Set, Perikardpunktions-Set, ZVK, automatisches Beatmungsgerät mit PEEP-Ventil, Spritzenpumpe, Set für Vergiftungsnotfälle, Material zur Amputatversorgung, Koniotomie-Set, Rettungskorsett

Darüber hinaus werden Kapnometer und Spineboard empfohlen, sind aber nicht verpflichtend vorgeschrieben.

Ausstattung und Aufgaben eines Rettungswagens

- Ausstattung (nach DIN 75080 bzw. EN 1789) u. a.:
- EKG-Defibrillator-Einheit
- Pulsoxymeter
- Sauerstoff-Behandlungsanlage
- Notarztkoffer für Erwachsene, Kleinkinder und Säuglinge
- Notfallmedikamente, Material zur Infusionstherapie
- Vakuummatratze, Schaufeltrage, Immobilisationsgeräte

Aufgaben:
- Wiederherstellung und Aufrechterhaltung der Vitalfunktionen
- Transport von Notfallpatienten nach Erstversorgung
- Traumatologische Stabilisierung

Notarzt-Einsatz-Fahrzeug = NEF

Ein Notarzt-Einsatz-Fahrzeug (NEF) ist als Fahrzeug des Rettungsdienstes im Wesentlichen dazu bestimmt, den Notarzt und sein erforderliches Equipment zum Notfallort zu transportieren. Hierfür sind laut DIN 75079 Kraftfahrzeuge mit einem Gesamtgewicht bis 3,5 t zulässig, denen jedoch die Möglichkeit zum Patienten-Transport fehlt. Aus diesem Grund kann eine NEF nur in Verbindung mit einem RTW im sog. Rendezvous-System eingesetzt werden.

Neben den Anforderungen an die Fahrzeugtechnik (Beschleunigung, maximale Beladung) wird auch die notfallmedizinische Ausstattung in dieser DIN geregelt, eine europaweite Normung ist nicht vorgesehen, da in den meisten Ländern keine arztbesetzten Rettungsmittel eingesetzt werden.

Das NEF wird in den meisten Bundesländern von einem Rettungsassistenten gefahren. In einigen Rettungsdienstbereichen mit geringem Einsatzaufkommen fährt der Notarzt u. U. aber auch selbst.

Ausstattung und Aufgaben eines Notarzt-Einsatz-Fahrzeugs (NEF)

- Ausstattung (nach DIN 75079) u. a.:
- EKG-Defibrillator-Schrittmacher-Einheit
- Pulsoxymeter
- Beatmungsgerät
- Kapnometrie
- Notarztkoffer für Erwachsene, Kleinkinder und Säuglinge
- Notfallmedikamente, ausgewählte Antidote
- Sets für Thoraxdrainage, Notamputation etc.

Aufgaben:
- Transport des Notarztes und der medizinischen Ausrüstung zur Einsatzstelle bzw. zum Patienten
- Einsatz nur in Verbindung mit einem RTW im sog. Rendezvous-System, da es selber keine Patienten transportieren kann

Notarztwagen = NAW

Als Notarztwagen (NAW) werden Rettungswagen bezeichnet, die mit einem Notarzt besetzt sind und im Rahmen des sog. Stationssystems (s. oben) eingesetzt werden. Diese Notarzt-besetzten RTW sind um die zusätzlichen Ausstattungsmerkmale des NEF erweitert ausgestattet.

Weitere im Rettungsdienst eingesetzte Fahrzeuge

Neben den oben bereits dargestellten Rettungsmitteln gibt es weitere Fahrzeuge, die je nach Einsatzlage im Rettungsdienst zum Einsatz kommen können. Hierzu gehören z. B. KTWs, die auf verschiedene Einsatzzwecke spezialisiert sind.

4-Tragen-KTW des Katastrophenschutzes

Der sog. 4-Tragen-KTW (KTW-4) ist ein KTW (eingesetzt im Katastrophenschutz sowie von der Bundeswehr) mit je zwei übereinander angeordneten Tragen links und rechts. Er ist ausgelegt für den Transport von Nichtnotfallpatienten im Rahmen eines MANV oder einer Großschadenslage.

Aufgrund der räumlichen Enge ist eine individualmedizinische Versorgung der Patienten bei voller Beladung nicht mehr möglich. Allenfalls können so Leichtverletzte betreut und zur Entlastung der Transportkapazität des Regel-Rettungsdienstes zu weiter entfernt gelegenen Behandlungsplätzen oder Krankenhäusern transportiert werden.

Infektions-KTW

Krankenkraftwagen, der in einigen Rettungsdienstbereichen speziell für Patienten mit ansteckenden Krankheiten wie z. B. Meningitis oder Tuberkulose vorgehalten wird. Um eine erforderliche Desinfektion nach dem Transport zu erleichtern, ist die Ausstattung auf das Notwendigste beschränkt und der Patientenraum dementsprechend gestaltet, z. B. möglichst glatte Oberflächen etc.

Großraum-KTW oder -RTW

Sog. Großraum-KTW (GKTW) oder Großraum-RTW sind für den Transport von mehr als vier leichtverletzten Patienten meist im Rahmen eines MANV oder einer Großschadenslage vorgesehen und werden überwiegend in Ballungsräumen vorgehalten. Zudem kann ein GKTW bei einem Betreuungseinsatz als Sammelstelle oder Transportmöglichkeit für unverletzte Betroffene dienen.

Baby-Kinder-KTW oder Baby-Kinder-RTW

An verschiedenen Standorten, eher in Ballungsräumen, werden diese speziell für die Versorgung und den Transport von Neugeborenen, Säuglingen und Kindern ausgestatteten Fahrzeuge mit erfahrenem Personal wie z. B. Kinderkrankenschwester und/oder Kinderarzt besetzt. Zur Ausstattung gehören z. B. ein Transport-Inkubator für die Neugeborenen-Versorgung sowie entsprechende Baby-Kinder-Notfallausrüstung. Steht für die Neugeborenen-Versorgung kein eigenes Rettungsmittel in dem jeweiligen Rettungsdienstbereich zur Verfügung, können ggf. RTW oder KTW auch für den Inkubatortransport durch Ersatz der fahrzeugeigenen Trage durch einen Inkubator mit passendem Fahrgestell umgerüstet werden.

Intensivtransportwagen (ITW)

Intensivtransportwagen (ITW) oder Intensivmobile werden überregional speziell für den Transport von intensivpflichtigen Patienten beim Interhospitaltransfer (Transport von Intensivstation zu Intensivstation verschiedener Krankhäuser) vorgehalten. Die meist erheblich größeren Fahrzeuge bieten neben dem größeren Patientenraum, in dem teils ganze Krankenbetten befördert werden können, umfangreiche Möglichkeiten zur Mitnahme intensivmedizinischer Ausstattung. Der größten Bedeutung kommen hier sicherlich Intensiv-Beatmungsgeräte unterschiedlichster Bauart (Dräger Evita, Siemens Servo etc.) zu, die eine differenzierte Beatmungstherapie auch während des Transportes zulässt. Darüber hinaus verfügen ITW über eine umfangreiche Monitorausstattung, die die in einem RTW oder NAW übliche Ausrüstung ergänzt. Je nach Transportindikation gibt es auch die Möglichkeit, ECMO oder NO-Inhalation transportabel anzuwenden.

Für den begleitenden Arzt gibt die Deutsche Interdisziplinäre Vereinigung für Intensiv- und Notfallmedizin (DIVI) einen Empfehlungskatalog vor, der seinen Niederschlag in einem 3-tägigen Zusatzkurs findet.

Drehleiter

Als Drehleiter (DL, nach DIN EN 14043 und 14044) werden sog. Hubrettungsfahrzeuge der Feuerwehr bezeichnet, die über einen am sog. Leiterpark fest montierten Korb verfügen.

Zu den Aufgaben der Drehleiter können gehören:

- Verletztenrettung:
  Durch Anbringung einer Halterung für eine Krankentrage am Leiterkorb können liegend Patienten schonend aus einer hochgelegenen Wohnung (z. B. bei extrem engen Treppenhäusern) gerettet werden. Darüber hinaus kann die DL auch zur Rettung von Verletzten aus Tiefen oder aus unwegsamem Gelände unter Zuhilfenahme sog. Höhenrettungsgruppen eingesetzt werden.
- Löschangriff von außen:
  Vom Leiterkorb aus kann Feuer direkt von außen bekämpft werden oder ein Angriffstrupp von dort aus über Fenster oder Balkone ins Gebäude eindringen.
- Beleuchtung:
  Am Leiterkorb können im Bedarfsfall Scheinwerfer zur Ausleuchtung von größeren oder unübersichtlichen Einsatzstellen befestigt werden.

Im Rahmen des rettungsdienstlichen Einsatzspektrums wird die Drehleiter am Einsatzort jedoch meist für die Menschenrettung eingesetzt. Regional kommen alternativ zunehmend auch Hubrettungsfahrzeuge mit Teleskopmast zum Einsatz.

Rüstwagen

Rüstwagen (RW, gemäß DIN EN 14555) sind Feuerwehrfahrzeuge, die bei der technischen Hilfeleistung eingesetzt werden. Hierfür steht eine umfangreiche Ausrüstung zur Verfügung, die es z. B. ermöglicht, bei Verkehrsunfällen eingeklemmte Personen mit pneumatischen Hebesätzen und hydraulischen Rettungssätzen zu befreien, ggf. umweltschädigende Substanzen aufzufangen oder unübersichtliche Einsatzstellen auszuleuchten.

1.5 Luftrettung

Rettungshubschrauber (RTH) sind speziell für die Notfallrettung ausgerüstete Hubschrauber, die entweder als Notarztzubringer im Rahmen des Rendezvous-Systems für den Primäreinsatz oder/und für den Interhospitaltransfer von Notfall- oder Klinikpatienten im Sekundär-Einsatz vorgesehen sind. Je nach infrastruktureller Organisation kann der RTH generell für den Primäreinsatz eingebunden werden oder von der zuständigen Rettungsleitstelle nur dann eingesetzt werden, wenn kein bodengebundenes arztbesetztes Rettungsmittel zur Verfügung steht oder spezielle Vorteile des RTH genutzt werden können.

Vorteile des Rettungshubschraubers

- Einsatzfähigkeit in schwer zugänglichen Gegenden
- Unabhängigkeit von Verkehrssituation (z. B. Stau) und Fahrbahnzustand (z. B. Eisglätte)
- Zügiger und schonender Transport mit medizinischer Betreuung und umfassender Überwachungsmöglichkeit auch in weiter entfernte Spezial-Kliniken

Jedoch besteht bei RTH eine Abhängigkeit von Witterungs- und Sichtbedingungen.

Wichtig

Auch wenn generell nächtliche Einsätze möglich sind, so besteht für den Rettungshubschrauber (RTH) bei unbekanntem Gelände in der Dunkelheit ein sehr hohes Risiko für Landungen außerhalb von ausgeleuchteten Landeplätzen. Aus diesem Grund ist die einsatzbereite Zeit der meisten RTH auf die Zeit zwischen Sonnenaufgang und Sonnenuntergang beschränkt.

Für den Interhospitaltransfer stehen jedoch mehrere Intensivtransport-Hubschrauber (ITH) an verschiedenen Standorten rund um die Uhr zur Verfügung.

Die Mindestausstattung eines RTH (nach DIN 13230-3) orientiert sich an der Ausrüstung bodengebundener arzt-besetzter Rettungsmittel wie NEF oder NAW (s. oben). Teilweise ist die Ausstattung noch zusätzlich erweitert, z. B. durch die Möglichkeit der transportablen präklinischen Sonographie.

Ausstattung und Aufgaben eines Rettungshubschraubers

- Ausstattung (vergleichbar NEF, nach DIN 13230-3):
- Pulsoxymeter, Beatmungsgerät
- EKG-Defibrillator-Einheit
- Notarztkoffer für Erwachsene, Kleinkinder und Säuglinge
- Notfallmedikamente, ausgewählte Antidote
- Vakuummatratze, weitere Rettungs- und Immobilisationsgeräte

Aufgaben:
- Transport des Notarztes und medizinischer Ausrüstung zur Einsatzstelle (v.a.D. in dünn besiedelten Gebieten und über größere Entfernungen)
- Schonungsvoller Transport von Patienten über weite Strecken
- Suchflüge, Organ- und Materialtransporte

Je nach regionalen Bedingungen und Einsatzspektrum (z. B. Küstennähe oder Gebirge) sind verschiedene RTH mit einer seitlich angebrachten Seilwinde ausgerüstet, um im Bedarfsfall Notfallpatienten auf einer Trage im Flug aufnehmen zu können.

In Deutschland gibt es verschiedene Betreiber der nahezu flächendeckend existierenden Rettungshubschrauber-Stationen: ADAC (30), Deutsche Rettungsflugwacht (19), Bundesministerium des Inneren (12) sowie derzeit 7 private Anbieter (■ Tab. 1.4).

■ Tab. 1.4. Standorte von Rettungshubschraubern

Rufname	Stadt	Standort	Betreiber	Besonderes
Christoph 1	München	Harlaching	ADAC	
Christoph 2	Frankfurt (Main)	Berufsgenossenschaftl. Unfallklinik	BMI	
Christoph 3	Köln	Kliniken Merheim	BMI	
Christoph 4	Hannover	Medizinische Hochschule	BMI	
Christoph 5	Ludwigshafen	Berufsgenossenschaftl. Unfallklinik	ADAC	
Christoph 6	Bremen	Klinikum Links der Weser	ADAC	
Christoph 7	Kassel	Rotkreuz-Krankenhaus	BMI	
Christoph 8	Lünen	St.-Marien-Hospital	ADAC	
Christoph 9	Duisburg	Berufsgenossenschaftliche Unfallklinik	BMI	
Christoph 10	Wittlich	St. Elisabeth-Krankenhaus	ADAC	
Christoph 11	Villingen-Schwenningen	Klinikum Schwenningen	DRF	
Christoph 12	Eutin	Luftrettungszentrum Eutin, Elisabethenstraße	BMI	
Christoph 13	Bielefeld-Rosenhöhe	Städtische Kliniken Bielefeld-Rosenhöhe	BMI	
Christoph 14	Traunstein	Klinikum Traunstein	BMI	
Christoph 15	Straubing	Klinikum St. Elisabeth Straubing	ADAC	
Christoph 16	Saarbrücken	Winterbergkliniken	ADAC	
Christoph 17	Kempten (Allgäu)	Klinikum Kempten-Oberallgäu	BMI	
Christoph 18	Ochsenfurt	Main Klinik	DRF	
Christoph 19	Uelzen	Kliniken Uelzen und Bad Bevensen	ADAC	
Christoph 20	Bayreuth	Klinikum Bayreuth	ADAC	
Christoph Europa 1	Würselen	Flugplatz Merzbrück	ADAC	
Christoph 22	Ulm	Bundeswehrkrankenhaus Oberer Eselsberg	ADAC	

Tab. 1.4. Fortsetzung

Rufname	Stadt	Standort	Betreiber	Besonderes
Christoph 23	Koblenz	Bundeswehrzentralkrankenhaus	ADAC	
Christoph Europa 2	Rheine	Luftrettungszentrum Rheine	ADAC	
Christoph 25	Siegen	Evang. Jung-Stilling-Krankenhaus	ADAC	
Christoph 26	Sande	Nordwest-Krankenhaus Sanderbusch	ADAC	24-Stunden-Bereitschaft
Christoph 27	Nürnberg	Flughafen Nürnberg	DRF	
Christoph 28	Fulda	Klinikum Fulda	ADAC	
Christoph 29	Hamburg	Bundeswehrkrankenhaus Hamburg	BMI	
Christoph 30	Wolfenbüttel	Städtisches Klinikum Wolfenbüttel	ADAC	
Christoph 31	Berlin	Universitätsklinikum Benjamin-Franklin	ADAC	
Christoph 32	Ingolstadt	Klinikum Ingolstadt	ADAC	
Christoph 33	Senftenberg	Luftrettungszentrum Senftenberg	ADAC	
Christoph 34	Güstrow	Krankenhaus Güstrow	BMI	
Christoph 35	Brandenburg (Havel)	Luftrettungszentrum Brandenburg, Triglafweg	BMI	
Christoph 36	Magdeburg	Städtisches Klinikum Magdeburg Olvenstedt	DRF	
Christoph 37	Nordhausen	Südharz-Krankenhaus	DRF	
Christoph 38	Dresden	Flughafen Dresden-Klotzsche	DRF	
Christoph 41	Leonberg	Kreiskrankenhaus Leonberg	DRF	
Christoph 42	Rendsburg	Kreiskrankenhaus Rendsburg	DRF	24-Stunden-Bereitschaft
Christoph 43	Karlsruhe	St.-Vincentius-Kliniken	DRF	
Christoph 44	Göttingen	Kliniken der Georg-August-Universität	DRF	
Christoph 45	Friedrichshafen	Städtisches Krankenhaus	DRF	
Christoph 46	Zwickau	Städtisches Klinikum Heinrich-Braun-Krankenhaus	DRF	
Christoph 47	Greifswald	Klinikum der Ernst-Moritz-Arndt-Universität	DRF	
Christoph 48	Neustrelitz	Luftrettungszentrum Neustrelitz	ADAC	

Tab. 1.4. Fortsetzung

Rufname	Stadt	Standort	Betreiber	Besonderes
Christoph 49	Bad Saarow	Humaine Klinikum	DRF	
Christoph 51	Stuttgart	Flughafen Stuttgart	DRF	
Christoph Europa 5	Niebüll	Klinik Niebüll	DRF	
Christoph 53	Mannheim	City Airport	DRF	
Christoph 54	Freiburg (Breisgau)	Aerodrome Freiburg	DRF	
Christoph 60	Suhl	Zentralklinikum	DRF	
Christoph 61	Leipzig	Flughafen Leipzig-Halle Intl.	ADAC	
Christoph 62	Bautzen	LRZ Bautzen am dortigen Flugplatz	Elbe Helicopter	24-Stunden-Bereitschaft
Christoph 70	Jena	Flugplatz Schöngleina	ADAC	
Christoph 77	Mainz	Johannes-Gutenberg-Universitätsklinikum Mainz	ADAC	
Christoph Berlin	Berlin	Flughafen Tempelhof	HDM	24-Stunden-Bereitschaft
Christoph Brandenburg	Senftenberg	Luftrettungszentrum Senftenberg	ADAC	24-Stunden-Bereitschaft
Christoph Halle	Halle	Flugplatz Halle-Oppin – Saalkreis	HSD	
Christoph Hansa	Hamburg	Berufsgenossenschaftl. Unfallklinik	ADAC	
Christoph Hessen	Reichelsheim (Wetterau)	Flugplatz Reichelsheim	HeliFlight	24-Stunden-Bereitschaft
Christoph Leipzig	Leipzig	Flughafen Leipzig-Halle Intl.	ADAC	
Christoph München	München-Großhadern	Klinikum München-Großhadern	HDM	24-Stunden-Bereitschaft
Christoph Murnau	Murnau am Staffelsee	Berufsgenossenschaftl. Unfallklinik	ADAC	
Christoph Niedersachsen	Hannover	Flughafen Hannover-Langenhagen Intl.	HSD	24-Stunden-Bereitschaft
Christoph Nürnberg	Nürnberg	Flughafen Nürnberg	HDM	24-Stunden-Bereitschaft
Christoph Regensburg	Regensburg	Universitätsklinikum	HDM	24-Stunden-Bereitschaft
Christoph Rheinland	Köln	Konrad-Adenauer-Flughafen Köln-Bonn Intl.	ADAC	
Christoph Sachsen-Anhalt	Halle	Flugplatz Halle-Oppin – Saalkreis	HSD	24-Stunden-Bereitschaft
Christoph Thüringen	Bad Berka bei Erfurt	Zentralklinik Bad Berka	HDM	24-Stunden-Bereitschaft
Christoph Westfalen	Greven	Flughafen Münster-Osnabrück	ADAC	24-Stunden-Bereitschaft

1.6 Länderspezifische Besonderheiten der Landesrettungsdienstgesetze

Aufgrund der föderalistischen Struktur des Rettungsdienstes in Deutschland werden in der Tat die regionalen Gegebenheiten nicht nur durch 16 Landesrettungsdienstgesetze, sondern zudem durch die Bestimmungen des jeweiligen Rettungsdienstträgers bestimmt. Die geforderte Qualifikation von Rettungsdienstpersonal für die Besetzung von Rettungsmitteln ist jeweils landesweit geregelt (◘ Tab. 1.5), lässt aber auch dem Träger Handlungsspielraum. Darüber hinaus können im Einzelnen folgende Bereiche regional unterschiedlich strukturiert, ausgestattet oder mit Kompetenzen und Aufgabenbereichen belegt sein:

- Rettungsmittel-Ausstattung (landeseinheitliche Beschaffung vs. kommunale Zuständigkeit)
- Rechte und Pflichten folgender Personen:
  - Ärztlicher Leiter Rettungsdienst
  - Leitender Notarzt
  - Organisatorischer Leiter Rettungsdienst
- Vorsorgemaßnahmen und Strukturen beim Massenanfall von Verletzten oder beim Großschadensfall

1.7 Aufgaben und Pflichten der Funktionsbereiche

Notarzt (NA)

Als Notarzt bezeichnet man nach DIN 13050 »einen im Rettungsdienst tätigen Arzt, der über eine besondere Qualifikation (‚Fachkundenachweis Rettungsdienst') verfügen muss«. Nach bundesein-

◘ **Tab. 1.5.** Geforderte Qualifikation von Rettungsdienstpersonal im Vergleich der Bundesländer

Bundesland	NEF	RTW		KTW	
	Fahrer	Fahrer	Transportführer	Fahrer	Transportführer
Baden-Württemberg	RA	Geeignet	RA	Geeignet	RS
Bayern	Keine Angabe	Geeignet	RA	Geeignet	RS
Berlin	Keine Angabe	RS	RA	SanH	RS
Brandenburg	RS	RS	RA	RS	RS
Bremen	Keine Angabe	RH	RS	RH	RS
Hamburg	Keine Angabe	RS	RA	RS	RS
Hessen	RS o.	RH o.	RA	RH o.	RA
Mecklenburg Vorpommern	RA	RS	RA	RS	RS
Niedersachsen	Geeignet	Geeignet	Geeignet	Geeignet	Geeignet
Nordrhein-Westfalen	Keine Angabe	RS	RA	RH	RS
Rheinland-Pfalz	RS	RS	RA	RH	RS
Saarland	Keine Angabe	SanH	RA	SanH	RS
Sachsen	Keine Angabe	Geeignet	RA	Geeignet	RS
Sachsen-Anhalt	RS	RS	RA	RS	RS
Schleswig-Holstein	Keine Angabe	RS	RA	RS	RA
Thüringen	RA	RS	RA	RH	RA

heitlicher Regelung muss hierfür eine 18-monatige klinische Tätigkeit nachgewiesen werden, wovon mindestens 3 Monate im Bereich der klinischen Anästhesiologie, Intensivmedizin oder einer Notaufnahmestation gewesen sein müssen. Außerdem sind der Besuch einer speziellen 80-stündigen Fortbildung sowie die Teilnahme an 10 lebensrettenden Einsätzen auf einem arzt-besetzten Rettungsmittel unter Leitung eines erfahrenen Notarztes nachzuweisen.

Vor den meisten Landesärztekammern können mittlerweile mündliche Prüfungen für die »Zusatzbezeichnung Notfallmedizin« abgelegt werden. Voraussetzung hierfür ist eine mindestens 24-monatige klinische Tätigkeit in einem Akutkrankenhaus, sowie 6 Monate in der Intensivmedizin, der Anästhesiologie oder der Notfallaufnahme unter Anleitung eines Weiterbildungsbefugten. Darüber hinaus müssen für den Erwerb der Zusatzbezeichnung »Notfallmedizin« 50 Einsätze unter Anleitung eines erfahrenen Notarztes abgeleistet werden, wobei es in diesem Fall keine Vorgabe des NACA-Scores gibt.

Aufgaben eines Notarztes

- Durchführung akut lebensrettender medizinischer Maßnahmen
- Herstellung der Transportfähigkeit des Patienten
- Begleitung und Überwachung des Patienten beim Transport in ein geeignetes Krankenhaus
- Ggf. die Feststellung des Todes und der Abbruch der Hilfsmaßnahmen
- Todesfeststellung sowie das Ausfüllen einer Todesbescheinigung (vorläufige oder endgültige, entsprechend landesgesetzlicher Regelung)

Der Notarzt ist dem ausgebildeten Rettungsdienstpersonal (Rettungsassistenten und -sanitäter) in medizinischer Hinsicht weisungsbefugt.

Einsatzindikationen für den Notarzt

Die Bundesvereinigung der Arbeitsgemeinschaften der Notärzte Deutschlands e.V. (BAND) und der Bundesärztekammer (November 2001) haben für den Notarzt-Einsatz eine Handlungsleitlinie für Rettungsleitstellen oder andere Notdienstzentralen zusammengestellt (◘ Tab. 1.6).

Weiterhin gibt es notfallbezogene Indikationen, bei denen die Alarmierung eines Notarztes als absolut notwendig erachtet wird (▶ Übersicht).

Notfallbezogene Einsatzindikationen für den Notarzt

- Schwerer Verkehrsunfall mit V. a. Personenschaden
- Unfall mit Kindern
- Brände/Rauchgasentwicklung mit V. a. Personenschaden
- Explosions-, thermische oder chemische Unfälle, Stromunfälle mit V. a. Personenschaden
- Wasserunfälle, Ertrinkungsunfälle, Eiseinbruch
- Maschinenunfall mit Einklemmung
- Verschüttung
- Drohender Suizid
- Sturz aus Höhe (>3 m)
- Schuss-/Stich-/Hiebverletzungen im Kopf-, Hals- oder Rumpfbereich
- Geiselnahme und sonstige Verbrechen mit unmittelbarer Gefahr für Menschenleben
- Unmittelbar einsetzende oder stattgefundene Geburt
- Vergiftungen
- Jede unklare Situation, bei der eine vitale Gefährdung nicht auszuschließen ist

Ärztlicher Leiter Rettungsdienst (ÄLRD)

Der »Ärztliche Leiter Rettungsdienst« ist ein im Rettungsdienst tätiger Arzt, der auf regionaler bzw. überregionaler Ebene die medizinische Kontrolle über den Rettungsdienst wahrnimmt und für Effektivität und Effizienz der präklinischen notfallmedizinischen Patientenversorgung und -betreuung verantwortlich ist. Er ist bei der Festlegung der hierfür erforderlichen Voraussetzungen, sowie dem Aufbau und der Kontrolle der im Rettungsdienst notwendigen Strukturen und Prozesse beteiligt.

■ Tab. 1.6. Einsatzindikationen für den Notarzt

	Zustand	Beispiele
Bewusstsein	Reagiert nicht auf Ansprechen und Anfassen	Schädel-Hirn-Trauma, Intrazerebrale Blutung, Vergiftungen, Koma
Atmung	Ausgeprägte oder zunehmende Atemnot, Atemstillstand	Asthmaanfall, Lungenödem, Aspiration
Herz/Kreislauf	Akuter Brustschmerz, ausgeprägte oder zunehmende Kreislaufinsuffizienz, Herz-Kreislauf-Stillstand	Myokardinfarkt, Angina Pectoris, Herzrhythmusstörungen, hypertone Krise, Schock
Sonstige Beeinträchtigung der Vitalfunktionen	Schwere Verletzung/Blutung, starke Schmerzzustände, plötzliche Lähmungen	Thorax-/Bauchtrauma, Schädel-Hirn-Trauma, Amputationsverletzungen, Frakturen mit deutlichen Fehlstellungen, Pfählungsverletzungen, Vergiftungen

Definition »Ärztlicher Leiter Rettungsdienst« (ÄLR, nach DIN 13050)

- Ein im Rettungsdienst tätiger Arzt, der auf regionaler bzw. überregionaler Ebene die medizinische Kontrolle über den entsprechenden Rettungsdienstbereich wahrnimmt
- Verantwortlich für Effektivität und Effizienz der präklinischen notfallmedizinischen Patientenversorgung und -betreuung
- Verfügt über die entsprechende Qualifikation und wird von der zuständigen öffentlichen Stelle berufen

Der dargestellte Aufgabenkatalog orientiert sich an den Empfehlungen der Bundesärztekammer zum Ärztlichen Leiter Rettungsdienst aus dem Jahr 1994, aufgrund regionaler Regelungen dennoch keinen Anspruch auf Vollständigkeit erheben.

Aufgaben eines »Ärztlichen Leiters Rettungsdienst«

Einsatzplanung und -bewältigung

Mitwirkung bei

- Erstellung rettungsdienstlicher Bedarfsanalysen
- Koordination der Aktivitäten der am Rettungsdienst beteiligten (Hilfs-)Organisation
- Konzeption der Fahrzeugstrategie der Rettungsleitstelle
- Besonderen Schadenslagen

Festlegung der

- Medizinischer Behandlungsrichtlinien für nichtärztliches Personal im Rettungsdienst
- Medizinisch-organisatorischer Versorgungsrichtlinien arztbesetzter Rettungsmittel
- Pharmakologischer und medizinisch-technischer Ausrüstung im Rettungsdienst
- Strategien für die Bearbeitung von medizinischen Hilfeersuchen durch die Leitstelle
- Medizintaktischen Konzepte für die Bewältigung besonderer Schadenslagen

Qualitätssicherung

Festlegung der

- Dokumentationsinstrumente für den Rettungsdienst
- Methodenauswahl für die Datenanalyse
- Medizinischen Bewertung der Datenanalyse und Berichtfertigung

Mitwirkung bei

- Planentwicklung für evtl. notwendige Korrekturmaßnahmen
- Identifikation der zu untersuchenden Systemkomponenten

- Beurteilung der Wirksamkeit durchgeführter Korrekturmaßnahmen

Aus- und Fortbildung
- Richtlinienkompetenz für notfallmedizinische Aus- und Fortbildungsinhalte für nichtärztliches Personal im Rettungsdienst (inkl. Leitstellenpersonal)
- Erarbeitung von Lernzielen für die ärztlichen Unterrichtsthemen der Aus- und Fortbildung für nichtärztliches Personal im Rettungsdienst
- Auswahl und Einweisung ärztlicher Referenten der Aus- und Fortbildung
- Mitwirkung bei ärztlichen Unterrichtsthemen in der Aus- und Fortbildung von nichtärztlichem Rettungsdienstpersonal
- Planung und Koordination der klinischen Aus- und Fortbildung von nichtärztlichem Rettungsdienstpersonal
- Mitwirkung bei der Planung und Koordination der ärztlichen notfallmedizinischen Fortbildung

Arbeitsmedizin und Hygiene
- Mitwirkung bei der Anwendung von Einsatztauglichkeitskriterien
- Mitwirkung bei der Auswahl geeigneter Schutz- und Arbeitsbekleidung
- Überwachung der Einhaltung von Hygienevorschriften

Gremienarbeit
- Vertretung des Rettungsdienstträgers in medizinischen Fragen in regionalen und überregionalen Gremien

Forschung
- Initiierung, Durchführung und Mitwirkung bei notfallmedizinischen Forschungsprojekten

Für die Durchführung seiner ihm zugeteilten Aufgaben ist es erforderlich, dass der »Ärztliche Leiter Rettungsdienst« mit der notwendigen Handlungs- und Weisungskompetenz ausgestattet ist. Daher wird er von der jeweiligen für den Rettungsdienstbereich zuständigen Behörde bestellt und ist in allen medizinischen Belangen der Durchführung des Rettungsdienstes entscheidungs- und weisungsbefugt. Darüber hinaus berät er die zuständige Behörde in allen medizinischen Fragestellungen und Angelegenheiten des Rettungsdienstes.

Im Einzelnen ist er also entscheidungs- und weisungsbefugt für folgende Belange:
- Medizinische Fragestellungen gegenüber den beteiligten Organisationen und dem nichtärztlichen Personal
- Medizinisch-organisatorische Belange gegenüber dem ärztlichen Personal im Rettungsdienst

Die herausragende Bedeutung dieser Stellung sowie das umfangreiche Aufgabengebiet des »Ärztlichen Leiters Rettungsdienst« setzen ein hohes Maß an Kompetenz sowohl auf medizinischem als auch auf organisatorisch-administrativem Gebiet voraus. Daraus ergibt sich ein besonderes Anforderungsprofil (► Übersicht).

Anforderungsprofil eines »Ärztlichen Leiters Rettungsdienst«
- Abgeschlossene Weiterbildung in einem Gebiet mit Bezug zur Notfall- und Intensivmedizin
- Fachkundenachweis »Rettungsdienst« oder eine von der zuständigen Ärztekammer als vergleichbar anerkannte Qualifikation
- Qualifikation als »Leitender Notarzt« entsprechend den Empfehlungen der Bundesärztekammer
- Langjährige und anhaltende Tätigkeit in der präklinischen und klinischen Notfallmedizin
- Kenntnisse in der Systemanalyse, Konzeptentwicklung und Problemlösung im Rettungsdienst
- Detailkenntnisse der Infrastruktur des Rettungsdienstes und des Gesundheitswesens
- Teilnahme an einer Fortbildungsmaßnahme »Ärztlicher Leiter Rettungsdienst« entsprechend den Empfehlungen der Bundesärztekammer
- Kontinuierliche Fortbildung in den Fachfragen des Aufgabengebietes

Leitender Notarzt (LNA)

Als »Leitender Notarzt« (LNA) wird ein Funktionsträger des Rettungsdienstes bezeichnet, der für den jeweiligen Rettungsdienstbereich vom zuständigen Rettungsdienstträger namentlich benannt und bestellt wird und aktive Führungsaufgaben an einem Schadensort im Alarmierungsfall wahrnimmt. Die LNA-Vorhaltung wird im jeweiligen Rettungsdienstbereich meist von einer LNA-Gruppe sichergestellt, die durch einen Beauftragten der LNA-Gruppe (BLNG) organisiert wird.

Definition »Leitender Notarzt« (LNA, nach DIN 13050)

- Ein im Rettungsdienst tätiger Arzt, der am Notfallort bei einer größeren Anzahl Verletzter, Erkrankter sowie auch bei anderen Geschädigten oder Betroffenen oder bei außergewöhnlichen Ereignissen alle medizinischen Maßnahmen zu leiten hat.
- Der Leitende Notarzt übernimmt medizinische Führungs- und Koordinationsaufgaben.
- Er verfügt über die entsprechende Qualifikation und wird von der zuständigen öffentlichen Stelle berufen.

Der »Leitende Notarzt« (LNA) ist zuständig für die medizinische Leitung eines Einsatzes bei einem Massenanfall von Verletzten (MANV), einem sog. Großschadensfall oder anderen besonderen Gefahrenlagen. Der in der Übersicht dargestellte Aufgabenkatalog erhebt keinen Anspruch auf Vollständigkeit, verdeutlicht aber sehr wohl die Komplexität der Aufgabenstellung. Über den Einsatz bei einer Schadenslage hinaus sollte die für den Rettungsdienstbereich zuständige LNA-Gruppe zudem präventiv im Sinne einer vorbeugenden Gefahrenabwehr tätig werden, d. h. im Einzelnen sollte für die LNA-Gruppe Folgendes gelten:

- Einbindung in alle organisatorischen Vorbereitungs- und Planungsmaßnahmen zur Bewältigung von Großschadensereignissen
- Kontrolle von Vorsorgemaßnahmen bei genehmigungspflichtigen Großveranstaltungen im Hinblick auf die Möglichkeit der Entwicklung eines Großschadensereignisses
- Aus- und Weiterbildung der bei der Großschadensbewältigung unterstellten Rettungsdienstkräfte

Der Einsatz eines LNA ist immer dann indiziert, wenn aufgrund eines Missverhältnisses zwischen notfallmedizinischem Leistungsbedarf und der Kapazität des Regelrettungsdienstes eine individualmedizinische Versorgung von Notfallpatienten nicht mehr zu gewährleisten ist. Neben regional unterschiedlichen Alarmierungsstichworten und Versorgungskapazitäten ist hiervon für folgende Einsatzindikationen in den meisten Rettungsdienstbereichen auszugehen:

- Einsatz von mindestens drei arztbesetzten Rettungsmitteln an einem Schadensort
- 10 oder mehr Notfallpatienten
- Schadensereignissen, bei denen mit einem Massenanfall von Verletzten oder Erkrankten jederzeit aufgrund der Schadensentwicklung gerechnet werden muss (Gefahrstoffunfälle, Busunfälle usw.)
- Rettungsdiensteinsätze mit zeitaufwendiger technischer Rettung
- Zusätzliche Anforderung durch Rettungsdienstpersonal resp. Notärzte am Schadensort

Die jeweilige Rettungsleitstelle alarmiert den diensthabenden LNA bei gegebener Einsatzindikation aufgrund der Notfallmeldung oder der Rückmeldung so früh wie möglich. Darüber hinaus ist eine vorsorgliche Alarmierung des LNA bei unklarer Lage oder Gefährdungssituation möglich.

Aufgaben eines »Leitenden Notarztes«

- Beurteilung der vorliegenden Schadens- und Gefahrenlage
  - Art des Schadens und Ausmaß des Schadensumfangs
  - Art der Verletzungen und/oder Erkrankungen
  - Anzahl Verletzter und/oder Erkrankter
  - Bestehende oder zu erwartende Zusatzgefährdungen

   - Schadensentwicklung
- Beurteilung der eigenen Lage
   - Personalkapazität
   - Materialkapazität
   - Transportkapazität
   - Stationäre und ambulante Behandlungskapazitäten
- Bestimmung des Schwerpunktes und der Art des medizinischen Einsatzes
   - Sichtung
   - Medizinische Versorgung
   - Transport
- Durchführung und Koordination des medizinischen Einsatzes
   - Festlegung der Behandlungs- und Transportkapazitäten
   - Festlegung der medizinischen Versorgung
   - Delegation medizinischer (auch ärztlicher) Aufgaben
   - Festlegung der Transportmittel und Transportziele (Fachabteilungen)
   - Festlegung von medizinischem Material und Materialbedarf
   - Sicherstellung der medizinischen Dokumentation
   - Koordination des Einsatzes in Abstimmung mit der (Gesamt-)Einsatzleitung
   - Beratung der (Gesamt-)Einsatzleitung in medizinischen Fragen

In dem jeweiligen Einsatzfall ist der LNA zur Erfüllung seiner Aufgaben gegenüber dem gesamten medizinischen Personal am Einsatzort (Notärzte, Ärzte, Rettungsdienstpersonal, Einsatzkräfte des Katastrophenschutzes, d. h. Sanitäts- und Betreuungsdienst) sowie der Rettungsleitstelle in medizinisch-organisatorischer Hinsicht weisungsbefugt.

Dem LNA ist – landesrechtlich unterschiedlich geregelt – eine definierte Organisationsstruktur für den Einsatzfall zugeordnet, in den meisten Bundesländern auch gesetzlich festgeschrieben als organisatorischer Leiter Rettungsdienst (s. unten).

Auch wenn an einer Schadenstelle mehrere Notärzte mit der Qualifikation oder Bestellung zum LNA tätig sind, so kann und darf nur der von der Rettungsleitstelle alarmierte LNA die originären Aufgaben wahrnehmen.

Wichtig

Es kann an einer Schadensstelle per definitionem immer nur **einen** Leitenden Notarzt geben!

Als Voraussetzungen für die Bestellung zu einem LNA – neben etwaiger regional zusätzlicher Anforderungen – gelten allgemein (Achtung: bundesweiter Standard bisher nicht etabliert!):
- Ärzte mit einer Gebietsanerkennung in einem der Intensivmedizin nahe stehenden Fachbereich
- Fachkundenachweis »Rettungsdienst« oder eine von der zuständigen Ärztekammer als vergleichbar anerkannte Qualifikation
- Langjährige notärztliche Einsatzerfahrung und Führungskompetenz
- Sehr gute Kenntnisse der regionalen Rettungsdienststrukturen (Organisation und Leistungsfähigkeit der rettungs-/sanitätsdienstlichen Strukturen)
- Fachspezifische Fortbildung, z. B. angeboten bei Aus- und Fortbildungsstätten der Ärztekammern oder Rettungsdienstschulen

Organisatorischer Leiter Rettungsdienst (OrgL)

Definition »Organisatorischer Leiter Rettungsdienst« (OrgL, nach DIN 13050)
- Eine im Rettungsdienst erfahrene Person, die den Leitenden Notarzt beim Einsatz unterstützt.
- Ein OrgL übernimmt zudem organisationstechnische Führungs- und Koordinationsaufgaben.
- Er verfügt über die entsprechende Qualifikation mit dem Schwerpunkt der Führung.
- Er wird von der zuständigen öffentlichen Stelle berufen.

Als Organisatorischer Leiter (Rettungsdienst) (Abkürzung meist »OrgL«, »Org.Leiter« oder »OrgEL«, in Niedersachsen »Technischer Leiter Rettungsdienst«) bezeichnet man den nichtärztlichen Einsatzleiter in der Notfallrettung. Die OrgL üben ihre Tätigkeit häufig ehrenamtlich oder im Rahmen ihres rettungsdienstlichen Hauptberufes aus.

Gemeinsam mit dem Leitenden Notarzt (LNA) koordiniert er im Rahmen von Massenanfällen von Verletzten (MANV) oder Großschadensereignissen alle Einsatzkräfte des Rettungsdienstes. Diese Sanitätseinsatzleitung (SanEL) hat das Ziel, in diesen Situationen für alle Betroffenen eine Patientenversorgung möglichst nah an der individualmedizinischen Versorgung des Regelrettungsdienstes zu gewährleisten.

Der Organisatorische Leiter (Rettungsdienst) wird im Rahmen der Gefahrenabwehr und nicht präventiv eingesetzt.

Aufgaben und Voraussetzungen eines »Organisatorischen Leiters«

Aufgaben:

- Feststellung und Beurteilung der Schadenslage aus taktisch-organisatorischer Sicht: Art des Schadens, Anzahl der Betroffenen, sowie Art der Verletzungen bzw. Erkrankungen, evtl. bestehende Zusatzgefährdungen, Schadensentwicklung, eingesetzte und zur Verfügung stehende Einsatzkräfte, Rettungsmittel und Transportkapazitäten
- Standortfestlegung und Einrichtung von Verletztenablagen, Behandlungsplätzen, Verletztensammelstellen, Rettungsmittelhalteplätzen, Bereitstellungsräumen sowie Hubschrauberlandeplätzen
- Leitung des Einsatzes und aller eingesetzten Rettungsmittel und Einsatzkräfte
- Sicherstellung der Registrierung und Erfassung aller Betroffenen
- Organisation des Verletztenabtransports (in Abstimmung mit der Rettungsleitstelle und unter Berücksichtigung der Transportprioritäten des LNA)
- Sicherstellung der Kommunikation zur Rettungsleitstelle und ggf. zur übergeordneten Führung (z. B. Anforderungen oder Lagemeldungen)
- Ggf. weitere Anforderung oder Nachforderung von Einsatzkräften oder Rettungsmittel bei der Rettungsleitstelle in Abstimmung mit dem LNA

Voraussetzungen:

- Rettungsassistent mit mehrjähriger Einsatzerfahrung und Führungskompetenz
- Sehr gute Kenntnisse der regionalen Rettungsdienststrukturen (Organisation und Leistungsfähigkeit der rettungs-/sanitätsdienstlichen Strukturen)
- Einsatztaktische Ausbildung, d. h. Führungsausbildung einer Hilfsorganisation oder Feuerwehr sowie zusätzliche Qualifizierungsmaßnahme mit speziellem Schwerpunkt OrgL (angeboten von Rettungsdienst- oder Feuerwehrschulen)

Neben regional unterschiedlichen Alarmierungsstichworten können folgende Einsatzindikationen für die Alarmierung eines OrgL als allgemeingültig gelten:

- Massenanfälle von Verletzten oder Erkrankten oder Großschadensereignisse mit zehn und mehr Verletzten
- Schadensereignisse, bei denen mehr als drei Rettungsmittel zum Einsatz kommen
- Sonstige Schadenslagen, bei denen es nach einer besonderen Koordinierung bedarf, z. B. Betreuung einer großen Anzahl von Unverletzten

Im Detail sind die Aufgaben des OrgL, seine Befugnisse und Unterstellungsverhältnisse sowie die Voraussetzungen, Alarmierungsindikationen je nach Bundesland bzw. dem zuständigen Rettungsdienstträger unterschiedlich definiert. Ebenso ist die Kennzeichnung und Benennung als »Organisatorischer Leiter Rettungsdienst« in Deutschland bisher nicht einheitlich geregelt.

1.8 Leitstelle, Kommunikation, Funk

Rettungsleitstelle

Der Rettungsleitstelle in einem jeweiligen Bereich des Rettungsdienstes kommt im Rahmen der öffentlichen Daseinsvorsorge in folgenden Bereichen eine entscheidende Rolle zu:

- Medizinische Versorgung und technische Rettung von Menschenleben
- Erhaltung bedeutender Sachwerte und Kulturgüter
- Brandbekämpfung
- Katastrophenschutz
- Belange der öffentlichen Sicherheit und Ordnung

Aufgaben einer Rettungsleitstelle

- Zuständig für den jeweiligen Rettungsdienstbereich
- 24 h täglich erreichbar
- Über Notruf 112 oder 19222 erreichbar
- Oft kombinierte Feuerwehr- und Rettungsleitstelle
- Entgegennahme der eingehenden Notrufe
- Ggf. Entgegennahme einer Alarmmeldung von Brandmeldeanlagen (im Falle einer integrierten Leitstelle mit der Feuerwehr)
- Entscheidung über die Entsendung eines geeigneten Rettungsmittels abhängig von der jeweiligen Alarm- und Ausrückeordnung
- Alarmierung der geeigneten Rettungsmittel anhand der nächsten Standortstrategie
- Ggf. Übermittlung umfangreicher Einsatzaufträge oder Einsatzbefehle, ggf. auch Anfahrtshinweise oder besondere Warnungen, z. B. vor gefährlichen Stoffen
- Unterstützung und Koordination laufender Einsätze durch z. B. Nachforderung eines Notarztes, Voranmeldung in Zielkliniken, Anforderung von Luftrettungsmitteln beim Sekundärtransport, Nachfrage bei Giftinformationszentralen
- Ggf. Sicherstellung der Vorsorge bei Auslastung des Regelrettungsdienstes durch Alarmierung weiterer Reservekräfte
- Information der Bevölkerung bei besonderen Gefahrenlagen
- Sicherstellung der Dokumentation aller Einsatzinformationen beginnend beim Notruf (Sprachaufzeichnung) über die ausrückenden Rettungsmittel, Eintreffzeiten am Notfallort und Krankenhaus

Kommunikation und Funk

Die sog. Behörden und Organisationen mit Sicherheitsaufgaben (BOS) verwenden in Deutschland den sog. BOS-Funk (entspricht einem nichtöffentlichen mobilen UKW-Landfunkdienst).

Behörden und Organisationen mit Sicherheitsaufgaben (BOS)

- Träger und Leistungserbringer der öffentlichen Notfallrettung
- Öffentliche Feuerwehren und staatlich anerkannte Werkfeuerwehren
- Katastrophenschutzbehörden sowie am Katastrophenschutz beteiligte Organisationen je nach Landesrecht
- Bundesanstalt Technisches Hilfswerk (THW)
- Polizeien der Länder
- Polizeien des Bundes
- Bundeszollverwaltung
- Andere durch die Bundesministerien des Inneren und für Finanzen mit Sicherheits- und Vollzugsaufgaben beauftragte Behörden

Nichtöffentliche Organisationen bekommen nur dann eine BOS-Zulassung, so lange sie in den kommunalen Katastrophenschutz oder Rettungsdienst eingebunden werden und damit eine Zusammenarbeit und Kommunikation mit anderen BOS bzw. der zuständigen Leitstelle notwendig ist.

Dieser Sprechfunk ist in Deutschland zuletzt im Jahre 2000 durch die vom Bundesinnenministerium erlassenen BOS-Funkrichtlinie geregelt, die einen störungsfreien und vor allen Dingen sicheren Funkbetrieb aller Beteiligten sicherstellen soll. Hierzu werden den jeweiligen Behörden oder Organisationen Frequenzen für den internen Sprechfunkbetrieb zugewiesen.

Überwiegend werden von Beteiligten des BOS-Funks das 4-Meter- (meist Fahrzeugfunkgeräte) und das 2-Meter-Band (meist Handfunkgeräte) eingesetzt. Die Längenangabe bezieht sich dabei auf die jeweilige Wellenlänge.

Jeder Kanal besitzt ein sog. Unterband (UB) sowie ein Oberband (OB) und kann in den Betriebsarten Wechselsprechen oder Gegensprechen betrieben werden. Beim Wechselsprechen wird dabei nur ein Band des Kanals belegt, beim Gegensprechen hingegen der komplette Kanal.

Seit dem Jahr 2000 gibt es über diese analoge Übertragungskanäle hinaus Bestrebungen, für die BOS ein digitales Funksystem unter dem Namen TETRA (»terrestrial trunked radio«) einzuführen.

TETRA zeichnet sich als volldigitales System im Gegensatz zu den herkömmlichen Mobilfunkstandards (z. B. GSM) durch bessere Frequenzökonomie und vor allen Dingen hoher Übertragungsqualität aus. Zudem können neben der Übertragung von Sprache und Daten auch selbst große Datenmengen gebündelt übertragen werden. TETRA wird bereits in mehreren europäischen Ländern genutzt, derzeit laufen verschiedene Pilotprojekte deutschlandweit und im grenzüberschreitenden Testbetrieb (Modellregionen Aachen und Berlin).

Im Einsatzfall muss jeder Beteiligte im BOS-Funk, d. h. jede Feststation und jedes Fahrzeug, eindeutig identifizierbar sein (Tab. 1.7). Aus diesem Grund ist die Zusammensetzung der jeweiligen Rufnamen festgelegt.

Zusammensetzung von Rufnamen im BOS-Funk

- Organisationskennwort
- Ortsbezeichnung
- Standortkennzahl
- Fahrzeugkennzahl
- Laufende Nummer

(Kann je nach Bundesland variieren.)

Tab. 1.7. Funkrufnamen im BOS-Funk

BOS	4-Meter-Band	2-Meter-Band
Arbeiter-Samariter-Bund (ASB)	Sama	Samuel
Bergwacht des DRK	Bergwacht	Bergwacht
Deutsche Gesellschaft zur Rettung Schiffbrüchiger (DGzRS)	Triton	–
Deutsche Lebensrettungsgesellschaft (DLRG)	Pelikan	Pelikan (Adler)
Deutsches Rotes Kreuz (DRK)	Rotkreuz	Äskulap
Feuerwehr	Florian	Florentine
Johanniter-Unfall-Hilfe (JUH)	Akkon	Jonas
Katastrophenschutzbehörden und -einheiten, Deichverbände	Leopold Kater Hydra	Leopoldine Katharina Hydra
Malteser Hilfsdienst (MHD)	Johannes	Malta
Rettungshubschrauber Verlegungs- Ambulanzhubschrauber, Hubschrauber des »Search and Rescue«-Dienstes der Bundeswehr	Christoph Ambulanz SAR	–
Rettungsleitstellen der Landkreise bzw. kreisfreien Städte	Leitstelle	–
Technisches Hilfswerk (THW)	Heros	Heros
Wasserwacht des BRK	Wasserwacht	Wasserwacht
Wasserwacht des DRK	Neptun	Neptun

Verdeutlicht am Beispiel des Rufnamens »Florian Aachen 1/82/2« heißt dies für die Regelungen in Nordrhein-Westfalen:

- Organisationskennwort – »Florian« (Funkkennung der Feuerwehr)
- Ortsbezeichnung – »Aachen« (Name der Ortschaft, in der das Fahrzeug stationiert ist)
- Standortkennzahl – »1« (Jede Wache im Rettungsdienstgebiet erhält eine eigene Nummer)
- Fahrzeugkennzahl – »82« (Jedem Fahrzeugtyp ist eine spezielle Nummer zugeordnet; 82 steht für ein Notarzt-Einsatz-Fahrzeug)
- Laufende Nummer – »2« (Werden im Gebiet derselben Wache mehrere Fahrzeuge desselben Typs vorgehalten, bekommt jedes Fahrzeug eine eigene laufende Nummer)

Funkrufnamen im Rettungsdienst

Die taktischen Kennungen für Feuerwehr und Rettungsdienst sind in landesrechtlichen Richtlinien geregelt, so dass eine durch die Innenministerkonferenz 1994 herausgegebene Empfehlung bislang nicht bundesweit umgesetzt wurde. Aufgrund der unterschiedlichen Landesrettungsdienst- und Landesfeuerwehrgesetze existiert weiterhin eine Vielfalt unterschiedlicher Kennungen (◘ Tab. 1.8). Auch die Empfehlungen der »Arbeitsgemeinschaft der Leiter der Berufsfeuerwehren in Deutschland« 2003 konnten bisher nicht bundesweit durchgesetzt werden.

Unbefugtes Abhören des BOS-Funks

Wichtig

Das Abhören dieses Funkverkehrs ist strafbar mit Freiheitsstrafen bis zu 5 Jahren neben zivilrechtlichen Schadenersatzforderungen (vgl. § 88 und § 89 TKG). Entsprechende Frequenztabellen dürfen nicht zum Abhören dieser Frequenzen benutzt werden.

Einheiten, die in einem BOS-Funkkreis mithören wollen, müssen sich vorher regulär im Funkkreis bzw. bei der Leitstelle anmelden.

◘ Tab. 1.8. Gebräuchliche taktische Kennungen für Feuerwehr und Rettungsdienst (kein Anspruch auf Vollständigkeit, landesrechtliche Abweichung möglich)

Kennung	Funktion
1-9	Leitungs- und Führungskräfte
10-19	Einsatzleitwagen und Mannschaftstransportfahrzeuge
11	Einsatzleitwagen 1/Kommandowagen
12	Einsatzleitwagen 2
13	Einsatzleitwagen 3
19	Mannschaftskraftwagen/Mannschaftstransportfahrzeug
20-29	Tank- und Pulverlöschfahrzeuge
30-39	Hubrettungsfahrzeuge
33	Drehleiter
40-49	**Löschgruppen- und Tragkraftspritzenfahrzeuge**
44-49	Löschgruppenfahrzeuge
47	Tragkraftspritzenfahrzeug
50-59	Rüst- und Gerätewagen
51-53	Rüstwagen
54	Gerätewagen-Gefahrstoff
56	Gerätewagen-Atemschutz
57	Gerätewagen-Strahlenschutz
59	Strahlenmesstruppfahrzeug
60-69	Schlauch- und Wechsellader-Fahrzeuge
70-79	Sonstige Feuerwehrfahrzeuge
80-89	Rettungsdienstfahrzeuge
81	Notarztwagen
82	Notarzteinsatzfahrzeug
83	Rettungswagen
84	Rettungshubschrauber (Kennzahl nur für FMS-Übertragung)
85	Krankentransportwagen
86	Hilfs-Krankentransportwagen, z. B. 4-KTW
87	Großraum-Krankentransportwagen (GKTW)
88	Rettungsboot
89	Gerätewagen-Rettungsdienst (GW-RD)
90-99	**Gefahrgutfahrzeuge/Fahrzeuge zur besonderen Verwendung**

1.9 Zusammenarbeit mit Behörden

Feuerwehr und Rettungsdienst

Abhängig von der Bevölkerungsdichte sind die Strukturen der Feuerwehrorganisationen in freiwillige oder Berufsfeuerwehren organisiert, wobei die Freiwilligen den flächenmäßig größten Teil abdecken. Darüber hinaus werden je nach Gefährdungslage oder Größe eines Betriebes Werk- oder Betriebsfeuerwehren als betriebliche Einrichtung vorgehalten.

Insgesamt hat sich das Aufgabenspektrum der Feuerwehren in den vergangenen Jahren verlagert. So ist die Anzahl der Brandbekämpfungen rückläufig, wobei mehr technische Hilfeleistungen verzeichnet werden. Dies ist wohl auch Folge konsequenter Maßnahmen als Teil des vorbeugenden Brandschutzes, der u. a. durch sog. Brandsicherheitswachen bei öffentlichen Veranstaltungen sowie zunehmender Brandschutzerziehung in der Bevölkerung.

Zudem wird die Feuerwehr im Rahmen behördlicher Baugenehmigungsverfahren häufig hinzugezogen und um Stellungnahme gebeten. Sie leistet darüber hinaus einen aktiven Beitrag zum Umweltschutz, wenn z. B. bei Unfällen unterschiedlichster Art Gefahr für die Umwelt durch chemische, biologische oder atomare Gefahren besteht.

Aufgaben der Feuerwehr

- Brandbekämpfung
- Technische Hilfeleistung
- Rettung und Bergung von Menschen, Tieren und Sach- oder Kulturgütern
- Vorbeugender Brandschutz
- Eindämmung von Umweltgefahren

Erweiterter Rettungsdienst und Katastrophenschutz

Abhängig von der kommunalen Infrastruktur ist auch der sog. erweiterte Rettungsdienst oder Katastrophenschutz organisiert. Die entsprechenden Vorsorgemaßnahmen kommen zum Tragen beim

- Massenanfall von Verletzten oder Erkrankten
- Großschadensereignissen
- Katastrophen

Die gültigen Begriffs- und Alarmierungdefinitionen sind auch von der Kapazität des jeweiligen Rettungsdienstbereiches abhängig (Landkreis vs. Großstadt). In diesem Bereich werden im Wesentlichen die Fachdienste Sanitätsdienst, Betreuungsdienst und technischer Dienst zusammengefasst.

Der Sanitätsdienst ist als Fachdienst des Katastrophenschutzes dafür zuständig, im Falle eines Großschadensereignisses oder einer besonderen Gefährdungssituation, die für eine medizinische Versorgung von betroffenen Personen notwendige Infrastruktur durch Aufbau von Behandlungsplätzen und Vorhaltung von Rettungsmittelhalteplätzen möglichst kurzfristig sicherzustellen. Die Betreuung und Versorgung unverletzter Betroffener ist hingegen Aufgabe des Fachdienstes Betreuungsdienst. In beiden Fällen handelt es sich um Einheiten der Hilfsorganisationen, die durch ehrenamtliche Helfer gestellt werden und für diese Tätigkeit eine entsprechende Fachdienstausbildung absolviert haben.

Aufgaben des Sanitätsdienstes im Rahmen von Großschadensereignissen

- Heranführung von medizinischem Material (u. a. Tragen, Decken, Infusionen, O_2-Geräten, Verbandsmaterial etc.) in ausreichender Menge an die Einsatzstelle
- Schaffung infrastruktureller Voraussetzungen für die Patientenversorgung vor Ort durch Einrichtung von Behandlungsplätzen, sowie Einrichtung von Rettungsmittelhalteplätzen
- Erstversorgung von Verletzten
- Ggf. Transport von Verletzten von etwaigen Verletztenablagen zum Behandlungsplatz
- Versorgung und Betreuung von Verletzten und Kranken am Behandlungsplatz,
- Herstellung und Aufrechterhaltung der Transportfähigkeit von Verletzten,
- sowie Transport in ein geeignetes Krankenhaus
- Durchführung der Registrierung und Dokumentation
- Ggf. Suche von Verletzten
- Ggf. Durchführung einer behelfsmäßigen Dekontamination

Einsatzeinheit

Anstelle der füher existierenden Sanitäts- und Betreuungszüge wurde in vielen Bundesländern eine sog. Einsatzeinheit konzipiert. Diese vereint die Fachdienste Sanitäts- und Betreuungsdienst, unterstützt durch eine technische Minimalunterstützung in einer multifunktionalen Einheit mit entsprechender Ausbildung der Einsatzkräfte. Insgesamt können 33 Einsatzkräfte sowohl sanitätsdienstliche als auch betreuungsdienstliche Einsatzlagen bewältigen, zudem Transportkapazitäten für den erweiterten Rettungsdienst zur Verfügung stellen.

Polizei

Organisatorisch ist die Polizei in den meisten Bundesländern nach Schutzpolizei, Kriminalpolizei, Bereitschaftspolizei und Wasserschutzpolizei aufgegliedert.

Im Rahmen einer Zusammenarbeit im Rettungsdienst kann die Polizei durch Rettungsdienstpersonal um Amtshilfe, z. B. bei Gefährdung der Einsatzkräfte oder Absicherung von Unfall- oder Einsatzstellen, gebeten werden.

Bei Großschadensereignissen ist zu bedenken, dass die Polizeibehörden in solchen Einsatzlagen einer anderen Organisationsstruktur unterliegen, als dies im Rettungs- und Sanitätsdienst oder der Feuerwehr der Fall ist. So gibt es bei der Polizei eine sog. rückwärtige Führung im Gegensatz zur technischen Einsatzleitung vor Ort bei der Feuerwehr.

Aufgaben der Polizei

- Aufrechterhaltung der inneren Sicherheit
- Abwehr von Gefahren für die öffentliche Sicherheit
- Abwehr von Gefahren für die öffentliche Ordnung
- Maßnahmen im Rahmen der Strafverfolgung

1.10 Qualitätsmanagement

Die rettungsdienstliche Versorgung von Notfallpatienten steht unter dem Druck, eine optimale Betreuung durch optimal qualifiziertes Personal innerhalb kürzester Zeit gewährleisten zu können. In einem Spannungsfeld von Ängsten und Erwartungen der Betroffenen auf der einen und Forderung nach Kostensenkung ohne Leistungseinbuße auf der anderen Seite hielt der Begriff »Qualitätsmanagement« Einzug in die präklinische Notfallversorgung. Mit dem Ziel, Möglichkeiten der Verbesserung aufzudecken und letzten Endes eine Steigerung der Effektivität und Effizienz zu erreichen, werden zunehmend qualitätssichernde Maßnahmen eingeführt. Hierbei betrachtet man im Einzelnen die Teilaspekte Struktur-, Prozess- und Ergebnisqualität (nach Donabedian).

Strukturqualität

Hierunter versteht man strukturelle Voraussetzungen des jeweiligen Umfeldes (räumlich, apparativ, personell, logistisch), d. h. im Falle des Rettungsdienstes u. a.:

- Stationierung der Rettungsmittel
- Materielle und personelle Ausstattung
- Aus- und Fortbildungsstand des Personals

Prozessqualität

Bei optimaler Prozessqualität werden alle erforderlichen Maßnahmen zum richtigen Zeitpunkt hinsichtlich optimaler Effizienz und Relevanz, z. B. mit dem adäquaten Rettungsmittel, durchgeführt. Berücksichtigt werden hierbei auch organisatorische Aspekte wie Einsatztaktik oder Verwendung von Therapieschemata bei der Versorgung.

Ergebnisqualität

Der Aspekt der Ergebnisqualität beschreibt die letztendliche Qualität der notfallmedizinischen Therapie, z. B. in Bezug auf das Outcome des Patienten hinsichtlich:

- Beeinflussung von Lebensqualität
- Verweildauer im Krankenhaus/Intensivstation
- Morbidität oder Letalität

Dokumentation

DIVI-Protokoll

Die Deutsche interdisziplinäre Vereinigung für Intensiv- und Notfallmedizin legte einen Minimaldatensatz für die Dokumentation von Notarzteinsätzen fest. Als Beispiel für eine Notarzteinsatzdokumentation ist auf den folgenden Seiten das zurzeit gängige Notarztprotokoll (gemäß aktuellster DIVI-Empfehlung, Version 4.2, ◘ Abb. 1.3) aus dem Rettungsdienst der Stadt Aachen gezeigt.

Besonderheit kardiopulmonale Reanimation

Da präklinische Reanimationen nicht nur für den Rettungsdienst, sondern auch für die weiterbehandelnde Klinik eine besondere Herausforderung in der Patientenversorgung darstellen, wurde im Rahmen eines Symposiums der Deutschen Gesellschaft für Anästhesiologie und Intensivmedizin e.V. (DGAI) bereits 2002 die Notwendigkeit einer strukturierten Datenerfassung zur Reanimation postuliert.

Mit der Definition eines Reanimationsdatensatzes »Erstversorgung« schuf der Arbeitskreis Notfallmedizin der DGAI die Basis für ein einheitliches, vergleichbares, nationales Reanimationsregister, welches auf den Vorgaben des Utstein-Styles aufbaut. Nach einer Anpassung des Datensatzes wird man zukünftig auch in der Lage sein, innerklinische Reanimationen national zu dokumentieren und zu analysieren. Die Eingabe kann per standardisiertem Protokoll oder per Web-Eingabe erfolgen.

Weitere Informationen finden sich unter http://www.reanimationsregister.de. Auf der Website wird über Entstehung, Struktur und aktuelle Umsetzung des Reanimationsregisters berichtet.

Generell steht allen in der präklinischen und klinischen Versorgung von Notfallpatienten beteiligten Institutionen die Teilnahme am Reanimationsregister offen, genaue Teilnahmebedingungen können in der entsprechenden Geschäftsordnung nachgelesen werden. In jedem Fall ist jedoch eine schriftliche Anmeldung an die Koordinationszentrale des Reanimationsregisters erforderlich. Im Anschluss entscheidet ein von Seiten der DGAI eingesetzter wissenschaftlicher Beirat über die Aufnahme in das Register.

Scoring-Systeme

Sog. Scores oder Scoring-Systeme versuchen eine annähernd objektive Beurteilung des Patientenzustandes anhand von Punktwerten vorzunehmen. Abhängig vom jeweiligen Score können so anatomische oder physiologische Parameter des Notfallpatienten eingeschätzt werden. Neben den nicht nur in der Notfallmedizin gebräuchlichen Scores wie der Glasgow-Coma-Scale (GCS), dem APGAR-Schema können hier Bewertungssysteme Anwendung finden, die zum einen eine Patientenkategorisierung im Sinne einer Triage und zum anderen eine Prognoseabschätzung vornehmen können. Darüber hinaus gibt es Scores, die das Monitoring der Behandlungsqualität erlauben sollen (z. B. Mainz Emergency Evaluation Score: MEES).

NACA-Schema

Das sog. NACA-Schema ist ein Scoring-System, welches die Schwere von Verletzungen, Erkrankungen oder Vergiftungen in der (Notfall-)Medizin beschreibt. Ursprünglich wurde es vom National Advisory Committee for Aeronautics für Unfälle in der Luft- und Raumfahrt entwickelt.

Das NACA-Schema gliedert sich in mit römischen Ziffern bezeichnete Schweregrade (◘ Tab. 1.9).

Üblicherweise besteht im Rettungsdienst ab der Bewertung NACA III, spätestens aber ab NACA IV eine Notarztindikation.

Injury Severity Score (ISS)

Speziell für die Klassifizierung sowie statistische Erfassung von polytraumatisierten Notfallpatienten ist der Injury Severity Score (ISS) vorgesehen. Hierbei erhobene Daten sollen im Verlauf eine Aussage über Prognosen sowie eine Kontrolle des Therapieerfolges dieser Gruppe von Patienten erlauben.

Der Erhebung des ISS setzt eine komplette körperliche Untersuchung des Patienten und eine entsprechende Diagnosestellung voraus. Die erho-

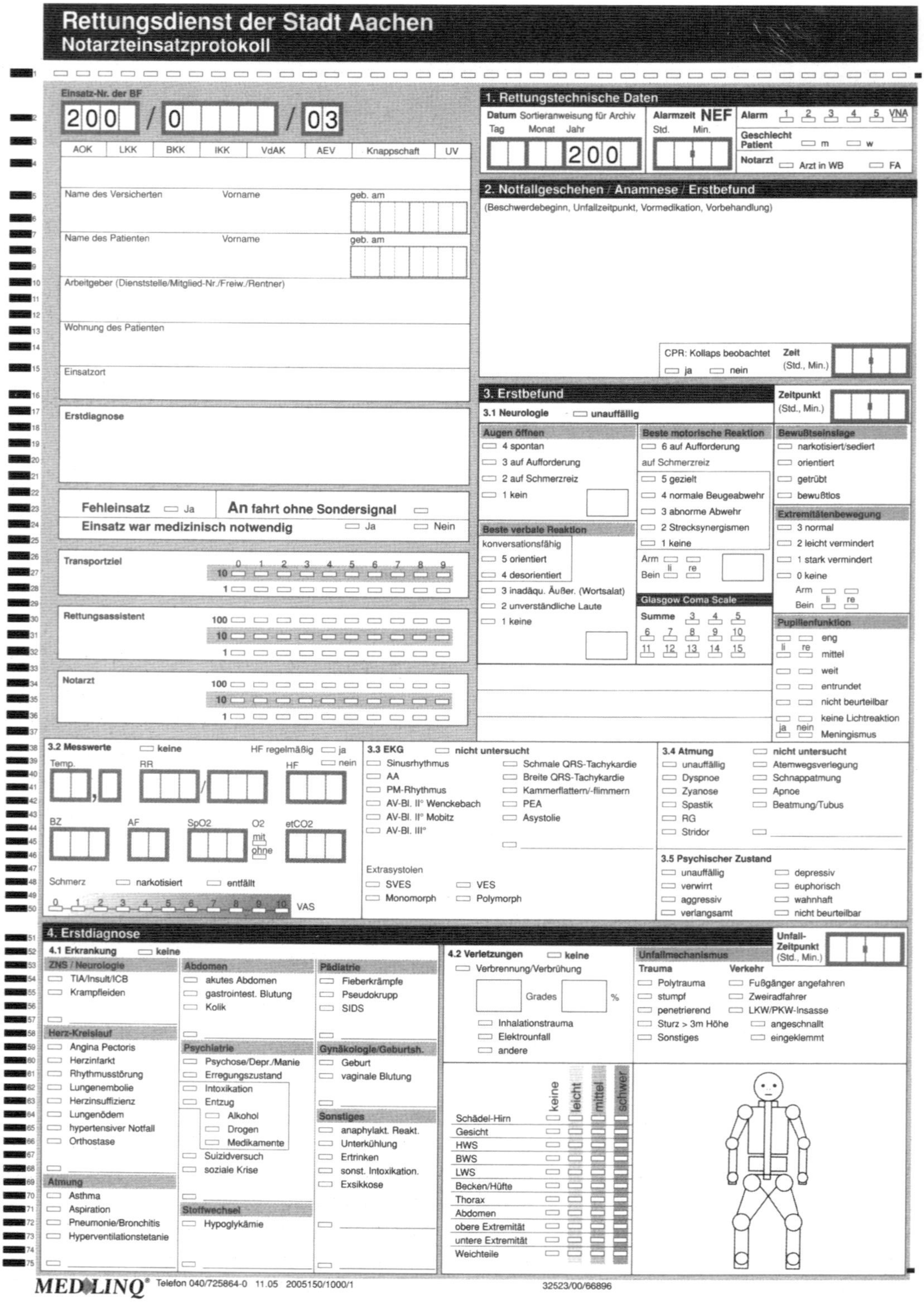

Rettungsdienst der Stadt Aachen
Notarzteinsatzprotokoll

Einsatz-Nr. der BF
200 / 0 / 03

AOK | LKK | BKK | IKK | VdAK | AEV | Knappschaft | UV

Name des Versicherten | Vorname | geb. am
Name des Patienten | Vorname | geb. am
Arbeitgeber (Dienststelle/Mitglied-Nr./Freiw./Rentner)
Wohnung des Patienten
Einsatzort

Erstdiagnose

Fehleinsatz ☐ Ja | An fahrt ohne Sondersignal ☐
Einsatz war medizinisch notwendig ☐ Ja ☐ Nein

Transportziel 0 1 2 3 4 5 6 7 8 9 / 10 / 1
Rettungsassistent 100 / 10 / 1
Notarzt 100 / 10 / 1

1. Rettungstechnische Daten
Datum Sortieranweisung für Archiv: Tag Monat Jahr 200
Alarmzeit NEF Std. Min.
Alarm 1 2 3 4 5 VNA
Geschlecht Patient ☐ m ☐ w
Notarzt ☐ Arzt in WB ☐ FA

2. Notfallgeschehen / Anamnese / Erstbefund
(Beschwerdebeginn, Unfallzeitpunkt, Vormedikation, Vorbehandlung)
CPR: Kollaps beobachtet ☐ ja ☐ nein | Zeit (Std., Min.)

3. Erstbefund
Zeitpunkt (Std., Min.)
3.1 Neurologie ☐ unauffällig
Augen öffnen: ☐ 4 spontan ☐ 3 auf Aufforderung ☐ 2 auf Schmerzreiz ☐ 1 kein
Beste verbale Reaktion: konversationsfähig ☐ 5 orientiert ☐ 4 desorientiert ☐ 3 inadäqu. Äußer. (Wortsalat) ☐ 2 unverständliche Laute ☐ 1 keine
Beste motorische Reaktion: ☐ 6 auf Aufforderung; auf Schmerzreiz ☐ 5 gezielt ☐ 4 normale Beugeabwehr ☐ 3 abnorme Abwehr ☐ 2 Strecksynergismen ☐ 1 keine; Arm ☐ ☐ Bein ☐ ☐ (li re)
Glasgow Coma Scale: Summe 3 4 5 6 7 8 9 10 11 12 13 14 15
Bewußtseinslage: ☐ narkotisiert/sediert ☐ orientiert ☐ getrübt ☐ bewußtlos
Extremitätenbewegung: ☐ 3 normal ☐ 2 leicht vermindert ☐ 1 stark vermindert ☐ 0 keine; Arm ☐ ☐ Bein ☐ ☐ (li re)
Pupillenfunktion (li re): ☐ ☐ eng ☐ ☐ mittel ☐ ☐ weit ☐ ☐ entrundet ☐ ☐ nicht beurteilbar ☐ ☐ keine Lichtreaktion; ja nein ☐ ☐ Meningismus

3.2 Messwerte ☐ keine | HF regelmäßig ☐ ja ☐ nein
Temp. | RR | HF | BZ | AF | SpO2 | O2 mit/ohne | etCO2
Schmerz ☐ narkotisiert ☐ entfällt
0 1 2 3 4 5 6 7 8 9 10 VAS

3.3 EKG ☐ nicht untersucht
☐ Sinusrhythmus ☐ AA ☐ PM-Rhythmus ☐ AV-Bl. II° Wenckebach ☐ AV-Bl. II° Mobitz ☐ AV-Bl. III°
☐ Schmale QRS-Tachykardie ☐ Breite QRS-Tachykardie ☐ Kammerflattern/-flimmern ☐ PEA ☐ Asystolie ☐
Extrasystolen: ☐ SVES ☐ VES ☐ Monomorph ☐ Polymorph

3.4 Atmung ☐ nicht untersucht
☐ unauffällig ☐ Dyspnoe ☐ Zyanose ☐ Spastik ☐ RG ☐ Stridor
☐ Atemwegsverlegung ☐ Schnappatmung ☐ Apnoe ☐ Beatmung/Tubus ☐

3.5 Psychischer Zustand
☐ unauffällig ☐ verwirrt ☐ aggressiv ☐ verlangsamt ☐ depressiv ☐ euphorisch ☐ wahnhaft ☐ nicht beurteilbar

4. Erstdiagnose
4.1 Erkrankung ☐ keine
ZNS / Neurologie: ☐ TIA/Insult/ICB ☐ Krampfleiden ☐
Herz-Kreislauf: ☐ Angina Pectoris ☐ Herzinfarkt ☐ Rhythmusstörung ☐ Lungenembolie ☐ Herzinsuffizienz ☐ Lungenödem ☐ hypertensiver Notfall ☐ Orthostase ☐
Atmung: ☐ Asthma ☐ Aspiration ☐ Pneumonie/Bronchitis ☐ Hyperventilationstetanie ☐
Abdomen: ☐ akutes Abdomen ☐ gastrointest. Blutung ☐ Kolik ☐
Psychiatrie: ☐ Psychose/Depr./Manie ☐ Erregungszustand ☐ Intoxikation ☐ Entzug ☐ Alkohol ☐ Drogen ☐ Medikamente ☐ Suizidversuch ☐ soziale Krise ☐
Stoffwechsel: ☐ Hypoglykämie ☐
Pädiatrie: ☐ Fieberkrämpfe ☐ Pseudokrupp ☐ SIDS ☐
Gynäkologie/Geburtsh.: ☐ Geburt ☐ vaginale Blutung ☐
Sonstiges: ☐ anaphylakt. Reakt. ☐ Unterkühlung ☐ Ertrinken ☐ sonst. Intoxikation. ☐ Exsikkose ☐

4.2 Verletzungen ☐ keine
☐ Verbrennung/Verbrühung; Grades %
☐ Inhalationstrauma ☐ Elektrounfall ☐ andere
Unfallmechanismus | Unfall-Zeitpunkt (Std., Min.)
Trauma: ☐ Polytrauma ☐ stumpf ☐ penetrierend ☐ Sturz > 3m Höhe ☐ Sonstiges
Verkehr: ☐ Fußgänger angefahren ☐ Zweiradfahrer ☐ LKW/PKW-Insasse ☐ angeschnallt ☐ eingeklemmt

	keine	leicht	mittel	schwer
Schädel-Hirn	☐	☐	☐	☐
Gesicht	☐	☐	☐	☐
HWS	☐	☐	☐	☐
BWS	☐	☐	☐	☐
LWS	☐	☐	☐	☐
Becken/Hüfte	☐	☐	☐	☐
Thorax	☐	☐	☐	☐
Abdomen	☐	☐	☐	☐
obere Extremität	☐	☐	☐	☐
untere Extremität	☐	☐	☐	☐
Weichteile	☐	☐	☐	☐

MEDLINQ® Telefon 040/725864-0 11.05 2005150/1000/1 32523/00/66896

Abb. 1.3. DIVI-Protokoll (Auszug aus Version 4.2)

■ **Tab. 1.9.** NACA-Score

Schweregrad	Definition	Beispiel
0	Keine Verletzung/Erkrankung	
1	Geringfügige Störung	Schürfwunde/Prellung
2	Leichte bis mäßig schwere Störung, ambulante Abklärung	Periphere geschlossene Fraktur, mäßige Schnittverletzungen, Exsikkose
3	Mäßige bis schwere, aber nicht lebensbedrohliche Störung, stationäre Abklärung	Stammnahe geschlossene Fraktur, SHT 1 °
4	Akute Lebensgefahr nicht auszuschließen	Wirbelverletzung mit neurologischen Ausfällen; schwerer Asthmaanfall; Dekomp. Herzinsuffizienz, offene Fraktur, SHT 2 °
5	Akute Lebensgefahr	SHT 3 °, Beckenfraktur, große Verbrennungen, akuter Herzinfarkt
6	Reanimation	–
7	Tod	–

benen Befunde der Einzelverletzungen werden in sechs Körperregionen eingeteilt:

1. Kopf und Hals
2. Gesicht
3. Abdomen
4. Extremitäten und Beckengürtel
5. Thorax
6. Haut und Weichteile

Jeder Verletzung wird dabei in der entsprechenden Region ein Schweregrad (»Abbreviated Injury Scale«, AIS) von 0 bis 6 zugeordnet (■ Tab. 1.10).

Für die weitere Berechnung werden dann die drei am stärksten betroffenen Körperregionen ausgewählt und die jeweils schwerste Einzelverletzung einer Region quadriert und letztendlich diese drei Quadrate zusammengerechnet.

Die errechneten Werte für den ISS können zwischen 0 und 75 Punkten ergeben. Sollte eine Verletzung mit einem Schweregrad von 6 (tödlich, nicht überlebbar) in einer der Körperregionen kategorisiert werden, so ist keine weitere Rechnung erforderlich, da dann ein ISS von 75 vorgesehen ist.

Zusammenfassend lässt sich anmerken, dass die korrekte Erhebung eine detaillierte Einschätzung und Bewertung der Verletzungsmuster voraussetzt und somit einer erheblichen Übung bedarf. Darüber hinaus ist zu bedenken, dass der letztendlich errechnete ISS-Endwert isoliert keine Auskunft mehr über die betroffenen Körperregionen an sich gibt. Eine angemessene statistische Vergleichbarkeit von Polytraumapatienten ist somit eher zu bezweifeln.

■ **Tab. 1.10.** Einteilung der Schweregrade beim Injury Severity Score (ISS)

Schweregrad	Punkte
Harmlos	0
Leicht	1
Mäßig	2
Ernst	3
Schwer	4
Lebensbedrohlich	5
Tödlich	6

Revised Trauma Score (RTS)

Der Revised Trauma Score (RTS) ist eine Traumaklassifikation, die sich an physiologischen Variablen orientiert und die in den USA häufig bei der Einschätzung von Zuweisungen an spezielle Traumazentren verwendet wird.

In der Erhebung des RTS entspricht jeder Kategorie (◘ Tab. 1.11) ein entsprechender RTS-Punktwert. Anschließend werden diese mit den angegebenen Koeffizienten multipliziert und am Ende addiert.

Mainz Emergency Evaluation Score (MEES)

Der sog. Mainz Emergency Evaluation Score (MEES) wurde als Scoring-System entwickelt, um die Effektivität des Rettungsdienstes im Rahmen der präklinischen Versorgung von Notfallpatienten zu dokumentieren und nachhaltig zu verbessern.

Als Grundlage für den MEES dienen neben der Glasgow Coma Scale (GCS) insgesamt sechs weitere Vitalparameter (◘ Tab. 1.12), die zu Beginn der präklinischen Versorgung sowie bei Übergabe in der Notaufnahme erhoben werden.

Die insgesamt 7 betrachteten Kategorien können jeweils mit maximal 4 Punkten (= physiologischer Zustand) und mindestens 1 Punkt (= lebensbedrohlicher Zustand) belegt werden. Somit ergibt sich eine Punkteskala für den MEES zwischen 7 und 28 Punkten.

Um eine lebensbedrohliche Situation nicht durch einen hohen Punktwert zu verfälschen, wird der Score mit einem * gekennzeichnet, wenn allein einer der Parameter mit einer 1 bewertet wurde.

Eine Aussage über die Behandlungsqualität soll dann die errechnete Differenz Δ MEES der beiden erhobenen Werte (MEES 1 [Eintreffen des Notarztes] und MEES 2 [Übergabe in der Notaufnahme]) geben können. Dabei gilt:

- Δ MEES ≥ +2: Verbesserung des Patientenzustandes
- Δ MEES 0 ±1: Keine nachweisliche Veränderung
- Δ MEES ≤ -2: Verschlechterung des Patientenzustandes

Wie ◘ Tab. 1.12 zeigt, ist die Erhebung dieses Scores eher zeitaufwendig als simpel. Eine Datenerhebung innerhalb des regelhaften Einsatzgeschehens ist schwierig, allerdings greifen viele rettungsdienstliche Dokumentationssysteme auf die Einzelparameter zurück und erlauben somit die Errechnung des MEES im Nachhinein. Der MEES kann keine prognostischen oder therapeutischen Vorhersagen treffen, er ist lediglich als Medium zur Qualitätssicherung und -steigerung konzipiert worden.

◘ Tab. 1.11. Revised Trauma Score (RTS)

Parameter	Glasgow Coma Scale	RR systolisch	Atemfrequenz	RTS-Punktwert
Koeffizient	0,9368	0,7326	0,2908	–
	13–15	>89	10–29	4
	9–12	76–89	>29	3
	6–8	50–75	6–9	2
	4–5	1–49	1–5	1
	3	0	0	0

Anmerkung: Aufgrund der recht umständlichen Berechnungen ist eine Erhebung am Notfallort kaum durchführbar oder nur mit erheblichem Zeitverlust zu vereinbaren.

Tab. 1.12. Mainz Emergency Evaluation Score (MEES)

Parameter	Bewertung	Wertegrenzen Erwachsener	Wertegrenzen Kleinkind
GCS	4	15	15–13
	3	14–12	12–11
	2	11–8	10–8
	1	≤7	≤8
Herzfrequenz	4	60–100	≥110
	3	50–59; 101–130	110–90
	2	40–49; 131–160	89–60
	1	≤39; ≥160	≤60
Atemfrequenz	4	12–18	Ungestörter Spontanatmung
	3	8–11; 19–24	Nasenflügeln
	2	5–7; 25–30	Einziehungen/Stridor
	1	≤4; ≥31	Schnappatmung/Apnoe
Herzrhythmus	4	Sinusrhythmus	
	3	SVES, VESmono	
	2	Arrhythmia absoluta, VESpoly	
	1	Ventrikuläre Tachykardie, Vorhofflimmern, Asystolie	
Schmerz	4	Kein Schmerz	
	3	Leichter Schmerz	
	2	Starker Schmerz	
	1	Entfällt	
Blutdruck [mm/Hg]	4	120/80–140/90	Kräftiger Radialis- bzw Brachialispuls
	3	100/70–119/79; 141/91–159/94	Gerade tastbarer Radialispuls
	2	80/60–99/69; 160/95 – 229/119	Kräftiger K bzw. Femoralispuls
	1	≤79/59; ≥230/120	Gerade tastbarer oder fehlender Karotis- oder Femoralispuls
SpO_2 [%]	4	100–96	
	3	95–91	
	2	90–86	
	1	≤85	

Literatur

BAND-Empfehlung und Empfehlungen der Bundesärztekammer und der DIVI zum Leitenden Notarzt. Deutsches Ärzteblatt 85, 1988, 8, p. 349

Bundesärztekammer, Indikationskatalog für den Notarzteinsatz, Handreichung für Telefondisponenten in Notdienstzentralen und Rettungsleitstellen, Stand: 23.11.2001 http://www.bundesaerztekammer.de/page.asp?his=1.306.1125.1134)

Bundesärztekammer, Empfehlung der Bundesärztekammer zum Ärztlichen Leiter Rettungsdienst, Stand: 09.12.1994, bestätigt durch den Ausschuss »Notfall-/Katastrophenmedizin und Sanitätswesen« der Bundesärztekammer 23.11.2006 (http://www.bundesaerztekammer.de/page.asp?his=1.306.1127)

Gorgaß et al. (2007) Das Rettungsdienst-Lehrbuch. 8. Auflage. Springer, Heidelberg

Gräsner JT, Fischer M (2005) AG-Reanimationsregister der DGAI. Das DGAI-Reanimationsregister: Strukturierte Reanimationsdatenerfassung – Datensatz »Erstversorgung«. Anästhesiologie und Intensivmedizin 1: 42–45

Gräsner JT, Messelken M, Scholz J, Fischer M (2006) Das Reanimationsregister der DGAI. Anästhesiologie und Intensivmedizin 10: 630–631

Rettungsdienst Normen 257 (2000) 2. Auflage, Beuth, Berlin Wien Zürich

Rettungsdienstfahrzeuge und deren Ausrüstung – Krankenkraftwagen (enthält Änderung A1:2003); Deutsche Fassung EN 1789:1999 + A1:2003

Urteil des Oberlandesgerichts München vom 2006-04-06: Vorschriften: § 680 BGB, 2006-04-06, Aktenzeichen 1 U 4142/05

Stellungnahme der Bundesärztekammer zur Notkompetenz von Rettungsassistenten und zur Delegation ärztlicher Leistungen im Rettungsdienst

Weiterführende Internetadressen

Arbeiter-Samariter-Bund: www.asb-online.de

Berufsverband für den Rettungsdienst: www.bvrd.org

Bundesarbeitskreis der Notärzte Deutschlands: www.band-online.de

Deutsche Gesellschaft für Anästhesiologie und Intensivmedizin: www.dgai.de

Deutsche interdisziplinäre Vereinigung für Intensiv- und Notfallmedizin: www.divi.de

Deutsche-Lebens-Rettungs-Gesellschaft: www.dlrg.de

Deutsches Rotes Kreuz: www.rot-kreuz.de

Johanniter-Unfall-Hilfe: www.diejohanniter.de

Malteser Hilfsdienst: www.malteser.de

Schweizer Luftrettungsdienst Verbände: www.rega.ch

Hygiene und Arbeitsschutz

S. Beckers

2.1 Hygiene

Im Rettungsdienst werden unter dem Begriff »Hygiene« alle vorsorglichen Vorkehrungen und Maßnahmen zusammengefasst, die alle im Krankentransport und Rettungsdienst Tätigen, sowie die zu betreuenden Patienten, vor schädlichen und krankmachenden Einflüssen durch Mikroorganismen schützen sollen.

Ziel der Maßnahmen muss generell sein, im Idealfall eine Übertragung von Krankheitserregern auf den Patienten, das beteiligte Personal sowie deren Kontaktpersonen, z. B. Familienangehörige, zu verhindern oder dies größtmöglich zu minimieren.

Jeder Patient im Geltungsbereich des Rettungsdienstes kann erwarten, dass er durch einen Transport nicht einem erhöhten Infektionsrisiko ausgesetzt wird. Insbesondere gilt dies für infektionsgefährdete Patienten, z. B. im Rahmen einer Immunsuppression.

Als Grundlage für die Hygiene im Rettungsdienst dienen Rechtsgrundlagen und Empfehlungen (▶ Übersicht).

Rechtsgrundlagen und Empfehlungen

- Richtlinie für Krankenhaushygiene und Infektionsprävention des Robert-Koch-Instituts
- Empfehlungen des Arbeitskreises »Krankenhaushygiene« der AWMF (Arbeitsgemeinschaft der Wissenschaftlichen Medizinischen Fachgesellschaften)
- Infektionsschutzgesetz (IfSG)
- Arbeitsschutzgesetz (ArbSchG)
- Gefahrstoffverordnung (GefStoffV)
- Biostoffverordnung (BioStoffV)
- Unfallverhütungsvorschriften »Grundsätze der Prävention« (BGV A 1), »Gesundheitsdienst« (BGV C 8) sowie dazugehörige BG-Regeln und technische Regeln, z. B. Technische Regeln für Biologische Arbeitsstoffe (TRBA 250)
- Bestimmungen verschiedener Landesrettungsdienstgesetze

Diese Leitlinien, Richtlinien und Empfehlungen sind grundsätzlich zwar nicht rechtsverbindlich. Es kann in begründeten Fällen von ihnen abgewichen werden. Jedoch kann sich eine Verbindlichkeit von Richtlinien aus einem Gesetz oder aus Verträgen ergeben.

Verstöße gegen Hygienevorschriften können als Behandlungsfehler gewertet werden, wie Urteile der Vergangenheit zeigen, für die dann Rettungsdienstträger und ggf. behandelnde Ärzte Rechenschaft ablegen müssen. Analog gilt dies für erforderliche Organisationspflichten im Hygienebereich.

Gleichwohl gibt es im Hinblick auf die Hygienemaßnahmen im Rettungsdienst einige Problemfelder.

Problemfelder bei rettungsdienstlichen Hygienemaßnahmen

- Patiententransport bei unerkannter infektiöser Gefährdung
- Patiententransport bei bekanntem infektiösem Krankheitsbild
- Schnellstmögliche Wiederherstellung der Einsatzbereitschaft nach Transportbeendigung
- Aufbewahrung und Pflege der rettungstechnischen, pflegerischen und medizinischen Ausstattung auf begrenztem Raum und unter schwierigen hygienischen Bedingungen
- Spannungsfeld zwischen Priorisierung vitaler Funktionen gegenüber elementaren Grundregeln der Hygiene

Allgemeine Hygiene- und Vorsichtsmaßnahmen

Für alle Mitarbeiter im Krankentransport und Rettungsdienst gilt, wie allgemein für medizinisches Personal, dass im Rahmen der Dispositionsprophylaxe alle Möglichkeiten der aktiven Immunisierung ausgeschöpft werden, um prinzipiell vermeidbare Infektionsrisiken auszuschalten (Aktuelle Empfehlungen nach STIKO ► Abschn. »Impfungen«).

Um den Anforderungen an Hygiene im Rettungsdienstalltag gerecht zu werden, sind folgende Ausstattungsmerkmale auf den Rettungsmitteln generell vorzuhalten:

- Händedesinfektionsmittel, alkoholische Lösung (nach Möglichkeit über einen Wandspender)
- Sterile und unsterile Einmalhandschuhe sowie robuste Arbeitshandschuhe (schnitt- und bissfest)
- Augenschutzbrille und Gesichtsmaske, ggf. mit Schutzschild
- Atemhilfsmittel bei Notbeatmung (z. B. für Mund-Gesichts-Maskenbeatmung)
- Abwurfbehälter für verletzende Gegenstände (Kanülen, Skalpell, Ampullen etc.)
- Papierhandtücher, Flächendesinfektionsmittel, saugfähiges Material (z. B. Zellstoff)
- Infektionsschutzset: Einmalwäsche, Einmalschutzkittel, Einmalhandschuhe, Mund-Nasen-Schutz, Haarschutz

Weiterhin ist es hilfreich, auch folgende Materialien jederzeit im Notfallkoffer bereitzuhalten:

- Händedesinfektionsmittel, alkoholische Lösung, ggf. einzeln verpackte Händedesinfektionstücher
- Sterile und unsterile Einmalhandschuhe
- Augenschutzbrille und Gesichtsmaske, ggf. mit Schutzschild
- Abwurfbehälter für verletzende Gegenstände (Kanülen, Skalpell, Ampullen etc.)

Persönliche Hygiene des Rettungsdienstpersonals

Unter persönlicher Hygiene werden alle Maßnahmen zusammengefasst, die dem Schutz der eigenen Person dienen, sowie im Rahmen der allgemeinen Körperpflege und täglichen Hygiene außerhalb des Arbeitsbereiches vorausgesetzt werden. Hierfür gilt es, folgende Maßnahmen generell oder situationsbedingt zu berücksichtigen:

- Tägliches Waschen oder Duschen
- Mehrmalige Haarwäsche und Haarpflege pro Woche
- Regelmäßige Pflege der Hände (z. B. durch spezielle Handpflegemittel), um eine erhöhte Übertragungsgefahr durch Risse zu verhindern

- Fingernägel kurz und rund schneiden und nicht lackieren
- Kein Tragen von Schmuck (auch Armbanduhren) und Fingerringe wegen Verletzungsgefahr und drohender Keimübertragung

Für die tägliche Arbeit sind folgende Maßnahmen unerlässlich, wobei auf die entsprechende Einhaltung im Sinne einer gegenseitigen kollegialen Fürsorgepflicht geachtet werden sollte:
- Obligates Tragen von Berufs- bzw. Schutzkleidung (s. unten)
- Regelmäßiger Wechsel der Dienstkleidung bzw. nach jeder Kontamination im Sinne einer sichtbaren Verunreinigung
- Schuhe müssen den Sicherheitsvorschriften der UVV entsprechen und sollen leicht zu reinigen und an ihrer Oberfläche zu desinfizieren sein
- Bei Tätigkeiten, bei denen eine Kontamination möglich ist, d. h. bei jedem Patientenkontakt, sind zum Eigenschutz Einmalhandschuhe zu tragen
- Regelmäßige Anwendung der hygienischen Händedesinfektion
- Verwendung flüssigkeitsdichter Schutzbezüge für Tragen, Vakuummatratzen etc.
- Desinfektion der Standardgeräte Staubinde, Blutdruckmanschette sowie Stethoskop
- Verwendung von Einmalartikeln
- Regelmäßige Fahrzeugreinigung

Hygienische Händedesinfektion

Wichtig

Die hygienische Händedesinfektion dient sowohl dem Schutz des Patienten als auch dem Eigenschutz und ist die wichtigste Maßnahme, um eine Übertragung von Infektionserregern zu verhindern.

Die hygienische Händedesinfektion bewirkt, dass die sog. transiente Hautflora (= nicht hauteigene Flora, vorübergehende Besiedelung mit z. B. pathogenen Keimen) gezielt reduziert wird. So können sich Patienten und Helfer sicher vor einer Übertragung von Infektionserregern über die Hände schützen.

Vorgehen bei der hygienischen Händedesinfektion

- Alkoholisches Händedesinfektionsmittel (ca. 3 ml = 2–3 Hübe aus Wandspender, entspricht einer Hohlhand voll) in die komplett trockene und seifenfreie Hohlhand geben. Einwirkzeit von mindestens 60 s einhalten (Herstellerangaben einhalten!).
  1. Verteilen des Desinfektionsmittels auf beiden Handflächen
  2. Rechte Handfläche über linken Handrücken mit gespreizten Fingern reiben, dann umgekehrt
  3. Handinnenflächen aufeinander legen und mit verschränkten, gespreizten Fingern verreiben
  4. Handinnenflächen aufeinander legen, Finger miteinander verschränken und Fingerendglieder aneinander reiben
  5. Umgreifen und kreisendes Reiben des Daumen mit der jeweils anderen Hand
  6. Aneinanderlegen der Fingerkuppen und kreisendes Reiben hin und her in der jeweils anderen Hohlhand
- Wiederholung der Schritte 1–6 insgesamt 5-mal, so lange bis die Einwirkzeit erreicht ist. Diesbezüglich unbedingt Herstellerangaben beachten!

Eine ordnungsgemäße Händedesinfektion und anschließende Waschung ist zu folgenden Zeiten erforderlich:
- Vor Arbeitsbeginn und nach Arbeitsende
- Nach jedem WC-Besuch
- Vor invasiven Eingriffen (z. B. Legen eines i.v.-Zugangs, Blasenkatheters, Thoraxdrainage). Beachte: Gilt auch dann, wenn beim Eingriff an sich sterile Handschuhe getragen werden müssen!
- Vor Kontakt mit immunschwachen oder immunsupprimierten Patienten (z. B. bei Leukämie, Bestrahlungs- oder Intensivpatienten o. Ä.)
- Vor dem Betreten von Intensiv-, Infektions- oder Isolierstationen sowie OP-Bereichen
- Vor und nach jeder pflegerischen Versorgung
- Vor und nach jedem Anlegen eines Verbandes

- Vor und nach Kontakt mit Eintrittsstellen von Kathetern, Drainagen o. Ä.
- Nach Schmutzarbeiten bzw. nach Kontakt mit Blut, Urin, Stuhl, Schleim etc.
- Nach Kontakt mit Patienten, die als potentiell infektiös gelten
- Nach Kontakt mit kontaminierten Flächen oder Gegenständen (z. B. Beatmungszubehör, Steckbecken, Arbeitsflächen)

Waschen der Hände

Das Waschen der Hände ist generell indiziert

- Vor Arbeitsbeginn und nach Arbeitsende
- Nach längeren Pausen
- Bei sichtbarer Verschmutzung ohne bestehende Infektionsgefahr

Im Falle einer sichtbaren Verschmutzung mit potentiell möglicher Infektionsgefahr sollte erst eine hygienische Händedesinfektion (s. oben) erfolgen, dann die Handwaschung (unbedingt Hände abtrocknen!) und ggf. eine erneute Desinfektion durchgeführt werden.

Wenn möglich sollte jeweils zur Vorbereitung einer hygienischen Händedesinfektion die Hände mit Flüssigseifen gewaschen werden. Zum Abtrocknen dürfen ausschließlich Einmalhandtücher verwendet werden. Allerdings kann durch zu häufiges Händewaschen die Haut sehr trocken und spröde werden. Auch Hautrisse können auftreten.

Pflege der Hände

Eine Pflege der Hände sollte als selbstverständlich gelten, so dass auf eine regelmäßige Pflege und nach Bedarf, z. B. vor längeren Pausen und nach Arbeitsende, unter Verwendung von entsprechenden Pflegeprodukten zu achten ist.

Wichtig

Kleinste Hautrisse sind Reservoire für Infektionserreger und somit potentielle Infektionsquellen! Adäquate Hautpflege ist daher unerlässlich und beugt Hautschäden und Infektionen vor!

Neben dem konsequenten Tragen von Schutzhandschuhen beim Umgang mit Patienten bietet die Erhaltung einer intakten und gesunden Haut einen optimalen Infektionsschutz. Um dies zu erreichen, sollten regelmäßig Hautschutz- und Pflegeprodukte angewendet werden. Weitere Empfehlungen:

- Hautpflegemittel aus Tube oder Spender entnehmen und wegen erhöhter Kontaminationsgefahr nicht aus Dosen oder Salbentöpfen
- Schutzhandschuhe nur auf trockener Haut tragen
- Alkoholische Händedesinfektion nur auf trockener Haut anwenden
- Vermischung von Desinfektionsmittel und Seife vermeiden

Die entsprechenden Maßnahmen und zur Verfügung stehenden Pflegemittel müssen in jeder Rettungswache, d. h. an jedem Handwaschplatz, in einem Hautpflegeplan zusammengestellt sein.

Ratschläge für die persönliche Hygiene

- Während der Händedesinfektion das Desinfektionsmittel nicht auf die nassen Hände geben!
- Sichtbare Verschmutzungen der Hände sind durch Waschen zu entfernen (Wasser nicht zu warm, Seifenreste komplett abspülen, Haut sorgfältig trocknen)
- Mindesteinwirkzeit von 30 s reicht nicht aus, um einige Erreger (z. B. Pseudomonas, unbehüllte Viren) auszuschalten!
- An Händen und Unterarmen dürfen keine Schmuckstücke, z. B. Eheringe, und Uhren getragen werden. Sie behindern die hygienische Händedesinfektion, weil Handgelenke ebenfalls desinfiziert werden müssen. Außerdem können sie bei der Versorgung von Patienten zu Verletzungen führen!
- Nagellack, lange sowie künstliche Fingernägel beeinträchtigen die Wirkung der Händedesinfektion und sind nach TRBA 250 verboten!

Standard-Hygienemaßnahmen im Umgang mit Patienten

Hierunter versteht man alle Maßnahmen der Infektionskontrolle, die im Umgang mit allen Patienten berücksichtigt werden sollen. Dies geschieht unabhängig davon, ob tatsächlich eine Infektion vorliegt bzw. bekannt ist oder nicht. Diese Hygienemaßnahmen bieten zudem bei den meisten Infektionen einen ausreichenden Schutz:

- Händehygiene, Händewaschen/Händedesinfektion nach Kontamination bzw. vor Tätigkeiten, bei denen der Patient vor Kontamination zu schützen ist (z. B. invasiven Maßnahmen)
- Tragen von Einmalhandschuhen bei jedem Patientenkontakt, sowie bei Kontakt mit Sekreten, Exkreten, Blut, Stuhl etc.
- Verwendung von Schutzkleidung zusätzlich zur Arbeitskleidung, wenn eine Kontamination mit potentiell infektiösem Material möglich ist
- Schutz der Schleimhäute (Mund-/Nasenschutz ggf. Augenschutz), um Kontakt mit potentiell infektiösem Material (z. B. Blut, respiratorisches Sekret etc.) zu vermeiden
- Reinigung sowie Desinfektion und ggf. Sterilisation von Instrumenten und Gegenständen der Patientenversorgung (z. B. Blutdruckmanschette, Staubinde etc.)
- Gezielte Flächendesinfektion (im Wischverfahren) nach Kontamination sowie bei ausgedehnter Kontamination des Rettungsmittels
- Entsorgung potentiell verletzender Gegenstände unmittelbar nach Gebrauch in Sicherheits-Abwurfbehälter.

Wichtig

Folgende Überlegungen zu Hygienemaßnahmen sind besonders hervorzuheben und in den jeweiligen Situationen zu berücksichtigen:

- Korrekte Hautdesinfektion vor Injektionen oder Anlage von i.v.-Zugängen
- Sterile Hautabdeckung vor invasiven Eingriffen (z. B. Bülaudrainage) mit Klebefolien
- Steriles Abwaschen vor der Anlage von Harnblasenkathetern
- Sterile Abdeckung von Verbrennungen, offenen Frakturen oder anderen Wunden
- Verwendung steriler Handschuhe und Mund-Nasen-Schutz bei Patienten mit bekannter Immunschwäche oder bei Immunsuppression

Nadelstichverletzungen

Um Arbeitsunfällen vorzubeugen, ist die Entsorgung potentiell verletzender Gebrauchsgegenstände unmittelbar nach Verwendung in dafür vorgesehene Sicherheits-Abwurfbehälter sehr wichtig.

Folgende Umstände oder Verhaltensweisen sind im rettungsdienstlichen Alltag zudem als äußerst riskant einzustufen:

- Mangelhafte oder überfüllte Entsorgungsbehälter
- Unzureichende Entsorgung gebrauchter Kanülen oder Instrumente
- Manuelles Entfernen der Kanüle von einer Spritze
- Fremdverschulden (z. B. durch Bewegung der Patienten oder Fahrzeugbewegung)

Wichtig

Die häufigsten Arbeitsunfälle im medizinischen Bereich sind Nadelstichverletzungen, vor allen Dingen durch Zurückstecken einer Kanüle in die Hülle, dem sog. »recapping«.

Exposition mit potentiell HIV-haltigem Material

Im Falle einer Nadelstichverletzung bei unklarem Infektionsstatus des Patienten, insbesondere nach HIV-Exposition, empfiehlt das Robert-Koch-Institut folgendes Vorgehen, sog. HIV-Postexpositionsprophylaxe (HIV-PEP):

- Förderung bzw. Induzierung eines Blutflusses, z. B. durch Druck auf umliegendes Gewebe für ≥1 min
- Ausgiebige antiseptische Spülung oder Anlage eines antiseptischen Wirkstoffdepots (z. B. in Form von mit Antiseptikum getränkten Tupfern)
- Meldung und Vorstellung bei einem D-Arzt zur Unfalldokumentation und Einleitung eines BG-Verfahrens
- Ggf. systemische, medikamentöse Postexpositionsprophylaxe
- Erste Testung auf HIV-Antikörper und Hepatitisserologie

Neben der Gefährdung durch Nadelstichverletzung sollten nach HIV-Exposition ebenfalls So-

fortmaßnahmen in folgenden Situationen ergriffen werden:
- Exposition geschädigter Haut
- Spritzer ins Auge
- Spritzer in die Mundhöhle

Eine spezielle HIV-PEP sollte frühestmöglich in die Wege geleitet werden, d. h. gemäß den Empfehlungen des RKI innerhalb von 24 h nach Exposition; innerhalb von 2 h nach Exposition ist mit den besten Ergebnissen zu rechnen. Nach einem Zeitraum von mehr als 72 h wird die Durchführung einer HIV-PEP nicht mehr empfohlen. Aufgrund des zeitlich sehr eingeschränkten Behandlungskorridors ist es von Seiten jeder ärztlichen Leitung Rettungsdienst sinnvoll, eine für diesen Fall ausgearbeitete Handlungsanweisung mit Angabe der Indikationen, praktischer Vorgehensweise für die medikamentöse PEP, sowie jederzeit erreichbare Ansprechpartner zu erstellen und allgemein zugänglich zu hinterlegen. Weiterhin sollte wegen der zeitkritischen Komponente eine zentrale Vorhaltung – abhängig von der Struktur des Rettungsdienstes, z. B. Rettungswache, Notaufnahme etc. – aktuell empfohlener Medikamente organisiert sein sowie eine regelmäßige Schulung aller Rettungsdienstmitarbeiter zu diesem Themenkomplex stattfinden.

Zudem wird bereits im Rettungsdienst ein »Nadelstich-Sofortmaßnahmen-Set« als Ergänzung der RTW-Ausstattung vorgehalten, damit umgehend erforderliche Maßnahmen wie etwa Augen- oder Mundspülung, Erweitern des Stichkanals etc. durchgeführt werden können. Inhalt des »Nadelstich-Sofortmaßnahmen-Set« sind:
- Zusammenfassung der Empfehlungen gemäß RKI und Darstellung der lokalen Vorgehensweise
- 50-ml-Spritze
- Einmal-Skalpell
- (Mess-)Becher
- Ethanol- und jodhaltiges Desinfektionsmittel
- Wasser zur Verdünnung

Einen Überblick über die Indikationen zur HIV-PEP bei beruflicher HIV-Exposition gemäß RKI gibt ◘ Tab. 2.1.

Hepatitis-B-Immunprophylaxe bei Exposition mit HBV-haltigem Material

Als HBV-haltig wird HBsAg-positives Material bezeichnet bzw. wahrscheinlich kontaminiertes Material, bei dem eine Testung nicht möglich ist, z. B. mit Blut kontaminierte Punktionskanüle im Abwurfbehälter.

Für geimpfte Personen wird folgendes, angepasstes Vorgehen empfohlen:
- Keine Maßnahmen erforderlich bei
  - nicht länger als 5 Jahre zurückliegender Impfung und einem Anti-HBs von ≥100 IE/l nach Grundimmunisierung bei der exponierten Person,
  - einem Anti-HBs-Wert ≥100 IE/l innerhalb der letzten 12 Monate unabhängig vom Zeitpunkt der Grundimmunisierung.

◘ **Tab. 2.1.** Indikation zur HIV-PEP bei beruflicher HIV-Exposition

Perkutane Verletzung mit Injektionsnadel oder anderer Hohlraumnadel (Körperflüssigkeit mit hoher Viruskonzentration: Blut, Liquor, Punktatmaterial, Organmaterial)	Empfehlen
Oberflächliche Verletzung (z. B. mit chirurgischer Nadel)	Anbieten
Ausnahme: Indexpatient hat Aids oder eine hohe HI-Viruskonzentration	Empfehlen
Kontakt zu Schleimhaut oder verletzter/geschädigter Haut mit Flüssigkeiten mit hoher Viruskonzentration	Anbieten
Perkutaner Kontakt mit anderen Körperflüssigkeiten als Blut (wie Urin oder Speichel)	Nicht empfehlen
Kontakt von intakter Haut mit Blut (auch bei hoher Viruskonzentration)	Nicht empfehlen
Haut- oder Schleimhautkontakt mit Körperflüssigkeiten wie Urin und Speichel	Nicht empfehlen

- Umgehende Verabreichung von Hepatitis-B-Impfstoff (ohne weitere Maßnahmen) bei
  - einer bereits 5–10 Jahre zurückliegenden Impfung,
  - auch wenn der initiale Anti-HBs ≥100 IE/l nach Grundimmunisierung war.
- Umgehende Testung der exponierten Person (»Empfänger«) bei
  - nicht bzw. nicht vollständig geimpften Empfänger,
  - »Low respondern«, d. h. Personen mit einem Anti-HBs <100 IE/l nach Grundimmunisierung,
  - unzureichender oder nicht stattgefundener Kontrolle des Impferfolges,
  - länger als 10 Jahre zurückliegender Impfung.

Abhängig vom Testergebnis werden in diesem Fall HB-Impfstoff und/oder HB-Immunglobulin appliziert (◘ Tab. 2.2).

»Non-Responder«, d. h. Personen mit einem Anti-HBs <10 IE/l nach drei oder mehr Impfungen sowie Anti-HBs-Negative erhalten nach Exposition unverzüglich HB-Impfstoff und HB-Immunglobulin.

Hygiene im Umgang mit Medizingeräten und Verbrauchsmaterial

Bei der Hygiene der im Rettungsdienst und Krankentransport eingesetzten Medizingeräte sind folgende Grundsätze zu beachten:

- Für den Einmalgebrauch bestimmtes Verbrauchsmaterial ist bestimmungsgemäß zu entsorgen oder ggf. nach Herstellerangaben aufzubereiten!
- Geräteoberflächen können unter Berücksichtigung der Herstellerangaben wischdesinfiziert werden!
- Medizinische Instrumente sollten nach Gebrauch im Fahrzeug in verschließbare Behälter verwahrt werden und ggf. in der Rettungswache in dafür vorgesehenen Behältnissen desinfiziert werden!
- Generell sind Einmaltragebezüge und -wäsche zu bevorzugen!

Eine Abfallentsorgung kann nach Aufteilung in übliche Fraktionen gemäß Vorschrift entsorgt werden. Folgende Abfallgruppen werden unterschieden:

- A – Hausmüll
- B – Mit Blut, Sekreten
- C – Abfall aus Isolierstationen
- D – Umweltbelastende Chemikalien
- E – Organe und Organteile

Wichtig

Generell sollten am Einsatzort keine Abfälle zurückbleiben. Insbesondere spitze und scharfe Gegenstände sind unverzüglich und sicher zu entsorgen.

Hygiene der Rettungsmittel

Folgende Richtwerte für die Reinigung bzw. Desinfektion von Rettungsmitteln haben sich im Einsatzalltag bewährt, wobei gebrauchsfertig angesetzte Desinfektionslösungen in handlichen Spritzfla-

◘ **Tab. 2.2.** Hepatitis-B-Prophylaxe nach Exposition und Testung

Aktueller Anti-HBs-Wert [IE/l]	Erforderlich ist die Gabe von	
	HB-Impfstoff	HB-Immunglobulin
≥100	Nein	Nein
≥10 bis <100	Ja	Nein
<10	Ja	Ja
Nicht innerhalb von 48 h	Ja	Ja

schen – eindeutig gekennzeichnet und mit Haltbarkeitsdatum – gemäß Desinfektionsmittelliste verwendet werden:

- Gezielte Flächendesinfektion unmittelbar nach Kontamination mit potentiell infektiösem Material und/oder nach Transport von potentiell infizierten Patienten (s. unten)
- In der Regel Scheuer-Wisch-Desinfektion mit aldehydischen Flächendesinfektionsmittel in der für Krankenhäuser üblichen Konzentration (DGHM-Liste)
- Gründliche Lüftung des Fahrzeugs nach jeder Flächendesinfektion!
- Tägliche Oberflächenreinigung ohne Desinfektionsmittel (einschließlich Fußboden) zur Entfernung normaler Verschmutzung
- Wöchentliche Grundreinigung des Patientenraumes, sowie der Fahrerkabine und der Ausstattung

Transportübernahme

Im Rahmen eines Notfalleinsatzes sind dem Rettungsdienstpersonal bereits vorliegende Informationen hinsichtlich eines erhöhten Infektionsrisikos vor der Versorgung des Patienten und einem möglichen Transport mitzuteilen. Da dies in der größten Zahl der Einsätze nicht der Fall sein wird, ist im Zweifel von einer infektiösen Gefährdung auszugehen und die Standardhygiene- und Vorsichtsmaßnahmen strikt zu berücksichtigen (Details s. oben).

Sind im Vorfeld der Übernahme eines Sekundärtransportes Erkrankungen mit erhöhtem Infektionsrisiko bekannt, so sind diese der zuständigen Rettungsleitstelle bei Anforderung des Transportes bereits mitzuteilen, damit etwaige notwendige Hygiene- und Vorsichtsmaßnahmen im Vorfeld getroffen werden können, z. B. Entsendung eines speziell vorgehaltenen Rettungsmittels für Infektionstransporte.

2.2 Impfungen

Für alle im Krankentransport und Rettungsdienst tätigen Mitarbeiter ist es wichtig, auf einen vollständigen Impfschutz zu achten. Grundlage hierfür sind die gültigen Empfehlungen der Ständigen Impfkommission am Robert-Koch-Institut (STIKO) mit derzeitigem Stand vom Juli 2006, die als sog. »Epidemiologisches Bulletin« auf den Internetseiten des Institutes in der Rubrik »Infektionsschutz« zur Verfügung stehen.

! Wichtig

Ein adäquater Impfschutz gegen Hepatitis B und Tetanus ist im Rettungsdienst essentiell! Empfohlen wird zudem ein ausreichender Impfschutz gegen Diphtherie, Haemophilus influenzae, Pertussis und Röteln!

Impfkalender

In ◘ Tab. 2.3 ist der aktuell von der STIKO empfohlene Impfkalender für Säuglinge, Kinder, Jugendliche und Erwachsene dargestellt.

Die dargestellten Standardimpfungen des Impfkalenders (S) sind gemäß STIKO »von hohem Wert für den Gesundheitsschutz des Einzelnen und der Allgemeinheit«. Sie werden deshalb auch für alle Angehörigen der jeweiligen Alters- oder Bevölkerungsgruppen empfohlen.

Darüber hinaus werden weitere Impfungen in der Kategorie B, d. h. aufgrund eines erhöhten beruflichen Risikos, aufgeführt und treffen ggf. auch für die Berufsgruppe der im Rettungsdienst tätigen Mitarbeiter zu.

Empfehlung für Impfungen in der Kategorie B (Auszug STIKO)

- Hepatitis A (HA): sog. HA-gefährdetes Personal (medizinisches und anderes Fach- und Pflegepersonal) im Gesundheitsdienst, z. B. Pädiatrie und Infektionsmedizin
- Hepatitis B (HB): HB-gefährdete Personen im Gesundheitsdienst einschließlich Auszubildender bzw. Studenten sowie Hersteller; Reinigungspersonal
- Influenza: Personen mit erhöhter Gefährdung, z. B. medizinisches Personal, Personen in Einrichtungen mit umfangreichem Publikumsverkehr sowie Personen, die als mögliche Infektionsquelle für von ihnen betreute ungeimpfte Risikopersonen fungieren können

Tab. 2.3. Impfkalender (Standardimpfungen) für Säuglinge, Kinder, Jugendliche und Erwachsene. Empfohlenes Impfalter und Mindestabstände zwischen den Impfungen

Impfstoff/Antigen-Kombinationen	**Alter in vollendeten Monaten**						**Alter in vollendeten Jahren**			
	Geburt	**2**	**3**	**4**	**11–14**	**15–23 siehe a)**	**5–6 siehe a)**	**9–17 siehe a)**	**ab 18**	**≥60**
T *		1.	2.	3.	4.		A	A	A *****	
D/d * siehe b)		1.	2.	3.	4.		A	A	A *****	
aP/ap *		1.	2.	3.	4.		A	A		
Hib *		1.	2. c)	3.	4.					
IPV *		1.	2. c)	3.	4.			A		
HB *	d)	1.	2. c)	3.	4.			G		
Pneumokokken**		1.	2.	3.	4.					S
Meningokokken					1.e) ab vollendetem 12. Monat					
MMR ***					1.	2.				
Varizellen					1.	f)		g)		
Influenza ****										S

Legende und Hinweise STIKO: Um die Zahl der Injektionen möglichst gering zu halten, sollten vorzugsweise Kombinationsimpfstoffe verwendet werden. Impfstoffe mit unterschiedlichen Antigenkombinationen von D/d, T, aP/ap, HB, Hib, IPV sind verfügbar. Bei Verwendung von Kombinationsimpfstoffen sind die Angaben des Herstellers zum Impfalter und zu den Impfabständen zu beachten.

A: Auffrischimpfung: Diese sollte möglichst nicht früher als 5 Jahre nach der vorhergehenden letzten Dosis erfolgen.

G: Grundimmunisierung aller noch nicht geimpften Jugendlichen bzw. Komplettierung eines unvollständigen Impfschutzes.

S: Standardimpfungen mit allgemeiner Anwendung = Regelimpfungen.

a. Zu diesen Zeitpunkten soll der Impfstatus unbedingt überprüft und ggf. vervollständigt werden.

b. Ab einem Alter von 5 bzw. 6 Jahren wird zur Auffrischimpfung ein Impfstoff mit reduziertem Diphtherietoxoid-Gehalt (d) verwendet.

c. Bei monovalenter Anwendung bzw. bei Kombinationsimpfstoffen ohne Pertussiskomponente kann diese Dosis entfallen.

d. Siehe Anmerkungen »Postexpositionelle Hepatitis-B-Immunprophylaxe bei Neugeborenen« (S. 237, der STIKO-Empfehlung 30/2006).

e. Der Meningokokken-Konjugatimpfstoff sollte nicht gleichzeitig mit Pneumokokken-Konjugatimpfstoff oder MMR- und Varizellen-Impfstoff oder MMRV gegeben werden. Siehe auch »Anmerkungen zu den im Impfkalender aufgeführten Impfungen« (S. 238 der STIKO-Empfehlung 30/2006).

f. Bei Anwendung des Kombinationsimpfstoffes MMRV sind die Angaben des Herstellers zu beachten. Entsprechend den Fachinformationen ist die Gabe einer 2. Dosis gegen Varizellen erforderlich. Zwischen beiden Dosen sollten 4–6 Wochen liegen.

g. Weitere Details siehe Tab. 2 der STIKO-Empfehlung 30/2006.

* Abstände zwischen den Impfungen mindestens 4 Wochen; Abstand zwischen vorletzter und letzter Impfung mindestens 6 Monate.

** Generelle Impfung gegen Pneumokokken für Säuglinge und Kleinkinder bis zum vollendeten 2. Lebensjahr mit einem Pneumokokken-Konjugatimpfstoff; Standardimpfung für Personen – 60 mit Polysaccharid-Impfstoff und Wiederimpfung im Abstand von 6 Jahren.

*** Mindestabstand zwischen den Impfungen 4 Wochen.

**** Jährlich mit dem von der WHO empfohlenen aktuellen Impfstoff.

***** Jeweils 10 Jahre nach der letzten vorangegangenen Dosis.

2

- Poliomyelitis:
  - Personal der oben genannten Einrichtungen
  - Medizinisches Personal, das engen Kontakt zu Erkrankten haben kann
  - Personal in Laboratorien
- Varizellen: Seronegatives Personal im Gesundheitsdienst, insbesondere in:
  - Pädiatrie
  - Onkologie
  - Gynäkologie/Geburtshilfe
  - Intensivmedizin
  - Bereich der Betreuung von Immundefizienten
  - Bei Neueinstellungen in Gemeinschaftseinrichtungen für das Vorschulalter

2.3 Arbeitsschutz

Persönliche Schutzausrüstung (PSA)

Zuständigkeit und Grundsätzliches

Jeder im Rettungsdienst tätige »Unternehmer« (Hilfsorganisationen, private oder öffentliche Rettungsdienste) ist dazu verpflichtet, seinen Mitarbeitern eine persönliche Schutzausrüstung (PSA) in ausreichender Anzahl kostenlos zur Verfügung zu stellen (GUV-V A 1 § 29, GUV-R 250 Abschnitt 4.1.3), sowie für deren Instandhaltung, Reinigung und Desinfektion zu sorgen (GUV-R 250, Abschnitt 4.1.3, § 3 Abs. 3 ArbSchG). Die entsprechende Ausrüstung muss dem Versicherten individuell passen und sollte damit grundsätzlich nur für den Gebrauch durch Einzelpersonen vorgesehen sein. Auf der anderen Seite sind die Mitarbeiter gemäß verschiedener Vorschriften auch dazu verpflichtet, die zur Verfügung gestellte PSA zu benutzen (§ 30 GUV-V A 1, § 15 ArbSchG).

Da die Beschaffenheit der jeweiligen Schutzausrüstung von den an der Arbeits- bzw. Einsatzstelle möglichen Gefahren abhängig ist, sollte eine PSA im Rettungsdienst insbesondere vor folgenden Gefahren schützen (▪ Tab. 2.5):

- Gefahren bei Tätigkeiten im öffentlichen Verkehrsraum
- Klimatische Einwirkungen, z. B. Einwirkung von Nässe, Wind und Umgebungskälte
- Mechanische Einwirkungen unterschiedlichster Art
- Infektionen, d. h. Schutz vor Krankheitserregern und gesundheitsschädigenden Stoffen

▪ **Tab. 2.4.** Tetanus-Immunprophylaxe im Verletzungsfall

Vorgeschichte der Tetanus-Immunisierung (Anzahl der Impfungen)	Saubere, geringfügige Wunden		Alle anderen Wunden [a]	
	Td [b]	TIG [c]	Td [b]	TIG [c]
Unbekannt	Ja	Nein	Ja	Ja
0 bis 1	Ja	Nein	Ja	Ja
2	Ja	Nein	Ja	Nein [d]
3 oder mehr	Nein [e]	Nein	Nein [d]	Nein

[a] Tiefe und/oder verschmutzte (mit Staub, Erde, Speichel, Stuhl kontaminierte) Wunden, Verletzungen mit Gewebszertrümmerung und reduzierter Sauerstoffversorgung oder Eindringen von Fremdkörpern (z. B. Quetsch-, Riss-, Biss-, Stich-, Schusswunden); schwere Verbrennungen und Erfrierungen, Gewebsnekrosen, septische Aborte.

[b] Kinder unter 6 Jahren T, ältere Personen Td (d. h. Tetanus-Diphtherie-Impfstoff mit verringertem Diphtherietoxoid-Gehalt). Jede Auffrischimpfung mit Td sollte Anlass sein, eine mögliche Indikation einer Pertussis-Impfung zu überprüfen und ggf. einen Kombinationsimpfstoff (Tdap) einzusetzen.

[c] TIG = Tetanus-Immunglobulin, im Allgemeinen werden 250 I.E. verabreicht, die Dosis kann auf 500 I.E. erhöht werden; TIG wird simultan mit Td/T-Impfstoff angewendet.

[d] Ja, wenn die Verletzung länger als 24 h zurückliegt.

[e] Ja (1 Dosis), wenn seit der letzten Impfung mehr als 10 Jahre vergangen sind.

[f] Ja (1 Dosis), wenn seit der letzten Impfung mehr als 5 Jahre vergangen sind.

Aus der statistischen Auswertung von Arbeitsunfällen im Rettungsdienst geht hervor, dass die Extremitäten einem erhöhten Verletzungsrisiko ausgesetzt sind.

Verteilung der Arbeitsunfälle im Rettungsdienst

- Ein Drittel Hand- und Handgelenksverletzungen
- Ein Drittel Fußverletzungen
- Ein Drittel Rumpf- oder Kopf-Verletzungen bzw. ganzheitliche Gesundheitsschäden

Die Empfehlungen zur PSA im Rettungsdienst entstammen der GUV-Regel 2106, die sich vornehmlich an die sog. Unternehmer richtet und Hilfestellungen formuliert, die der Einhaltung arbeitsschutzrechtlicher Bestimmungen und Unfallverhütungsvorschriften dienen.

Zudem enthalten Sie Hinweise, wie Berufskrankheiten, Arbeitsunfälle und arbeitsbedingte Gesundheitsgefahren vermieden bzw. reduziert werden können. Die GUV-Regel 2106 gibt Auskunft über technische Einzelheiten, sowie entsprechende Verwendung der unterschiedlichen PSA in Notfallrettung und Krankentransport, wobei spezielle PSA z. B. für die Berg-, Wasser-, Schiffs- und Luftrettung sowie für die Rettung bei Unfällen mit Radioaktivität, chemischen Stoffen oder bei technischer Hilfeleistung explizit ausgenommen sind.

Weitere Arten von PSA wie z. B. umluftabhängiger Atemschutz können im Bedarfsfall und je nach Gefährdung erforderlich werden.

Wichtig

Eine PSA, die universell gegen alle denkbaren Einwirkungen schützt, existiert nicht. Daher kann die Verwendung unterschiedlicher PSA – einzeln oder in Kombination – notwendig werden.

Schutzkleidung

Die zu erfüllenden Aufgaben einer Schutzkleidung im Rettungsdienst sind wie folgt beschrieben:

- Erkennen des Trägers beim Einsatz im Straßenverkehr in ausreichender Entfernung und bei Dunkelheit
- Schutz vor mechanischen und thermischen Einflüssen
- Schutz vor Witterungseinflüssen aller Art
- Schutz vor Einwirkung und unkontrollierter Verschleppung von Krankheitserregern

Um die Schutzwirkung zu gewährleisten, können normgerechte Jacken bzw. Kombinationen aus Jacke und Hose getragen werden. An die verwendete Hose werden nur dann keine besonderen Anfor-

Tab. 2.5. Im Rettungsdienst und Krankentransport verwendete Arten von PSA

Art	Gefährdung
Schutzkleidung	– Straßenverkehr – Krankheitserreger – Witterungseinflüsse (Nässe, Kälte)
Handschutz	– Mechanische Einflüsse – Kontakt mit Krankheitserregern
Fußschutz	– Verletzungen durch Umknicken, Ausrutschen, Vertreten – Mechanische Einflüsse – Chemische Einwirkungen
Kopf-, Augen- und Gesichtsschutz	– Pendelnde, herabfallende, umfallende oder wegfliegende Gegenstände – Anstoßen – Kontakt mit Krankheitserregern

derungen (Warnwirkung und Hintergrundfarbe) gestellt, wenn die eingesetzte Jacke für sich der sog. Bekleidungsklasse 2 bzw. 3 nach DIN EN 471, entspricht.

Neben der Darstellung der zugelassenen Farben gemäß DIN EN 471 gibt die bereits erwähnte GUV-Regel 2106 auch detaillierte Empfehlungen über Art des erforderlichen retroflektierenden Materials und zeigt Beispiele für empfehlenswerte Ausführungen von Warnkleidung. Hinsichtlich der Anordnung von Reflexstreifen auf der Schutzkleidung wird die Kombination von waagerechten mit senkrechten Streifen empfohlen.

Zudem wird grundsätzlich darauf hingewiesen, dass die Schutzkleidung des Rettungsdienstes nicht vor Flammen oder großer Hitze (z. B. bei Rettung aus brennenden Objekten) schützt.

Handschutz

Pro Mitglied einer Fahrzeugbesatzung sollen auf jedem Rettungsmittel ein Paar Schutzhandschuhe nach DIN EN 659 »Feuerwehrschutzhandschuhe« vorgehalten werden, um im Bedarfsfall z. B. vor Schnittverletzungen durch Glassplitter oder scharfe Kanten zu schützen. Bei wechselnden Fahrzeugbesatzungen ist dann auf die Einhaltung entsprechender Hygienemaßnahmen, d. h. das Tragen von Einmalhandschuhen unter den Schutzhandschuhen, zu achten.

Fußschutz

Alle im Rettungsdienst und Krankentransport Tätigen sollen zum Schutz vor Verletzungen durch Umknicken, Ausrutschen, Vertreten sowie gegen mechanische oder chemische Einflüsse mindestens Sicherheitsschuhe der Kategorie S 2 Typ B (nach DIN EN 345) mit rutschhemmender Sohle und Zehenschutzkappe tragen. Darin enthalten sind u. a. auch die Forderung nach einem mindestens knöchelhohen Schaft, einem geschlossenen Fersenbereich, sowie nach Wasserdichtigkeit, Mittelfußschutz und einem anatomisch ausgebildeten Fußbett aufgeführt.

Kopf-, Augen- und Gesichtsschutz

Pro Mitglied einer Fahrzeugbesatzung ist auf jedem Rettungsmittel ein Schutzhelm nach DIN EN 443 »Feuerwehrhelme« mit Kinnriemen, Gesichts- und Nackenschutz vorzuhalten. Dieser soll im entsprechenden Einsatzfall gegen Anstoßen des Kopfes, sowie vor pendelnden, herab- bzw. umfallenden oder wegfliegenden Gegenständen schützen. Der Gesichtsschutz (Visier) und Nackenschutz sind erforderlich, da es bei etwaigen Rettungseinsätzen zu Funkenflug kommen kann oder mit wegfliegenden Teilen gerechnet werden muss. Das individuelle Tragen von Helmen ist aus Gründen der Hygiene zu bevorzugen. Anderenfalls sollten bei Nutzung durch mehrere Personen Papierschonmützen unter dem Helm getragen werden.

Darüber hinaus sollten zum Augenschutz auf den Rettungsmitteln Schutzbrillen mit indirekter Belüftung und seitlichem Spritzschutz (z. B. nach DIN EN 166) vorgehalten werden, die z. B. gegen das Verspritzen infektiöser Flüssigkeit schützen.

Infektionsschutz

Entsprechend der Technischen Regel für Biologische Arbeitsstoffe (TRBA 250) werden Tätigkeiten im Krankentransport individuell vom Patienten abhängig in ihrer Gefährdung eingeteilt und das Vorgehen entsprechend angepasst. Eine detaillierte Darstellung findet sich in ► Abschn. »Infektionstransport«.

Die Tätigkeiten in der Notfallrettung werden gemäß TRBA 250 der sog. Schutzstufe 2, d. h. regelmäßiger Umgang mit infektiösem Material, ggf. 3, d. h. regelmäßiger Umgang mit Arbeitsstoffen, die als schwer krankheitserregend eingestuft werden, zugeordnet. Aus diesem Grund wird beim Umgang mit Patienten das Tragen von festen, flüssigkeitsdichten Einmalhandschuhen (z. B. nach DIN EN 455) empfohlen. Diese müssen in ausreichender Zahl vorhanden sein. Es sollten puderfreie, allergenarme Latexhandschuhe oder andere geeignete Handschuhe bevorzugt werden. Ist mit einer Durchnässung der Kleidung zu rechnen, sollten zudem flüssigkeitsdichte Schürzen getragen werden.

Besteht darüber hinaus bereits die Gefahr, dass potentiell infektiöses Material oder Flüssigkeiten verspritzt bzw. versprüht werdem, so sollte das Personal einen geeigneten Augen- oder Gesichtsschutz tragen.

Als Ergänzung zur PSA ist zudem bei Verdacht auf eine durch Aerosol oder Tröpfchen übertragbare Erkrankung eine partikelfiltrierende Halbmaske FFP_2 erforderlich.

Sollte eine hoch kontagiöse Infektionskrankheit bekannt sein, so muss die PSA ggf. um einen Ganzkörperschutz (z. B. Overall), Augenschutz und eine partikelfiltrierende Halbmaske FFP_3 (umluftabhängig) oder sogar durch die Verwendung umluftunabhängiger Atemschutzgeräte ergänzt werden. Die folgende Übersicht stellt die in der GUV-R 2106 empfohlene Ausstattung von vorzuhaltenden »Infektionsschutz-Sets« dar.

Empfohlener Inhalt eines »Infektionsschutz-Sets«

Möglichst in Folienschutzbeuteln mit Snap-Verschluss verpackt.

- 1 Schutzanzug
  Overall mit Haube, möglichst mit integrierten Füßlingen. Dichtigkeit gegen Mikroorganismen nach DIN EN 14 126. Leistungsklasse entsprechend dem Schutzziel zu wählen.
- Ggf. Schutzkittel
  Knöchellang, Entfall bei Verwendung eines Overalls
- 1 Atemschutz
  Partikel filtrierende Halbmaske nach DIN EN 149, Schutzstufe FFP_2, gegebenenfalls FFP_3, mit oder ohne Ausatemventil (keine OP-Masken)
- 2 Paar Schutzhandschuhe (Paar)
  Geprüft nach DIN EN 455, AQL 1, 5; mit extra langen Stulpen
- 1 Kopfhaube
  Entfällt bei Overallhaube
- 1 Schutzbrille
  z. B. nach DIN EN 166, mit Seitenschutz und indirekter Belüftung sowie Abdeckung im Augenbrauenbereich
- 2 Paar Überziehschuhe
  Bei Overall ohne Füßlinge oder Schutzkittel
- 2 Entsorgungsbeutel
  Kennzeichnung: Abfallgruppe C Kunststoffsäcke (z. B. PE), mind. 0,08 mm Wandstärke

2.4 Meldepflichtige Erkrankungen

Gemäß § 6 des Infektionsschutzgesetzes (IfSG) sind namentlich folgende Erkrankungsfälle bei Krankheitsverdacht, Erkrankung oder Tod dem zuständigen Gesundheitsamt zu melden.

Meldepflichtige Erkrankungsfälle

- Botulismus
- Cholera
- Diphtherie
- Humaner spongiformer Enzephalopathie, außer familiär-hereditärer Formen
- Akuter Virushepatitis
- Enteropathisches hämolytisch-urämisches Syndrom (HUS)
- Virusbedingtes hämorrhagisches Fieber
- Masern
- Meningokokken-Meningitis oder -Sepsis
- Milzbrand
- Poliomyelitis: als Verdacht gilt jede akute schlaffe Lähmung, außer wenn traumatisch bedingt
- Pest
- Tollwut
- Typhus abdominalis/Paratyphus
- Erkrankung und Tod an einer behandlungsbedürftigen Tuberkulose, auch wenn ein bakteriologischer Nachweis nicht vorliegt

Weiterhin ist namentlich der Verdacht auf und die Erkrankung an einer mikrobiell bedingten Lebensmittelvergiftung oder an einer akuten infektiösen Gastroenteritis zu melden, wenn

- eine Person betroffen ist, die eine Tätigkeit im Sinne des § 42 Abs. 1 (Umgang mit Lebensmitteln) ausübt,
- zwei oder mehr gleichartige Erkrankungen auftreten, bei denen ein epidemischer Zusammenhang wahrscheinlich ist oder vermutet wird.

Zudem ist die Verletzung eines Menschen durch ein tollwutkrankes, – verdächtiges oder -ansteckungsverdächtiges Tier sowie die Berührung eines solchen Tieres oder Tierkörpers zu melden.

Gemäß § 8 des IfSG (Auszug) sind folgende im Rettungsdienst relevante Personen zur Meldung verpflichtet:

1. Feststellende Arzt; in Krankenhäusern oder anderen Einrichtungen der stationären Pflege ist für die Einhaltung der Meldepflicht neben dem feststellenden Arzt auch der leitende Arzt, in Krankenhäusern mit mehreren selbständigen Abteilungen der leitende Abteilungsarzt, in Einrichtungen ohne leitenden Arzt der behandelnde Arzt verantwortlich
2. Leiter von Medizinaluntersuchungsämtern und sonstigen privaten oder öffentlichen Untersuchungsstellen einschließlich der Krankenhauslaboratorien
3. Tierarzt, bei Tieren, mit denen Menschen Kontakt gehabt hatten
4. Angehörige eines anderen Heil- oder Pflegeberufs, der für die Berufsausübung oder die Führung der Berufsbezeichnung eine staatlich geregelte Ausbildung oder Anerkennung erfordert
5. Verantwortliche Luftfahrzeugführer oder der Kapitän eines Seeschiffes
6. Leiter von Pflegeeinrichtungen, Justizvollzugsanstalten, Heimen, Lagern oder ähnlichen Einrichtungen
7. Heilpraktiker

Laut Absatz (2) des § 8 IfSG besteht die Meldepflicht nicht für Personen des Not- und Rettungsdienstes, wenn der Patient unverzüglich in eine ärztlich geleitete Einrichtung gebracht wurde. Die Meldepflicht besteht für die unter Nr. 4 bis 6 bezeichneten Personen nur, wenn ein Arzt nicht hinzugezogen wurde.

2.5 Infektionstransport

Die darüber hinaus notwendigen Hygiene- und Vorsichtsmaßnahmen richten sich nach der Einteilung der (Notfall-) Patienten in folgende Kategorien:

Kategorie A

- Patienten ohne Anhalt für das Vorliegen einer Infektionserkrankung

Kategorie B

- Patienten mit bestehender Infektion, wobei diese jedoch nicht durch beim Transport übliche Kontakte übertragbar ist, z. B. auch Virushepatitis, HIV-Infektion ohne klinische Zeichen des Vollbildes Aids, Tuberkulose
- Ausgenommen sind Patienten mit offener Lungentuberkulose, sowie Patienten mit offenen und blutenden Wunden (s. Kategorie C oder D)

Kategorie C-I

- Patienten mit gesicherter Diagnose oder begründetem Verdacht auf eine kontagiöse Infektionskrankheit wie z. B. offene Lungentuberkulose, Meningokokken-Meningitis, Diphtherie, Milzbrand, Windpocken, generalisiertem Zoster, Cholera, Typhus, Tollwut
- Patienten mit multiresistenten Keimen wie z. B. MRSA, VRE
- Patienten mit akutem Erbrechen und/oder Ausscheidung dünnflüssiger Stühle

Kategorie C-II

- Patienten mit bloßem Verdacht auf eine Infektionskrankheit mit besonders gefährlichen Erregern wie z. B. hämorrhagisches Fieber (Lassa, Ebola), Pocken, Pest, Lungenmilzbrand oder SARS

Kategorie D

- Patienten mit einer besonderen Infektionsgefährdung z. B. durch Polytrauma, ausgedehnte Unfallverletzungen/Verbrennungen, Frühgeburt oder insbesondere Immunsuppression (z. B. manifeste Aids-Erkrankung, Leukopenie (<500 Neutrophile), Agranulozytose, Organtransplantation)

! Wichtig

Bei Patienten der Kategorie A und B sind keine über das normale Maß hinausgehenden hygienischen Maßnahmen notwendig, weil nicht von einer erhöhten Gefährdung für Patient und Personal ausgegangen werden muss.

Durchführung von Patiententransporten

Bei der Durchführung von Transporten sind auch im Hinblick auf die Infektionsgefährdung primär Notfalltransporte von elektiven Krankentransporten zu unterscheiden. Generell sind bei Patienten der Kategorie A und B keine über die Standardhygiene- und Vorsichtsmaßnahmen hinausgehenden Vorkehrungen erforderlich.

Notfalltransporte

- Eine Infektion oder Infektionsgefährdung des Patienten ist in der Regel nicht bekannt.
- Erforderliche Maßnahmen zur Desinfektion können also ggf. erst im Nachhinein durchgeführt werden.
- Standardhygiene und Vorsichtsmaßnahmen sollten bei jedem Transport beachtet werden.

Krankentransporte

Kategorie A

- Standardhygiene und Vorsichtsmaßnahmen
- Nach dem Transport laufende Desinfektion gemäß Hygieneplan

Kategorie B

- Standardhygiene und Vorsichtsmaßnahmen
- Nach dem Transport laufende Desinfektion gemäß Hygieneplan
- Bedenke Hygiene- und Vorsichtsmaßnahmen bezogen auf Herkunft des infektiösen Materials (◘ Tab. 2.6)
- Scheuer-Wisch-Desinfektion horizontaler Flächen und ggf. potenziell kontaminierter vertikaler Flächen

Kategorie C-I und C-II

- Im Vorfeld Abklärung erforderlicher besonderer Schutzmaßnahmen durch die Rettungsleitstelle und Dokumentation der wichtigsten Informationen (Erreger, Zustand des Patienten, Ansprechpartner).

◘ Tab. 2.6. Hygiene- und Vorsichtsmaßnahmen bezogen auf Herkunft des infektiösen Materials

Mögliche Erkrankung/ Erreger	Infektiösität durch	Übertragungsweg	Schutzmaßnahmen
Hepatitis B und C, HIV	Blut bzw. Körperflüssigkeiten	Parenteraler Kontakt (Verletzung)	– Standardhygiene- und Vorsichtsmaßnahmen – Schutz vor parenteralem Kontakt mit infektiösem Material (z. B. blutkontaminierte Gegenstände)
Meningokokken-Meningitis, Diphtherie, Scharlach, Windpocken, Masern, Röteln	Respiratorisches Sekret	Naher Kontakt notwendig (Tröpfchen und Schleimhautkontakt)	– Standardhygiene- und Vorsichtsmaßnahmen – Schutz vor direktem/indirektem Kontakt mit infektiösem Material (z. B. Schleim und Sekret der oberen Atemwege) – Mund-Nasen-Schutz für Patienten und Personal
Offene Lungentuberkulose	Aerosole	Abhängig vom Ausmaß des Aerosolkontaktes, kein Risiko bei geschlossener Beatmung!	– Standardhygiene- und Vorsichtsmaßnahmen – Schutz vor Inhalation infektiöser Aerosole – TB-Maske für Patienten ggf. für Personal
Gastro-/Enteritis durch Salmonellen, Shigellen, Hepatitis A und E, Norwalk-like-Virus	Stuhl	Orale Aufnahme des Erregers, kein Risiko ohne Stuhlkontakt!	– Standardhygiene- und Vorsichtsmaßnahmen – Schutz vor direktem und indirektem Kontakt mit infektiösem Material wie Stuhl, ggf. Erbrochenes
Methicilinresistente S. aureus/MRSA, Vancomycin resistente Enterokokken/VRE u. Ä.	Kolonisation mit multiresistenten Keimen	Kein Risiko für gesundes Personal Kein Risiko durch infizierte Wunde ohne Wundkontakt	– Standardhygiene- und Vorsichtsmaßnahmen – Bei nasaler Besiedelung Gesichtsmaske für den Patienten!

- Sind Erreger oder Erkrankung sowie das notwendige Verhalten Leitstelle oder Fahrzeugbesatzung nicht geläufig, Rücksprache mit dem zuständigen Desinfektor oder der Hygienefachkraft.
- Wenn möglich sollte kein RTW, sondern im Idealfall ein eigens dafür vorgesehener KTW verwendet werden.
- Wenn möglich Überprüfung des Immunstatuts der Besatzung, ggf. Rücksprache mit Betriebsarzt.
- Weitergabe aller Informationen der Rettungsleitstelle an die Fahrzeugbesatzung.
- Ggf. Information des zuständigen Desinfektors/Hygienefachkraft über den Transport und Abstimmung weiterer Maßnahmen.
- Spezielle Vorkehrungen (► Übersicht).
- Vorgehen gemäß Empfehlungen des behandelnden Arztes entsprechend dem Immunstatus des Patienten.
- Tragen erforderlicher Schutzausrüstung (z. B. Einmaloverall, Überschuhe, Schutzhaube, Mund-Nasen-Schutz, Einmalhandschuhe).
- Nach dem Transport Desinfektion des Rettungsmittels, ggf. in Rücksprache mit dem zuständigen Desinfektor.

Spezielle Vorkehrungen bei elektiven Infektionstransporten

- Detaillierte Information der Fahrzeugbesatzung sowie des Zielkrankenhauses
- Wenn möglich speziell vorgehaltenes Rettungsmittel verwenden, ggf. Ausräumung des Patientenraumes
- Fahrerabteil getrennt halten – Zwischenfenster schließen und Verständigung sicherstellen
- Lüftung im Fahrzeug auf keinen Fall auf Innenbelüftung umschalten
- Fahrer bleibt dem Patienten möglichst fern, öffnet und schließt Türen
- Ggf. Tragen von erforderlicher Schutzkleidung bzw. Vollschutz
- Mitnahme von Material für Desinfektionsmaßnahmen (geeignete Desinfektionsmittel, Plastiksäcke zur luftdichten Entsorgung gebrauchter Materialien sowie der Kleidung)
- Umgehende Desinfektion von Blut, Stuhl, Harn, Sputum oder anderen Sekreten
- Transportunterbrechung nur bei vitaler Bedrohung des Patienten
- Wechsel der Einsatzbekleidung und Duschen der Einsatzkräfte nach dem Einsatz
- Desinfektion des Rettungsmittels nach dem Einsatz, ggf. in Rücksprache mit dem zuständigen Desinfektor

Kategorie D

- Bei elektiven Transporten vorab Desinfektion des eingesetzten Rettungsmittels
- Vorgehen gemäß Empfehlungen des behandelnden Arztes entsprechend dem Immunstatus des Patienten
- Ggf. Bereitstellung erforderlicher Schutzausrüstung für den Patienten
- Nach dem Transport laufende Desinfektion gemäß Hygieneplan

Vorgehen bei Patienten mit Methicillinresistenten Staphylococcus aureus (MRSA)

In Deutschland stieg in den vergangenen 10 Jahren die MRSA-Prävalenz von 2% auf ca. 23% aller S.-aureus-Isolate. Rettungsdienst und Krankentransport stellen die Schnittstelle zwischen klinischer Versorgung mit notwendigen strengen Hygienemaßnahmen zur Bekämpfung von MRSA, und dem ambulanten Bereich, wo die Anwendung der Standard-Hygienemaßnahmen ausreichend ist, dar.

! Wichtig

Die Weiterverbreitung von MRSA wird hauptsächlich durch Missachtung von Standard-Hygienemaßnahmen, z. B. nicht ausreichende hygienische Händedesinfektion, verursacht!

Da es gerade an dieser Schnittstelle oft zu großen Irritationen über die beim Transport von MRSA-Patienten erforderlichen Maßnahmen kommt, hier einige Anmerkungen:

- Rettungsdienstpersonal ist beim Transport von MRSA-besiedelten Patienten nicht stärker in-

fektionsgefährdet als beim Transport anderer Patienten, solange die Standard-Hygiene- und Vorsichtsmaßnahmen eingehalten werden.
- Ein spezielles Einsatzfahrzeug für Infektionstransporte sowie die Verwendung eines sog. Vollschutzanzuges ist nicht erforderlich.
- Rettungsdienstpersonal und Zieleinrichtung sind über die MRSA-Besiedelung zu informieren.
- Übertragung ist über Hautkontakt und aerogen möglich.
- Etwaige Wunden sollten vor dem Transport frisch verbunden und abgedeckt werden.
- Bei Besiedlung der Atemwege trägt der Patient einen Mund-Nasen-Schutz.
- Wenn möglich sollte der Patient vor Transportbeginn eine hygienische Händedesinfektion durchführen.
- Das Tragen von Einmalhandschuhen und eines zusätzlichen Schutzkittels zur Verhinderung einer Kontamination der Arbeitskleidung bei allen Versorgungsmaßnahmen ist ausreichend.
- Das Tragen eines Mund-Nasen-Schutzes ist im Krankentransport und Rettungsdienst sinnvoll, da hier auf engstem Raum gearbeitet wird: In jedem Fall ist dieser bei endotrachealem Absaugen oder notwendigem Verbandswechsel zu tragen, um eine aeroge Übertragung zu vermeiden.
- Nach Transportbeendigung ist eine hygienische Händedesinfektion durchzuführen.
- Desinfektionsmaßnahmen nach dem Transport können grundsätzlich mit einem Desinfektionsmittel zur »laufenden Desinfektion« laut Hygieneplan in Form einer Scheuer-Wisch-Desinfektion durchgeführt werden.

Literatur

Arbeitskreis »Krankenhaus- & Praxishygiene« der AWMF: Hygiene in Klinik und Praxis, Hygienemaßnahmen beim Patiententransport; 3. Auflage, mhp, Wiesbaden 2004, S. 214ff

Bundesärztekammer: Zur Frage der Verbindlichkeit von Richtlinien, Leitlinien, Empfehlungen und Stellungnahmen, 01.06.1998, http://www.bundesaerztekammer.de/30/Richtlinien/90Verbindlich.html

Bundesverband der Unfallkassen, GUV-R 2106 (bisher GUV 27.10), Regeln für Sicherheit und Gesundheitsschutz: GUV-Regel Benutzung von persönlichen Schutzausrüstungen im Rettungsdienst; Ausgabe Oktober 2005

Buschhausen-Denker G, Möller PM, Technische Regeln für Biologische Arbeitsstoffe–TRBA 250, Neue Anforderungen an den Arbeitsschutz im Rettungsdienst? Notfall & Rettungsmedizin, (7) 5, August 2004, 337–342

Garner JS (1996) CDC Guideline for Isolation precautions in Hospital. Infect Control HospEpidemiol. 16: 53–80

Gesetz zur Verhütung und Bekämpfung von Infektionskrankheiten beim Menschen (Infektionsschutzgesetz – IfSG), Artikel 1 des Gesetzes zur Neuordnung seuchenrechtlicher Vorschriften – (Seuchenrechtsneuordnungsgesetz – SeuchRNeuG vom 20. Juli 2000)

Hauptverband der gewerblichen Berufsgenossenschaften (HVBG), Technische Regeln für Biologische Arbeitsstoffe im Gesundheitswesen und in der Wohlfahrtspflege, TRBA 250, Oktober 2003

Kommission für Krankenhaushygiene und Infektionsprävention beim Robert-Koch-Institut (RKI), Anforderungen an die Hygiene bei der Reinigung und Desinfektion von Flächen. Bundesgesundheitsbl - Gesundheitsforsch - Gesundheitsschutz 2004, 47:51–61

Robert-Koch-Institut, Deutsch-Österreichische Empfehlungen zur HIV-Postexpositionsprophylaxe (HIV-PEP), Stand November 2004

Robert-Koch-Institut, Epidemiologischen Bulletin des RKI, 1/2000, S. 1–2

Robert-Koch-Institut, Empfehlungen der Ständigen Impfkommission (STIKO); Stand: Juli 2006; Epidemiologisches Bulletin 30/2006, Erscheinungsdatum: 31.07.2006

Schnelle R, Nadelstich-Sofortmaßnahmen-Set: Eine Ergänzung der RTW-Ausstattung. Rettungsdienst 29 (11); November 2006, 113

Weiterführende Internetadressen

Arbeitskreis »Krankenhaus- & Praxishygiene« der AWMF: http://www.AWMF-online.de

Berufsgenossenschaft für Gesundheitsdienst und Wohlfahrtspflege, gesetzliche Unfallversicherung für nichtstaatliche Einrichtungen im Gesundheitsdienst und in der Wohlfahrtspflege

Bundesanstalt für Arbeitsschutz und Arbeitsmedizin (BAuA) http://www.baua.de

Informationen über MRSA: http://www.mrsa-net.org

Robert-Koch-Institut: http://www.rki.de

http://www.bgw-online.de

http://www.desinfektor.net

http://www.unfallkassen.de

http://www.nadelstichverletzung.de

Diagnostik und Überwachung

J. Brokmann

3.1 Untersuchung von Notfallpatienten

Die Notfallmedizin wird durch Kollegen unterschiedlicher Fachgebiete sichergestellt. Dennoch ist in der Notfallmedizin nicht der Spezialist, sondern der »Allrounder« gefragt. Somit muss dieser auch die unterschiedlichen Untersuchungstechniken anderer Fachgebiete kennen und sicher beherrschen.

Die Erhebung einer Anamnese erfordert neben individueller Anpassung an den Patienten ein Höchstmaß an Aufmerksamkeit für die Notfallsituation. Neben der Eigensicherung muss der Notarzt auf die Umgebung, die äußeren Umstände und jedes Detail achten, welches ihm seitens des Patienten geboten wird.

> **Wichtig**
> Ziel der Erstuntersuchung ist, lebensbedrohliche Zustände zu erkennen und unverzüglich eine adäquate Therapie einzuleiten.

Ist der Patient auskunftsfähig, werden persönliche Daten erfragt und noch folgende wichtige Punkte:

- Aktuelle Beschwerden, Grund der Alarmierung
- Beginn der Beschwerden
- Verlauf (Dauer, freies Intervall, Dynamik mit Zunahme der Beschwerden)
- Sind diese Art von Beschwerden bekannt oder erstmalig
- Bisherige Maßnahmen
- Internistische Vorerkrankungen
- Chirurgische Vorerkrankungen
- Aktuelle Medikation
- Allergien
- Unverträglichkeiten
- Impfungen
- Kinderkrankheiten
- Fernreisen
- Letzter Aufenthalt beim Hausarzt oder im Krankenhaus

Der Verlauf der Befragung ist individuell. Dennoch sollte, falls möglich, auf eine vollständige Befragung geachtet werden.

> **Wichtig**
> Der Arzt ist auch verantwortlich für das, was der Patient verschweigt; er hätte danach fragen müssen. (Hippokrates)

In die Anamneseerhebung fallen viele Faktoren, die der Notarzt berücksichtigen muss, um in Kürze ein ungestörtes Arzt-Patienten-Verhältnis aufbauen zu können.

- Begrüßung
- Vorstellung
- Menschliche Beziehung
- Sachliche Beziehung
- Äußere Umgebung
- Technik der Befragung
- Ablauf der Befragung
- Formulierung von Fragen
- Frage nach Hauptbeschwerden
- Bewertung der Antworten
- Interpretation der Angaben

Wichtig
Die Interpretation der Angaben ergibt eine erste Arbeitshypothese und eine Verdachtsdiagnose, die dann durch eine körperliche Untersuchung bestätigt werden kann.

3.2 EKG, 12-Kanal

Indikationen zum EKG-Monitoring

Im Rettungsdienst ist das Anlegen eines EKG und dessen Diagnostik der Bestandteil eines fast jeden Einsatzes.

Die Indikationen der EKG-Diagnostik im Rettungsdienst sind:

- Erkennen von Herzfrequenz, Herzrhythmus
- Erkennen von Herzrhythmusstörungen
- Herzinfarktdiagnostik
- Ursachenerkennung bei Herz-Kreislauf-Stillstand

Die meisten Geräte haben eine 3-Pol-Ableitung (I-, II-, und III-Ableitung). Die 4-Pol-Ableitung mit einer schwarzen Neutralableitung ist ebenfalls verbreitet.

Des Weiteren verfügen moderne Geräte gleichzeitig über eine digitalisierte Rhythmusanalyse.

Wichtig
Grundsätzlich gilt: Behandle den Patienten, nicht den Monitor!

Ableitungen

Die EKG-Ableitungen sind zweidimensionale Darstellungen von dreidimensional verlaufenden elektrischen Aktivitäten im Herzmuskel.

Die Elektrodenpositionierung der modifizierten Extremitätenableitungen am Patienten ist wie folgt:

Rote Elektrode:	Rechte Schulter
Gelbe Elektrode:	Linke Schulter
Grüne Elektrode:	Linke Flanke (Verlängerung linkes Bein)
Schwarze Elektrode:	Rechte Flanke (Verlängerung rechtes Bein)

Nicht zu unrecht werden die Ableitungen I, II und III als Extremitätenableitungen benannt. Klassischerweise werden die Extremitätenableitungen auch an den distalen Extremitäten abgeleitet. Diese Methode ist im Rettungsdienst nicht verbreitet. Deshalb werden die Elektroden körperstammnah angebracht. Hierbei spricht man von der modifizierten Extremitätenableitung (Abb. 3.2).

Beide Faktoren können die Diagnostik erheblich beeinflussen.

Je näher die Elektroden am Körper angebracht werden, desto mehr ist auf eine Veränderung der Herzachse und der Amplitudenhöhe zu achten, und je näher am Herz, desto größer ist die Amplitude. Die einzelnen Ableitungen werden nach einem festgelegten Muster abgeleitet:

Ableitungen nach Einthoven:

Ableitung I:	Rot und gelb
Ableitung II.	Rot und grün
Ableitung III:	Gelb und grün

Ableitungen nach Goldberger:

Ableitung aVL:	Gelb und rot/grün
Ableitung aVF:	Grün und rot/gelb
Ableitung aVR:	Rot und grün/gelb

Wichtig
Elektroden sollten, wenn möglich, über knöchernen Gebieten (z. B. Akromion) angebracht werden, um Artefakte wie Muskelzittern zu verringern.

Brustwandableitungen ermöglichen die dreidimensionale Interpretation der elektrischen Aktivität im Herzmuskel (Tab. 3.1, Abb. 3.1).

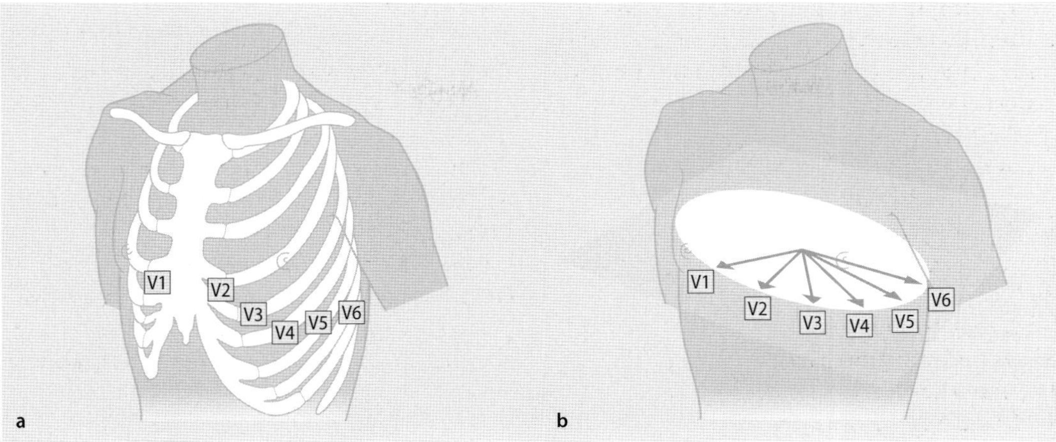

Abb. 3.1a,b. Brustwandableitungen. **a.** Elektrodenanlegepunkte und Vektorrichtungen; **b.** Projektion der Extremitätenableitungen auf die Frontalebene des Körpers. (Aus: Gorgaß et al. [2007] Das Rettungsdienst-Lehrbuch. 8. Auflage, Springer-Verlag)

Tab. 3.1. EKG-Anatomie

Ableitung	Arterielle Versorgung	Bereich	Herzwand
(V3), V4, V5, (V6)	A. coronaria sinistra R. interventricularis ant.	Spitze, anteroapikal	Vorderwand
(V1), V2, V3	A. coronaria sinistra R. interventricularis ant.	Septum, anteroseptal, supraapikal	Vorderwand
(V4), V5, V6, I, (II), (III), aVL	A. coronaria sinistra R. circumflexus	Lateral	Seitenwand
V4, V5. (V6), (II), (III), (aVF)	A. coronaria dextra A. coronaria sinistra R. circumflexus	Inferolateral	Hinterwand
II, III, aVF, (V3), (V4)	A. coronaria dextra R. interventricularis post	Posterioinferor diaphragmal	Hinterwand
(III), aVF, Spiegelverkehrt: V1-V3	A. coronaria sinistra R. circumflexus	Posterior posterobasal	Hinterwand
V4, V5, V6 II, III,aVF	A. coronaria sinistra R. circumflexus	Posterolateral	Hinterwand

V1	4. rechter Interkostalraum parasternal	(Rot)
V2	4. linker Interkostalraum parasternal	(Gelb)
V3	Zwischen V2 und V4	(Grün)
V4	5. linker Interkostalraum medioklavikular	(Braun)
V5	Zwischen V4 und V6	(Schwarz)
V6	5. linker Interkostalraum mittlere Axilarlinie	(Violett)

Eine weitere Möglichkeit ist die Verwendung einer Paddle-Ableitung (Schnellableitung) durch zwei selbstklebende Elektroden oder die Defibrillator-Elektroden. Diese können sowohl für eine grobe Notfalldiagnostik als auch für eine Schockabgabe benutzt werden.

Positionierung:
- Unter dem rechten Schlüsselbein und an der linken unteren Brustwand

3

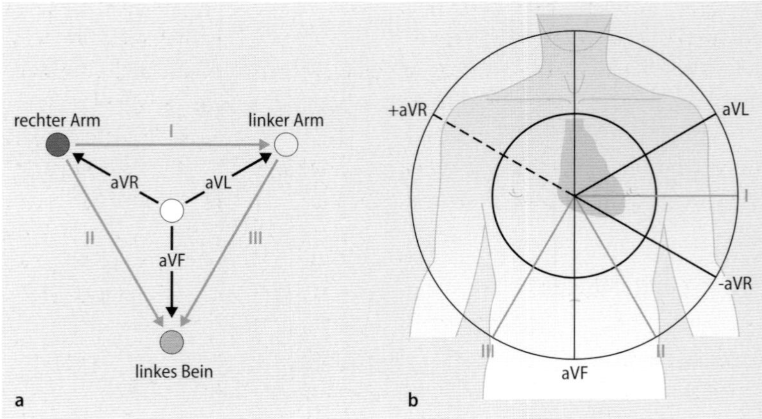

Abb. 3.2. Extremitätenableitungen am Patienten und am Modell. (Aus: Gorgaß et al. [2007] Das Rettungsdienst-Lehrbuch. 8. Auflage, Springer-Verlag)

- Alternative bei rechts-pektoralem Schrittmacher oder linksseitigem Brustwandtrauma
- Anterior-posterior Ableitung

Was wird abgeleitet?

Zellen des Herz-Reizleitungssystems sind polarisiert geladen. Eine Verschiebung der Natrium- und Kalziumionen führt zu einer Veränderung der normalen Spannungsdifferenz von ca. 90 mV, die zwischen dem Intra- und Extrazellulärraum besteht.

Durch diese Depolarisation entstehen elektrische Signale, die über das Reizleitungssystem weitergeleitet werden und die Kontraktion der Herzmuskelzellen entstehen lassen (Tab. 3.2).

- Depolarisationswelle vom Sinusknoten über Vorhofmyokard: P-Welle
- AV-Knoten: Isoelektrische Linie
- HisBündel, Kammerschenkel, Purkinje-Fasern: QRS-Komplex
- Erregungsrückbildung: T-Welle

Die Darstellung findet üblicherweise auf einem kleinen Monitor statt. Sie kann aber auch in Echtzeit auf Papier dargestellt und zur genaueren Diagnostik ausgedruckt werden.

Tab. 3.2. EKG-Normgrößen

EKG-Abschnitt	Dauer [in s]	Amplitude [in mV]
P-Welle	0,05–0,10	0,1–0,3
PQ-Zeit	0,12–0,2	
Q-Zacke	<0,04	<1/4 R
QRS-Komplex	0,06–0,1	R: 0,6–2,6
T-Welle	–	1/8–2/3 R/S

Papiervorschub 25 oder 50 mm/s

- Bei einer Papiergeschwindigkeit von 25 mm/s entspricht 1 mm 0,04 s
- Bei einer Papiergeschwindigkeit von 50 mm/s entspricht 1 mm 0,02 s
- Amplitudengröße 10 mm/mV

Lesen des EKG

Das European Resuscitation Council (ERC) gibt eine simple und damit leicht reproduzierbare Möglichkeit der EKG-Interpretation vor:

1. Ist elektrische Aktivität vorhanden?
2. QRS-Frequenz?
3. QRS-Rhythmus regelmäßig oder unregelmäßig?

4. QRS-Komplex schmal oder verbreitert?
5. Ist Vorhofaktivität vorhanden?
6. Stehen Vorhofaktivität und Kammeraktivität in Beziehung, und wenn ja wie?

Somit kann eine genaue und schnelle Analyse jedes EKG sicher und zielführend durchgeführt werden.

3.3 Defibrillator

Unter Defibrillation versteht man den Durchgang von Strom durch das Myokard, der ausreicht, um eine kritische Herzmuskelmasse zu depolarisieren. Dadurch ist es dem natürlichen Schrittmacherzentrum wieder möglich, den Erregungsablauf zu kontrollieren.

Die Defibrillation gilt als erfolgreich, wenn das ventrikuläre Flimmern oder die ventrikuläre Tachykardie bis 5 s nach Abgabe des Schocks fehlen.

Ein Defibrillator besteht aus drei Hauptbestandteilen:
- Gleichstromquelle
- Kondensator
- Zwei Elektroden

Die abgegebene Energiemenge ist nur schwer zu bestimmen. Der Stromfluss wird durch den transthorakalen Widerstand und die Position der Elektroden beeinflusst. Ein Großteil des Stroms wird durch den Körper verteilt, so dass nur ca. 4% das Herz erreichen. Manche Defibrillatoren passen ihre Stromkraft an den gemessenen transthorakalen Widerstand mittels einer Impedanzkondensation an.

Faktoren, die eine Defibrillation beeinflussen:
- Metabolischer Zustand
- Ausmaß der myokardialen Ischämie
- Medikamentöse Therapie

Normaler thorakaler Widerstand: 70–80 Ω

Beeinflussung der transthorakalen Impedanz:
- Kontakt zwischen Elektroden und Haut
- Größe der Elektroden/Paddles
- Kontaktmittel zwischen Paddles und Haut
- Anpressdruck der Paddles auf den Brustkorb
- Beatmungsphase
- Behaarung

Selbstklebende Pads werden seitens des ERC empfohlen, da sie sicher und effektiv sind. Sie ermöglichen eine Defibrillation ohne den näheren Kontakt des Anwenders zum Patienten und geben somit einen höheren Eigenschutz.

Wenn Paddles mit Gelpads verwendet werden, wird das Elektrodengel polarisiert und für ca. 3–4 min zu einem schlechten Leiter. Dies kann eine »Schein-Asystolie« verursachen, wenn sie zur anschließenden Schnellinterpretation genutzt werden.

Position

- **Klassische Position:** Rechts neben dem Sternum und unterhalb des Schlüsselbeines. Die apikale Elektrode wird an der linken Thoraxwand in der mittleren Axillarlinie angebracht, ca. auf Höhe der EKG-Ableitung V6. Die Elektrode sollte ausreichend lateral platziert werden, so dass der Strompfad bei weiblichen Patienten mitten durch das Brustgewebe geht.
- **Anterior-Posterior:** Anteriore Elektroden werden an der vorderen linken Thoraxwand neben dem Sternum in Höhe der Ableitung V2–V3 platziert, die posteriore Elektrode zwischen Margo inferior der Skapula und der Wirbelsäule auf gleicher Höhe wie die anteriore Elektrode.

Kardioversion

Um atriale oder ventrikuläre Tachyarrhythmien zu konvertieren, muss der Schock synchronisiert ablaufen, um nicht in der vulnerablen Phase der Erregungsrückbildung, sondern in die R-Zacke des EKG abgegeben zu werden. Ansonsten könnte man durch die Energieabgabe ein Kammerflimmern verursachen.

Hierzu besitzen die meisten EKG/Defibrillatoren eine Synchronisationstaste.

Defibrillation bei AICD und implantierten Herzschrittmachern

Moderne Schrittmacher oder implantierte kardiovertierende Defibrillatoren (AICD) sind mit einer Schutzvorrichtung bei externer Defibrillation ausgestattet. Dennoch kann der applizierte Strom entlang des internen Schrittmacherkabels oder ICD-Kabels fließen und zu Verbrennungen oder Myokardschäden führen. Dies kann zu einem Anstieg des Widerstandes am Kontaktpunkt mit dem Myokard führen.

Die externen Paddles oder Klebeelektroden müssen mindestens 12–15 cm vom Schrittmacher/AICD entfernt platziert werden, um das Risiko zu vermindern.

Externer Schrittmacher

Bei einigen Fällen von Kreislaufstillständen oder bestimmten Herzrhythmusstörungen kann eine externe Schrittmacherstimulation das kardiale Auswurfvolumen bis zur Verfügbarkeit weiterer therapeutischer Maßnahmen optimieren.
Zu unterscheiden ist:
- Faustschlagstimulation (»percussion pacing«)
- Transkutaner Schrittmacher

Faustschlagstimulation
- Indiziert bei Bradykardie, die klinisch einem Kreislaufstillstand entspricht oder einem ventrikulären Stillstand bei vorhandenen P-Wellen
- Mit der Faust aus ca. 10 cm Höhe links lateral am unteren Sternum

Transkutane Schrittmacherstimulation
- Brusthaare lokal entfernen, um Elektroden zu platzieren
- Paddles optimal in anterior-posterior Position anbringen (s. oben)
- Ist der Patient reanimationspflichtig, gilt die rechts pektorale und apikale Position

Durchführung:
- Platzierung der Pads
- Die niedrigstmögliche Stromstärke wählen und den Schrittmacher einschalten.
- Stromstärke stufenweise erhöhen und dabei den Patienten und das EKG beobachten.
- Stromstärke erhöhen, bis jedem Schrittmacher-Spike ein QRS-Komplex folgt.
- Häufig liegt diese Stromstärke bei 50–100 mA
- Jedem QRS-Komplex sollte eine T-Welle folgen.
- Ist dies nicht der Fall, liegt ein Artefakt vor, der nur fälschlicherweise für einen QRS-Komplex gehalten wird.

3.4 Blutdruckmessung

Die Blutdruckmessung ist neben der Erfassung der Herzfrequenz eine obligatorische Basisgröße. Sie sollte im Verlauf eines fast jeden Einsatzes erfasst werden.
Messverfahren:
- Auskultatorisch nach Riva-Rocci (Korotkow-Geräusch)
- Oszillometrisch
- Palpatorisch
- Invasiv (im Rettungsdienst nicht etabliert)

Wichtig
Die palpatorische Blutdruckmessung sollte aufgrund ihrer Ungenauigkeit nur selten angewendet werden.

Auskultatorische Messung
- **Auskultatorische Erfassung:** Die auskultatorische Erfassung ist die genaueste Methode der Blutdruckmessung. Der Patient soll ruhig und entspannt sein. Der Arm, an dem die Manschette angebracht wird, sollte in Herzhöhe liegen. Die Armmanschette wird ca. 30 mmHg über dem erwarteten systolischen Blutdruck aufgeblasen (Verschwinden des Radialispulses am Handgelenk) und der Druck danach langsam abgelassen. Das in der Ellbeuge über der A. brachialis aufgesetzte Stethoskop erfasst das pulssynchrone Geräusch (Korotkow-Geräusch). Das erste vernommene Geräusch gibt den systolischen Blutdruck wieder. Der Druck, bei dem das Geräusch komplett verstummt, gibt den diastolischen Blutdruck wieder.
- **Oszillometrische Messung:** Bei der oszillometrischen Messung wird ein in die Manschette eingearbeiteter Drucksensor über der A. brachialis angebracht. Dieser detektiert die pulssynchronen Druckwellen der A. brachialis. Bei diesem Messverfahren kommt es aufgrund von Armbewegungen, Muskelkon-

traktionen oder Vibrationen (RTW, RTH) zu Fehlmessungen.
- **Invasive Blutdruckmessung:** Dieses Messverfahren wird im Routine-Primäreinsatz nicht verwendet. Hierbei wird über eine üblicherweise in die A. radialis eingelegte flexible Kanüle kontinuierlich der Druck gemessen, der über einen Druckwandler in ein elektrisches Signal umgewandelt und per Monitor angezeigt wird.

Mittlerer arterieller Blutdruck:
- Systole + 2-mal Diastole / 3 oder
- Diastole + 1/3 Systole
- Also: gemessener Blutdruck 120/60 = MAP 80 mmHg

Manschettengröße

Die Manschettengröße sollte ca. zwei Drittel der Oberarmlänge nicht über- oder unterschreiten. Folgender Zusammenhang:
- Zu große Manschette – Blutdruck geringer gemessen als real
- Zu kleine Manschette – Blutdruck höher gemessen als real

3.5 Pulsoxymetrie

Die Pulsoxymetrie ist aufgrund ihrer einfachen Handhabung und ihres hohen Informationsgehaltes ein Parameter des Basismonitoring in der Rettungsmedizin geworden.

Das Pulsoxymeter besteht aus einer Lichtquelle und einem Sensor. Das Licht durchströmt mit zwei unterschiedlichen Wellenlängen. Der Sensor detektiert die nicht absorbierten Lichtanteile. Hämoglobin weist je nach Oxygenierungsgrad (oxygeniert oder desoxygeniert) unterschiedliche Absorptionsquoten auf. Die Differenz der Absorption zwischen der Diastole und der Systole beschreibt den Anteil des oxygenierten Hämoglobins am vorhandenen Gesamt-Hb und wird in Prozent angegeben.

Um die Absorption des Gewebes zu unterscheiden, ist zusätzlich die Erfassung des Pulses notwendig.

Cave
Bei der normalen Pulsoxymetrie ist die Verfälschung eines CO-intoxikierten Patienten nicht zu differenzieren.

Im Blut befindliches Kohlenmonoxid bindet sich an das Hämoglobin und führt zu keiner Zynose. Die Dyshämoglobine COHb und MetHb werden von den meisten Geräten mit der »Zwei-Wellen-Messmethodik« als oxygeniert bewertet und zeigen bei derart intoxikierten Personen einen zu hohen Wert an.

Wichtig
Zur Unterscheidung werden jetzt auch Geräte von der Industrie angeboten, die sowohl COHB als auch MetHB durch eine erweiterte Messmethodik bestimmen können.

Die Sensoren werden am besten an Mittel- oder Ringfinger, Zehen, Ohrläppchen oder an der Nase angebracht. Das je nach Gerätetyp ebenfalls dargestellte Plethysmogramm gibt eine orientierende hämodynamische Überwachung wieder.

O_2-Bindungskurve

Die O_2-Bindungskurve hat einen S-förmigen Verlauf. Dies bedeutet, dass bei einem stark abfallenden O_2-Angebot das Pulsoxymeter noch Werte oberhalb 95% anzeigt. Anschließend kommt es zu einem steilen und schnell erfolgenden Abfall, so dass bei einem SpO_2-Wert von 90% der pO_2 bereits unterhalb der Norm (60 mmHg) liegt.

Wichtig
Die Pulsoxymetrie gibt wesentlich früher Hinweise auf einen O_2-Mangel als die Hautfarbe im Sinne einer Zyanose.

3.6 Kapnometrie/Kapnographie

Die Messung des CO_2-Gehaltes (Kapnometrie) in der Ausatemluft ist in der Anästhesie ein obligates Messverfahren, das neben der Sicherheit des Patienten auch der Steuerung einer Beatmung dient. Die graphische Darstellung (Kapnographie) dient der Analyse einer Ventilation und hat eine höhere diagnostische Aussagekraft.

Erfasst wird der endexspiratorische CO_2-Partialdruck.
- Wird in mmHg oder Prozent angegeben

Messverfahren:
- Infrarotabsorptionskapnometer
  - Asymmetrisches CO_2-Molekül verursacht eine Absorption vom infraroten Spektrum, das nicht durch O_2 oder N_2 stattfindet, da es sich um ein symmetrisch aufgebautes Molekül handelt.
  - Wasserdampf absorbiert bei einer anderen Wellenlänge.
  - **Hauptstromkapnometrie**
    - Platzierung des Sensors im Atemstrom des Patienten (zwischen Tubus und Filter)
    - Nachteil: Der Sensor ist empfindlich und kostenintensiv, das Gerät eicht sich gegenüber Umgebungsluft und kann somit evtl. einen erhöhten Anteil in der Inspirationsluft (Grubenunglück) nicht erkennen.
  - **Nebenstromkapnometrie**
    - Sensor befindet sich im Hauptgerät.
    - Zu untersuchende Atemluft wird mittels Ansaugschlauch aus dem Beatmungsfilter kontinuierlich angesaugt.
    - Nachteil: Verringerung des Atemminutenvolumens um den angesaugten Anteil (je nach Gerät 20–200 ml/min) (**Cave:** bei Kinder Beatmung).
- Indikatorinduzierende CO_2-Detektoren
  - Farbumschlag eines Indikators bei Anwesenheit von CO_2 im Ausatemgas.
  - Farbumschlag: je höher CO_2-Gehalt desto intensiver.

Wichtig

Die Kapnometrie ist bei jeder kontrollierten Beatmung indiziert und anzuwenden.

- Der endexspiratorische CO_2-Gehalt ($ETCO_2$) entspricht dem CO_2-Partialdruck im Blut (pCO_2)
- Der $ETCO_2$ ist abhängig von der Atmung des Patienten und korreliert mit dem Atemminutenvolumen
- Der $ETCO_2$ ist abhängig vom Herz-Zeit-Volumen
- Der $ETCO_2$ dient der Kontrolle der Tubuslage
- Mit Beginn eines Kreislaufstillstandes sinkt der $ETCO_2$
- Durch eine suffiziente CPR steigt der $ETCO_2$ langsam wieder an

3.7 Sonographie

Die präklinische Sonographie ist eine sich entwickelnde Form der Diagnostik in der präklinischen Notfallmedizin. Diese Form der Diagnostik wird zunehmend zur präklinischen Entscheidungsfindung eingesetzt. Sie hat den Anspruch, die Verdachtsdiagnose zu härten bzw. zu unterbauen, ohne dass eine Verlängerung der Versorgungszeit resultiert.

Die primäre Indikation besteht z. B. in der Entscheidung, ob ein Patient freie Flüssigkeit im Abdomen hat, er also als kritisch einzustufen ist und ggf. daraus resultierend Entscheidungen für die Rettung (Crash-Rettung vs. patientenorientierter Rettung) getroffen werden müssen. Dies setzt eine adäquate Sicherheit in der Anwendung voraus, was durch spezielle Kurse auch für in dieser Diagnostik Ungeübte schnell erlernt werden kann.

Ein abdominelles Trauma kann auch mit Hilfe der Sonographie nicht ausgeschlossen werden. Die Sonographie dient nicht der speziellen Organdiagnostik. Vielmehr dient sie z. B. der Aussage: freie Flüssigkeit im Abdomen oder nicht. Darüber hinaus kann durch die präklinische Anwendung ein Zeitvorsprung erreicht werden.

Entscheidungshilfen durch präklinische Sonographie:
- Patientenorientierte Rettung vs. Crash-Rettung
- Krankenhaus mit Maximalversorgung vs. Krankenhaus mit Grund-/Regelversorgung

Konsequenzen aus der präklinischen Sonographie:
- Veränderung der Therapie am Unfallort
- Änderung des Zielkrankenhauses
- Änderung des Schockraummanagements

Mögliche erweiterte Indikationen der präklinischen Sonographie:
- Perikarderguss
- Pleuraerguss
- Myokardfunktion bei PEA

- Pneumothorax
- Akutes Abdomen (BAA?)
- Nierenbeckenstau

3.8 Spritzenpumpen

Spritzenpumpen oder Perfusoren haben im Rettungsdienst inzwischen eine zunehmend stärkere Bedeutung erlangt. Sie sollten, wenn notwendig, als Standard in den Notfallverlegungen und Intensivtransporten verwendet werden.

Die Gerätschaften dienen durch die kontinuierliche Applikation von Notfallmedikamenten der optimierten Therapie von Notfallpatienten. Sie können somit eine optimierte Versorgung des Patienten sicherstellen. Durch die Anwendung kann auf die bolusweise Applikation von potenten und kurzwirksamen Medikamenten verzichtet werden. Das dient in hohem Maße der Patientensicherheit.

Die Hauptindikation besteht bei:

- Akutes Koronarsyndrom mit ausgeprägter Symptomatik und unzureichender Reaktion auf Nitro s.l.
- In der Postreanimationsphase eines kreislaufinstabilen Patienten
- Sekundärtransport

Bei der Anwendung ist zu berücksichtigen:

- Perfusorspritzen sind generell luftleer aufzuziehen
- Bei den häufigen Umlagerungen und Perfusorbewegungen kann es schnell zu einer Dislokation der Luft in den Spritzenansatz und dann in die Perfusorleitung kommen
- Perfusoren mit kreislaufwirksamen Medikamenten sollen immer auf Herzhöhe fixiert und transportiert werden
- Durch Höhenänderung des Perfusors kommt es im Vergleich zur Patientenhöhe zu signifikanten Veränderungen der Flussrate
- Der Perfusor sollte u. a. deshalb an einem Festpunkt am Tragesystem angebracht sein
- Perfusorleitungen dürfen ausschließlich mit Rückschlagventil an ein System mit gleichzeitiger Verwendung einer Schwerkraftinfusion verwendet werden
- Ansonsten kommt es zur Gefahr der Bolusgabe

3.9 Medizinproduktegesetz

Unter Medizinprodukten versteht man alle einzeln oder miteinander verbunden verwendeten Instrumente, Apparate, Vorrichtungen, Stoffe und Zubereitungen aus Stoffen oder andere Gegenstände einschließlich der für ein einwandfreies Funktionieren des Medizinproduktes eingesetzten Software. Diese Software erfüllt folgende Aufgaben:

- Erkennung, Verhütung, Überwachung, Behandlung oder Linderung von Krankheiten
- Erkennung, Überwachung, Behandlung, Linderung oder Kompensierung von Verletzungen oder Behinderungen
- Untersuchung, der Ersetzung oder der Veränderung des anatomischen Aufbaus oder eines physiologischen Vorgangs

Einteilung von Medizinprodukten

- Unkritische Medizinprodukte: Medizinprodukte, die nur mit intakter Haut in Berührung kommen.
- Semikritische Medizinprodukte: Medizinprodukte, die mit Schleimhaut oder krankhaft veränderter Haut in Berührung kommen.
  a) ohne besondere Anforderungen an die Aufbereitung
  b) mit erhöhten Anforderungen an die Aufbereitung
- Kritische Medizinprodukte: Medizinprodukte zur Anwendung von Blut, Blutprodukten und anderen sterilen Arzneimitteln, und Medizinprodukte, die die Haut oder Schleimhaut durchdringen und dabei in Kontakt mit Blut, inneren Geweben oder Organen kommen, einschließlich Wunden.
  a) ohne besondere Anforderungen an die Aufbereitung
  b) mit erhöhten Anforderungen an die Aufbereitung
  c) mit besonders hohen Anforderungen an die Aufbereitung

Literatur

ERC, ALS-Provider Manual, 5th edn 2005

Gorgaß et al. (2007) Das Rettungsdienst-Lehrbuch. 8. Auflage, Springer, Heidelberg

Kern H, Kuring A, Redlich U, Döpfmer UR, Sims NM, Spiess CD, Kox JM (2001) Downward movement of syringe pumps reduces syringe output. Br J Anaesth 86 (6): 821–31

Krauskopf KH, Rauscher J, Brandt L (1996) Influence of hydrostatic pressure on continuous application of cardiovascular drugs with syringe pumps. Anaesthesist 45: 449–52

3

Einsatztaktik

J. Brokmann

4.1 Einsatzablauf

Einsätze im Rettungsdienst sind vielfältig und inhomogen. Dennoch ist ihnen eine Struktur eigen:
- Alarmierung
- Einsatzfahrt
- Finden der Einsatzstelle
- Ankunft an der Einsatzstelle
- Übersicht verschaffen (Erkundung und Rückmeldung, Anforderung weiterer Kräfte)
- Sofortmaßnahmen
- Erweiterte Maßnahmen
- Transportvorbereitung (Zielklinik)
- Transport
- Übergabe des Patienten
- Debriefing mit Einsatzpersonal

Das Debriefing oder die Einsatznachbesprechung sind essentiell. Neben dem Aufarbeiten einsatzspezifischer Besonderheiten kann hier die Motivation des Personals maßgeblich gefördert werden. Besonders gut abgearbeitete Abläufe können eingangs hervorgehoben und im weiteren Gesprächsverlauf Optimierungsvorschläge so angesprochen werden, dass sie nicht als Vorwurf empfunden oder verstanden werden. Durch diese Vorgehensweise können beim nächsten Einsatz Fehler vermieden werden.

Führung

Die Führung ist ein wichtiger Bestandteil eines erfolgreichen Rettungsdiensteinsatzes.

Das Führungssystem besteht aus:
- Führungsorganisation
- Führungsmittel
- Führungsvorgang

Führungsvorgang

Der Rettungsdienst ist entweder Teil der Feuerwehr oder er arbeitet in enger Zusammenarbeit mit der Feuerwehr. Hierfür ist eine gegenseitige Kenntnis von Führungsstrukturen und Vorgängen wichtig. Im Folgenden ist der Führungsvorgang der Feuerwehr schematisch dargestellt.

Phase 1:

- Lagefeststellung
  - Erkundung/Kontrolle

Phase 2:

- Planung
  - Beurteilung der Lagefeststellung
  - Entschluss

Phase 3:

- Befehlsgebung

Lagefeststellung

- Ort
- Zeit
- Wetter
- Verkehrslage

Schadenereignis/Gefahrenlage

- **Schaden:**
  - Schadenart
  - Schadenursache
- **Schadenobjekt:**
  - Art
  - Größe
  - Material
  - Konstruktion
  - Umgebung
- **Schadenumfang:**
  - Menschen
  - Tiere
  - Sachwerte

Schadenabwehr/Gefahrenabwehr

- **Führung:**
  - Führungsorganisation
  - Führungsmittel
- **Einsatzkräfte:**
  - Stärke
  - Gliederung
  - Verfügbarkeit
  - Ausbildung
  - Leistungsvermögen
- **Einsatzmittel:**
  - Fahrzeuge
  - Geräte
  - Löschmittel
  - Verbrauchsmaterial

Planung

Beurteilung:

- Welche Gefahren sind für Mensch, Tiere, Umwelt und Sachwerte erkannt?
- Welche Gefahr muss zuerst und an welcher Stelle bekämpft werden?
- Welche Möglichkeiten bestehen für die Gefahrenabwehr?
- Vor welchen Gefahren müssen sich die Einsatzkräfte hierbei schützen?
- Welche Vor- und Nachteile haben die verschiedenen Möglichkeiten?
- Welche Möglichkeit ist die beste?

Entschluss:

- Ziele
- Einsatzschwerpunkte
- Einteilung der Kräfte
- Bewegungsabläufe
- Ordnung des Raumes
- Fernmeldeverbindung
- Versorgung

Befehl

Allgemeine Inhalte:

- Einsatzform (Zugverband, Einsatz mehrerer Einheiten)

Befehl an einzelne Mannschaftsteile:

- Einsatz
- Auftrag
- Mittel
- Ziel
- Weg

4.2 Gefahren an der Einsatzstelle

Grundsätzlich gilt:

- Erkennen von Gefahren
- Taktisch richtiges Vorgehen
- Verwendung notwendiger Schutzausrüstung
- Beachtung der Unfallverhütungsvorschriften

Der Notfallmediziner und sein Team sind nicht erst an der Einsatzstelle, sondern bereits ab dem Zeitpunkt der Alarmierung einer erhöhten Gefahr ausgesetzt (z. B. Einsatzstichwort).

Bereits die Fahrt zur Einsatzstelle birgt viele potentielle Gefahren. Der Notarzt als Beifahrer kann hier entscheidend zur Sicherheit beitragen (z. B. Orientierung, Anfahrtshilfe etc.).

Beeinflussende Faktoren:

- Meldebild
- Dringlichkeit
- Psychischer und physischer Momentzustand
- Verkehrssituation
- Wetter
- Straßenzustand
- Art und technischer Zustand des Fahrzeuges
- Möglichkeit der Stressbewältigung

Wichtig
Eigenschutz geht vor!

Auf ausreichende Sicherheitsabstände bei Strom-, Gefahrgut- und Strahlenunfällen sowie Feuer und Gasgeruch ist zu achten. Ein Sicherheitsabstand ist auch dann wichtig, wenn es am Unfallort zu Gewalttätigkeiten kommen sollte. Evtl. erforderliche Fachdienste und deren Eintreffen können abgewartet werden, ohne den Eigenschutz zu vernachlässigen.

Die persönliche Schutzausrüstung sollte den jeweiligen Einsatzstellen entsprechend angepasst werden, z. B. Feuerwehrhelm bei Einsätzen auf Baustellen, Verkehrsunfällen etc.

Gefahren an der Einsatzstelle bestehen für:

- Menschen
- Eigene Kräfte
- Fremde Personen
- Tiere
- Sachwerte
- Umwelt
- Gerätschaften (Equipment)

Hauptgefahren

Die Hauptgefahren an der Einsatzstelle sind in einer sog. Gefahrenmatrix zusammengefasst:

- **A**temgifte
- **A**usbreitung
- **A**ngst- und Panikreaktion
- **A**tomare Gefahren
- **C**hemische Gefahren/
- **B**iologische Gefahren
- **E**xplosion
- **E**insturz
- **E**rkrankung/Verletzung
- **E**lektrizität
- + Allgemeine Gefahren (Zusatzgefahren)

Trifft eines der potentiellen Gefahren auf den jeweiligen Einsatz zu, ist weiterhin die **Intensität** und die **Wahrscheinlichkeit** in Hinblick auf die Gefährdung zu unterscheiden in:

- Erhebliche Gefährdung
- Mittlere Gefährdung
- Geringe Gefährdung

Die Gefahr besteht aus drei Einzelkomponenten:

1. Ereignis
2. Gefährdetes Objekt
3. Gefahrenwirkung

Gefahren

Gefahren im Straßenverkehr

Einsatzstellen im Straßenverkehr sind in beide Verkehrsrichtungen abzusichern.

Absicherung der Einsatzstelle

Jeder Rettungsdiensteinsatz an einer Einsatzstelle, die sich im Verkehrsbereich oder nah eines Verkehrsbereichs befindet, ist gefährlich. Selbst abgestellte Rettungsdienstfahrzeuge sind für andere Verkehrsteilnehmer ein Blickpunkt und lenken sie vom restlichen Verkehrsgeschehen ab.

Die Absicherung ist abhängig von der Straßenart (Ortsstraße, Landstraße, Bundesautobahn).

Richtwerte zur Absicherung an der Einsatzstelle

- Straßen innerhalb geschlossener Ortschaften: 60 m entgegen der Fahrtrichtung
- Bundesstraßen, Landstraßen: 200 m entgegen der Fahrtrichtung
- Autobahnen: 800 m entgegen der Fahrtrichtung

4

Wichtig
Eine Absicherung sollte mindestens am Anhalteweg beginnen.

- Bei der Absicherung kommt Folgendes zum Einsatz:
  - Warndreieck
  - Warnleuchten
  - Blitzleuchten
- An den Einsatzfahrzeugen sind die Rundumkennleuchten, Front- und Heckblitzer sowie Warnblinker einzuschalten.
- Ist durch eine Absicherung keine ausreichende Sicherheit herzustellen, ist eine Vollsperrung notwendig. Einsatzkräfte sind dazu ermächtigt.
- Fahrzeuge können auch so aufgestellt werden, dass sie zwischen dem herannahenden Verkehr und den arbeitenden Einsatzkräften stehen (Prellbock).
- Dennoch muss ein Nachrücken weiterer Kräfte möglich sein.
- Fahrzeuge mit dem höchsten Einsatzwert stehen als nächstes zum Schadensort.
- Eine Umleitung in oder eine Sperrung von der Einsatzstelle vorgelagerten Abschnitten ist ausschließlich Aufgabe der Polizei.

Gefahren im Schienenverkehr

Bahnanlagen sind vor allem wegen der hohen Geschwindigkeit von Zügen und den langen Anhaltewegen gefährlich; besonders zu berücksichtigen ist auch die Elektrizität in diesem Bereich.

Die Bahn muss sofort, d. h. bereits bei der Notfallmeldung durch die Leitstelle benachrichtigt werden. Hier ist eine jeweilige Rückversicherung notwendig. Der Schienenverkehr ist soweit notwendig einzustellen. Sicherungsmaßnahmen gegen elektrische Gefahren müssen getroffen werden.

Wichtig
Vor dem Betreten eines Gleiskörpers ist die Bestätigung des Bahnmanagers über die stillgelegte Strecke einzuholen.

Gefahren in elektrischen Anlagen

Unterscheidung:

a) Niederspannung
  - <1000 Volt Wechselstrom 500 Hz oder 1500 Volt Gleichstrom
  - Sicherheitsabstand mindestens 1 m
  - Sicherung entfernen
  - Netzstecker ziehen
  - »Not aus«-Schalter betätigen
  - Sich erst dann dem Patienten nähern

b) Hochspannung
  - >1000 Volt Wechselspannung oder 1500 Volt Gleichstrom
  - Bis zur Bestätigung der Spannungsfreiheit Mindestabstand von 5 m einhalten
  - Ausnahme spannungsführende Teile bei der Bahn: hier beträgt der Mindestabstand 1,5 m
  - Sicherheitsabstand so lange einhalten, bis feststeht, dass die Anlage abgeschaltet, geerdet und spannungsfrei ist

Ist eine Hochspannungsleitung gerissen und berührt sie den Boden, bildet sich ein Spannungstrichter. Bei gut leitenden Böden wie Lehm ist der Trichter klein, bei schlecht leitenden wie trockenen Böden ist er groß.

Dringt man mit großen Schritten in einen Spannungstrichter ein, so berührt man mit seinen Füßen unterschiedliche Spannungsbereiche. Es kommt zu einem Stromfluss im menschlichen Körper mit gefährlicher Stromstärke. Eine Annäherung bis 20 m ist zulässig, jedoch nur mit kleinen Schritten.

Wichtig
Wenn Strom abgeschaltet wird: Gegen ein Wiedereinschalten sichern!

Bei Annäherung an stromführende Teile besteht besonders bei Hochspannung die Gefahr des Stromüberschlages (Lichtbogen), was zu erheblichen Brandverletzungen führen kann.

4.3 Luftrettungseinsatz

Am 01.11.1970 wurde der erste Rettungshubschrauber in München-Harlaching durch den ADAC in Betrieb genommen. Seitdem hat sich in Deutsch-

land ein flächendeckendes öffentlich-rechtliches Luftrettungssystem für Primär/Notfalleinsätze entwickelt. Die Luftrettungsstationen werden von unterschiedlichen Betreibern vorgehalten:
- ADAC Luftrettung
- Deutsche Rettungsflugwacht (DRF)
- Team DRF
- Katastrophenschutz (Verwaltung durch ADAC Luftrettung)
- Katastrophenschutz
- Sonstige

Was ist Luftrettung?
- Die Luftrettung – die schnelle medizinische Hilfe aus der Luft per Hubschrauber – ist integrierter und ergänzender Bestandteil des öffentlich-rechtlichen Rettungsdienstes
- Geregelt wird dies in den jeweiligen Rettungsdienstgesetzen der Bundesländer
- Die Hubschrauber werden von den Standortleitstellen bzw. von überregionalen Koordinierungsleitstellen eingesetzt

Was leistet Luftrettung?
- Schnelles Heranführen des Notarztes, dadurch besteht die Möglichkeit, Hilfsfristen einzuhalten
- Unabhängigkeit von schlechten Straßenverhältnissen wie Stau, Eis oder Überschwemmung
- Unabhängigkeit von topographischen Hindernissen
- Rettung aus unwegsamem Gelände
- Schonender, schneller Transport in die nächste geeignete Klinik

Aufgaben:
- Notfallrettung /Primärtransporte
- Intensivtransporte/Sekundärtransporte
- Suchflüge
- Organtransporte
- Heranführen von Spezialkräften
- Koordinierung/Überblick bei Großschadenslagen
- Transport von mehreren Verletzten

Grenzen der Luftrettung:
- Schlechte Wetterbedingungen (Nebel, Sturm, Vereisung)
- Landungen in unbekanntem Gelände bei Nacht (◘ Tab. 4.1)

Zudem existieren noch weitere privater Anbieter, die in das öffentlich-rechtliche System integriert sind, sowie eine flächendeckende Vorhaltung von Intensivtransporthubschraubern (ITH).

Die Luftrettung ist hoheitliche Aufgabe des Landes. Für die Festlegung der Stationierung sind die Innenministerien zuständig. Aufsichts- und entscheidungsbefugt sind die Innenministerien und Krankenkassen. Die Luftrettungsstationen werden Kernträgern (Kreise, kreisfreie Städte) zugeordnet, die wiederum den Rettungshubschrauber (RTH) einer Trägergemeinschaft (benachbarte Kreise und kreisfreie Städte) zur Verfügung stellen.

◘ **Tab. 4.1.** Gegenüberstellung Luftrettung/Bodenrettung

Luftgebundener Rettungsdienst	Bodengebundener Rettungsdienst
Positiv	**Positiv**
Schneller, flexibler Einsatz	Gute räumliche und technische Voraussetzung für Behandlung und Überwachung
Negativ	**Negativ**
Eingeschränkte Behandlungsmöglichkeit Eingeschränkte Lagerungsmöglichkeit Tageszeit- und wetterabhängig	Lange Transportzeiten Starke Erschütterungen

Die RTH werden über die Notrufnummer 112 angefordert.

Die tägliche Einsatzzeit beginnt um 7 Uhr bzw. bei Sonnenaufgang und endet bei Sonnenuntergang. Der reguläre Einsatz von Primärrettungshubschraubern in der Nacht ist nicht vorhanden und wird zurzeit an einigen Standorten getestet. Aufgrund der notwendigen hohen Sicherheitsstandards und einem damit verbundenen Zeitverlust ist in Zukunft nicht mit einem derartigen Ausbau zu rechnen.

Die RTH müssen spätestens 2 min nach Alarmierung gestartet sein und sich auf dem Anflug zum Notfallort befinden. Der Einsatzradius beträgt in der Regel 50 km. Doch können auch 60–70 km entfernte Ziele in ca. 15 min erreicht werden.

Der Luftrettungseinsatz wird durch den öffentlichen Rettungsdienst finanziert und steht jedem Menschen zur Verfügung. Die entstehenden Kosten werden anteilig von den Krankenkassen, den Trägern der Rettungsdienste, dem Bund oder privaten Betreibern übernommen.

Besatzung

Die Besatzung besteht aus einem Piloten, der ein hohes Maß an Flugerfahrung besitzen muss. Bei Nachtflügen sind bei den öffentlich-rechtlichen Luftrettungsunternehmen zwei Piloten vorgeschrieben. Je nach Maschinentyp und Institution wird ein Bordtechniker vorgehalten, der sowohl für den technischen Zustand der Maschine als auch für Sonderaufgaben (Windenführung etc.) zuständig ist.

Hinzu kommt ein Rettungsassistent, der über eine zusätzliche Ausbildung zum Luftrettungshelfer (HEMS-Crew Member) nach JAR-OPS 3 ausgebildet sein muss. In dieser Ausbildung werden ihm neben technischen Grundlagen und Wetterkunde auch navigatorische Grundlagen vermittelt. Der Luftrettungshelfer ist für die technische Einsatzbereitschaft der medizinisch-technischen Ausrüstung verantwortlich.

Der Notarzt muss (länderspezifisch) den Fachkundenachweis »Arzt im Rettungsdienst oder die Zusatzbezeichnung Notfall/Rettungsmedizin besitzen. Die meisten Betreiber verlangen jedoch einen Facharztstandard und die weitere Qualifikation »Kurs Intensivtransport« der Deutschen Interdisziplinären Vereinigung für Intensivmedizin (DIVI).

Ausstattung

Die medizinische Ausstattung ist in der DIN EN 13230 vorgeschrieben. Darüber hinaus sind auf den jeweiligen Stationen jedoch meistens je nach Zuladekapazität weitere Mittel vorhanden. Die Ausstattung muss den aktuellen Erkenntnissen der Notfallmedizin sowie dem notwendigen Ausbildungsstand des Personals angepasst sein. Hierbei ist ein Gleichgewicht zwischen medizinischen Erfordernissen, technischen Möglichkeiten, praktischer Nutzbarkeit und wirtschaftlichen Grenzen anzustreben.

Platzangebot

Der vorhandene Platz in Rettungshubschraubern und Intensivtransporthubschraubern ist deutlich eingeschränkter als bei einem RTW/ITW. Dies ist einsatztaktisch bei der Versorgung der Patienten zu berücksichtigen.

Einsätze

Die Einsatzverteilung von Rettungshubschraubern ist regionalen Unterschieden vorbehalten (◘ Abb. 4.1).

> **Wichtig**
> Der luftgebundene Rettungsdienst hat die Aufgabe, die Mittel des bodengebundenen Rettungsdienstes zu unterstützen und zu ergänzen, nicht jedoch sie zu ersetzen.

Einsatztaktik

Primärversorgung:

- Das schnelle Heranführen des Notarztes, um den Patienten zu versorgen

Primärtransport:

- Versorgung durch den RTH-Notarzt und schonender Transport in die nächste geeignete Klinik

Sekundärtransport (Interhospitaltransfer):

- Medizinisch indizierte Verlegung eines Patienten von einer Klinik in eine andere

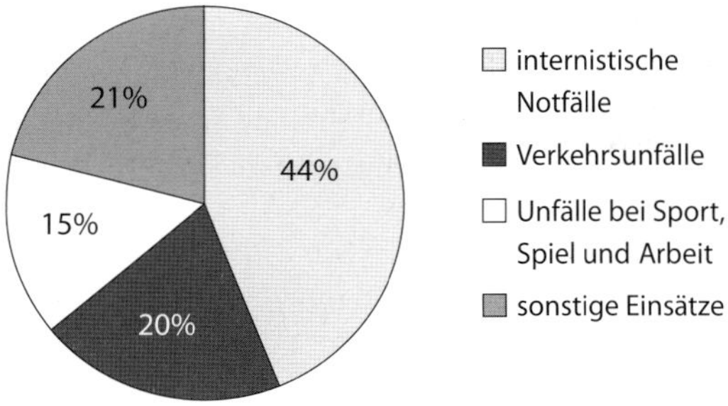

Abb. 4.1. Einsatzverteilung von Rettungshubschraubern

Sonstige Einsätze:
- Suchflug, Organ-, Team- oder Bluttransport, Einsätze im Katastrophenfall

Landeplatzkriterien

- Größe für EC 135: ca. 30-mal 30 m

Verhalten bei Landung eines Rettungshubschraubers (RTH)

- An der Landestelle **niemals** Tücher oder sonstige Zeichen auslegen
- Immer Sichtkontakt zum Piloten halten
- Niemals von hinten an den RTH herantreten (Heckrotor)
- Bei Annäherung an den RTH nicht laufen
- Hände unten halten
- Immer vorne um den Hubschrauber herumgehen
- Unterschiedlichen Abstand zum Rotor bei schrägen Gelände beachten
- Absperrung gegenüber anderen Verkehrsteilnehmern und Personen
- RTH auf mögliche Hindernisse (Leitungen) hinweisen

Bei der Landung auf eng begrenzten Landeplätzen kann die Beeinträchtigung durch den sog. Downwash der Rotorblätter nicht immer verhindert werden. Das bedeutet für das Rettungspersonal am Boden, diesen Umstand rechtzeitig vor der Landung des RTH zu berücksichtigen, indem:

- die Notfallpatienten unbedingt geschützt werden,
- Türen und Fenster der Einsatzfahrzeuge geschlossen sind,
- Decken, Kissen oder andere Ausrüstungsgegenstände entsprechend gesichert werden.

Durchführung des Einsatzes

Flight Crew:
- Vorflugkontrolle
- Flugdurchführung
- Durchführung des Rückflugs
- Unter Umsetzung der medizinischen Anforderungen an das Flugprofil
- Kommunikation
- Leitstelle/Luftaufsicht

Medical Crew:
- Equipmentkontrolle
- Unterstützung im Anflug
- Optimierung des Bodentransports
- Patientenversorgung
- Patientenbetreuung an Bord
- Kommunikation mit der Leitstelle

Navigation

- System nach Grad/Kilometer
- Angaben aus dem Stadtatlas
- Angaben markanter Punkte in der Nähe
- Planquadratesystem
- Geographische Koordinaten GPS (»global positioning system«)

Hubschraubertypen

- **BK 117:**
  - Der leistungsstarke, 2-motorige »Allrounder« für Windenoperation über schwer zugänglichem Gelände, im Gebirge, über See und für Intensivtransporte
  - Reisegeschwindigkeit: 241 km/h
- **EC 135:**
  - Die moderne, wendige, schnelle und leise Maschine als Nachfolgetyp für die BO 105
  - Reisegeschwindigkeit: 241 km/h
- **BK117-C2/EC 145:**
  - Nachfolgemuster der BK 117 mit neuer Zelle
  - Bewährte Komponenten aus der EC-135-Serie übernommen
  - Idealer Intensivtransporthubschrauber

- **MD 900:**
  - Durch den ersetzten Heckrotor (Notar-System) ein leiser Hubschrauber mit großem Innenraum
  - Reisegeschwindigkeit: 241 km/h
- **Bell 222:**
  - Einer von 2 typischen Intensivtransportern mit 2 Turbinen, großem Innenraum, großer Reichweite und hoher Zuladungsmöglichkeit
- **Bell 412:**
  - Typischer Intensivtransporthubschrauber
  - Gute Zugangsmöglichkeiten zum Patienten
  - Große Reichweite
- **Augusta 109:**
  - Primär- und Sekundärrettung
  - Hohe Leistungsfähigkeit
  - Hauptsächlich von der REGA eingesetzt

4.4 Technische Rettung

Die technische Rettung ist für die Versorgung von Patienten bei Verkehrsunfällen sehr wichtig. Ferner kann aber auch die Rettung von Patienten auf Baustellen oder Industrieanlagen nur unter Zuhilfenahme technischer Unterstützung möglich sein. Die technische Rettung wird in Deutschland durch die Feuerwehren gewährleistet, in einigen Bereichen auch durch das technische Hilfswerk.

Eine technische Rettung ist notwendig, wenn der Patient aus eigener Kraft oder durch das Rettungsdienstpersonal nicht aus einer Zwangslage befreit werden kann. Die Versorgung ist dann nur mit dem Einsatz technischer Mittel möglich. Das Rettungsdienstpersonal muss über die Möglichkeiten und die Gefahren der eingesetzten Gerätschaften Kenntnis haben, um eine zielgerichtete und patientenorientierte Versorgung zu gewährleisten. Nur durch die Kenntnis kann das Rettungsdienstpersonal effiziente Maßnahmen zur Stabilisierung der Vitalfunktionen durchführen, ohne die technische Rettung zu behindern.

Technische Rettung bedeutet auch die Kombination von technischer Hilfeleistung mit medizinischer Hilfe.

An der Unfallstelle müssen nach Sichtung und Erkundung der Lage schnell Entscheidungen getroffen werden. Bei der Befreiung eines Patienten aus seiner Zwangslage muss unterschieden werden zwischen:

- Crash-Rettung
- Patientenorientierte Rettung

Zunächst muss die Gefährdung des Patienten und der Einsatzkräfte beurteilt werden. Es schließen sich der erste Eindruck und lebensrettende Sofortmaßnahmen an, sofern eine akute Gefährdung ausgeschlossen wurde. Die Rettung wird unter medizinischer Überwachung und Unterstützung der Vitalfunktionen durchgeführt. Im Anschluss wird der Patient aus seiner Lage befreit, dann folgt die weitere medizinische Versorgung des Patienten.

Der Notarzt entscheidet in enger Absprache mit dem Einsatzleiter der Feuerwehr, ob eine Crash-Rettung oder eine patientenorientierte Rettung in der jeweiligen Situation sinnvoll ist; dabei werden alle aktuellen Gegebenheiten berücksichtigt. Der Notarzt legt somit die Dringlichkeit und Reihenfolge fest, der Einsatzleiter bestimmt die Art der technischen Rettung. Ist eine medizinische Betreuung während der Befreiung notwendig, so geschieht dies in Absprache mit dem Einsatzleiter. Gegebenfalls notwendig werdende Unterbrechungen der technischen Rettung zur Durchführung weiterer medizinischer Maßnahmen müssen klar formuliert werden. Der Patient muss regelmäßig bzgl. seiner Vitalfunktionen (ABCDE) reevaluiert werden. Wird eine akute Verschlechterung festgestellt, muss ggf. eine andere Taktik zugunsten eines beschleunigten Vorgehens gewählt werden.

Die Aufteilung des Raumes bei einer technischen Rettung:

- Bereitstellungsraum: (10 m Radius)
  - Gerät für die technische Rettung
  - Rettungsdienst
- Arbeitsraum: 5 m Radius
- Unfall: 1–2 m Radius

Außerhalb des Bereitstellungsraumes ebenfalls notwendig sind:

- Abladehaufen
- Schrottplatz

Bei der patientenorientierten Rettung unterscheidet man:
- Zugangsöffnung
- Betreuungsöffnung
- Rettungsöffnung
- Rettung und Befreiung

Zugangsöffnung
- Um eine Zugangsmöglichkeit in den Innenraum des Fahrzeugs zu schaffen
  - durch das Seitenfenster o. Ä.
- Feststellung:
  - Wie viel Personen?
  - Verletzungsmuster?
  - Kritisch/nicht kritisch?

Betreuungsöffnung
- Um eine Betreuung des Patienten zu gewährleisten
- Um evtl. erste medizinische Maßnahmen durchzuführen
- Um die Befreiung aus dem Fahrzeug vorzubereiten

Rettungsöffnung
- Nach der medizinischen Versorgung und Betreuung kann der Patient aus dem Fahrzeug befreit werden

Gerätschaften
Schere/Spreizer
Die Rettungsschere und der Rettungsspreizer werden auch als schweres Gerät bezeichnet. Sie existieren einzeln oder auch als Kombinationsgeräte. Diese Geräte sind schwer und unhandlich, deshalb sind sie in ihrer Beweglichkeit und ihrem Bewegungsumfang deutlich eingeschränkt. Der Spreizer muss ab einer bestimmten Gewichtsklasse von 2 Einsatzkräften geführt werden. Dabei kann die Rettungsschere in der Regel von einer Person eingesetzt werden. Beide Gerätschaften werden hydraulisch betrieben. Hierfür ist ein Hydraulikkompressor notwendig. Diese Kompressoren werden elektrisch oder durch einen Verbrennungsmotor angetrieben. Die Geräte können abhängig vom Aggregattyp und der Hydraulikschlauchlänge ortsveränderlich eingesetzt werden.

Hebekissen
Ein Hebekissen ist ein ca. 5–10 cm dickes Kunststoffkissen, das mit Pressluft aufgeblasen werden kann und somit seine Höhe auf 30–60 cm verändern kann. An Pressluft sind Drücke zwischen 1–7 bar notwendig. Damit können Lasten bis zu 40 t angehoben oder auseinandergedrückt werden.

Die Rettung von Verletzten unter der Last darf erst nach einer ausreichenden Absicherung und nach Abschluss des Hebevorganges durchgeführt werden.

Plasmaschneidgerät
Es handelt sich dabei um ein Lichtbogenschweißverfahren, bei dem ein Plasmastrahl, d. h. ein in Elektronen und Ionen zerlegtes Gas (meist Argon, Stickstoff oder Wasserstoff), und ein überlagertes Schutzgas, gewöhnlich Argon mit Wasserstoffzusatz, zugeführt werden. Im Plasmastrahl schmelzen Werkstück- und Zusatzwerkstoff. Beim Luftplasmaschneidverfahren werden weder Argon, Stickstoff noch Wasserstoff, sondern Druckluft und Drehstrom benötigt.

Rettung aus Höhen und Tiefen
Das Retten von Patienten aus hohen und tiefen Einsatzstellen ist ein schwieriges Unterfangen. Wo bei dem einen Einsatz die Drehleiter oder die Hubrettungsbühne der Feuerwehr eine große Hilfe sein kann, ist sie beim nächsten Einsatz nur von geringem Einsatzwert. Hierfür werden Spezialkräfte notwendig, die in Deutschland noch nicht flächendeckend vorhanden sind, jedoch an bestimmten Schwerpunkten von Organisationen (z. B. Feuerwehr) vorgehalten werden.

Um hohe Vorlaufzeiten zu verhindern, müssen derartig notwendige Maßnahmen bereits durch ersteintreffende Kräfte des Rettungsdienstes veranlasst werden.

4.5 Sekundär-Intensivtransport

Bedingt durch die zunehmende Spezialisierung einzelner Fachkliniken und Behandlungsmaßnahmen, sowie die erweiterte Indikationsstellung für bestimmte Verfahren, kommt es seit einigen Jahren zu einem Anstieg von Sekundär-Intensivtransporten. Schätzungen gehen von einem Transportaufkommen <100.000 Einsätze in Deutschland pro Jahr aus. Da es sich häufig um kritische Patienten handelt, ist hierfür neben einer besonders hohen Motivation auch intensivmedizinisches Fachwissen notwendig.

Der 40-Stunden-Kurs »Intensivtransport« der DIVI vermittelt die wichtigsten Inhalte.

Bei Sekundäreinsätzen ist zu unterscheiden:

- **Nicht disponibler Transport**
  - Transport <30 min (sofort)
  - Transport <2 h (dringend)
- **Disponibler Transport**
  - Transport <24 h (Tagesverlauf)
  - Transport >24 h (Folgetag/e)

Verlegungsgrund:

- Diagnostik
- Operation/Intervention
- Intensivtherapie

Die Wahl des Transportmittels:

Der anfordernde Arzt stellt die Indikation für einen Intensivtransport und die Wahl des Transportmittels. (Hierbei ist bundesweit leider noch Schulungsbedarf notwendig.)

Abhängig von:

- Art und Schwere der vitalen Bedrohung
- Verfügbarkeit
- Lage des abgebenden und aufnehmenden Krankenhauses
- Tageszeit
- Wettersituation

Anfrage an das Krankenhaus:

- Anfrage der Leitstelle
- Ggf. Weiterleitung an eine zentrale Koordinierungsstelle für Einsätze des sog. Sekundär-/Verlegungsbereiches

Folgende Angaben werden bei einer Einsatzforderung benötigt:

- Abgebende Krankenhaus und aufnehmende Krankenhaus, mit Ansprechpartner und Telefonnummer (Durchwahl)
- Persönliche und medizinische Angaben zum Patienten
- Kurzdiagnose, Vitalparameter: Kreislauf, Atmung mit evtl. speziellen Beatmungsmustern, Bewusstsein
- Angaben zu speziell benötigten medizinischen Geräten (IABP usw.)
- Gewünschter Zeitpunkt der Abholung oder wann der Patient im aufnehmenden Krankenhaus eintreffen soll
- Kostenträger
- Eingang des Transportauftrags von der Leitstelle – ggf. Fax mit ersten Daten
- Der Pilot erhebt aktuelle Wetterdaten und geplante Flugstrecke
- Der Fahrer plant die Strecke
- Der Rettungsassistent führt Gerätecheck durch und passt ggf. das Equipment an
  - Arzt-zu-Arzt-Gespräch
  - Der transportbegleitende Arzt meldet sich telefonisch beim Arzt der abgebenden Klinik
  - Erhebung des medizinischen Sachverhaltes inkl.
    - Anamnese
    - Zeitlicher Verlauf der Erkrankung
    - Angaben über kürzlich erfolgte Operationen
    - Bisherige intensivmedizinische Therapie
    - Aktueller Gesundheitszustand (Bewusstseinslage, Analgosedierung)
- Erhebung des medizinischen Sachverhaltes inkl.
  - Atmung:
    - O_2-Bedarf
    - Tubus (oral/nasal)
    - Tracheostoma (Dilatation/konventionell)
    - Beatmungsmodus, Beatmungsdrücke, PEEP-Atemzugvolumen …
    - BGA-Verlauf und aktuelle Werte
    - Thoraxröntgen
    - Thoraxdrainagen (Anzahl, Lage, Fördermenge)
  - Kardiovaskulär:
    - Volumenstatus/-bedarf
    - Katecholamine (Anzahl, Dosierung)
    - Vasodilatoren (Anzahl, Dosierung)
  - Aktuelle Medikation:
    - Anzahl der Spritzenpumpen
    - Infektionsstatus: Temperaturen, Schutzmaßnahmen?
  - Besonderheiten:
    - Allergien
    - ICP-Sonde
    - IABP

Danach wird entschieden:

- Ist der Transport wie geplant durchführbar?
- Dringlichkeit und Vereinbarung des Abholzeitpunktes
- Evtl. weitere Maßnahmen zur Durchführung des Transportes veranlassen:
  - Invasives Monitoring
  - Aktuelles Thoraxröntgen plus BGA
  - Anpassung der Analgosedierung
  - Intubation und differenzierte Beatmung
  - Bereitstellung von Konserven
  - Zielklinik und dortiger Ansprechpartner

Wichtig

Der Zustand des Patienten bestimmt die technischen, logistischen und personellen Anforderungen – nicht umgekehrt!

Übernahme des Patienten

- Arzt-zu-Arzt-Gespräch am Patientenbett
  - Vergleich des Vorbefunds mit dem Ist-Zustand (Sepsis, ARDS)
  - Gemeinsame Durchsicht der aktuellen Patientenkurve
  - Übersicht gewinnende körperliche Untersuchung
  - Entscheidung, ob der Transport durchführbar ist
  - Ggf. noch durchzuführende Maßnahmen:
    - Nicht im ITW/ITH/Lear-Jet …
    - Kein »spielerisches« Umstellen der Therapie
    - Übernahme des Patienten mit aktuellem Arztbrief und den aktuellen Befunden
    - Einholung von näheren Informationen des betreuenden Pflegepersonals
    - Gerätevorbereitung
- Kontrolle von:
  - Kathetern (Lage und Fixierung)
  - Drainagen (Lage und Fixierung)
  - Tubus (Lage und Fixierung)
  - Konzentration und Flussraten der Medikation
  - Wandanschluss des Transportrespirators
- Beatmungsparameter an Transportrespirator einstellen
- Ausreichende Sedierungstiefe und evtl. Tubusklemme (PEEP)
- BGA nach 10 min
- Alarmgrenzen des Monitorings auf Transportmonitor übernehmen und ggf. anpassen
- Bei der Übernahme sollten zu jedem Zeitpunkt die Vitalparameter erfasst werden
- Wechsel der Perfusoren
- Katecholamine beachten (überlappender Gebrauch von 2 Perfusoren)
- Trennung von Wandanschlüssen
- **Information der aufnehmenden Klinik**
  - Über Ankunftszeit und evtl. Veränderungen des Patientenzustandes
  - **Ist der Patient jetzt in einem kardiorespiratorisch stabilen Zustand, wird er auf die Intensivtransporttrage umgelagert**
    - Kopfende; eine Hand für den Tubus
  - Ausreichend lange Phase der Stabilisierung nach Überlagerung beachten
  - Nochmalige Kontrolle der Vitalparameter, Tubus, Auskultation, BGA, Drainagen, Katheter

Übergabe des Patienten

- Hier gelten dieselben Kriterien wie bei der initialen Übernahme des Patienten
- Information über
  - Grunderkrankung
  - Klinischer Verlauf
  - Besonderheiten während des Transportes
- Umlagerung

Dokumentation

Sämtliche Informationen ab Beginn des Auftrages über Transportvorbereitung, Arzt-Arzt-Gespräch, Patientenbefunde, Patientenübernahme, Transportverlauf und Transportübergabe sind obligat auf einem Protokoll schriftlich festzuhalten. Hierfür empfiehlt sich die jeweils aktuelle Version des DIVI-Protokolls für Intensivtransporte (aktuelle Version 1.0).

Wichtig

Änderungen der aktuellen Therapie stellen die bisherige Behandlung nicht in Frage. Für den Transport eines Intensivpatienten gelten jedoch andere Anforderungen unter veränderten Bedingungen.

4.6 Übergabe und Übernahme von Patienten

Eine entscheidende Schnittstelle in der Patientenversorgung von Notfallpatienten ist die Übergabe in der Notaufnahme des Krankenhauses. Ebenso wichtig ist jedoch auch die Übernahme von anbehandelten/vorbehandelten Patienten von niedergelassenen Kollegen, kassenärztlichem Notdienst oder Notärzten. Hierbei ist auf eine kompetente Weitergabe der Patienteninformationen zu achten.

Die Schnittstellenproblematik jedoch führt dazu, dass Übergaben sehr inhomogen ablaufen. Das kann trotz der immensen Wichtigkeit zu Informationsverlusten führen.

Übergabegespräch:

- Das Übergabegespräch muss so kurz wie nötig und so einfach wie möglich aufgebaut sein
- Die Weitergabe von Informationen muss in einer logischen, nach Wichtigkeit geordneten (taxonometrisch) Reihenfolge stattfinden

Übergabeschema:

- Patientenvorstellung
  - Name
  - Alter
  - Geschlecht
- Darstellung des Geschehens/Auffindesituation
- Vitalparameter, Bewusstseinszustand
- Verletzungen
- Anamnese
- Präklinische Maßnahmen
- Transportbesonderheiten
- Veränderungen im Verlauf
- Übergabe persönlicher Gegenstände
- Information über Angehörige
- Übergabe der Dokumentation

Störfaktoren Klinik

- Aufnehmender Kollege hört nicht zu/wendet sich ab
- Kein Ansprechpartner vorhanden
- Zuständigkeit
- Zeitdruck/Zeitmangel
- Vorurteile
- Mangelnde gegenseitige Kenntnisse
- Kommunikationsprobleme
- Sprachliche Probleme

Störfaktoren Rettungsdienst

- Desinteresse
- Unfreundlichkeit
- Mangelndes Wissen
- Ungenügende Dokumentation
- Qualifikationsunterschiede

Übernimmt man einen Patienten von einem vorbehandelnden Kollegen oder einem RTW/KTW-Team, ist das Einholen der benötigten Informationen von hoher Bedeutung. Diese Informationen entsprechen dem oben aufgeführten Schema. Werden nicht alle benötigten Informationen zur Verfügung gestellt, ist eine verständnisvolle, aber deutliche Nachfrage notwendig.

4.7 Gefahrstoffeinsatz

Der Anteil von gefährlichen Gütern an der Gesamtmenge aller Verkehrsträger nimmt zu.
Ursachen:

- Transport
- Lagerung
- Zwischenlagerung
- Verarbeitung
- Nichteinhalten der Sicherheitsbestimmungen

Die Substanzen sind entweder

- flüssig,
- fest oder
- gasförmig.

Chemische Substanzen sind innerhalb der Gefahrgutverordnung für die Beförderung von Gütern auf der Straße (GGVS) zusammengefasst. Nach der Einteilung richtet sich die Kennzeichnung der beförderten Güter mit Gefahrzetteln.

Kennzeichnung gefährlicher Güter

Gefährliche Güter müssen laut Gesetzgeber unter bestimmten Voraussetzungen gekennzeichnet sein. Es wird unterschieden zwischen der Kennzeichnung des Transportgutes und des Transportfahrzeuges.

Die Kennzeichnung erfolgt durch:

- **Gefahrzettel:**
  - Sie haben die Form eines auf die Spitze gestellten Quadrates mit Gefahrensymbol
  - Größe mind. 10-mal 10 cm an Containern, Tanks und Versandstücken
  - Größe mind. 25-mal 25 cm bei Transport in Tankfahrzeugen
- **Klasse 1:** Explosivstoffe und Gegenstände mit Explosivstoff
  - Unterklassen
  - Splitter, Sprengwirkung, Feuergefahr, massenexplosionsfähige Stoffe
- **Klasse 2:** Verdichtete, verflüssigte oder unter Druck gelöste Gase
- **Klasse 3:** Entzündbare flüssige Stoffe
- **Klasse 4:** Entzündbare feste Stoffe
- **Klasse 5:** Selbstentzündliche Stoffe
- **Klasse 6:** Giftige Stoffe
- **Klasse 7:** Radioaktive Stoffe
- **Klasse 8:** Ätzende Stoffe
- **Klasse 9:** Verschiedene gefährliche Stoffe und Gegenstände, die keiner anderen Klasse zuzuordnen sind
- **Warntafel:** orangefarbene Tafel
  - Die Warntafel ist in einen oberen und in einen unteren Teil aufgebaut:
    - Oberer Teil: Gefahrnummer
    - Unterer Teil: Stoffnummer

Gefahrnummer

Bei der Gefahrnummer handelt es sich um eine Zahl zur Kennzeichnung der Gefahr. Ist dieser Zahl ein X vorgestellt, so reagiert dieser Stoff in gefährlicher Art mit Wasser. Die Gefahrnummer besteht aus 2–3 Ziffern. Die Verdoppelung der Zahl weist auf eine Potentierung der Gefahr hin.

Nummern zur Kennzeichnung der Gefahr:

2 Entweichen von Gas durch Druck oder durch chemische Reaktion
3 Entzündbarkeit von flüssigen Stoffen (Dämpfen) und Gasen
4 Entzündbarkeit fester Stoffe
5 Oxydierende (brandfördernde) Stoffe
6 Giftigkeit
7 Radioaktivität
8 Ätzwirkung
9 Gefahr einer spontanen heftigen Reaktion
0 Ohne Bedeutung

Stoffnummer

Die Stoffnummer dient der Identifizierung des Stoffes anhand der UN-Liste (List of Dangerous Goods most commonly carried). Die Stoffnummer ist eine vierstellige Ziffer, mit der man den Stoff in verschiedenen Nachschlagewerken identifizieren kann.

Nachschlagewerke:

- Hommel: Handbuch der gefährlichen Güter
- Nüssler: Gefahrgut Ersteinsatz
- Kühn-Birett: Gefahrgut Schlüssel
- Kühn-Birett: Gefahrgut Merkblätter

Sehr gute und aussagekräftige Informationen erhält man auch über die Datenbank des Transport-Unfall-Informations- und Hilfeleistungssystems (TUIS). Die Warntafel und Gefahrzettel sind an amtlich vorgegebenen Stellen der Straßenfahrzeuge und Ladung anzubringen.

Unfallmerkblätter

Neben der Gefahrgutkennzeichnung müssen auf Fahrzeugen im Straßenverkehr sog. Unfallmerkblätter mitgeführt werden. Diese informieren über die Gefahren des Stoffes, Schutzmaßnahmen bei Leckage oder Feuer sowie über Maßnahmen der ersten Hilfe.

Maßnahmen bei einem Gefahrgutunfall

Sobald an der Einsatzstelle bekannt ist, dass es sich um eine Lage mit Gefahrgütern bzw. um einen Gefahrgutunfall handelt, ist die Leitstelle in der ersten Rückmeldung darüber zu informieren. Die Leitstelle wiederum alarmiert die Feuerwehr (sofern nicht geschehen), den Einsatzführungsdienst sowie die Polizei.

Ab jetzt gilt umso mehr: klares und strukturiertes Denken und Handeln

Eine Hilfestellung hierbei ist die GAMS-Regel.

- **G**efahr erkennen
- **A**bsperren
- **M**enschenrettung, wenn ohne Vernachlässigung des Eigenschutzes möglich
- **S**pezialkräfte anfordern

Folgende Inhalte sind für die Rückmeldung an die Leitstelle notwendig:
- Ausmaß des Schadens
- Beteiligte Personen
- Wie viele und wie viele unmittelbar gefährdet?
- Größe des Lecks
- Austritt und Aggregatzustand des austretenden Stoffes
- Stoffnummer

Fahrzeuge für den Gefahrstoffeinsatz sind bei den Feuerwehren in unterschiedlichen Bauvarianten vorhanden. Die Inhalte sind in der DIN 14555 Teil 12–14 genormt aufgeführt. In diesen Gerätewagen sind neben der persönlichen Schutzausrüstung auch Messgeräte, Pumpen, Abdichtmaterialien und Auffangbehälter verschiedenster Bauart enthalten.

Wichtig

Wichtige Regeln für einen Notarzt bei Gefahrstoffunfällen:
- Kennzeichnung wissen
- Nachschlagewerke benutzen
- Einsatzpotential der Feuerwehr kennen
- Erstmaßnahmen beherrschen

4.8 Sichtung

Bei einer Großschadenlage hat der medizinische Verantwortliche die Aufgabe, die individualmedizinische Versorgung der Patienten zu gewährleisten. Um dieser Vorgabe gerecht zu werden, muss er sich einen schnellen Überblick über die Anzahl der Verletzten, deren Verletzungen und der jeweiligen Verletzungsschwere machen. Dies geschieht mit der Sichtung. Der für die Sichtung verantwortliche Arzt hat – unter Einschränkung diagnostischer Möglichkeiten für die Vitalparameter – nach einer kraniokaudalen Übersichtsuntersuchung das Sichtungsergebnis festzuhalten. Dass je nach Größe der Lage und Anzahl der Patienten nur 30–60 s pro Patient für die erste Sichtung zur Verfügung stehen, muss dabei berücksichtigt werden.

In einer von der Schutzkommission beim Bundesminister einberufenen Konsensuskonferenz wurden an der Akademie für Notfallplanung und Zivilschutz am 15.03.2002 von erfahrenen (Leitenden) Notärzten, Repräsentanten verschiedener Organisationen und Institutionen folgende gemeinsame Grundlagen für die Anwendung von Sichtungskategorien bei Großschadensereignissen und Katastrophen erarbeitet:
- Rot = Sichtungsgruppe I
- Gelb = Sichtungsgruppe II
- Grün = Sichtungsgruppe III
- Grau oder blau oder schwarz = Sichtungsgruppe IV

Die quantitative und qualitative Intensität der einzelnen Sichtungskategorien sind von der Art und der Größe des Schadensereignisses abhängig.

Die durchschnittliche Verteilung der einzelnen Sichtungskategorien ist:
- T1: 20%
- T2: 20%
- T3: 40%
- T4: 20%

Sichtungskategorien
- **T1:** Unmittelbar vitale Bedrohung, die einer sofortigen Behandlung bedarf
- **T2:** Schwerverletzter Patient, der nicht vital gefährdet ist
- **T3:** Leichtverletzte oder unverletzte Patienten
- **T4:** Patienten, die aufgrund ihrer Verletzungsschwere unter Beachtung der Gesamtlage ihre Verletzung nicht überleben werden

Dokumentation

Die Dokumentation der Sichtung ist Bestandteil der Sichtung. Deshalb muss das Ergebnis der Sichtung auf einheitlichen Sichtungskarten und Protokollen dokumentiert werden.
Voraussetzungen:
- Nummern-Code
- Eindeutige Zuordnung zu einem Patienten
- Quittierungsmöglichkeit

Sichtungskarten

In der Bundesrepublik Deutschland gibt es kein einheitliches System zur Dokumentation des Sichtungsereignisses.

- Das Material der Karten muss wind- und wasserfest sein und die Möglichkeit der variablen farblichen Kennzeichnung erfüllen
- Es muss eine höchstmögliche Materialstabilität, auch bei extremen Temperaturen und Wettereinflüssen, besitzen
- Gute Beschreibbarkeit mit handelsüblichen Stiften sollte möglich sein
- Auf der Karte muss neben den Personalien, dem Geschlecht, Allergien usw. das Verletzungsmuster dokumentiert werden
- Gute Erkennbarkeit des Sichtungsergebnisses sollte auch aus größerer Entfernung möglich sein
- Die Möglichkeit der Nachsichtung und ggf. der Veränderung der Sichtung ist notwendig
- Gute Befestigungs- bzw. Umhängemöglichkeit an der zu sichtenden Person sind notwendig

In der Sichtungskarte sollten sich Aufkleber mit der einheitlichen, dann diesem Patienten zugeordneten Nummer befinden.

Behandlungsprotokoll

Des Weiteren sollte ein Behandlungsprotokoll vorhanden sein. Auf diesem werden die im Verlaufe der Behandlung und Betreuung erhobenen Vitalparameter, erhobenen Befunde und verabreichten Medikamente festgehalten.

4.9 Einsatzeinheiten/SEG

Bei der Bewältigung von Großschadensereignissen ist der Regelrettungsdienst mit seinen Kapazitäten schnell ausgeschöpft. Hierzu benötigt man weitere leistungsfähige Kräfte.

Einsatzeinheiten oder Schnelleinsatzgruppen sind kleine und flexible, multifunktionale Einheiten, die von den am Rettungsdienst beteiligten Hilfsorganisationen im sog. »erweiterten Rettungsdienst« vorgehalten werden. Sie können bestimmte Aufgaben entsprechend ihrer Qualifikation abarbeiten. Exemplarisch sei hier der Aufbau der Einsatzeinheiten NRW aufgeführt:

- **Führungstrupp**
- **Sanitätsgruppe**
  - Arzttrupp
  - Transporttrupp
- **Betreuungsgruppe**
  - Verpflegungstrupp
  - Unterkunftstrupp
  - Trupp soziale Betreuung
- **Trupp Technik und Sicherheit**

4.10 Transportverweigerung

Es kommt häufig vor, dass ein Patient die Untersuchung, Behandlung oder den Transport verweigert. Das ist eine alltägliche Herausforderung für das Rettungsdienstpersonal und den Notarzt. Ist ein Patient therapie-, transport- und/oder behandlungsunwillig, ist seinem Willen Folge zu leisten.

Wichtig
Die Anwendung körperlicher Gewalt ist unzulässig.

Dennoch ist hierbei zu beachten:

Suizid

- Ist ein Patient suizidgefährdet, so ist der Suizidwille für den Rettungsdienst grundsätzlich unbeachtlich
- Hierzu gibt es eine klare Haltung der Strafgerichte, nach der ein Selbstmord stets zu verhindern ist, weil der Suizident nicht über sein Leben verfügen darf
- Es besteht eine Behandlungsverpflichtung für den Rettungsdienst

Therapieunwillige

- Die Weigerung ist auch dann zu respektieren, wenn der Patient die Behandlung wider alle medizinische Vernunft ablehnt.
- Die Verweigerung ist zu dokumentieren und ggf. vom Patienten zu unterschreiben.
- Eine Behandlungsverweigerung ist ebenso wie eine Transportverweigerung zu akzeptieren und zu dokumentieren.

- Bei vital indizierter Indikation besteht die Verpflichtung, Angehörige oder Verwandte sowie den Hausarzt zu informieren, damit diese ggf. auf den Patienten einwirken können. Der Patient darf in diesem Fall nicht allein am Einsatzort zurückgelassen werden, selbst wenn er eine entsprechende Erklärung über die Verweigerung unterschreibt.
- Die Schweigepflicht tritt bei Fällen vitaler Bedrohung zurück.
- Beruht die Willensbekundung des Patienten nicht auf einer freien Willensbekundung, ist seine einer Behandlung entgegenstehende Haltung unbeachtlich.
- Der Notarzt kann zunächst die Polizei um Ingewahrsamnahme ersuchen.
- Bei Vorliegen der Voraussetzungen des jeweilig zuständigen Unterbringungsgesetzes ist die Unterbringung in eine geeignete Einrichtung vorzunehmen.
- Wird der Patient im Anschluss an die Aussage der Verweigerung bewusstlos, ist ihm unmittelbar zu helfen und eine Behandlung bzw. ein Transport indiziert.

4.11 Leichenschau im Rettungsdienst

W. Huckenbeck

Jeder Arzt ist nach entsprechenden landesrechtlichen Vorschriften verpflichtet, den Tod eines Menschen festzustellen. Damit stellt er fest, dass die Behandlung des Patienten nicht mehr möglich ist und nimmt eine öffentliche Verpflichtung im Gesundheitswesen (Todesfeststellung) wahr.

Da das Leichenwesen landesrechtlich geregelt ist, gibt es eine Fülle unterschiedlich formulierter Vorschriften für ein und denselben Sachverhalt.

- Jeder Arzt ist verpflichtet, eine Leichenschau durchzuführen, wenn ihm ein Todesfall angezeigt wird.
- Angezeigt ist der Tod einem Arzt auch, wenn ein Mensch unter seiner betreuenden Anwesenheit verstirbt oder der herbeigerufene Arzt Anzeichen eines bereits vorher eingetretenen Todes ärztlich feststellt.

Es liegt in der Natur des Notarztdienstes, dass der Diensthabende häufiger damit konfrontiert wird, als andere ärztlich Tätige. Andererseits muss der Notarzt stets damit rechnen, zu einem neuen lebensrettenden Einsatz aufgefordert zu werden.

- »Übergesetzlicher Notstand«: Dieser Fall ist durch den Begriff des »übergesetzlichen Notstandes« geregelt bzw. über eine Güterabwägung zwischen der Bedeutung der vollständigen Leichenschau und dem möglicherweise lebensrettenden neuen Einsatz.
- Unverzügliche Leichenschau: Natürlich steht die Verpflichtung des Notarztes, Leben zu retten, über der Verpflichtung zur vollständigen Leichenschau. Soweit er nicht sogleich sichere Todeszeichen feststellen konnte, muss er ohnehin später zurückkehren. Dies ist durch den Grundsatz abgedeckt, dass die Leichenschau **unverzüglich** (ohne schuldhaftes Zögern) wahrzunehmen ist.

Das neue Bestattungsgesetz Nordrhein-Westfalen nimmt den Notarzt von der Verpflichtung zur vollständigen Leichenschau generell aus. In einigen Bundesländern – wie Rheinland-Pfalz, Hamburg, Mecklenburg und Brandenburg – wird speziell für den Notarzt die Verwendung eines vorläufigen Leichenschauscheins praktiziert. Für Hamburg erscheint dies plausibel, da der vorläufige Leichenschauschein sozusagen als Transportschein ins Leichenschauhaus (Rechtsmedizin) verwendet wird.

Die offizielle Leichenschau kann also sehr schnell nachgeholt werden. Es empfiehlt sich folglich ein kurzes Studium des jeweils gültigen Bestattungsgesetzes.

Wichtig

Eines muss im Grundsatz klar sein: Entschließt sich der Notarzt zur Durchführung einer vollständigen Leichenschau, so muss er diese sorgfältig und umfassend durchführen.

Auch die notärztliche Leichenschau endet also nicht mit der Feststellung, dass keine klinischen Maßnahmen mehr erforderlich sind, sondern umfasst grob geordnet die folgenden Tätigkeiten:

Feststellung des Todes

Auch wenn der erfahrene Notarzt meint, vom klinischen Bild her die Sinnlosigkeit von Reanimationsmaßnahmen und den bereits eingetretenen Tod beurteilen zu können, für einen rechtsgültig ausgefüllten Leichenschauschein ist die Registrierung von mindestens einem sicheren Todeszeichen notwendig.

Sichere Todeszeichen

- Livores (Totenflecken)
- Rigor mortis (Totenstarre)
- Fäulnis
- Nicht mit dem Leben zu vereinbarende Körperverletzungen
- Hirntod

Livores (Totenflecke)

Totenflecken entstehen durch die Hypostase, das Blut sackt in die abhängigen Körperpartien ab.

- Zarte Anfänge sind mitunter bereits beim Sterbenden sichtbar, eine Beobachtung, die zu der alten Bezeichnung Kirchhof-Rosen führte.
- In der Regel zeichnen sich Totenflecken 20–30 min nach dem Kreislaufstillstand ab.
- Aussparungen entstehen an aufliegenden Körperpartien sowie durch Kompression, beispielsweise durch enge Kleidung.
- Bei abnormen Lageverhältnissen der Leiche kann es zu verwirrenden Anordnungen und Verteilungsmustern kommen.
- Der Leichenschauer muss darauf achten, dass die Ablassungen mit der Unterlage in Einklang zu bringen sind. Ansonsten muss die Entstehung erklärbar sein.
- Im Zweifelsfall sollte die Todesart *»nicht aufgeklärt«* angekreuzt werden. Normale Ablassungen an typischer Stelle bei Rückenlage auf einer harten, ebenen Unterlage zeigt ◘ Abb. 4.2.
- In den ersten Stunden nach dem Tod füllen sich die Kapillargebiete der Haut in den abhängigen Körperteilen. Damit erklärt sich die vollständige Umlagerbarkeit innerhalb der ersten Stunden.
- Da später die Kapillarwände permeabel werden, es zudem zum Austritt von Körperwasser kommt (Eindickung des Blutes), wird das Gewebe miterfasst. Dann ist keine vollständige Umlagerbarkeit mehr möglich. Somit verschwindet die Wegdrückbarkeit der Totenflecken – etwa durch Daumendruck – zunehmend.

Nachfolgend stehen einige groborientierende Daten zum Entstehen und Verschwinden der Totenflecken:

Nach ca. 1 h:	Deutliche Ausprägung
Nach ca. 2 h:	Beginn des Konfluierens
Bis max. 12 h:	Vollständige Wegdrückbarkeit
Bis max. 36 h:	Teilweise wegdrückbar mit großem Druck
Bis 6 h:	Vollständige Umlagerbarkeit
Bis 12 h:	Unvollständige Umlagerbarkeit

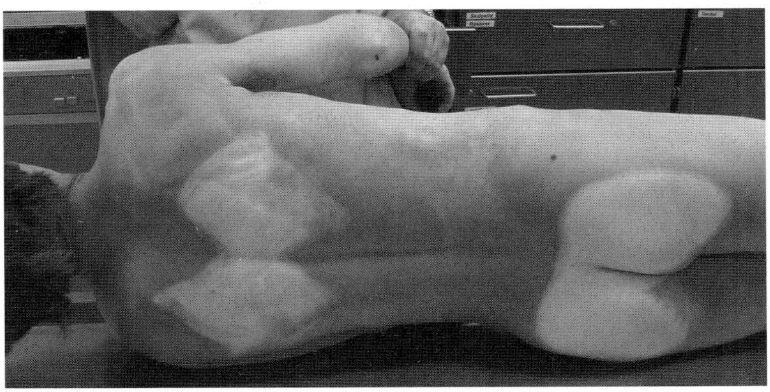

◘ **Abb. 4.2.** Normale Ablassungen innerhalb der Leichenflecken bei Rückenlage

Aus der Umlagerbarkeit ergeben sich vier interessante Varianten, die in ◘ Abb. 4.3 dargestellt sind.
- Zunächst bilden sich die Leichenflecken an den abhängigen Körperpartien aus (a).
- Bei Umlagerung fließt das Blut in die gegenüberliegende Körperseite (b). Zu einem bestimmten Zeitpunkt ist dieser Vorgang nicht mehr vollständig reversibel, nach Umdrehen findet man die Leichenflecken an beiden Körperpartien.
- Nach Lagerung von über 12 h sind die Leichenflecken fixiert.
- Die Leichenflecken finden sich »schwerkraftswidrig« an der falschen Körperpartie (d).

Bei Erhängten finden sich die Leichenflecken hauptsächlich in den unteren Extremitäten ausgeprägt. Ein ähnliches Bild kann auch bei Lagerung im Sitzen entstehen.
- Beidseitige Leichenflecken, also beispielsweise an Rücken und Brust sind unbedingt zu dokumentieren, denn die Leiche muss in einem einigermaßen eingrenzbaren Zeitraum nach dem Tod noch einmal umgelagert worden sein.
- Findet sich keine einleuchtende Erklärung, so sollte die Todesart »*ungeklärt*« angekreuzt werden.

Bedeutsam ist auch die Farbe der Leichenflecken.
- Normalerweise ist sie düsterrot bis livide violett.
- Hellrote Totenflecken können in der Kälte durch Reoxygenierung des Kapillarblutes entstehen. Sie können aber auch der entscheidende Hinweis auf eine Zyankali- oder (wesentlich häufiger) Kohlenmonoxidvergiftung sein.
- Letztere Todesursachen können als »innere Erstickung« häufig über die Färbung der Nagelbetten abgegrenzt werden: Die Kapillaren des Nagelbetts sind durch den Nagelfalz gegen eine Kälte-Reoxygenierung geschützt.
- Im Zweifelsfall muss allerdings der Verdacht auf eine Kohlenmonoxidvergiftung ausgesprochen werden.

Wichtig
Bei Todesfällen in Kraftfahrzeugen, Garagen, in geschlossenen Räumen mit offenen Flammen sollte stets an eine Kohlenmonoxidvergiftung gedacht werden!

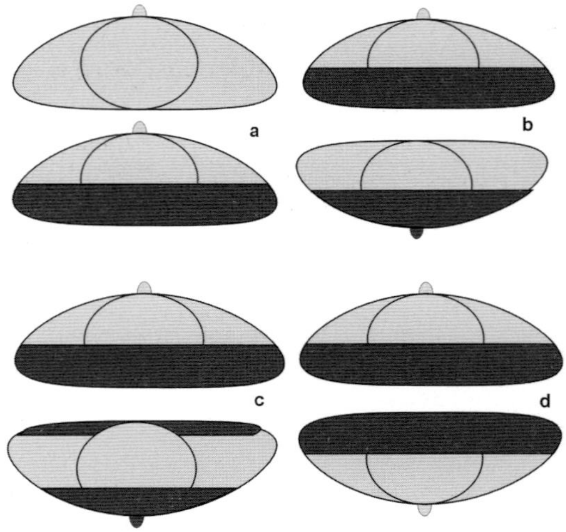

◘ **Abb. 4.3.** Veränderungen und Fixierung der Leichenflecken in Abhängigkeit von der Zeit

Rigor mortis (Totenstarre)

Das Auftreten der Totenstarre beginnt wenige Stunden nach dem Tod.
- In aller Regel ist sie zwischen 6–12 h nach dem Tod vollständig ausgeprägt. Innerhalb der ersten Stunden kann sie gebrochen werden und bildet sich dann erneut aus. Als Maximum werden hier 6–10 h genannt.
- Nach ca. 48–60 h beginnt sich die Starre zu lösen.

Die Ausbildung der Totenstarre ist auf einen Mangel energiereicher Phosphate (ATP) zurückzuführen. Damit entfällt die »Weichmacher-Wirkung« und es kommt zur Versteifung. Später überlagern Autolyse und Fäulnis diesen Effekt.
- Eine Überprüfung der Ausprägung sollte an mindestens 2 großen Körpergelenken erfolgen.
- Nach der Nysten-Regel beginnt die Totenstarre im Kiefergelenk, breitet sich dann nach unten aus und verschwindet in umgekehrter Richtung.
- Diese Regel trifft häufig zu.

Wichtig
Festgestellte Leichenstarre in nur einem Körpergelenk kann auch auf Arthrose beruhen!

Autolyse, Fäulnis, Verwesung

- Unter Autolyse versteht man eine Selbstzerstörung der Zellen und Gewebe.
- Bei der Fäulnis handelt es sich um eine bakteriell bedingte Reduktion: Verflüssigung der Gewebe und Gasbildung.
- Im Anschluss daran kommt die Verwesung, bei der überwiegend oxydative Prozesse ablaufen.
- Bei deutlichen Fäulniszeichen sollte der Notarzt als Todesart grundsätzlich *»ungeklärt«* wählen.
- Die Todesursache und -art ist in der Regel nur durch eine Obduktion zu klären.
- Die Fäulnis beginnt in der Regel im Bauchraum (Darmnähe!) und zeigt sich zunächst durch die sog. Grünfäule, also eine flächenhafte grünliche Verfärbung.
- Schon bald durchwandern die Bakterien die Gefäße und es kommt zum sog. Durchschlagen des Venennetzes (◘ Abb. 4.4).
- Die Verfärbung der oberflächlichen Hautgefäße kann von Grün über Brauntöne bis hin zu Schwarz reichen. Es handelt sich um Abbauprodukte des Blutfarbstoffs.
- Nachfolgende Fäulniszeichen bestehen in flächenhaften Oberhautablösungen und Bildung von flüssigkeitgefüllten Fäulnisblasen (**Cave:** Barbituratblasen).
- Schließlich kommt es zur flächenhaften Verfärbung nahezu sämtlicher Körperoberflächen.
- In Abhängigkeit von Bekleidung und Temperatur können sehr unterschiedliche Fäulnisstadien an ein und derselben Leiche vorliegen.

Nicht mit dem Leben zu vereinbarende Körperverletzungen

Dieses sichere Todeszeichen sollte auch nur bei tatsächlichem Vorliegen angekreuzt werden. Es macht durchaus Sinn, denn beispielsweise bei zerstückelten Leichen – durch Verkehrs- und Eisenbahnunfall – kann die Feststellung von Leichenflecken und Totenstarre unmöglich sein.

Hirntod

Die Feststellung des Hirntodes ist in der Transplantationsmedizin definiert und daher dem Kliniker vorbehalten.

Tierfraß

Der häufigste und ubiquitär vorkommende Tierfraß besteht in der Eiablage durch Fliegen und das nachfolgende Madenwachstum. Maden ernähren sich von der Leiche und können innerhalb von wenigen Tagen massive Gewebsdefekte setzen.

Der Notarzt sollte hier grundsätzlich die Polizei alarmieren, sofern diese nicht bereits vor Ort ist. Über das Maden- und Larvenstadium sind wichtige Schlüsse auf die Leichenliegezeit möglich, hierfür sollten aber Spezialisten herangezogen werden. Auch Ameisen können oberflächliche Gewebsdefekte und nachfolgende Vertrocknungen verursachen, die bei flächenhaftem Auftreten die Folgen stumpfer Gewalteinwirkung vortäuschen können.

Diese Abgrenzung kann aber nicht Aufgabe des Notarztes sein.

Durch größere Tiere (Ratten etc.) kann es zu großen Substanzdefekten kommen, Hunde und

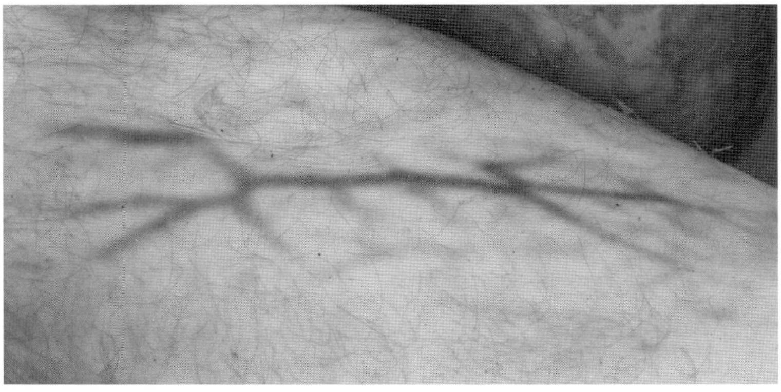

◘ **Abb. 4.4.** Durchschlagen des oberflächlichen »Venennetzes« bei Fäulnis

andere Tiere können ganze Extremitätenteile verschleppen. Kommt massiver Tierfraß ins Spiel, wird die Leichenliegezeitbestimmung zum Rätselraten. Der Notarzt sollte sich hier auf keinen Fall festlegen lassen.

Scheintod

Viel häufiger als allgemein angenommen kommt es zu falscher Todesfeststellung.

Der Scheintod ist definiert als komatöser Zustand mit:

- Bewusstlosigkeit
- Areflexie
- Muskelatonie
- Scheinbarem Fehlen von Atmung und Puls

Bei Unterkühlung und Intoxikation (Alkohol, Schlafmittel) liegen gefährliche Grundvoraussetzungen für einen solchen Zustand vor. Man muss jedoch prinzipiell mit einer solchen Vita reducta rechnen.

Wichtig

Es hat sich bewährt, dass der Notarzt bis zum Fertigstellen der Dokumente das EKG weiterlaufen lässt. Haben sich während dieser Zeitspanne keine Herzaktionen mehr gezeigt, dürfte der Tod tatsächlich eingetreten sein.

Aufgaben des Arztes bei der Leichenschau

- Feststellung des Todes
- Sicherstellung der Identität
- Feststellung der Todeszeit
- Feststellung von Todesursache und Grundleiden
- Feststellung der Todesart

Feststellung der Identität (Personalien)

Die Feststellung der Identität gehört ebenfalls zu den Aufgaben des leichenschauenden Arztes. Dies kann mit Schwierigkeiten verbunden sein. Hat der Notarzt Zweifel an den Aussagen der Angehörigen, kann er keine überzeugende Ähnlichkeit zwischen Ausweisdokument und Leiche feststellen oder ist die Leiche durch Verletzungen oder Fäulnis nicht mehr identifizierbar, so vermerkt er: »*Identität nicht feststellbar*«.

Der Notarzt muss – nach der Strafprozessordnung – in diesem Fall die Ermittlungsbehörden verständigen.

Wichtig

Nicht eindeutig zu identifizierende Leichen sind der Polizei zu melden!

Feststellung der Todeszeit

Im Leichenschauschein muss der Arzt seine Einschätzung der Leichenliegezeit eintragen. Er kann sich hierbei an der Ausprägung von Totenflecken und Leichenstarre orientieren. Zudem kann er die Aussagen Dritter verwenden, sollte aber die Herkunft der Informationen eindeutig im Leichenschauschein vermerken.

Alternativ zum Sterbezeitpunkt kann auch der Zeitpunkt der Leichenauffindung angegeben werden. Auch hier sollte der Notarzt mit eigenen Feststellungen vorsichtig sein und Fremdauskünfte als solche deutlich machen.

Auch Angaben der eventuell vor Ort anwesenden Ermittlungsbeamten sollten eindeutig als solche dokumentiert werden.

Feststellung der Todesursache und des Grundleidens

Im vertraulichen Teil des Leichenschauscheins werden explizite Aussagen zur Todesursache erwartet. Letztendlich soll eine Kausalkette ausgearbeitet werden, die unter Angabe des Grundleidens Vorgeschichte und Ablauf des Sterbevorganges dokumentiert.

In aller Regel ist der Notarzt hier überfordert, weil er weder den Patienten noch das Umfeld kennt. Obwohl von den Gesundheitsbehörden nicht gerne gesehen, sollte man in einem solchen Fall deutlich machen, dass es sich nur um eine Verdachtsdiagnose handelt.

Feststellung der Todesart

Während es sich bei der Feststellung der Todesursache um eine ärztliche Einschätzung handelt, wird hier vom Arzt eine rechtliche Würdigung des Sterbefalles verlangt. Wird ein natürlicher Tod bescheinigt, werden Ermittlungsbehörden nicht von dem Ableben informiert. Der ausgefüllte Leichenschauschein wird den Totensorgeberechtigten, beispielsweise anwesende Angehörige, übergeben. Diese überreichen ihn dem Bestatter, damit er die Leiche abtransportieren kann.

Der nichtvertrauliche Teil gelangt zum Standesamt und der vertrauliche Teil mit Zeitverzug zur Gesundheitsbehörde. Hier muss sich der Arzt über seine Schlüsselstellung bewusst sein. Vom Arzt kann kein kriminalistisches Denken verlangt werden. Erwartet wird aber, dass er das Leichenumfeld in seine Beurteilung der Todesart miteinbezieht.

Da dem Notarzt meist Angaben zur Todesursache fehlen, sollte er hier bereits bei leichtesten Zweifeln an einen natürlichen Tod die Kategorie *»ungeklärt, ob natürlicher oder nichtnatürlicher Tod«* wählen. Sehr viele Notärzte kreuzen aus den genannten Gründen grundsätzlich diese Kategorie an.

Bei der Qualifikation der Todesart sollte sich der Arzt an den von der Äquivalenztheorie des Strafrechts angelehnten naturwissenschaftlichen Definitionen orientieren. So kann er vermeiden, bei der Qualifikation eine Wertung vorzunehmen, die zu leisten er weder in der Lage ist noch, dass sie ihm zukommt.

Gegen eine Wertung der Todesart nach kriminalistischer oder juristischer Definition, die bei nichtnatürlichem Tod ein mögliches Fremdverschulden impliziert, sollte sich der Arzt verwahren.

Der Arzt sollte den natürlichen Tod als einen Tod aus krankhafter, innerer Ursache definieren, alle Einwirkungen von Außen hingegen als nichtnatürlichen Tod einordnen. Hierzu zählen:
- Gewalteinwirkung
- Unfall
- Suizid
- Vergiftung
- Behandlungsfehler (Extremfall: Mors in tabula)

Die Aufklärung eines Fremdverschuldens, also die Beteiligung Dritter, legt er mit der Verständigung der Ermittlungsbehörden in deren Hände. In den meisten Bundesländern wird dem Arzt die Möglichkeit gelassen, bei verbal schwierig zu begründenden Zweifeln, die Kategorie *»ungeklärt, ob natürlicher oder nichtnatürlicher Tod«* zu wählen.

Wichtig

Jeder Fall von ungeklärter und nichtnatürlicher Todesart ist den Ermittlungsbehörden unverzüglich zu melden.

Auch der Notarzt muss sich in bestimmten Fällen mit dem von Ärzten oft missverstandenen Kausalitätsprinzip beschäftigen. Findet er bei der Leichenschau Spuren einer stattgehabten Operation oder wird er von Dritten auf einen zurückliegenden Krankenhausaufenthalt aufmerksam gemacht, muss er dies bei seiner Fallbeurteilung berücksichtigen.

Spuren älterer Verletzungen sind ebenso einzuordnen. Die Klärung der Kausalitätsfrage (im Strafrecht) ist eigentlich relativ einfach.

Wichtig

Die Klärung der Kausalitätsfrage (im Strafrecht): Kann man das mutmaßlich schädigende Ereignis (Operation, Verletzung) hinwegdenken, und der Erfolg (das Ableben) wäre zum gleichen Zeitpunkt eingetreten? Wenn nein, besteht der dringende Verdacht auf eine Kausalität. Bestehen Zweifel, so ist der Verdacht auf Kausalität gegeben und die Kategorie »ungeklärte Todesart« zu wählen.

Ablauf der Leichenschau

Der Arzt ist verpflichtet, die Leiche während der Leichenschau persönlich zu besichtigen und zu untersuchen. Diese Verpflichtung setzt folgende Maßnahmen voraus:
- Vollständige Entkleidung
- Allseitige Besichtigung
- Inaugenscheinnahme aller Körperöffnungen

Nur durch ein solches Vorgehen können sichere Todeszeichen erkannt und Fehlentscheidungen vermieden werden, insbesondere bei der Frage, ob Anhaltspunkte für einen nichtnatürlichen Tod vorliegen.

Der Notarzt nimmt bei der ärztlichen Leichenschau auch insofern eine Sonderstellung ein, als er im Regelfall auf unbekannte Personen mit unbekannter Krankengeschichte in unbekannter Umgebung trifft.

- Nach der Feststellung des Todes (sichere Todeszeichen) muss der Arzt die Leiche entkleiden.
- Körpervorderseite und -rückseite sind sorgfältig auf Auffälligkeiten zu untersuchen. Hierbei sind auch behaarte Körperpartien und alle Körperöffnungen einzubeziehen.
- Auffällige Gerüche und Verfärbungen können auf Vergiftungen hinweisen.
- Besonderes Augenmerk ist auf die Atemöffnungen, den Halsbereich und die Augenregion zu legen.
- Grundsätzlich müssen die Augenbindehäute untersucht werden, um Stauungsblutungen auszuschließen. Letztere können zwar auch bei oberer Einflussstauung oder Kopftieflage auftreten, sie sind aber auch Kardinalsymptome beim Erwürgen und Ersticken (Zweifelsfall = ungeklärte Todesart!).

Wichtig

Sämtliche Verbände und Pflaster sind zu entfernen. Es können sich Verletzungen darunter verbergen, die auf einen nichtnatürlichen Tod hinweisen.

- Findet der Notarzt Hinweise oder ergibt sich für ihn der Verdacht auf einen nichtnatürlichen Tod, so soll er die Leichenschau abbrechen und die Polizei darüber in Kenntnis setzen. Dadurch sichert er Spuren, die für die Ermittlung der Todesursache von Bedeutung sind.
- Gemeinsam mit der Polizei – sofern er die Zeit hat – sollte der Notarzt dann die Leichenschau vollständig zu Ende führen. Letzteres Vorgehen findet sich in Nordrhein-Westfalen. Es ist beispielsweise im Bestattungsgesetz bzw. in der Anleitung zum Leichenschauschein geregelt.

In seine Beurteilung des Todesfalles fließen folgen Informationen ein:

- Lage der Leiche (Auffälligkeiten und Widersprüche)
- Umfeld der Leiche (Medikamente, Alkohol, Verwahrlosung)
- Zustand der Bekleidung (geordnet, auffällig, Kampfspuren)
- Sichere Todeszeichen (Ausprägung, Farbe)
- Abtasten der behaarten Kopfhaut
- Untersuchung der Augenbindehäute
- Mund und Nase (Abrinnspuren, Fremdkörper, Zungenbiss)
- Hals (Würgemale, Strangfurchen, Vertrocknungen)
- Stabilität und Verletzungen des Thorax
- Extremitäten (Verletzungen, Hämatome, Injektionsstellen)
- Körperrückseite
- Sämtliche Körperöffnungen (Fremdkörper, Geruch, Abrinnspuren)

Anhang: Notärztlicher Einsatz und klinische Rechtsmedizin

Nicht nur bei der Leichenschau wird der Notarzt mit rechtsmedizinischer Thematik konfrontiert. Die notärztliche Versorgung betrifft in nicht geringem Maße Gewaltopfer. Selbstverständlich besteht hier die primäre Aufgabe in der ärztlichen Versorgung, der zivil- oder strafrechtliche Aspekt sollte aber auch berücksichtigt werden. Insbesondere in Fällen, bei denen eine Klinikeinweisung nicht notwendig ist, kann dem Notarzt wiederum eine Schlüsselstellung für das weitere Schicksal des Patienten zukommen.

- **Misshandlung/Vernachlässigung:** Entdeckt der Notarzt Spuren von Misshandlung, aber auch von Vernachlässigung, so ist er aufgefordert, von sich aus tätig zu werden. Im Extremfall sollte er die Ermittlungsbehörden alarmieren. Probleme mit der Schweigepflicht bestehen in der Regel nicht. Der Arzt ist gegenüber seinem Patienten vertraglich gebunden, nicht der Person gegenüber, die ihn angefordert hat.
- **Gewalt an Kindern:** Handelt es sich bei den Gewaltopfern um Kinder oder möglicherweise nicht geschäftsfähige Erwachsene, so kann der Notarzt sich auf eine **Geschäftsführung ohne Auftrag** berufen, sofern er im Sinne des Patienten zu handeln meint. Möglicherweise kommt auch eine Information an die Jugend- oder Ordnungsbehörde in Betracht.
- **Selbstverletzungen:** Besteht zudem der Verdacht, dass sich der Patient die Verletzungen selbst beigebracht hat, sollte über eine psychiatrische Betreuung nachgedacht werden. Sicherlich ist die photographische Befunddo-

kumentation nicht als notärztliche Aufgabe zu verstehen, er sollte aber dennoch die weiterbehandelnden Kollegen oder aber die alarmierten Polizeibeamten auf diese Notwendigkeit aufmerksam machen.

Literatur

Crespin U, Neff G (2000) Handbuch der Sichtung. Stumpf & Kossendey, Edewecht

Ellinger K, Denz C, Genzwürker H, Krieter H: Intensivtransport, orientiert am Curriculum der DIVI. Deutscher Ärzte-Verlag, Köln

Gabriel F, Huckenbeck W (1999) Grundlagen des Arztrechts – ein praxisorientierter Leitfaden unter besonderer Berücksichtigung der ärztlichen Leichenschau. Köster, Berlin

Gabriel F, Huckenbeck W (2004) Grundlagen der Rechtsmedizin für die Praxis. Fachverlag des Deutschen Bestattungswesens

Huckenbeck W (2007) Grundlagen der Rechtsmedizin. Verlag Deutsche Polizeiliteratur GmbH

Luxem J, Kremer M (1995) Praxisleitfaden Luftrettung – Ratgeber für Ärzte und Rettungsassistenten. Stumpf & Kossendey, Edewecht

Madea B (Hrsg) (1999) Die Ärztliche Leichenschau – Rechtsgrundlagen, Praktische Durchführung, Problemlösungen. Springer, Berlin Heidelberg

Weiterführende Internetadressen

Deutsche Interdisziplinäre Vereinigung der Intensiv- und Notfallmedizin: http://www. divi-org.de

Interdisziplinäres Expertennetzwerk Biologische Gefahrenlagen: http://www.bevoelkerungsschutz.de

Medizinische Maßnahmen

J. Brokmann

5.1 Sicherung der Atemwege

Die Sicherung der Atemwege ist neben der Aufrechterhaltung des Kreislaufes eines der Hauptaufgaben des Notfallmediziners.

- Eine Atemstörung ist die häufigste Ursache einer lebensbedrohlichen Situation für den Patienten.
- Eine Unterversorgung des Patienten führt bereits nach wenigen Minuten beim Erwachsenen und nach noch geringerer Zeit beim Kind zur Bewusstlosigkeit und weiteren pathophysiologischen Störungen.

Wichtig

Die wichtigste Aufgabe ist, eine Hypoxie zu erkennen, sie zu vermeiden oder sie adäquat zu therapieren.

5.2 Freimachen der Atemwege

- Mund des bewusstlosen Patienten mit dem Kreuzgriff oder dem Daumen und Mittelfinger öffnen
- Grobe Bestandteile der Mundhöhle mit Zeige- und Mittelfinger ausräumen
- Erbrochenes, Blut oder sonstige Flüssigkeiten mit der Vakuumpumpe absaugen

Atemwegsprobleme lassen sich am besten erkennen durch:

- Sehen
- Hören
- Fühlen

Leitsymptome sind:

- Zyanose
- Dyspnoe
- Erhöhte Atemarbeit
- Inspiratorischer/exspiratorischer Stridor
- Gurgeln
- Obstruktion
- Schaukelatmung
- Starker Einsatz der Atemhilfsmuskulatur

Wichtig

Sind freie Atemwege wieder hergestellt, erholt sich die Sättigung des Blutes schneller mit erhöhtem inspiratorischem O_2-Anteil.

Ursachen einer Atemwegsstörung:
- Verlegung der Atemwege
- Störung des zentralen Atemzentrums
- Atemmechanik
- Gasaustausch
- Störung des O_2-Transports

Techniken

1. Überstrecken des Kopfes (kontraindiziert bei V. a. Wirbelsäulenverletzung)
2. Anheben des Kopfes
3. Esmarch-Handgriff (Vorschieben des Unterkiefers, ◘ Abb. 5.1)

Ablauf beim Überstrecken des Kopfes und Anheben des Kinns:
- Der Helfer steht seitlich vom Patienten
- Der Kopf des Patienten sollte leicht erhöht liegen
- Eine Hand an der Stirn des Patienten rekliniert den Kopf des Patienten
- Die andere Hand am Unterkiefer des Patienten unterstützt diese Bewegung
- Diese übt einen leichten Zug am Kinn aus, um die Zunge mitanzuheben

Esmarch-Handgriff:
- Der Helfer befindet sich am Kopf des Patienten
- Hinter dem Kieferwinkel werden der Zeigefinger und die anderen Finger platziert
- Der Daumen befindet sich am Vorderrand des Unterkiefers
- Es wird eine gleichmäßige Bewegung nach oben und vorne durchgeführt
- Der Mund wird durch eine gleichzeitige Krafteinwirkung durch den Daumen auf den Unterkiefer geöffnet

Nach diesem Manöver sollte der Effekt erneut durch Sehen, Hören und Fühlen überprüft werden.

Entfernung von Fremdkörpern

Sollten nach Durchführung des Esmarch-Handgriffs die Atemwege noch nicht frei sein, ist das Vorhandensein von enoralen Fremdkörpern wahrscheinlich.
- Ein im Mund sichtbarer Fremdkörper sollte mit den Fingern entfernt werden (Kein Patientenkontakt ohne Handschuhe!)
- Gebissteile (gebrochen oder verschoben) sollten entfernt werden
- Gut sitzende Prothesen bis auf Weiteres belassen (erleichtert die Beatmung mittels Maske)
- Schleim und Sekret müssen durch einen starken Sauger entfernt werden

Wichtig
- Bei Neugeborenen sollten Schleim und Fruchtwasser mit einem Oro-Sauger oder einem schwach eingestellten mechanischen Sauger entfernt werden, um eine Schleimhautschädigung zu vermeiden.
- Bei Gebissträgern: lockere Prothese vorsichtig aus dem Mund entfernen und asservieren. Fest sitzende Prothesen können im Mund verbleiben.

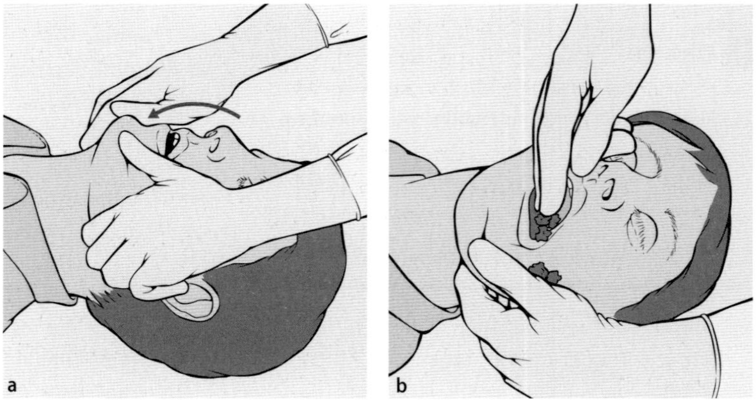

◘ **Abb. 5.1a,b. a.** Esmarch-Handgriff und **b.** Freimachen der Atemwege. (Aus: Gorgaß et al. [2007] Das Rettungsdienst-Lehrbuch. 8. Auflage, Springer-Verlag)

Bei Verdacht auf Halswirbelsäulenverletzung

Bei Patienten, die gestürzt, auf den Hals oder Kopf gefallen oder in diesem Bereich geschlagen worden sind, ist eine Verletzung der Halswirbelsäule sehr wahrscheinlich.

In diesem Fall sollten der Kopf und die Halswirbelsäule in einer neutralen Position gehalten werden.

Inline-Stabilisierung

Gemeint ist damit die Linie von der Lumbalregion des Patienten über den Brustkorb und die Halswirbelregion bis zum Kopf.

- Über eine tatsächliche Schädigung des Rückenmarkes durch eine Überstreckung des Kopfes gibt es keine aktuellen Daten
- Die Inline-Stabilisierung resultiert aus rein theoretischen Überlegungen
- Es empfiehlt sich, die Inline-Stabilisierung des Kopfes von einer weiteren Hilfsperson durchführen zu lassen und gleichzeitig den Esmarch-Handgriff anzuwenden, ggf. auch mit Anheben des Kinns

Fremdkörperentfernung mit Absaugung oder Magill-Zange

Um Speichel, Magensekret, Blut o. Ä. aus dem Mundraum abzusaugen, stehen mehrere Möglichkeiten zur Verfügung:

- Manuelles Absaugen mittels z. B. Manuvac
- Elektrische Absaugung (sehr leistungsstark)
- Stationäre Absaugungseinheiten in RTW, RTH

Bei somnolenten oder soporösen Patienten kann durch das Einführen des Absaugkatheters ein Würgen oder Erbrechen ausgelöst werden. Bei bewusstlosen Patienten ist dies nicht der Fall.

Durchführung:

- Patient in Rückenlage bei festem Fremdkörper oder in Seitenlage bei flüssigem Material
- Hypopharynx einstellen (evtl. unter Zuhilfenahme eines Laryngoskops)
- Unter Verwendung eines großlumigen Katheters wird das Material abgesaugt
- Entfernung von festem Material mit einer Magill-Zange

Hilfsmittel zum Offenhalten der Atemwege

Zur Verfügung stehen:

- Oropharyngeltubus (Guedel-Tubus)
- Nasopharyngealtubus (Wendl-Tubus)
- Selten: COPA (»cuffed oropharyngela airway«)

Guedel-Tubus

- In verschiedenen Größen erhältlich
- Von Neugeborenen-Größe 000 bis zur größten Größe 5 für Erwachsene
- Abschätzung der Größe
  - Vertikale Distanz zwischen Schneidezähnen (Zahnansatz) und Kieferwinkel
- Sollte nur bei bewusstlosen Patienten angewendet werden, bei denen glossopharyngeale und laryngale Reflexe erloschen sind
- Ansonsten kommt es zu Erbrechen oder Laryngospasmus
- Korrekte Einführtechnik beachten:
  - Öffnen des Mundes
  - Überprüfen, dass sich kein Fremdkörper in der Mundhöhle befindet
  - Einführen des Guedel-Tubus mit der konvexen Seite nach ventral bis zum Übergang vom harten zum weichen Gaumen
  - Beim weiteren Vorschieben Drehung um 180°
  - Hierbei wird das Risiko minimiert, dass die Zunge nach unten und hinten gedrückt wird
  - Lageüberprüfung:
    - Das verstärke und abgeflachte Teilstück liegt zwischen den Zähnen oder Zahnansätzen des Patienten
    - Der Atemwegsstrom ist deutlich zu hören und zu fühlen
- Nach dem Einführen ist die Überstreckung des Kopfes, die Inline-Stabilisierung oder der Esmarch-Handgriff beizubehalten
- Das Absaugen durch den Guedel-Tubus ist möglich

Wendl-Tubus

- In verschiedenen Größen erhältlich
- Wird von nichtbewusstlosen, aber somnolenten oder soporösen Patienten besser toleriert
- Abschätzung der Größe:

  - Vertikale Distanz zwischen Nasenloch und Ohrläppchen
  - Die Länge kann bei einigen Modellen durch einen »Gummireiter« verstellt werden. Der Gummireiter verhindert, dass der Wendl-Tubus »versenkt« wird
- Korrekte Einführtechnik beachten
  - Durchgängigkeit beider Nasenlöcher kontrollieren
  - Das vermeintlich größere Nasenloch ist zu verwenden
  - Je nach Modell ist ein Gummireiter oder eine Sicherheitsnadel vorhanden, um ein Versenken des Wendl-Tubus zu verhindern
  - Befeuchtung des Tubus
  - Das abgeschrägte Tubusende soll vertikal unter leichten Drehbewegungen auf dem Nasenboden entlang (unterste Nasenmuschel)
  - Die konvexe Biegung sollte rostral ausgerichtet sein
  - Kommt es beim Vorschieben zum Widerstand, sollte der Vorgang abgebrochen und das andere Nasenloch benutzt werden
  - Nach dem korrekten Einführen ist die Durchgängigkeit durch Sehen, Hören und Fühlen zu kontrollieren
- Nach dem Einführen ist die Überstreckung des Kopfes, die Inline-Stabilisierung oder der Esmarch-Handgriff beizubehalten
- Ein Absaugen durch den Wendl-Tubus ist möglich

Cave
Vorsicht bei Patienten mit Mittelgesichtsverletzung oder Schädel-Hirn-Trauma: Der Wendl-Tubus könnte in die Schädelhöhle eingeführt werden. Deshalb ist hier eine orale Atemwegssicherung zu favorisieren.

O_2-Applikation

Wichtig
Eine O_2-Applikation ist bei allen Notfallpatienten indiziert.

Es gibt verschiedene Möglichkeiten, O_2 zu applizieren:

- Nasensonde mit und ohne Schaumstoffschutz
- O_2-Brille
- Maske
- Maske mit Reservoir
- Maske mit Reservoir und Nichtrückatemventil
- Demand-Ventil über Maskenbeutel

Der inspiratorische O_2-Anteil, der in der Einatemluft mit diesen Hilfsmitteln erreicht werden kann, ist sehr unterschiedlich (Tab. 5.1).

Bei der O_2-Applikation gilt eine kontinuierliche Kontrolle der O_2-Sättigung.

Cave
Bei Patienten mit V. a. CO-Intoxikation kann die O_2-Sättigung nicht mit allen Geräten korrekt angezeigt werden.

Überprüfungen des O_2-Gehalts im Blut können in manchen Rettungsdienstbereichen auch mit Hilfe präklinischer BGA-Geräte durchgeführt werden.

Beatmung

- Ist die Spontanatmung des Patienten trotz oben angegebener Maßnahmen nicht ausreichend, muss diese durch eine Masken-Beutel-Beatmung assistiert werden
- Ist die Spontanatmung nicht vorhanden, muss der Patient beatmet werden

Masken-Beutel-Beatmung

- Der Beatmungsbeutel kann über ein genormtes Ansatzstück mit einer Maske, Tubus o. Ä. Luft in die Lungen des Patienten abgeben

Tab. 5.1. Inspiratorischer O_2-Anteil bei verschiedenen Applikationshilfen

Gerät	Flow [l/min]	F_iO_2
Nasensonde	2–6	0,3–0,4
Maske	4–8	0,4–0,5
Maske mit Reservoir	5–10	0,5–0,8
Maske mit Reservoir und Nichtrückatemventil	13–15	0,9–1,0
Demand-Ventil	Nach Verbrauch	0,9–1,0

- Die ausgeatmete Luft gelangt, gesteuert durch ein Ventil, nicht wieder in den Beutel, sondern in die Umgebung
- Wird eine O_2-Leitung mit einem Flow von 5–6 l/min an den Beutel angeschlossen, kann der inspiratorische O_2-Anteil auf 45% erhöht werden
- Eine Erhöhung des Flows erhöht den F_iO_2 nicht signifikant
- Wird an den Beatmungsbeutel ein Reservoir angeschlossen, kann der F_iO_2 bei einem O_2-Flow von 10 l auf eine F_iO_2 von 85% erhöht werden
- Sobald sich der Beutel nach der Beatmung wieder ausdehnt, wird er mit dem im Reservoir angesammelten O_2 gefüllt
- Wird anstatt des Reservoirs ein Demand-Ventil angeschlossen, kann eine F_iO_2 von 0,9–1,0 erreicht werden
- Der Vorteil liegt in einem deutlich geringeren O_2-Verbrauch
- Es wird nur derjenige O_2-Anteil in den Beutel verabreicht, der vorher verbraucht wurde

Gesichtsmasken

Die Masken-Beutel-Beatmung ist eine anspruchsvolle und nicht leicht zu erlernende Tätigkeit.

Die Qualität der Beatmung hängt sowohl von der Dichtigkeit der verwendeten Maske als auch von der persönlichen Erfahrung des Anwenders ab. Bei Patienten mit noch verbliebener, aber nicht mehr ausreichender Spontanatmung muss eine assistierte, d. h. unterstützende Beatmung an den Atemrhythmus des Patienten angepasst werden.

Bei bewusstlosen Patienten ist eine assistierte Beatmung nicht möglich. Hier muss eine kontrollierte Beatmung durchgeführt werden.

Es stehen unterschiedliche Maskentypen zur Verfügung:

- Die Masken sollen sowohl den Mund als auch die Nase komplett umschließen und abdichten
- Die Masken haben eine unterschiedliche Form und unterschiedliche Wülste, um sich an die jeweilige Gesichtsform des Patienten anzupassen
- Für Neonaten, Säuglinge und Kleinkinder stehen unterschiedliche Maskentypen zur Verfügung (Rendal-Baker-Maske)
- Ein dichter Verschluss der Maske mit dem Gesicht ist wichtig
- Jede Undichtigkeit hat eine Hypoventilation des Patienten zur Folge

> **Cave**
> Versucht man die Maske durch verstärktes Zusammendrücken des Beatmungsbeutels abzudichten, erzeugt man einen erhöhten Beatmungsdruck.

- Bei einem zu hohen Beatmungsdruck kann die Luft nicht nur in die Lunge geraten, sondern über die Speiseröhre in den Magen
- Eine signifikant erhöhte Aspirationsgefahr bei Überblähung des Magens ist die Folge
- Es werden von der Industrie Beatmungsbeutel mit Flussbegrenzern angeboten. Diese sollen den Spitzendruck limitieren (wenig effektiv)

> **Wichtig**
> Um eine Magenüberblähung zu verhindern, kann der Krikoiddruck (Sellick-Handgriff) angewendet werden, ◘ Abb. 5.2b.

Korrekter Griff

Die Maske wird von der Nasenwurzel aus angesetzt und muss bis zum Unterkiefer des Patienten reichen. Hierbei muss sie die Nase und den Mund komplett umschließen und abdichten. Dies sollte nach einem vorher durchgeführten Esmarch-Handgriff geschehen, um eine korrekte und gute Ausgangsposition zu erreichen.

- Mittels Daumen und Zeigefinger, die den Ansatz der Maske am Beatmungsbeutel umschließen, wird die Maske unter sanftem Druck auf das Gesicht des Patienten gehalten
- Gleichzeitig wird der Unterkiefer mit den restlichen Fingern derselben Hand leicht nach vorne und oben gezogen
- Eine Verwendung von Guedel- oder Wendl-Tubus erleichtert die Applikation eines Beatmungshubes
- Die andere freie Hand wird zur Kompression des Beutels benötigt

Maskenbeatmung durch die Zwei-Helfer-Methode

Sollte unter Zuhilfenahme der oben angegebenen Methoden keine ausreichende Ventilation des Patienten möglich sein, ist die Zwei-Helfer-Methode

anzuwenden. Diese ermöglicht ein besseres Abdichten der Maske.
- Ein Helfer hält die Gesichtsmaske mit beiden Händen unter gleichzeitiger Anwendung des Esmarch-Handgriffs
- Der andere Helfer komprimiert den Beatmungsbeutel

5.3 Intubation

Durch die Intubation eines Notfallpatienten ist die optimale Sicherung der Atemwege mit der Möglichkeit einer Überdruckbeatmung gewährleistet.

Bedingt durch den geblockten Cuff ist eine kontrollierte Abgabe eines definierten Beatmungsvolumens möglich. Die Aspiration am Cuff vorbei ist so gut wie unmöglich.

Vorteile der Intubation gegenüber der Beutel-Masken-Beatmung:
- Sicherstellung eines freien Atemweges
- Sicherer Schutz vor Aspiration
- Abgabe definierter Tidalvolumina
- Absaugung von Bronchialsekret
- Ggf. Medikamentenapplikation

Indikationen:
- (Mögliche) Atemwegsverlegung beim bewusstlosen Patienten
- Aspirationsgefahr
- Notwendigkeit einer positiven Überdruckbeatmung
- Sekretabsaugung

Kontraindikation:
- Fehlende Erfahrung und Ausrüstung

Cave

In einigen Fällen kann sich die Laryngoskopie und der Versuch der Intubation als schwierig oder sogar unmöglich erweisen. Dies kann zu lebensbedrohlichen Komplikationen führen.

Intubationen im Rettungsdienst sind grundsätzlich schwierig.
Mögliche Gründe:
- Zeitnot
- Nicht nüchterner Patient
- Indikationen:
  - Trauma
  - Erkrankung
- Lagerung
- Umfeldbedingungen
- Equipment
- Erfahrung

Wichtig

Jeder Intubationsversuch sollte wohlüberlegt sein. Alternativen der Atemwegssicherung bei einem nicht geglückten Intubationsversuch sollten vorhanden sein und beherrscht werden.

Notwendige Standardausrüstung für die Intubation:
- Laryngoskop
- Tubus (nächste kleinere und größere Größe in Reichweite)
- Führungsstab
- Absaugung
- Blockerspritze
- Stethoskop
- Magill-Zange
- NaCl 0,9% oder wasserlösliches Gleitmittel
- O_2
- Fixierungsmaterial
- Maske
- Beatmungsbeutel
- Guedel-Tubus
- Beatmungsgerät
- O_2-Sättigung
- Kapnometrie
- Ösophagusdetektor
- Möglichkeit der Sedierung, Anästhesie und Muskelrelaxierung

Durchführung der Intubation:
- Bei bewusstlosen Patienten (GCS 03) erfolgt die Intubation ohne Sedierung oder einer kompletten Allgemeinanästhesie.
- Bei einem Patienten mit einer GCS >3 ist die Applikation eines Analgetikums/Hypnotikums und ggf. eines Muskelrelaxans obligat.

Wichtig

- Eine Präoxygenierung ist auch bei Notfallpatienten obligat!

- Die Verwendung eines Muskelrelaxans bei einer Allgemeinanästhesie erleichtert die Intubationsbedingungen erheblich, setzt jedoch eine regelmäßige Anwendung in der täglichen Praxis voraus.

- Sämtliches Equipment muss überprüft und funktionsfähig sein
- Der bewusstlose oder anästhesierte Patient liegt mit leicht erhöhtem und überstrecktem (nicht bei V. a. Halswirbelsäulenverletzung) Kopf auf dem Rücken
- Laryngoskop wird mit linker Hand gefasst und führt den Spatel vom rechten Mundwinkel des Patienten (Auf Zähne und Lippenschutz achten)
- Vorführen des Laryngoskopspatels in Richtung auf die Mittellinie des Hypopharynx unter Verdrängung der Zunge nach links
- Sobald die Spatelspitze den Larynx erreicht, muss ein Zug am Laryngoskopgriff nach ventral und oben ausgeübt werden, ohne dabei Druck auf die obere Zahnreihe auszuüben
- Vorschieben des Spatels zwischen Zunge und Epiglottis in den epiglottischen Spalt
- Bei Verwendung eines geraden Spatels wird die Epiglottis aufgeladen
- Ein Druck auf den Krikoidknorpel durch einen Helfer verhindert die stille Aspiration (Sellick-Manöver, siehe ◘ Abb. 5.2b)
- Wenn die Stimmlippen sichtbar werden, in dieser Position verharren
- Unter Sicht den Endotrachealtubus vom rechten Mundwinkel kommend zwischen den Stimmbändern hindurch in die Trachea vorschieben
- Der Tubus muss bis über den Cuff hinaus durch die Stimmritze geschoben werden
- Weiche Tuben sollten mit einem Führungsstab, der nicht über das Tubuslumen hinausragt, vorgeformt werden (Hockeyschläger)
- Blocken des Cuffs
- Überprüfung der korrekten Tubuslage
- Sicherung der Tubuslage durch Fixierung (z. B. Thomas-Klemme)
- O_2-Beatmung

Wichtig

Es zählt nicht der Ehrgeiz des Intubateurs, sondern die sichere O_2-Versorgung des Patienten.

Ein Intubationsversuch sollte nicht länger als 30–40 s dauern. Ist in diesem Zeitraum keine Intubation durchgeführt worden, ist der Vorgang abzubrechen und der Patient mittels Beutel-Masken-Beatmung bis zum nächsten Versuch ausreichend zu oxygenieren.

Die Patientenlagerung und die Ausrüstung sollten optimiert werden (s. unten).

Überprüfung der Tubuslage

- Einführen des Tubus unter Sicht
- Kapnometrie
- Ösophagusdetektor
  - Sog am trachealen Ende des Tubus
  - Bei korrekter Lage kann leicht Luft aus den unteren Atemwegen angesaugt werden
  - Bei Ösophaguslage kollabiert die Speiseröhre und die angesaugte Schleimhaut verstopft das Tubusende
- Auskulatation des Magens und seitlich des Thorax in Höhe der vorderen Axillarlinie beidseits

Schwierige Intubation ist zu erwarten bei:
- Kurzer und verdickter Hals
- Unzureichende Reklinationsfähigkeit des Kopfes
  - HWS-Immobilisierung
- Überbiss
- Fliehendes Kinn
- Angeborene Fehlbildungen
- Gesichtstrauma
- Mittelgesichtstrauma
- Larynxtrauma
- Tumoren in Mundhöhle und Pharynx
- Epiglottitis
- Hypersekretion
- Quincke-Ödem
- Tracheobronchiale Blutung
- Trachealeinriss, -abriss

Wichtig

»Patients don't die from failure to intubate, they rather die from a failure to stop trying to intubate.«

Definition: schwierige Intubation

- Definition der American Society of Anesthesiologists (ASA)
  - Mehr als 3 vergebliche Intubationsversuche in 10 min

- Definition der Canadian Society of Anesthesiologists (CSA)
  - Keine Einsicht auf Stimmbänder bei Laryngoskopie
  - Mehr als ein Intubationsversuch
  - Wechsel des Spatels
  - Verwendung einer Atemwegsalternative

Liegt eine schwierige Intubation vor, ist die Lage des Patienten (Kopf und Oberkörper) zu optimieren
- z. B. verbesserte Jackson-Position (leicht erhöhter Kopf)
- Andere Spatelgröße
- Anderer Spateltyp (gerader Spatel oder McCoy-Spatel)
- Verwendung **Bougie-**, **Eschmann-Stab** oder sog. **Zauberstab**
  - Flexibler langer Führungsstab wird mittels Laryngoskopie unter Sicht in die Trachea eingeführt
  - Über diesen kann mit Hilfe der Seldinger-Technik der Tubus vorgeschoben werden

BURP-Manöver

Sind während der Laryngoskopie die Stimmbänder nicht sichtbar, kann die Sicht mittels BURP-Manöver verbessert werden (◘ Abb. 5.2).

- **B**ackward
- **U**pward
- **R**ight
- **P**ressure

Mit einem leichten Druck auf den Adamsapfel nach hinten oben und rechts, kann der Intubateur seine Sicht evtl. deutlich verbessern.

Führen alle dieser oben angegebenen Methoden nicht zum Erfolg, sollte spätestens jetzt ein alternatives Atemwegsmittel zur Sicherung der Atemwege herangezogen werden.

Alternativen zur Atemwegssicherung
- Larynxmaske
- Larynxtubus
- Kombitubus

Wichtig

Atemwegsalternativen sind in jedem Rettungsmittel Pflicht, um eine »Cannot-Intubate-cannot–ventilate«-Situation zu meistern.

Larynxmaske

Eine Larynxmaske ist ein großlumiger Tubus, der am Ende einen elliptisch geformten Cuff besitzt. Dieser stellt eine ringförmige Abdichtung im Hypopharynx sicher. Die Larynxmaske ist als

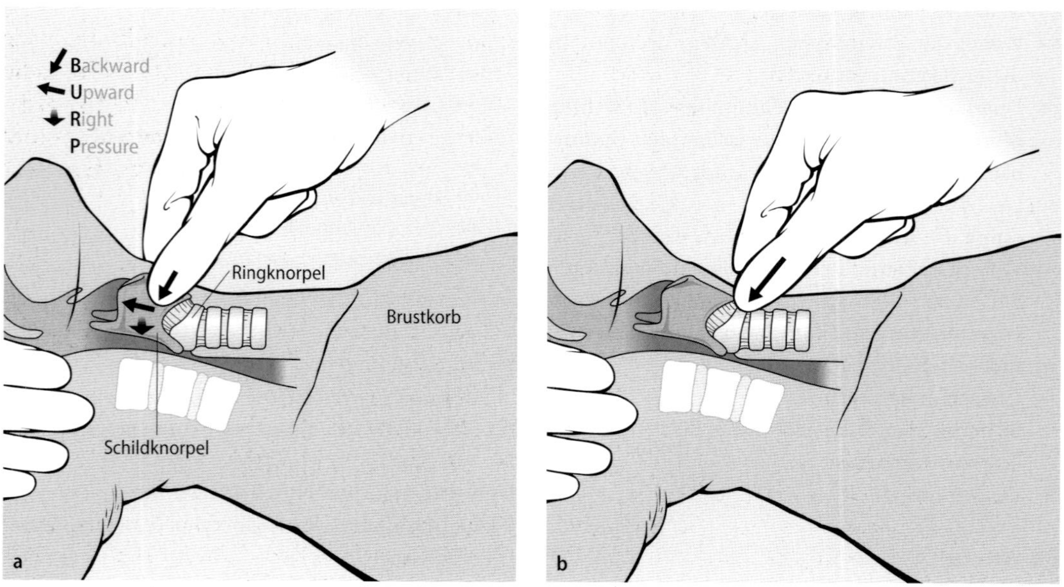

◘ **Abb. 5.2.** a. BURP-Manöver, b. Sellick-Manöver

Einmalprodukt oder als wieder verwendbar erhältlich.

- Kann auch von in der Intubation nicht erfahrenen Personen zur Sicherung der Atemwege eingesetzt werden
- Ist in allen Größen für Neugeborene bis Erwachsene verfügbar
- Wird wie ein Stift in der Hand gehalten und entlang des harten Gaumens blind eingeführt, bis ein federnder Widerstand spürbar ist
- Der Cuff wird dann entsprechend den Herstellerangaben mit Luft gefüllt
- Beim Blocken wird die Larynxmaske nicht fixiert. Hierbei optimales Anpassen an die Pharynxstruktur
- Korrekte Lage, wenn die Thoraxhälften sich seitengleich heben und keine Luft durch ein pharyngeales Leck entweicht

Es sind mittlerweile unterschiedliche Larynxmasken im Angebot, bei denen eine geringe Abweichung vom oben angegebenen Prozedere notwendig wird.

Auch sind mehrlumige Larynxmasken im Einsatz, bei denen über einen Drainagekanal mittels Magensonde der Magen entlastet werden kann.

Larynxtubus

Der Larynxtubus besitzt eine tubusähnliche Form mit zwei unterschiedlich großlumigen Cuffs. Zwischen den Cuffs befinden sich seitliche Öffnungen, über die eine supraglottische Beatmung möglich ist. Der distale Cuff verhindert das Entweichen der applizierten Luft in den Ösophagus, der proximale dient neben der Abdichtung der Fixierung. Beide Cuffs werden entsprechend der Herstellerangaben über eine gemeinsame Leitung geblockt.

- Kann auch von in der Intubation nicht erfahrenen Personen zur Sicherung der Atemwege eingesetzt werden
- Ist in allen Größen für Neugeborene bis Erwachsene verfügbar
- Tubus wird ebenfalls wie Stift gefasst und entlang des harten Gaumens blind eingeführt bis eine Markierung am Tubus in Höhe des Schneidezahnansatzes liegt
- Blocken der Cuffs über gemeinsame Leitung
- Auch hier keine Fixierung des Tubus während der Blockung
- Korrekte Lage, wenn die Thoraxhälften sich seitengleich heben und keine Luft durch ein pharyngeales Leck entweicht

Kombitubus

Der Kombitubus ist ein doppellumiger Tubus mit einem kleinen distalen und einem großlumigen proximalen Cuff zur Blindeinführung. Entweder wird er im überwiegenden Prozentsatz im Ösophagus platziert oder direkt in der Trachea. Ein Lumen besitzt eine distale Öffnung (Tracheallumen), das andere Lumen (Ösophaguslumen) ist distal geschlossen und besitzt seitliche Öffnungen, die nach korrekter Einführung oberhalb der Glottis liegen. Nach Einführung in den Ösophagus ist eine Beatmung der Trachea durch die seitlichen Öffnungen möglich, sobald beide Cuffs geblockt sind. Bei Einführung und direkter Lage in der Trachea ist eine normale endotracheale Beatmung möglich. Die Cuffs sind entsprechend den Herstellerangaben zu füllen.

Nachteil:

- Nur in zwei Größen für Erwachsene erhältlich
- **Keine** Größen für Kinder
- Starre Form, wenig flexibel

Airtraq

Starres Einmalprodukt aus Kunststoff, das unter Verwendung einer Spiegeloptik unter Sicht in die Mundhöhle vorgeschoben wird, bis die Stimmritzenöffnung sichtbar wird. Dann kann der vorher seitlich am Airtraq installierte Tubus unter Sicht vorgeschoben werden.

Koniotomie

Perkutane Koniotomie durch verschiedene Geräte. Von der Industrie werden unterschiedliche Geräte zur Krikothyreotomie angeboten:

- Miller (Cook)
- Crico-Kit (Smiths-Portex)
- Tracheo-Quick (VBM)

Chirurgischer Zugang: Die Koniotomie ist weniger komplikationsbehaftet und im Notfall schneller und leichter durchzuführen als eine elektive Tracheotomie.

Durchführung:
- Identifikation der Strukturen
- Desinfektion und Abdeckung der Halsregion
- Palpation des Ligamentum conicum
- Haut- und Subkutaninfiltration mittels Lokalanästhetikum beim wachen Patienten
- Mediane Hautinzision von 2–3 cm Länge oberhalb der Krikothyreoidmembran
- Stumpfes Präparieren durch eine Präparierschere
- Quere ca. 1 cm lange Querinzision des Ligamentum conicum
- Spreizen der Öffnung durch 90°-Rotation des Skalpellgriffs
- Erhaltung der Öffnung durch einen Oro-Spreizer
- Einführen des Tubus
- Blockung des Cuffs

5.4 Beatmung in der Notfallmedizin

Eine Beatmung in der Notfallmedizin ist mit einem erhöhten Risiko verbunden. Dieses Risiko resultiert aus dem eingesetzten Personal, den verwendeten Geräten und den äußeren Umständen des Einsatzes.

Folgende Beatmungstypen werden unterschieden:
- Nichtinvasive Beatmung
- Invasive Beatmung

Nichtinvasive Beatmung

Unter nichtinvasiver Ventilation (NIV) versteht man die Atemunterstützung oder die Beatmung unter Umgehung eines endotrachealen Tubus.

Typische Unterstützungs-/Beatmungsformen sind das CPAP (»continuous positive airway pressure«) und BIPAP (»biphasic positive airway pressure«). Diese beiden können jeweils noch mit ASB (»assisted spontaneous breathing«) kombiniert werden. Man spricht dann von CPAP/ASB bzw. BIPAP/ASB. ASB bedeutet, dass der Versuch des Patienten einzuatmen bis zu einem eingestellten Druckwert unterstützt wird. BIPAP arbeitet mit zwei verschiedenen Druckniveaus (ist also eine druckkontrollierte Beatmung), auf denen der Patient spontan mitatmen kann. Dieses ist ein wesentlicher Aspekt für den Patientenkomfort. BIPAP ist aber auch zugleich ein Beatmungsmuster, das beim intubierten Patienten (das ist dann kein NIV) zur kontrollierten Beatmung in der Intensivmedizin häufig verwendet wird.

Die NIV ist für das eingesetzte Rettungsdienstpersonal eine aufwendige Beatmungsform. Der Patient muss ständig beobachtet und reevaluiert werden, ob das angewendete Verfahren auch noch indiziert ist und es mittlerweile keine Kontraindikationen aufweist. Um solche Patienten zu erkennen, ist neben gut geschultem und erfahrenem Personal ein umfassendes Monitoring (O_2-Sättigung, Herzfrequenz, Blutdruck) und eine klinische Beobachtung (Agitation, Dyspnoe, Atemfrequenz, Einsatz der Atemhilfsmuskulatur) im Verlauf wichtig. Weiterhin benötigt man ein geeignetes Beatmungsgerät.

In zahlreichen Untersuchungen wurde während der letzten Jahre die Gleichwertigkeit oder sogar Überlegenheit dieses Verfahrens gegenüber der invasiven Beatmung durch einen Endotrachealtubus in der Intensivmedizin dargestellt. Dies jedoch nur bei bestimmten Krankheitsbildern und unter Beachtung der Kontraindikationen und ergänzenden Kriterien, die nachfolgend erläutert werden. Der Stellenwert der NIV konnte in verschiedensten Patientenpopulationen mit akuter respiratorischer Ineffizienz belegt werden. Der Patientenauswahl kommt eine initial hohe Bedeutung zu.

NIV bei verschiedenen Krankheitsbildern
- **Akute Exazerbation einer chronisch obstruktiven Lungenerkrankung**
  Hier konnten durch NIV nicht nur der pulmonale Gasaustausch und subjektive Anzeichen der Dyspnoe verbessert werden, sondern es wurde auch verglichen zu einer Kontrollgruppe ohne Atemunterstützung übereinstimmend eine geringere Intubationshäufigkeit bei den mit NIV behandelten Patienten beobachtet.
- **Akute respiratorische Insuffizienz (ARI)**
  Bei nicht vorbestehender COPD und bei hypoxämischer ARI wurde in einer Studie kein Einfluss der NIV auf die Intubationshäufigkeit, die Dauer des Intensivaufenthaltes oder gar die Letalität gefunden. Während in einer Untersuchung von Patienten mit nosokomial erwor-

bener Pneumonie sowohl die Intubationshäufigkeit als auch der Intensivaufenthalt durch NIV reduziert wurde, allerdings ohne Einfluss auf die Letalität. Untersuchungen mit größeren Patientenkollektiven stehen noch aus.
Hingegen gibt es einen positiven Effekt bei immunsupprimierten und organtransplantierten Patienten.

- **Kardiogenes Lungenödem**
  Grundlage für diese Indikation bilden eine Reihe von Untersuchungen, die belegen, dass der Gasaustausch und damit auch die Kreislauffunktion durch NIV positiv beeinflusst werden; folgerichtig mussten die Patienten seltener intubiert werden. Eine Senkung der Letalität ließ sich dadurch jedoch nicht nachweisen. Bei zusätzlich bestehender Hyperkapnie im Sinne einer Überlastung der Atemmuskulatur wirkte sich eine inspiratorische Druckunterstützung (d. h. »pressure support ventilation«, PSV) günstig aus.
  Bei einem kardiogenen Lungenödem in Kombination mit einem akuten Myokardinfarkt wird durch die »Task force« zu »Vorsicht« geraten.

Wichtig

Kontraindikationen:
- Koma oder nichtbeherrschbarer Verwirrtheitszustand, wenn nicht durch Hyperkapnie bedingt
- Schwere Kooperationsprobleme
- Akute lebensbedrohliche Hypoxie
- Herz- oder Kreislaufstillstand
- Hämodynamische Instabilität
- Erhöhte Gefahr von Regurgitation und Aspiration (Schluckstörung, Ileus, GI-Blutung, kürzliche abdominelle Operation)
- Hindernisse in den oberen Atemwegen (Tumor, Gesichtverletzung)

Erfolgskriterien der NIV

- Zunahme der alveolären Ventilation (Abnahme des $paCO_2$)
- Zunahme der Oxygenierung (SaO_2 >90%)
- Entlastung der Atempumpe (Abnahme von Atem- und Herzfrequenz)
- Subjektive Besserung
- pH ≥7,35
- $paCO_2$-Abfall ≥15–20%
- SaO_2 ≥90%
- Abfall der Atemfrequenz ≥20%
- Normale Bewusstseinslage
- Subjektive Besserung

Abbruchkriterien der NIV

- Trotz O_2-Insufflation (F_iO_2 >0,5) SaO_2 <85%
- Schwere Kooperationsprobleme
- Progrediente Bewusstseinsverschlechterung
- Nicht beherrschbare Aerophagie
- Nicht beherrschbare Maskenprobleme (Hautschäden)
- Erbrechen/Aspiration

Verlaufskriterien unter NIV:
Unter NIV sollten zumindest in der instabilen Phase regelmäßig die Erfolgs- und Abbruchkriterien überprüft werden.

Intubationskriterien

- Hauptkriterien:
  - Atemstillstand
  - Atempausen mit Bewusstseinsverlust
  - Psychomotorische Agitation mit der Notwendigkeit zur Sedierung
  - Herzfrequenz <50/min
  - Hämodynamische Instabilität
- Nebenkriterien:
  - Atemfrequenz >35 bzw. höher als zu Beginn der NIV
  - Progrediente Bewusstseinseintrübung

Respiratoreinstellung

Neben der Wahl der Beatmungsform spielt auch die weitere Einstellung eine Rolle. Hierzu gibt es Empfehlungen. Parameter sind inspiratorisches und exspiratorisches Druckniveau, Atemfrequenz und der Flow oder ersatzweise die Anstiegssteilheit. Was den inspiratorischen Druck betrifft, so sollte man ausgehend von 10–12 mbar den Druck innerhalb der ersten 15–30 min schrittweise bis auf max. 20 mbar steigern. Ab einem exspiratorischen Druck von etwa 6 mbar wird die Ausatmung als schwer empfunden.

Besonders bei COPD bedarf es einer besonderen Einstellung. Hier ist auch – wie bei jeder Form der assistierten oder spontanen Atmung an der Maschine – darauf zu achten, dass es nicht, auch nicht zeitweise, zu einer Asynchronisation kommt. Auch ist zu bedenken, dass der Druck, den man den Patienten vom Beatmungsgerät anbietet, sich nicht in die Alveole fortpflanzt. Es kommt besonders bei Obstruktionen zu Druckabfällen im System.

Ein weiterer wichtiger Faktor für das subjektive Dyspnoeempfinden ist der Flow oder die Anstiegssteilheit, der bzw. die entsprechend hoch einzustellen ist.

Invasive Beatmung

Ist die Durchführung einer Vollnarkose/Intubationsnarkose notwendig, wird eine kontrollierte Beatmung durchgeführt, da Bewusstsein, Schutzreflexe und Atmung ausfallen. Hierfür existieren in der Praxis verschiedene Beatmungsgeräte, die unterschiedlichsten Ansprüchen genügen. Neben sehr einfachen Geräten werden auch Beatmungsmaschinen mit der Möglichkeit der differenzierten Beatmung angeboten und verwendet.

Die gängigste Beatmungsform in der Notfallmedizin ist die volumenkontrollierte Beatmung (IPPV). Wird diese mit einem PEEP (»positive endexspiratory pressure«) kombiniert, spricht man von einer CPPV-Beatmung (»continous positive pressure ventilation«).

> **Wichtig**
> Die Verwendung einer IPPV (»intermittent positive airway pressure ventilation«) garantiert bei Notfallpatienten die Applikation eines eingestellten Atemzugvolumens mit einer bestimmten Frequenz.

Als weitere Möglichkeit kommt die Anwendung einer druckkontrollierten Beatmungsform (BIPAP) hinzu. Bei der BIPAP-Anwendung wird das Tidalvolumen über den Druck gesteuert erreicht. Es kann bei sich verändernden Zuständen hinsichtlich der Dehnbarkeit der Lunge (Compliance) dazu führen, dass niedrigere Tidalvolumen erreicht werden. Hier sei auf das enge Einstellen von Grenzen des Atemminutenvolumens hingewiesen.

Basiseinstellungen für Erwachsene

IPPV:

Frequenz:	10/min
Atemzugvolumen:	6 ml/kg KG
Atemminutenvolumen:	Frequenz × AZV
I:E-Verhältnis:	1:1,5 bis 1:1,75
O_2-Gehalt:	100%
PEEP:	>5 mbar

BIPAP:

Frequenz:	10/min
Oberes Druckniveau:	20 mbar
Unteres Druckniveau:	5 mbar
O_2-Gehalt:	100%
I:E-Verhältnis:	1:1,5 bis 1:1,75

Das obere Druckniveau muss so gewählt werden, dass ein Atemzugvolumen von 6 ml/kg KG erreicht wird.

Steuerung der Beatmung

Eine Beatmung wird durch eine Kapnometrie/-graphie gesteuert. Zielwert ist hier ein $etCO_2$ von 35–45 mmHg.

Probleme bei der Beatmung

Treten während der Beatmung Komplikationen auf, sind folgende Ursachen umgehend auszuschließen:
- **D**islokation
- **O**bstruktion
- **P**neumothorax
- **E**quipment
- **S**tomach (Magen)

O_2-Flaschen

Im Rettungsdienst werden unterschiedlich große Sauerstoffflaschen vorgehalten. Während an den Beatmungsgeräten kleine 2-Liter-Flaschen angebracht sind, werden in den Fahrzeugen 10-Liter-Flaschen vorgehalten.

Der am Manometer ablesbare Wert gibt Rückschluss auf den Füllungszustand der Flaschen.
- z. B. 10-Liter-Flasche mit 180 bar Druck
- 180 bar × 10 l × 10 ergibt 1800 l O_2

Bei der Berechnung, wie lange der jeweilige O_2-Vorrat bei einem bestimmten Atemminutenvolumen ausreicht, ist der O_2-Verbrauch des Beatmungsgerätes zu berücksichtigen. Die Ausnahme sind hier Beatmungsgeräte mit einer eingebauten Druckturbine.

5.5 Thoraxdrainage

Als Folge eines stumpfen oder penetrierenden Thoraxtraumas oder nach dem Platzen einer Emphysembulla kann die Durchführung einer Thoraxdrainage lebensrettend sein. Ein Pneumothorax tritt häufiger bei Patienten mit Rippenfrakturen auf. Ein primär nicht interventionsbedürftiger Pneumothorax kann unter invasiver Beatmung mit PEEP schnell lebensbedrohlich werden.

Indikationen:
- Dekompression eines Spannungspneumothorax
- Drainage eines Hämotothorax

Komplikationen:
- Blutungen oder Verletzungen interkostaler oder anderer Blutgefäße
- Die Punktion soll am Oberrand der Rippe erfolgen (Schutz des am Unterrand gelegenen Gefäßnervenbündels)
- Fehllage der Drainage außerhalb der Pleurahöhle
- Lage der Drainage in einer durch Adhäsionen abgekapselten Pleuraregion
- Subkutanes Emphysem bei zu großer Thoraxinzision oder bei Lage einer Drainageöffnung innerhalb der Thoraxwand
- Infektion
- Bestehende intrapleurale Adhäsionen mit/ohne Kammerung des Pleuraraumes

Punktionsorte (◘ Abb. 5.3):
- Monaldi 2–3 ICR Medioklavikularlinie
- Bülau 3–5 ICR vordere Axillarlinie

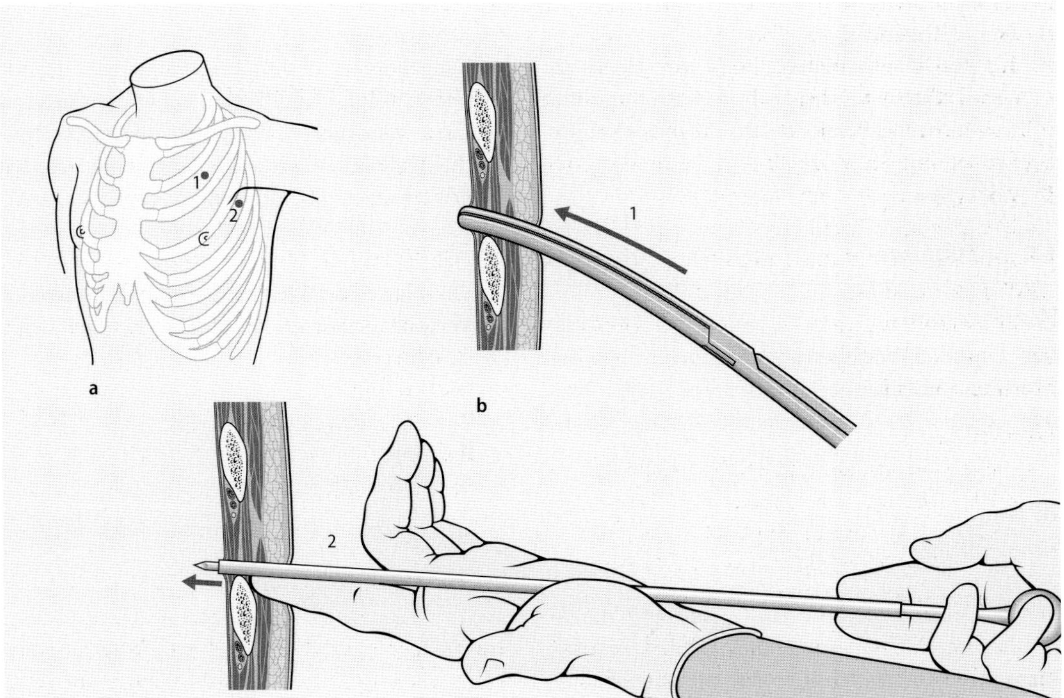

◘ **Abb. 5.3a,b.** Punktionsorte und Anlage einer Thoraxdrainage: **a.** Punktionsorte: *1* 2. ICR in der Medioklavikularlinie zur Entlastung eines Spannungspneumothorax, *2* 4. ICR vordere Axillarlinie zur Anlage einer Pleuradrainage. **b.** Anlagetechnik: *1* Spreizen des ICRs am Rippenoberrand, *2* Einlegen der Drainage auf dem Finger. (Aus: Gorgaß et al. [2007] Das Rettungsdienst-Lehrbuch. 8. Auflage, Springer-Verlag)

Durchführung (◘ Abb. 5.3):
- Lagerung
- Steriles Equipment
- Desinfektion und sterile Abdeckung
- Bei bewusstseinsklaren Patienten Infiltrationsanästhesie
- 3-cm-Inzision mittels Skalpell am Oberrand der Rippe
- Stumpfe Präparation mittels stumpfer Schere und digitaler Palpation
- Orientierung am Oberrand der Rippe
- Durchtrennung der Pleura parietalis
- Digitales Austasten der Pleurahöhle, um evtl. Verwachsungen auszuschließen
- Sicherung des Präparationserfolges mit dem Zeigefinger
- Die Thoraxdrainage wird am Zeigefinger entlang in den Pleuraraum vorgeschoben
- Fixierung der Drainage mittels Tabaksbeutelnaht
- Fixierung des Drainageschlauches mittels zweiter Naht
- Sterile Abdeckung
- An die Thoraxdrainage wird ein Heimlich-Ventil angeschlossen, über das Sekret und Blut in den nachgeschalteten Auffangbeutel abfließen kann

5.6 Zugänge

Peripher venös

Die Punktion peripherer Venen gehört zu den häufigsten Maßnahmen in der präklinischen Notfallmedizin. Der peripher venöse Zugang ist der sicherste in der Notfallmedizin.
Indikationen:
- Infusion von Flüssigkeit
- Medikamentenapplikation

Die Maßnahme sollte relativ großzügig durchgeführt werden, um somit im Notfall kurzfristig therapieren zu können. Die Punktionsstelle hängt vom Patienten und vom Durchführenden ab. Ideal ist die Mündungsstelle zweier Venen, die nicht gelenknah verlaufen. Es sollte der größtmögliche, aber noch sicher zu platzierende Zugang gewählt werden.

Mit der ersten Punktion ist distal zu beginnen, um bei Fehlpunktionen den Abfluss noch gewährleisten zu können.
Zwei Punktionsweisen:
- Direkt
- Indirekt

Nach einer Punktion ist die sichere Lage des Zugangs zu kontrollieren (Rückfluss der Infusion unter Herzniveau, kein Paravasat)

Die Punktion der V. jugularis externa ist in Situationen wie Schock oder Reanimation zu bevorzugen und sollte, wenn möglich, dem Geübten überlassen werden.
- Die Punktion wird in Rückenlage durchgeführt, möglichst kopftief
  - Gefahr der Luftaspiration bei niedrigem ZVD
- Ein zweiter Helfer kann durch Kompression der Vene an der Subclavia eine Stauung verursachen und dadurch die Punktion erleichtern

Punktionsstellen:
- Neugeborenes: Fußrücken, Palmarseite Handgelenk, Kopf, Handrücken, V. jugularis externa
- Kind: Handrücken, V. saphena magna am Knöchel, Fußrücken, Ellbeuge, V. jugularis externa
- Erwachsener: Handrücken, V. cephalica, basilica, cubitalis, V. saphena magna am Knöchel

Die Flussrate und die Farbcodierung bei intravenösen Verweilkanülen sind in ◘ Tab. 5.2 aufgeführt.

◘ **Tab. 5.2.** Flussrate und Farbcodierung bei intravenösen Verweilkanülen

Durchmesser [mm]	G	Flussrate [ml/min]	Farbcode
0,5×0,8	22	25	Blau
0,7×1,0	20	55	Rosa
0,9×1,2	18	90	Grün
1,1×1,4	17	135	Weiß
1,3×1,7	16	170	Grau
1,6×2,1	14	265	Orange

Zugänge bei Neugeborenen und Kindern

Die Punktionsstellen sind hier nicht der übliche Handrücken, sondern auch der Fußrücken, der Fußknöchel, die Palmarseite des Handgelenkes sowie der Kopf. Für die Stauung am Kopf empfiehlt es sich, ein »normales« Gummiband vorzuhalten.

Der Zugang sollte sorgfältig fixiert werden; mit Hilfe einer Mullbinde oder einer Schiene in diesem Bereich (SAM-SPLINT) kann erfolgreich fixiert werden!

Als Ultima ratio wird von einigen Autoren auch die Punktion der V. subclavia mit einem periphervenösen Zugang empfohlen.

Hier sollte der intraossäre Zugang primär favorisiert werden (► Abschn. »Intraossärer Zugang«).

Zentralvenös

Eine zentralvenöse Punktion und die Anlage eines Katheters sind in der Notfallmedizin nur sehr selten indiziert und sollten auf ein Minimum beschränkt werden.

Begründung:
- Zeitintensiv
- Erhöhter technischer Aufwand
- Ungünstige Punktionsbedingungen
- Sterile Anlage nur bedingt möglich und hygienisch bedenklich (äußere Umstände)
  - Enge Verhältnisse
  - Kein steriler Kittel
  - Ungeübtes Personal

Komplikationen:
- Pneumothorax
- Hämatothorax
- Luftembolie
- Organperforation

ZVK:
- Mehrlumig
- Großlumig
- Steril umhüllt (hygienisch vorteilhaft, jedoch einlumig und geringer Flow/min)

Bei Traumapatienten ist ein großlumiger zentralvenöser Katheter (Shaldon-Katheter) nur dann indiziert, wenn keine großlumigen periphervenösen Zugänge angelegt werden können.

Präklinisch angelegte zentrale Zugänge sollten zu Beginn des klinischen Aufenthaltes sobald als möglich entfernt werden (Sepsisquelle).

Zugangsorte
- V. jugularis interna
- V. subclavia
- V. anonyma
- V. femoralis

In die V. basilica ist die Anlage eines großlumigen oder mehrlumigen Katheters nicht möglich und somit für die Präklinik nicht angebracht.

Anlage:
- Bereitstellung des Materials
- Schocklage (Kopftief)
- Wichtig: Gute Lagerung des Patienten
- Orientierung anatomische Bezugspunkte
- Bei bewusstseinsklaren Patienten Infiltrationsanästhesie
- Desinfektion und Abdeckung
- Punktion unter kontinuierlicher Aspiration
- Einführen des Seldinger-Drahts oder Vorschub des flexiblen Mandrins des umhüllten ZVK-Sets
- Bei Extrasystolen etwas zurückziehen
- Einführen des Katheters (Seldinger-Technik)
- Entfernung des Seldinger-Drahts oder des Mandrins des umhüllten Katheters
- Überprüfung der Durchgängigkeit jedes ZVK-Schenkels und Spülung mit NaCl 0,9% oder Vollelektrolytlösung
- Fixierung des Katheters (Annaht)
- Steriles Abkleben der Einstichstelle
- Dreiwegehähne und kontinuierliche Vollelektrolytlösung an jeden Schenkel

Intraossärer Zugang

Bei Schwierigkeiten der Anlage eines periphervenösen Zuganges ist der intraössäre Zugang sowohl bei pädiatrischen Patienten als auch bei Erwachsenen in ausgewählten Situationen eine gute Alternative.

Das Durchflussvolumen und die Möglichkeit, sämtliche Medikamente hierüber zu applizieren, ist dem periphervenösen Zugang gleichwertig. Ein Flüssigkeitsbolus kann bei Neugeborenen und Kindern auch über eine intraossäre Nadel appliziert werden. Bei Erwachsenen gibt es noch Hinweise über einen unzureichenden Effekt.

Es sind verschiedene Systeme zur Punktion erhältlich:
- SUR-Fast-Kanüle (Cook)
- Bone Injectun Gun B.I.G.
- Easy IO (Vidacare)

Kontraindikationen:
- Infektion an Punktionsstelle
- Fraktur im Knochen der Punktionsstelle

Bei Kindern und Erwachsenen sollte primär die proximale Tibia zur Anlage gewählt werden.

Bei Erwachsenen ist auch eine Punktion im Bereich der distalen Tibia (Innenknöchel) sowie des Humerus durch den Geübten möglich.

Durchführung:
- Lagerung
  - Unterpolsterung des Kniegelenkes und der Tibia
- Aufsuchen von anatomischen Bezugspunkten
  - Kniegelenkspalt, Tuberositas tibiae, medialer Knochenanteil (flach)
- Desinfektion und sterile Abdeckung
- Bei bewusstseinsklarem Patient Infiltrationsanästhesie
- Punktionsstelle liegt ca. 2 cm distal der Tuberositas tibiae an der Innenseite der Tibia
- Bei Kindern <1 Jahr unmittelbar unter der Tuberositas tibiae
- Stichrichtung ca. 15° nach kaudal, um eine Verletzung der Wachstumsfuge zu verhindern
- Je nach verwendeter Nadel:
  - Sur-Fast: Unter kontinuierlichem Drehen, bis Widerstandsverlust auftritt, dann ist der Markraum erreicht
  - B.I.G.: Einschusstiefe entsprechend Punktionsort und Alter einstellen, Gerät aufsetzen und von **einer zweiten Person entsichern** lassen. Erst jetzt einschießen!
  - Easy IO: Nadeltyp auswählen und auf Bohrer arretieren. Einbohren.
- Mandrin unter kontinuierlicher Fixierung der Nadel entfernen
- Blut- oder Knochenmarkaspiration mittels aufgesetzter Spritze
- Fixierung der Nadel
- Sterile Abdeckung
- Fixierung des Infusionsleitung
- Die Fixierung der Extremität bei Kindern mittels SAM-Splint sichert den Erfolg.
- In der Klinik eine Röntgenaufnahme zur Dokumentation der korrekten Lage empfehlen

Nabelvene

► Kap. 15

5.7 Volumentherapie

Die Applikation von Flüssigkeit oder »Volumen« ist eine der häufigsten Maßnahmen.

Differenzierung zwischen Volumenersatz und Flüssigkeitstherapie
- Intravasaler Volumenersatz mit kolloidalen/isoonkotischen/isotonen Lösungen
- Extrazelluläre Flüssigkeitszufuhr mit kristalloiden/isotonen Lösungen

Die Volumentherapie dient der Aufrechterhaltung bzw. Wiederherstellung der Makro- und Mikrozirkulation. Es gibt keine isolierten Parameter für den Volumenstatus und -bedarf eines Notfallpatienten.

Größen und Parameter die zur Beurteilung herangezogen werden sollen:
- Trauma (Ausmaß)
- Capillary refill
- Hautkolorit
- Venenfüllung
- Blutdruck (Verhalten)
- Sympathische Aktivität
- Herzfrequenz (Verhalten)

Der differenzierte Volumenersatz und die Flüssigkeitszufuhr entsprechend des individuellen Bedarfes eines Notfallpatienten setzen physiologische Grundkenntnisse voraus. Ebenso wichtig ist die Kenntnis über die Zusammensetzung von Infusionslösungen, um einen undifferenzierten Einsatz und damit einen evtl. Schaden für den Patienten zu vermeiden.

Flüssigkeitsräume des Erwachsenen (Patient 75 kg):
- 30 l Intrazellularraum (40% Körpergewicht)
- 15 l Extrazellularraum (20% Körpergewicht)

Das Blutvolumen beträgt ca. 61–70 ml/kg KG. Hiervon sind 3 l dem Extrazellulärraum zuzuordnen. Der Extrazellulärraum unterteilt sich in 16% interstitiellen Raum und 4% Plasmawasser.

Kinder: ► Kap. 15.

Dosierung

Um das Blutvolumen eines Patienten mit 75 kg KG um 1 l zu erhöhen, sind folgende Mengen unterschiedlicher Infusionslösungen notwendig:
- 9,4 l Glukose 5%
- 5 l NaCl 0,9%
- 1 l HAES 6%

Verwendete Lösungen:
- Kristalloide Lösungen
- Kolloidale Lösungen
- Volumenverluste bis 15% des Blutvolumens können vorübergehend ausschließlich mit kristalloiden Lösungen therapiert werden
- Blutverluste bis 30% erfordern den Einsatz von kolloidalen Volumenersatzmitteln und die ergänzende Zufuhr von Kristalloiden, um das Intravasalvolumen aufzufüllen
- Volumenverluste über 40% erfordern schnellstmöglich eine Substitution von O_2-Trägern

Wichtig

Liegt ein hoher Substitutionsbedarf vor, ist zur Mengenkontrolle eine Beschriftung der Infusionen im Verlauf sinnvoll. Um das Verhältnis zwischen kolloidal und kristalloid zu berücksichtigen, empfiehlt sich z. B die Angabe: griechisch (3) kristalloid, arabisch (III) kolloidal.

Kristalloide Lösungen

Kristalloide Lösungen müssen einen ausreichenden Anteil an Na^+ besitzen, um eine Fixierung im Extrazellularraum auf Zeit zu gewährleisten und um ein Zellödem zu verhindern.
- Vollelektrolytlösung (VEL)
- Ringer-Laktat-Lösung (RLL)

Beide, sowohl VEL als auch RLL, enthalten keine Makromoleküle und werden daher nicht onkotisch in der Blutbahn fixiert. Sie verteilen sich innerhalb von Minuten auf den Intravasalraum und den interstitiellen Raum.

Um einen volumenanalogen Effekt wie bei kolloidalen Lösungen zu erreichen, wird ca. die 4fache Infusionsmenge benötigt. Nachteil ist die interstitielle Überwässerung.

Zu berücksichtigen sind eine verdünnungsbedingte Abnahme des kolloidonkotischen Druckes im Intravasalraum und die daraus bedingten unerwünschten Nebenwirkungen auf die Darmperfusion, die Gewebeoxygenierung und den pulmonalen Gasaustausch.

Alle heutzutage erhältlichen Infusionslösungen enthalten kein Bikarbonat als physiologische Pufferbase. Dadurch wird bei hohen Infusionsraten die HCO_3-Konzentration im gesamten Extrazellularraum verdünnt, während der CO_2-Partialdruck (Puffersäure) konstant gehalten wird. Es entsteht eine Dilutionsazidose.

Ringer-Laktat-Lösung

Ringer-Laktat-Lösungen haben ein metabolisiertes Anion, um bei größeren Infusionsmengen eine Dilutionsazidose zu verhindern.

Wichtig

Bei einer gestörten Mikrozirkulation sollte auf Lösungen mit Azetat oder Laktat verzichtet werden, um die Menge des durch den ohnehin erhöhten anaeroben Stoffwechsel anfallenden Laktats nicht noch zu erhöhen. Die Sauerstoffschuld würde dadurch unnötig gesteigert werden.

Vollelektrolytlösung

Wichtig

Balancierte Vollelektrolytlösungen sind in der Notfallmedizin zu bevorzugen.

Kolloidale Lösungen

Bei künstlichen Kolloiden muss unterschieden werden zwischen:
- Maximale Volumenwirkung (MVW) ist der initiale maximale Volumeneffekt in Prozent des infundierten Volumens ohne Berücksichtigung von Zeiteffekten
- Volumenwirkdauer (VWD) ist die Zeitspanne, in der das infundierte Volumen zu mindestens 100% intravasal wirksam ist

5

- Halbwertszeit der Volumenwirkdauer (HVW) ist die Zeitspanne, in der das infundierte Volumen zu mindestens 50% intravasal wirksam ist (▫ Tab. 5.2)

Gelatine

- Polypeptid, das aus Kollagenmaterial von Rindern hergestellt wird
- Herstellung durch Spaltung in einzelne Peptid-Bruchtücke und anschließende Quervernetzung mittels unterschiedlicher Vernetzungsmittel
- Gefahr der Übertragung der bovinen spongiösen Enzephalopathie liegt im Rahmen der spontanen Inzidenz (1:1.000.000)
- Unterschiedliche Konzentrationen (3–5,5%) und Molekülgrößen (30–35 kD) werden angeboten
- MVW liegt bei 80–100%
- Obwohl die Molekülgröße unterhalb der Nierenschwelle liegt, wird eine renale Rückresorption diskutiert
- VWD: 1,5 h
- HVW: 5 h
- Überwiegende renale Elimination, geringer Teil durch Darm und Peptidasen
- Histaminliberation durch unterschiedliche Vernetzungsmittel
  - Häufigkeit: 0,345%
- Keine oder nur vernachlässigbar geringe Beeinflussung der Blutgerinnung
- Kein Einfluss auf die Nierenfunktion

Hydroxyethylstärke (HES)

- HES ist ein Polysaccharid aus unterschiedlich vernetzten Glukoseeinheiten (▫ Tab. 5.3)
- Stärke stammt aus Kartoffeln oder Mais
- Durch den Einbau von Hydroxethylgruppen an C2, C3 oder C6 wird die Substanz vor dem raschen Abbau durch α-Amylase des Serums geschützt
- Ab einem Molekulargewicht von 60.000 kD werden die Moleküle renal eliminiert
- Als Substitutionsgrad wird der Anteil der mit einer oder mehreren Hydroxethylgruppen versehenen Glukoseeinheiten im Stärkemolekül bezeichnet.
- Der Substitutionsgrad wird hinter der Konzentration und dem Molekulargewicht angegeben (z. B. 6% HES 130/0,4)
- Je höher der Substitutionsgrad, desto langsamer ist der Abbau durch α-Amylase und desto langsamer ist die renale Elimination
- Neben dem Substitutionsgrad ist auch der Ort der Substitution, d. h. an welchem C-Atom (C2 oder C6) substituiert ist, wichtig. Am stabilsten ist die C2-Position. Je höher das C2:C6-Verhältnis, desto länger benötigt die α-Amylase

! Wichtig

Bei jeder Applikation von HES, die einen Volumeneffekt >100% hat, muss das im Interstitium entstehende Defizit ausgeglichen werden.

- HES-Präparate haben mit 0,058% eine geringe Inzidenz an Unverträglichkeitsreaktionen

▫ Tab. 5.3. Zusammenstellung unterschiedlicher HES-Kolloidallösungen

	6% HES 70/0,5	6% HES 130/0,4	10% HES 200/0,5	6% HES 200/0,62	6%HES 450/0,7
MVW [%]	100	120	150	110	100
VWD [h]	1,5	4	4	8	4
HVW [h]	3,5	7	8	18	16
Maximaldosis [ml/kg KG/Tag]	20	50	33	20	20

MVW: maximale Volumenwirkung.
VWD: Volumenwirkdauer.
HVW: Halbwertszeit der Volumenwirkdauer.

- Langfristige Speicherungsphänomene im retikuloendothelialen System sind vorhanden und haben bis jetzt ungeklärte Effekte auf die Immunkompetenz eines Menschen

Auswirkung auf die Blutgerinnung

- Je nach HES-Einfluss auf Thrombozyten, Faktor-VIII und den von-Willebrand-Faktor (vWF, FVIIIA)
- Verlängerung der Blutungszeit und PTT nur, wenn die oben angegebenen Maximaldosen überschritten werden
- Unterschiedliche Gerinnungswirkungen nehmen mit dem Molekulargewicht und dem Substitutionsgrad zu und sind zudem vom Substitutionsmuster abhängig

Dextran

- Ein aus Glukosemolekülen aufgebautes Polysaccharid, das durch bakterielle Synthese aus Zuckersaft gewonnen wird
- Der Einsatz von Dextran ist in Deutschland seit der Einführung von HES stark rückläufig
- Dextranlösungen sind mit unterschiedlichem Molekulargewicht verfügbar (40, 60, 70 kD)
- Nach enzymatischer Spaltung wird Dextran bei einem Molekulargewicht ab 50 kD renal eliminiert
- 6% Dextran 60 hat eine MVW von 130% und eine VWD von 4–6 h

Dosierung

- Die empfohlene Maximaldosierung von Dextran liegt bei 1,5 g/kg KG/Tag
- Zur Prophylaxe von allergischen Reaktionen muss jeder Dextran-Anwendung mindestens 20 min vorweg ein monovalentes Hapten-Dextran (MG1000) verabreicht werden (Promit).

- Ursache bei 70% aller Erwachsenen sind vorhandene Dextran-reaktive Antikörper
- Dextran hat von allen künstlichen Kolloiden die gravierendste Auswirkung auf die Blutgerinnung
- Dextran beeinträchtigt durch »coating« die Thrombozyten und darüber hinaus die Aktivität der Gerinnungsfaktoren II, V und VIII

Small volume resucitation

- Unter »small volume resucitation« versteht man die Zufuhr einer hyperosmolaren bzw. hyperosmolahyperonkotischen Lösung
- Der hypertone Anteil wird durch eine 7,2- oder 7,4%-NaCl-Lösung erreicht
- Es gibt im Wesentlichen 2 Kombinationen, wobei eine mit HES und die andere mit Dextran erhältlich ist.
- In Deutschland ist diejenige mit HES am verbreitetsten
- 7,2% NaCL mit 6% HES 200/0,5
- 7,4% NaCl mit 6% Dextran 70
- Die Lösung muss im Bolus innerhalb von max. 5 min über einen großen Zugang appliziert werden, um den osmotisch-onkotischen Druck aufzubauen und somit eine Flüssigkeitsverschiebung aus dem Interstitium, aus Erythrozyten und dem Gefäßendothel nach intravasal zu erreichen
- Der Bolus beträgt 4 ml/kg KG, ca. 250 ml beim Erwachsenen
- Der vorübergehenden Normalisierung der Mikro- und Makrozirkulation muss eine unverzügliche Substitution des mobilisierten Volumens durch eine weitergehende konventionelle Volumenersatztherapie folgen

Wichtig
Die Anwendung ist darauf angewiesen, ob ein interstiell mobilisierbares Volumen verfügbar ist. Der Volumeneffekt auf Kredit ist zu berücksichtigen.

Immobilisation

Im Rettungsdienst werden verschiedene Materialien zur Immobilisation von verletzten Extremitäten oder bestimmter Körperteile bis zum Gesamtkörper vorgehalten.

Wichtig
Vor und nach Anlage der Immobilisation ist die Kontrolle von Durchblutung, Motorik und Sensibilität obligat.

Luftkammerschienen

Hierbei handelt es sich um Schienenmaterial aus Kunststoff mit folgenden Eigenschaften:

- Gebräuchliche Methode zur Ruhigstellung von Extremitäten
- Unterschiedliche Größen für Erwachsenen und Kinder
- Gleichmäßige Druckverteilung auf gesamte Extremität
- Verwendung bei offenen Frakturen möglich
- So kann durch sterile Abdeckung und gleichzeitige Anbringung einer Luftkammerschiene auch eine Blutung gestoppt werden
- Luftkammerschienen werden grundsätzlich unter Extension angelegt
- Mindestens zwei Helfer sind zur Anlage erforderlich
- Unzureichende Immobilisation bei proximalen Oberarm- und Oberschenkelfrakturen

Wichtig

Luftkammerschienen werden nur soweit aufgeblasen, dass der senkrecht aufgesetzte Finger auf das Schienenmaterial maximal und minimal zu einem Drittel eintaucht.

Indikationen:
- Unterschenkelfrakturen
- Sprunggelenksfrakturen
- Unterarmfrakturen
- Distale Oberarmfrakturen
- Distale Oberschenkelfrakturen

Nachteile:
- Zu hoher Druck in den Kammern kann zu Durchblutungsstörungen führen
- Kompartmentgefahr
- Suboptimale Beurteilung der Extremitäten nach Anlage

Vakuumschienen

Vakuumschienen bestehen aus einer luftdichten Kunststoffhülle, die mit Styroporkügelchen gefüllt ist. Die Schienen sind aus einer oder mehreren Kammern zusammengesetzt. Die Schiene ist einflächig und wird mittels Klettbändern fixiert.

Sie werden primär luftgefüllt angebracht. Anschließend wird die in der Kammer/den Kammern enthaltene Luft abgesaugt. Dadurch ergibt sich eine starre und verwindungssteife Schiene, die die verletzte Extremität fixiert und stabilisiert.

- Extension kann nicht angelegt werden.
- Ungenügende Ruhigstellung von:
  - Proximalen Oberarmfrakturen
  - Proximalen Oberschenkelfrakturen

Indikationen:
- Unterschenkelfrakturen
- Sprunggelenksfrakturen
- Unterarmfrakturen
- Distale Oberarmfrakturen

Nachteile:
- Längenveränderung der Schiene beim Luftabsaugen
- Bei einkammrigen Systemem kommt es zu einer ungleichen Verteilung der Styroporkügelchen und dadurch zu unzureichenden Ergebnissen der Ruhigstellung
- Faltenbildung kann zu einseitigem Druck auf das Weichteilgewebe führen

Streckschienen

Diese Art des Schienenmaterials ist in Deutschland weniger verbreitet.

Die am häufigsten verwendeten Systeme sind: Kendrick Traction Device und Sager Traction Splint. Diese Schienen erhalten nach Anlage eine angelegte Extension von frakturierten Extremitäten und sollen somit posttraumatische Durchblutungsstörungen und sekundäre Weichteilverletzungen vermeiden.

Indikationen:
- Unterschenkelfrakturen
- Oberschenkelfrakturen

Kontraindikationen:
- Instabile Beckenfrakturen
- Symphysensprengung
- Sprunggelenksfrakturen
- Kniegelenksdislokation
- Hüftgelenksluxationen

Als knöcherner Gegenpunkt zum Herstellen und Aufrechterhalten der Extension wird die Symphyse des Patienten verwendet. Danach wird der distale Anteil am Sprunggelenk fixiert. Nach Anlage und Verschluss der weiteren Verschlüsse erfolgt die Extension.

Sam-Splint

Ein röntgenstrahlendurchlässiges Ruhigstellungsmittel aus einer ummantelten Metallschiene, die an Körper und Extremitätenstrukturen angepasst werden kann. Es werden unterschiedliche Größen des Schienenmaterials hergestellt.

Indikationen – speziell bei Kindern:
- Hand- und Fingerfrakturen
- Unterarmfrakturen
- Oberarmfrakturen
- Unterschenkelfrakturen
- Oberschenkelfrakturen
- Stabilisierung von Gelenkfrakturen

Durchführung:
- Anpassung des Schienenmaterials an Extremität und erwünschte Stellung.
- Die jeweils nach proximal und distal beteiligten Gelenke sind in die Schienung mit einzubeziehen, um eine ausreichende Stabilität zu erreichen.

Halswirbelsäulen-Immobilisation

Die Immobilisation der Halswirbelsäule (HWS) erfolgt bei bloßem Verdacht auf eine HWS-Schädigung oder einem Trauma, bei dem eine Verletzung der HWS wahrscheinlich ist.

Es sind verschiedenste Modelle erhältlich wie z. B.:
- Stifneck
- Nec-Lock

Es gibt Systeme unterschiedlicher Größen oder auch Systeme, bei denen die Größe flexibel angepasst werden kann.

Indikationen:
- V. a. HWS-Verletzung
- Schädel-Hirn-Trauma
- Polytrauma
- Bewusstloses Trauma
- Intubierte Notfallpatienten während des Transports, zur Stabilisierung des Überganges Kopf-Rumpf und somit zur Vermeidung einer akzidentellen Extubation

! Cave

Eine falsche Auswahl der Größe oder eine unkorrekte Anlage kann zu Hyperflexion, ungewollter Extension oder venöser Stauung führen.

Durchführung:
- Anlage durch zwei Helfer
- Entfernung von Hals- oder Ohrenschmuck, störende Kleidung entfernen
- Kopf wird ohne Zug durch einen Helfer in Neutralposition gehalten
- Zweiter Helfer bestimmt Größe des HWS-Schiene
  - Abstand zwischen Schulter und Unterkiefervorderkante
- Auswahl oder Anpassung des Materials
- Kinnstütze von der Brustseite aus anbringen
- Anschließend wird der rückwärtige Teil um den Nacken gelegt und mit dem Klettverschluss befestigt

! Wichtig

Bei einer angelegten HWS-Schiene sind die Intubationsbedingungen deutlich erschwert. Es muss dann eine manuelle Inline-Stabilisierung durch einen zweiten Helfer gewährleistet sein, wenn die HWS-Schienung zur Intubation vorübergehend gelöst wird.

Kopffixierungssets

Ein sog. Head-lock-System wird zum Einsatz auf Spineboards, Tragen oder Schaufeltragen angeboten. Es wird zusätzlich zur Stabilisierung des Kopfes während des Transportes mittels Schaumstoffblöcken angewendet. Diese werden beidseits des Kopfes mittels Klettverschlüssen und Spanngurten auf der Unterlage fixiert.

Vakuummatratze

Die Vakuummatratze wird zur Immobilisierung einzelner Körperteile genauso eingesetzt wie zur Stabilisierung des gesamten Körpers.

Sie besteht aus einer luftdichten Kunststoffhülle, die mit Styroporkügelchen gefüllt ist. Die eingeschlossene Luft kann über ein eingebautes Ventil abgesaugt werden. Dadurch passt sich die Vakuummatratze an den Körper an und wird steinhart.

Des Weiteren sind im Einsatz:
- Vakuumkissen
- Vakummatratze für Kinder mit integriertem Gurtsystem

Indikationen:
- V. a. Wirbelsäulenverletzung
- Beckenverletzung
- Oberschenkelfraktur
- Oberschenkelhalsfraktur

Durchführung:
- Vor der Anmodelation wird die Matratze mit der Patientenseite nach unten glatt gestrichen und abgesaugt, um eine ebene Fläche zur erzeugen
- Anschließend wird die Vakuummatratze umgedreht
- Ein auf die Matratze gelegtes Tragetuch erleichtert eine spätere Umlagerung
- Der Patient wird mittels Schaufeltrage auf die Vakuummatratze gelagert
- Anschließend wird das Ventil geöffnet, die Matratze füllt sich mit Luft und der Patient versinkt in der Vakuummatratze
- Durch mindestens zwei Helfer wird dann die Matratze an den Körper anmodelliert
- Die Absaugpumpe wird an das Ventil angeschlossen und ein neues Vakuum erzeugt
- Zwei Helfer formen beim Absaugen auf einer Seite mit den Knien und auf der anderen Seite mit den Händen die Matratze an den Körper an
- Im Bereich des Kopfes und der Füße sollte möglichst wenig Füllmaterial sein, um eine Stauchung des Körpers beim Absaugen zu vermeiden

KED-System (»Kendrick extrication device«)

Das KED-System ist ein Rumpfkorsett und dient der Rettung aus Fahrzeugen oder anderen beengten Verhältnissen.

Mit je einem Stirn- und Kinngurt, drei Rumpfgurten sowie zwei Gurten, die an den Leisten angebracht werden, wird dieses Kunststoffkorsett am Körper befestigt.

Indikationen:
- Fixierung der Hals- und Brustwirbelsäule
- V. a. Wirbelsäulenfraktur
- Rettung aus Höhen und Tiefen
- Kann auch zur Stabilisierung bei einer Hüftluxation oder Oberschenkelhalsfraktur angewendet werden

Durchführung:
- HWS-Immobilisation durch HWS-Schienung (Stifneck)
- Fixierung des Oberkörpers durch einen Helfer
- Zurückdrehen der Rückenlehne des Sitzes
- Positionierung des KED-Systems hinter dem Patienten
- Anpassung des Systems durch Anlage des mittleren und unteren Brustgurtes mittels Zug und Gegenzug
- Der obere Gurt wird geschlossen, aber noch nicht angezogen (Behinderung der freien Atmung)
- Beingurte werden unter das Gesäß geschoben, im Schritt gekreuzt und angezogen
- Die Kopfpolsterung wird zusammengelegt, um Raum zwischen Hals und KED-System auszufüllen
- Der Kopf wird mit Hilfe eines Stirn- und Kinngurtes fixiert
- Der obere Brustgurt wird festgezogen
- Patient kann in toto auf dem Sitz gedreht werden
- Vier Helfer retten den Patienten aus dem Fahrzeug
- Hierbei sind die Beine achsengerecht zu halten, um ein Abknicken der Lendenwirbelsäule (LWS) an der unteren KED-Systemkante zu vermeiden

! Wichtig

Beim Anlegen und Retten des Patienten durch das KED-System ist der erhöhte Zeitaufwand taktisch zu berücksichtigen.

Spineboard

Das Spineboard ist ein Hilfsmittel zur Rettung und Immobilisierung eines Patienten. Da das Spineboard schwimmfähig sein sollte, kann es auch zur Rettung aus dem Wasser eingesetzt werden.

Indikationen: wie Vakuummatratze (s. oben)

Schaufeltrage

Die Trage besitzt ein Metallgestell, das durch eine Längenadaption an die Größe des Patienten angepasst werden kann.

Indikationen:
- Räumliche Enge
- Umlagerung eines Patienten auf Vakuummatratze
- Rettung aus PKW
- Rettung aus LKW-Kabine

Durchführung:
- Die ungeteilte Trage wird neben dem Patienten auf die erforderliche Länge eingestellt
- Anschließend wird die Trage geteilt
- Der Patient wird durch mehrere Helfer einseitig angehoben und die Hälfte der Schaufeltrage unter den Patienten geschoben
- Anschließend erfolgt die selbe Prozedur auf der Gegenseite
- Es muss darauf geachtet werden, dass keine Körperteile, Kleidungsstücke o. Ä. eingeklemmt sind
- Zuerst wird der Verschlussmechanismus am Kopfteil fixiert und anschließend am Fußteil
- Eine optimale Fixierung des Patienten durch Gurte ist bei längeren oder unwegsamen Strecken zu gewährleisten

Narkose im Rettungsdienst

Ziele der Anästhesie im Rettungsdienst sind:
- Analgesie
- Erreichen einer Toleranz der Intubation
- Erreichen einer kontrollierten Beatmung

Regionalanästhesieverfahren spielen in der Notfallmedizin keine Rolle. Auch Lokalanästhesien werden sehr selten durchgeführt.
Indikation zur Narkose:
- Störung der Schutzreflexe (GCS $\leq$8)

Komponenten der Narkose:
- Kombinationsnarkose
  - Analgesie
  - Hypnose
  - Relaxation

Narkosestadien nach Guedel (1920)
- Stadium 1: Amnesie und Analgesie
  - Patient ist noch ansprechbar, tolerante Einstellung gegenüber Schmerz.
- Stadium 2: Exzitationsstadium (Erregung)
  - Unregelmäßige Atmung, erhöhter Muskeltonus, erhöhte sympathische Aktivität.
  - Stadium 2 sollte schnell überwunden werden, da sie die instabilste Phase ist und die höchste Rate an Komplikationen wie Laryngo- und Bronchospasmus sowie Erbrechen aufweist.
  - In dieser Phase sollte keine Manipulation am Patienten durchgeführt werden.
- Stadium 3: chirurgische Toleranz
  - Zielstadium
  - Patient mit reduziertem Muskeltonus
- Stadium 4: Vergiftung
  - Herz-Kreislauf-Insuffizienz

Eine Kombination von Medikamenten beeinflusst und modifiziert die Stadien nach Guedel.

Eine Analgesie und der schleichende Übergang in eine Narkose ist für Ungeübte schwierig. Für den Patienten birgt es zugleich ein hohes Risikopotenzial.

Hat man sich in der präklinischen Phase für eine Narkose entschieden, bedeutet dies:
- Intubation
- Kontrollierte Beatmung
  - Assistierte Beatmungsformen sind in der Notfallmedizin aufgrund des unzureichenden Monitorings sehr selten indiziert

Das Vorgehen einer Narkose ist abhängig vom Vigilanzzustand des Patienten, Unterschied zwischen bewusstlosem (GCS 3) oder bewusstseinsklarem Patient.

Wichtig
Grundsätzlich gilt, dass kein Patient in der Notfallmedizin nüchtern ist. Es ist immer eine Crush-Einleitung (RSI) durchzuführen.

Wurde die Indikation zur Narkoseeinleitung getroffen, ist Folgendes vorzubereiten:

- Bereitstellung und Prüfung des Materials
- Lagerung des Patienten (▶ Abschn. »Intubation«)
- Komplettes Monitoring (EKG, SaO_2, RR)
- Präoxygenierung
- Beatmungsbeutel
- Absaugbereitschaft
- Laryngoskop
- Tubus, Führungsstab
- Blockerspritze
- Magill-Zange
- Medikamente

Schmerztherapie

Neben dem ethischen Aspekt bewirkt die Schmerztherapie eine Dämpfung bzw. Blockierung der reaktiven übersteigerten Sympathikusaktivität und reduziert sekundär den O_2-Bedarf. Eine präklinische Schmerztherapie ist bei nahezu allen Krankheitsbildern möglich. Eine unterlassene Schmerztherapie aus Gründen der Verschleierung von Symptomen ist durch kein Argument zu halten. Es setzt jedoch eine intensive präklinische Untersuchung und Dokumentation der Befunde voraus.

Literatur

Bensberg R, Kuhlen R (2005) Nichtinvasive Beatmung, Intensivmedizin up2date 1, 133–142

Burchardi H, Kuhlen R, Schönhofer B, Müller E, Criée CP, Welte T (2001) Konsensus-Statement zu Indikation, Möglichkeiten und Durchführung der nicht-invasiven Beatmung bei der akuten respiratorischen Insuffizienz, Intensivmed Notfallmed 38:611–621

Deutsche Gesellschaft für Anästhesie und Intensivmedizin (2004) Leitlinie Airway Management. Anaesth Intensivmed. 45:302-306

Gorgaß et al. (2007) Das Rettungsdienst-Lehrbuch. 8. Auflage, Springer, Heidelberg

Practice guidelines for manegment of the difficult airway – update. American society of Anaesthesiologists task force on management of the difficult airway. October 2002

Kardiopulmonale Reanimation (CPR)

M. Skorning

6.1 Leitlinien (»Guidelines«) zur Reanimation

Im Jahr 2000 wurde von der ILCOR (International Liaison Committee on Resuscitation) erstmalig ein internationaler wissenschaftlicher Konsens zur Behandlung von Patienten im Herz-Kreislauf-Stillstand erarbeitet. Dies geschah nach den Kriterien der evidenzbasierten Medizin unter Mitwirkung aller bedeutenden Fachgesellschaften, vor allem der American Heart Association (AHA) und des European Resuscitation Council (ERC). AHA und ERC verwenden den internationalen Konsens als Basis für ihre jeweils eigenen Guidelines, die wiederum an die »nationalen« Erfordernisse und Gegebenheiten angepasst sind. Trotz geringfügiger Unterschiede sind sämtliche Kernaussagen identisch und man kann durchaus von international einheitlichen Guidelines sprechen. Neben dem wissenschaftlichen Hintergrund ist ein weiterer Fokus bei der Erstellung der Guidelines die Vereinfachung, damit Handlungsanweisungen leicht zu verstehen, leicht zu lehren, leicht zu behalten sowie einfach und schnell anzuwenden sind.

Der internationale Konsens und die entsprechenden Guidelines sind im November 2005 aktualisiert worden, eine Veröffentlichung erfolgte in **Resuscitation** und **Circulation**. Im Falle der ERC-Guidelines haben diese Veröffentlichungen für Deutschland den Charakter von Leitlinien, d. h. die Reanimation sollte grundsätzlich daran ausgerichtet durchgeführt und geschult werden. Abweichend sollte nur in begründeten Ausnahmefällen gehandelt werden.

Die nächste Version des internationalen Konsens und der Guidelines ist für 2010 vorgesehen. Wie auch 2003 geschehen – z. B. zur therapeutischen Hypothermie in der Post-Reanimationsphase –, sind in der Zwischenzeit sog. »**advisory statements**« bei herausragenden wissenschaftlichen Erkenntnissen möglich.

Eine entscheidende Neuerung in den Guidelines 2005 ist die gestiegene Bedeutung der Herzdruckmassage. Besser als je zuvor konnte im Vorfeld gezeigt werden, dass die Herzdruckmassage qualitativ möglichst hochwertig ausgeführt werden muss und so wenig wie möglich unterbrochen werden sollte (Reduktion der no-flow time), um ein

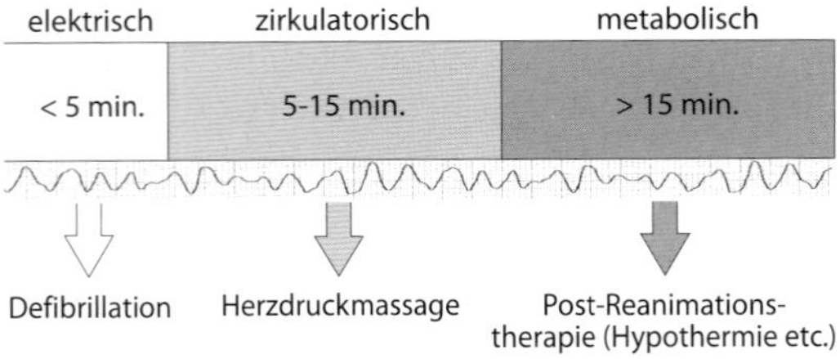

■ **Abb. 6.1.** 3-Phasen-Modell der Reanimation (mod. nach Weisfeldt u. Becker, JAMA 2002). Priorität der Maßnahmen je nach Dauer des Herz-Kreislauf-Stillstandes bei VF/VT

besseres Outcome zu erreichen. Eine Vielzahl von Anpassungen und Änderungen in den Guidelines 2005 wurde darauf fokussiert vorgenommen.

Weitere Änderungen beruhen auf der Entwicklung des »3-Phasen-Modells« der Reanimation bei primär defibrillierbaren Herzrhythmen (■ Abb. 6.1).

Neu ist dabei vor allem, dass nicht in jedem Fall eine schnellstmögliche EKG-Ableitung mit Rhythmusanalyse und Defibrillation zu bevorzugen ist. In der zirkulatorischen Phase des Herz-Kreislauf-Stillstandes, wenn schon mehr als 4–5 min ohne Therapie vergangen sind, hat die Oxygenierung durch sofortigen Beginn der CPR Vorrang vor einer frühzeitigen Defibrillation. Auch diese Erkenntnis hat zu bedeutenden Änderungen in den Guidelines geführt.

Die Guidelines sind insgesamt nicht auf die Versorgung des Patienten im Herz-Kreislauf-Stillstand beschränkt. Auch die typischen Notfallsituationen, die einem Herz-Kreislauf-Stillstand häufig vorausgehen und ihn verursachen können, werden abgehandelt. Die Darstellungen in diesem Kapitel allerdings beschränken sich auf die Maßnahmen beim Herz-Kreislauf-Stillstand und basieren auf den ERC-Guidelines 2005.

6.2 Erwachsene

Herz-Kreislauf-Stillstand

Mit über 80% der Fälle sind die meisten Herz-Kreislauf-Stillstände beim Erwachsenen kardial bedingt, wobei die direkte Ursache zumeist eine Ischämie darstellt. Daneben entfallen knapp 10% auf andere internistische Erkrankungen. Eine weitere heterogene Gruppe stellen mit ebenso knapp 10% sonstige Ursachen wie Trauma, Suizid, Intoxikation und andere dar.

Bei den kardialen Erkrankungen beginnt der Herz-Kreislauf-Stillstand überwiegend als plötzlicher Herztod mit einem Kammerflimmern (ventrikuläres Flimmern, VF) oder einer **pulslosen** ventrikulären Tachykardie (VT). In der präklinischen Notfallrettung liegen diese defibrillierbaren Rhythmen ungefähr bei jedem 2. Patienten vor. Durch die zeitliche Latenz zwischen Ereignis und erster EKG-Analyse nach Eintreffen des Rettungsdienstes, kann davon ausgegangen werden, dass ursprünglich in einem noch höheren Anteil initial VF/VT bestanden. Von vielen Autoren wird hier eine Inzidenz von bis zu 80% der Fälle angegeben.

Rettungskette

Das Bild der Rettungs- oder Überlebenskette (»chain of survival«) soll das optimale Ineinandergreifen der Maßnahmen symbolisieren, die von der Laienhilfe bis zur intensivmedizinischen Versorgung in der Klinik zur Behandlung des Patienten erforderlich sind. Wie bei einer Kette ist für den Patienten das Überleben mit gutem Outcome vom schwächsten Kettenglied abhängig (■ Tab. 6.1).

Basic Life Support (BLS) – Basismaßnahmen der Reanimation

Abfolge der Maßnahmen/Startsequenz

(■ Abb. 6.2)

1. **Sicherheit überprüfen**
   Bevor man sich dem Betroffenen nähert, sollte aufmerksam geprüft werden, ob eine Eigengefährdung vorliegt, oder der Patient sogar vor allen anderen Maßnahmen aus einer Gefahrensituation gerettet werden muss.
2. **Bewusstsein prüfen**
   Den Patienten ansprechen und bei fehlenden Hinweisen auf ein Trauma evtl. vorsichtig an den Schultern schütteln.
3. **Bei fehlender Reaktion**
   Hilferuf und Freimachen der Atemwege. Falls man alleine ist, sollte »um Hilfe« gerufen

werden, damit evtl. andere Anwesende oder Passanten auf die Situation aufmerksam gemacht werden und ebenfalls zur Hilfe kommen können. Die Atemwege sollen freigemacht werden, indem der Kopf überstreckt und der Unterkiefer vorgezogen wird. Eine vorherige Mundraumkontrolle mit evtl. Ausräumen von sichtbaren Atemwegsverlegungen ist nur bei einem direkten Hinweis auf eine Regurgitation/Aspiration erforderlich, z. B. wenn der Patient bereits erkennbar erbrochen hat.

4. **Atemkontrolle/Suche nach Kreislaufzeichen**
   Mit freigehaltenen Atemwegen soll durch Sehen, Hören und Fühlen über einen Zeitraum von max. 10 s überprüft werden, ob der Patient normal atmet. Wenn er nicht normal atmet – also z. B. eine Schnappatmung vorliegt – und auch keine weiteren Kreislaufzeichen vorhanden sind, wie Husten, Bewegungen o. Ä., dann ist für den Laien die Indikation zur Reanimation mit Start der Herzdruckmassage gegeben. Ein professioneller Helfer kann zeitgleich zur Atemkontrolle nach einem Puls an der A. carotis tasten. Wenn weder eine normale Atmung vorliegt noch andere Kreislaufzeichen erkennbar sind, oder man nach 10 s noch unsicher ist, so ist die Indikation zum Start der CPR gegeben. Allerdings muss zuvor noch ein Notruf veranlasst bzw. weiteres Personal alarmiert werden. Falls man sich noch alleine beim Patienten befindet, muss dieser jetzt evtl. sogar kurz verlassen werden.
5. **Herzdruckmassage**
   Die Reanimationsmaßnahmen beginnen mit 30 Herzdruckmassagen. Als Voraussetzung sollte der Patient auf einer harten, flachen Unterlage liegen, also z. B. auf dem Fußboden. Man kniet seitlich neben dem Patienten und platziert beide Handballen übereinander auf der Mitte der unteren Sternumhälfte des Patienten. Die Finger können ineinander verschränkt werden. Falls man feststellt, dass nach der ersten Platzierung der Hände über Xiphoid, Abdomen oder seitlich über Rippen komprimiert wird, muss der Druckpunkt entsprechend korrigiert werden. Es soll 4–5 cm tief in einer Frequenz von 100/min komprimiert werden, so dass Be- und Entlastungsphase gleich lang sind. In der Entlastung soll der Druck komplett vom Thorax genommen werden, die Hände halten dabei nur locker den Druckpunkt (◘ Tab. 6.2). Wenn immer möglich, sollte ein Helfer, der Herzdruckmassagen durchführt, nach 2 min abgewechselt werden. Ansonsten besteht die Gefahr, dass der Helfer ermüdet und die Kompressionen deshalb qualitativ schlechter durchführt.
6. **Kombination: 30 Herzdruckmassagen 2 Beatmungen**
   Nach 30 Kompressionen muss die Herzdruckmassage kurz für zwei Beatmungen unterbrochen werden. Dieses Verhältnis von 30:2 wird so lange beibehalten, bis die Atemwege des Patienten gesichert sind, weil eine Überdruckbeatmung Mund-zu-Mund bzw. mit Gesichtsmaske ansonsten nur zur Mageninsufflation führen würde. Die Folgen wären Hypoxie, Regurgitation und Aspiration. Erst nach Atemwegssicherung durch endotracheale Intubation oder alternative Hilfsmittel können tatsächlich 100 Kompressionen/min mit 10 Beatmungen ohne Unterbrechung kombiniert werden.
   Inspirationszeit ca. 1 s, bis sich der Thorax sichtbar hebt (6–7 ml/kg).

◘ Tab. 6.1. Rettungskette

Kettenglied	Bedeutung
1. Frühes Erkennen/früher Notruf	Im Optimalfall Herz-Kreislauf-Stillstand vermeiden/frühzeitige professionelle Hilfe und Defibrillation ermöglichen
2. Frühe Basismaßnahmen	Zeitgewinn durch O_2-Versorgung der vitalen Organe
3. Frühe Defibrillation	Einzige kausale Therapie bei VF/VT, im Optimalfall innerhalb der ersten 5 min nach Herzstillstand, evtl. dadurch Wiederkehr eines Eigenkreislaufes
4. Post-Reanimationstherapie	Die weitere Versorgung nach Wiederherstellung des Kreislaufes hat entscheidenden Einfluss auf das (neurologische) Outcome des Patienten

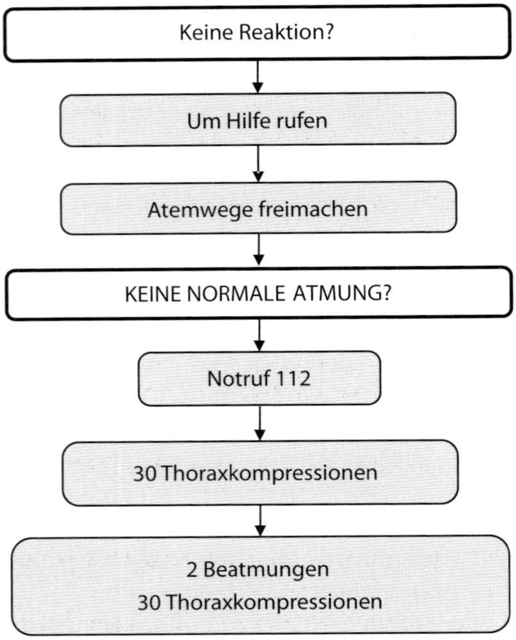

Abb. 6.2. Basic Life Support (Mod. nach ERC)

Tab. 6.2. Herzdruckmassage

Druckpunkt	Mitte untere Sternumhälfte
Kompressionsfrequenz	100/min
Kompressionstiefe	4–5 cm
Dauer Belastung:Entlastung	1:1
Dekompression	Vollständig
Helferwechsel	Möglichst alle 2 min

Wichtig

Die Startsequenz unterscheidet sich zwischen Laien und professionellen Helfern hauptsächlich durch die Pulskontrolle, die vom Laien nicht und vom Profi ohne Zeitverzug gleichzeitig mit der Atemkontrolle durchgeführt wird.

Compression-only-CPR

Gerade in den ersten Minuten nach Herz-Kreislauf-Stillstand kann noch eine ausreichende Oxygenierung des Blutes vorhanden sein. Dann ist das Durchführen von Herzdruckmassagen alleine in einer Frequenz von 100/min ganz ohne Beatmung noch effektiv. Diskutiert wird auch eine eingeschränkte Ventilation durch die Thoraxkompression, die zusätzlich einen geringfügigen Gasaustausch ermöglicht.

Deshalb sollten bei Unmöglichkeit der Beatmung durch technische Schwierigkeiten, fehlende Schulung bei Laien, Ekel etc. nur Herzdruckmassagen durchgeführt werden, bevor gar keine Reanimationsmaßnahmen ausgeführt werden. Ob in den ersten Minuten nach primär kardial bedingtem Herz-Kreislauf-Stillstand evtl. eine compression-only-CPR sogar einer Anwendung von Basismaßnahmen im Verhältnis 30:2 überlegen sein könnte, ist noch Gegenstand von Forschung und Diskussionen.

Anwendung eines automatisierten externen Defibrillators (AED)

Da die Mehrheit der erwachsenen Patienten nach Eintritt des Herz-Kreislauf-Stillstandes einen defibrillierbaren Rhythmus aufweist, hat die frühzeitige Defibrillation durch dann anwesende Laien oder gering ausgebildetes Personal eine hohe Bedeutung. Dazu werden einfach zu handhabende Geräte eingesetzt, die über große Klebepads eine EKG-Ableitung ermöglichen.

Es findet eine automatische Herzrhythmusanalyse durch die Gerätesoftware statt. Innerhalb weniger Sekunden wird mit sehr hoher Sensitivität und Spezifität ein defibrillierbarer Rhythmus erkannt. Erst dann wird eine Schockabgabe möglich, die vom Anwender am Gerät ausgelöst werden muss und über dieselben Pads erfolgt.

Der Anwender wird typischerweise durch Sprachanweisungen in der Anwendung des Gerätes und in der begleitenden Durchführung der CPR angeleitet. Der Laie sollte den Anweisungen des Gerätes unbedingt folgen.

Der Einfachheit halber wird bei der AED-Anwendung universell empfohlen, eine Rhythmusanalyse mit eventueller Schockabgabe so früh wie möglich durchzuführen. In diesem Fall wird das »3-Phasen-Modell« teilweise missachtet, weil man dem gering qualifizierten Anwender nicht zumuten möchte, eine Überlegung zur Zeitdauer des Herz-Kreislauf-Stillstandes mit einzubeziehen. Außerdem kann in diesen Fällen ohnehin eine schlechtere Qualität der Basismaßnahmen mit geringerer Auswirkung einer vorherigen Oxygenierung vermutet werden. Nicht zuletzt deshalb, weil der Untrainierte ohne zusätzliche Anwendung von O_2 beatmet. Deshalb ist die frühestmögliche Defibrillation bei Anwendern, die typischerweise einen AED zur Verfügung haben, am ehesten Erfolg versprechend.

Wichtig

Die AED-Anwendung so früh wie möglich, bis dahin CPR-Basismaßnahmen durchführen.

Ein handelsüblicher AED für Erwachsene kann auch bei Kindern angewendet werden. Bis zum 8. Lebensjahr sollten dabei nach Möglichkeit spezielle Kinderelektroden verwendet werden. Bei Säuglingen dürfen AEDs nicht benutzt werden.

Cave

Keine AED-Anwendung im Säuglingsalter!

Advanced Life Support – erweiterte Reanimationsmaßnahmen

Als Advanced Life Support (ALS) bezeichnet man die Durchführung sämtlicher Reanimationsmaßnahmen, die in der Notfallmedizin zur Verfügung stehen. Das sind im Einzelnen:

- Herzdruckmassage
- Beatmung
- Defibrillation
- Atemwegssicherung
- Schaffen eines Zuganges zum Gefäßsystem
- Medikamentenapplikation
- Spezielle Maßnahmen zur Therapie einzelner Ursachen des Herz-Kreislauf-Stillstandes.

Darüber hinaus sind im ALS die Maßnahmen der Post-Reanimationsphase zunehmend wichtiger geworden.

Die standardisierte Abfolge der Maßnahmen, wie sie von entsprechend professionellem Personal durchgeführt werden sollte, ist im universellen Algorithmus dargestellt (Abb. 6.3). Dieser bildet die

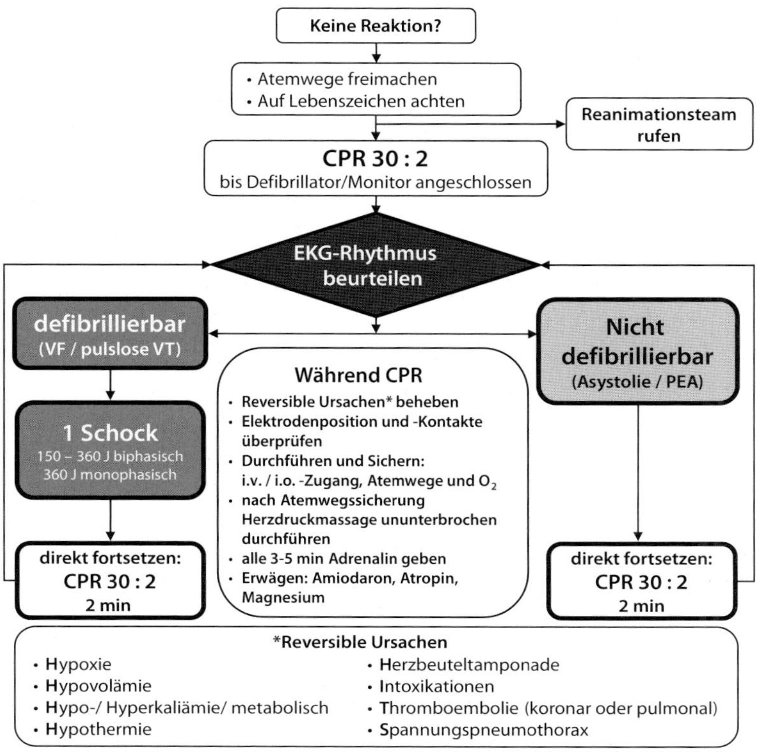

Abb. 6.3. Universeller ALS-Algorithmus (Mod. nach ERC)

Grundlage für jede kardiopulmonale Reanimation – egal wie viele Helfer anwesend sind und unabhängig davon, ob es sich um eine Reanimation in der Klinik oder präklinisch handelt.

Abfolge der Maßnahmen

Der universelle Algorithmus beinhaltet eine gewisse Priorisierung der Maßnahmen. Dabei stehen vor allem die Anordnung der CPR-Basismaßnahmen und die Defibrillation im Vordergrund.

- Die Basismaßnahmen werden möglichst kontinuierlich durchgeführt und nur alle 2 min kurz für die Rhythmusdiagnostik unterbrochen. Dadurch entscheidet sich, auf welcher Seite des Algorithmus man sich befindet.
- Dem linken Schenkel muss gefolgt werden, wenn ein defibrillierbarer Rhythmus vorliegt, also VF oder VT.
  - Dann sollte 1-mal defibrilliert werden.
  - Sofort danach muss ohne weitere Erfolgskontrolle die Herzdruckmassage wieder aufgenommen werden.
- Bei nicht-defibrillierbaren Rhythmen, also einer Asystolie oder einer pulslosen elektrischen Aktivität (PEA), wird dem rechten Schenkel des universellen Algorithmus gefolgt.
  - Hier werden ohne vorherige Defibrillation sofort wieder Basismaßnahmen aufgenommen.

Wichtig

Als pulslose elektrische Aktivität (PEA) bezeichnet man einen Herzrhythmus, der theoretisch mit einer Kreislauftätigkeit vereinbar wäre, der Patient sich aber aufgrund fehlender Lebenszeichen trotzdem im Herz-Kreislauf-Stillstand befindet.

Nachfolgend ist der Ablauf im Detail dargestellt:

- **CPR-Start**
  Der Algorithmus beginnt mit der Startsequenz analog BLS, d. h. es wird beim Bewusstlosen für 10 s unter Reklination des Kopfes und Vorziehen des Unterkiefers nach Lebenszeichen gesucht. Sind keine Lebenszeichen (normale Atmung, Puls, Husten, Bewegungen) vorhanden, so ist mit 30 Herzdruckmassagen zu beginnen, danach folgen 2 Beatmungen. Dieses Verhältnis von 30:2 wird beibehalten, bis eine Atemwegssicherung erfolgt ist. Natürlich sollte, falls erforderlich, so schnell wie möglich weitere Hilfe angefordert werden.
- **Zeitpunkt der 1. Rhythmusanalyse**
  Durch eine EKG-Ableitung und Rhythmusanalyse entscheidet sich, ob die Behandlung dem linken Schenkel des Algorithmus folgt, weil ein defibrillierbarer Rhythmus vorliegt und der Patient einen einzelnen Schock erhält, oder ob dem rechten Schenkel des Algorithmus gefolgt wird, ein nicht-defibrillierbarer Rhythmus vorliegt und die Herzdruckmassage ohne vorherigen Schock wieder aufgenommen wird.
  Der Zeitpunkt der 1. Rhythmusanalyse hängt ab von der (vermuteten) Zeitspanne, die seit Eintritt des Herz-Kreislauf-Stillstandes vergangen ist. Befindet sich der Patient in der »elektrischen Phase«, d. h. der Herz-Kreislauf-Stillstand ist vor weniger als 5 min eingetreten, dann sollte unter laufenden Basismaßnahmen so schnell wie möglich für eine EKG-Ableitung und eine Rhythmusanalyse gesorgt werden. Ziel ist es hier, bei Vorliegen von VF/VT eine frühestmögliche Defibrillation zu versuchen. Diese Situation wird typischerweise bei einem Herz-Kreislauf-Stillstand in der Klinik vorliegen. Bei jedem durch professionelles Personal beobachteten Herz-Kreislauf-Stillstand ist ebenso die frühestmögliche Defibrillation indiziert.

Wichtig

Herz-Kreislauf-Stillstand in der Klinik oder selbst beobachtet: **frühestmögliche Defibrillation!**

In der präklinischen Notfallrettung ist seit Beginn des Herz-Kreislauf-Stillstandes – durch Alarmierungs- und Anfahrtszeiten bedingt – normalerweise eine längere Zeitspanne vergangen, falls das Ereignis nicht von professionellem Personal beobachtet wurde. Der Patient befindet sich in der zirkulatorischen Phase des Herz-Kreislauf-Stillstandes. Hier muss vorrangig für eine Oxygenierung gesorgt werden. Deshalb gilt präklinisch »CPR first«.

- Es sollen vor der 1. Rhythmusanalyse 2 min ununterbrochen Basismaßnahmen durchgeführt werden. Das entspricht – bei noch ungesicherten Atemwegen – 5 Zyklen Herzdruckmassage und Beatmung im Verhältnis 30:2.

- Erst nach 2 min dürfen die Basismaßnahmen für eine 1. Rhythmusanalyse mit evtl. folgender Defibrillation unterbrochen werden.

Wichtig

Präklinischer Herz-Kreislauf-Stillstand: CPR first = 2 min Basismaßnahmen vor Defibrillation!

- **Technik der Rhythmusableitung und Defibrillation**

  Die sicherste Art der EKG-Ableitung und der Schockabgabe besteht in der Verwendung spezieller Klebepads, wie sie an einem AED üblich sind. Auch bei der manuellen Defibrillation, wenn der Anwender selbst über Defibrillierbarkeit und zu ladende Energie entscheidet, ist die Sicherheit für die Helfer höher, weil wirklich alle »weg vom Patienten« sind. Der Kontakt zwischen Pads und Patient ist besonders gut, was die Qualität der EKG-Ableitung verbessert und für eine optimale Energieübertragung sorgt. Gerade bei wenigen Helfern können mit Klebepads die Zeiten zwischen Stopp der Herzdruckmassage vor dem Schock und Wiederaufnahme der Herzdruckmassage nach dem Schock kürzer gehalten werden. Dies verbessert insgesamt den Defibrillationserfolg und das Outcome.

  Sollten dennoch manuelle Paddles zur Anwendung kommen, ist unbedingt auf die Anwendung von Gel, einen Anpressdruck von ca. 10 kg pro Paddle und eine möglichst frühzeitige Bestätigung des EKG-Rhythmus über eine Kabelableitung zu achten.

  Aus Sicherheitsgründen sollten Paddles nur auf der Patientenbrust geladen oder nötigenfalls entladen werden.

Cave

Vorsicht mit High-Flow-Sauerstoff und Defibrillation. Sauerstoffmaske oder Gesichtsmaske mindestens 1 m weit entfernen!

- **Defibrillationsenergie**

  Die Defibrillationsenergien bei Anwendung eines monophasischen Gerätes sind für den ersten und alle weiteren Schocks 360 Joule. Bevorzugt sollten aber biphasische Defibrillatoren angewendet werden. Hierbei sind die Energien je nach Hersteller unterschiedlich.
  - Der 1. Schock sollte mit 150–200 Joule abgegeben werden.
  - Die weiteren Schocks mit der höchsten einstellbaren Energie, also bis zu 360 Joule.
- **Nach der Defibrillation**

  Nach der Schockabgabe soll die Herzdruckmassage unverzüglich und ohne jede vorherige Rhythmus- oder Pulskontrolle wieder aufgenommen werden. Selbst bei einer erfolgreichen Defibrillation, also wenn VF oder VT beendet sein sollten, ist die kardiale Pumpfunktion zumeist noch nicht wieder hergestellt oder deutlich unzureichend, so dass der Patient von einer fortgeführten Herzdruckmassage profitiert. Eine Unterbrechung der Herzdruckmassage darf nur dann erfolgen, wenn der Patient Lebenszeichen zeigt, d. h. unter laufender Herzdruckmassage Atmung, Husten, Bewegungen etc. auftreten.
- **Rhythmusanalyse**

  Der Reanimationsverlauf wird in Abschnitte von 2 min unterteilt.
  - Alle 2 min soll eine Rhythmusanalyse erfolgen.
  - Zur Beurteilung des EKG muss die Herzdruckmassage kurz unterbrochen werden, ansonsten wäre das EKG-Bild aufgrund der Artefakte, die bei den Kompressionen entstehen, nicht beurteilbar.
  - Bei einem Rhythmus, der mit einer Kreislauftätigkeit vereinbar ist (VT, PEA), muss gleichzeitig auch nach einem Puls getastet und nach Lebenszeichen gesucht werden.

  Die Rhythmusanalyse teilt aber nicht nur die gesamte Reanimation in kleinere Einheiten auf, in denen immer wieder entschieden wird, ob dem rechten oder linken Schenkel des Algorithmus gefolgt wird. In der kurzen Phase der Rhythmusanalyse ergibt sich auch bei mehreren Helfern die Möglichkeit, alle 2 min die Herzdruckmassage von einem anderen durchführen zu lassen, ohne dass unnötige Pausen zum Wechseln entstehen. Aus didaktischen Gründen soll die Phase der Rhythmusanalyse auch zur Applikation eines vorbereiteten Medikamentes genutzt werden.

Es ergibt sich eine Sequenz, die immer wieder durchlaufen wird (► Übersicht).

Reanimationsverlauf
- Rhythmusanalyse
- Medikamentenapplikation
- Bei VF/VT: Defibrillator laden und Schockabgabe
- Helferwechsel zur Herzdruckmassage
- 2 min CPR

- **Während CPR**

In jeder 2-minütigen Phase der CPR-Basismaßnahmen sollen standardisierte Überlegungen und erweiterte Reanimationsmaßnahmen erfolgen.

1. Grundsätzlich muss eine Diagnosesicherung dergestalt erfolgen, dass die Einordnung in den linken oder rechten Schenkel des Algorithmus erneut überdacht und alle 2 min bestätigt wird. Technische Fehler bei der EKG-Ableitung, die zu einer fehlerhaften Rhythmusanalyse führen können, müssen ausgeschlossen werden. Deshalb sind regelmäßig Kontakte zwischen Elektroden bzw. Pads und Patient sowie die gewählte Ableitung am Monitor und die Kabel zu prüfen.
2. Obwohl der universelle Algorithmus für die ersten Minuten der Reanimation nur zwei Arten von Patienten unterscheidet, nämlich die mit defibrillierbarem und die mit nichtdefibrillierbarem Rhythmus, sind die Ursachen für einen Herz-Kreislauf-Stillstand vielfältig. Es könnte eine reversible Ursache vorliegen, die das Durchführen einer speziellen Maßnahme erfordert. Diese Ursachen sollen von Beginn an bedacht und erkennbare Konstellationen und Symptome gesucht werden, damit eine spezifische Therapie früh vorbereitet und durchgeführt werden kann. So benötigt beispielsweise ein Patient, der ursächlich einen Spannungspneumothorax erlitten hat, schnellstmöglich eine Entlastung. Weitere Erläuterungen zu den reversiblen Ursachen sind weiter unten dargestellt.
3. Je nach Fähigkeiten und Anzahl des Personals können frühzeitig Atemwegssicherung und Anlegen eines intravenösen (i.v.) Zugangs erfolgen. Im Optimalfall sind so viele Helfer anwesend, dass diese Maßnahmen parallel ausgeführt werden können.
Bei der Intubation sollte im Regelfall unter Laryngoskopie die Herzdruckmassage fortgeführt werden. Zum Einführen des Tubus können die Kompressionen evtl. kurz unterbrochen werden.
Applikationsort der 1. Wahl ist nur dann zentralvenös, wenn der Patient bereits einen ZVK hat. Ansonsten sollte ein periphervenöser Zugang gelegt werden. Darüber können sämtliche Reanimationsmedikamente appliziert werden. Dies sollte grundsätzlich mit einem Flüssigkeitsbolus geschehen. Bevorzugt kann hier die relativ herznahe und großlumige V. jugularis externa punktiert werden, aber auch andere periphere Venen sind akzeptabel. Aus Gründen der Sterilität, des Zeitaufwandes, der Komplikationsrate und der evtl. Notwendigkeit die Herzdruckmassage zu unterbrechen, ist primär *kein* zentralvenöser Katheter indiziert. Bei technischen Schwierigkeiten einen venösen Zugang zu schaffen, kann auch beim Erwachsenen frühzeitig ein intraossärer (i.o.) Zugang gelegt werden. Darüber können Medikamente in gleicher Dosierung wie i.v. appliziert werden. Die endobronchiale (e.b.) Gabe von Adrenalin, Atropin und Naloxon ist zur Not ebenfalls in 2fach erhöhter Dosierung möglich, eine i.v.- oder i.o.-Applikation sollte aber vorgezogen werden.
Sollte eine geringe Anzahl von Helfern vor Ort sein, dürfen durch diese erweiterten Reanimationsmaßnahmen nicht die Basismaßnahmen oder die Defibrillation vernachlässigt werden. Falls nur einer der Helfer einen Zugang legen oder die Atemwege sichern kann, erscheint es am sinnvollsten, zunächst eine Atemwegssicherung durchzuführen. Dann besteht ein Aspirationsschutz, vor allem aber kann die Herzdruckmassage kontinuierlich ohne Unterbrechung durchgeführt werden. So wird effektiv die »no-flow time« reduziert. Gerade wenn initial nur zwei Helfer anwesend sind, ist es u. U. aber sinnvoll, frühzeitig die

Atemwege mit einem alternativen Hilfsmittel wie Larynxmaske oder Larynxtubus zu sichern. Das Vorbereiten und Durchführen der endotrachealen Intubation könnte in dieser Konstellation die Basismaßnahmen deutlich einschränken.

Wichtig

Nach Intubation ununterbrochen 100 Herzdruckmassagen/min, ebenso bei dicht sitzender Larynxmaske, Larynx- oder Kombitubus.

4. Jeder Patient im Herz-Kreislauf-Stillstand soll 1 mg Adrenalin alle 3–5 min erhalten. Bei Asystolie/PEA soll Adrenalin so früh wie möglich verabreicht werden. Bei VF/VT wird Adrenalin erst nach 2 erfolglosen Defibrillationen vor dem 3. Schock appliziert. Weitere Reanimationsmedikamente, die typischerweise in Frage kommen, sind Amiodaron, Atropin und Magnesium. Eine Übersicht zeigt ◘ Tab. 6.3.

Reanimationsmedikamente und Applikation

Trotz vieler positiver Hinweise ist bislang nach den Kriterien der evidenzbasierten Medizin für kein Reanimationsmedikament ein verbessertes (Langzeit-) Outcome nachgewiesen. Deshalb dürfen die Basismaßnahmen nicht zugunsten einer Medikamentenapplikation vernachlässigt werden.

Reversible Ursachen

Den Beginn des universellen Algorithmus und den standardisierten Start der Reanimationsmaßnahmen kann man als »symptomatische Therapie« bezeichnen. Jeder Herz-Kreislauf-Stillstand hat jedoch eine spezifische Ursache, die mit Durchführung einer gezielten Therapie potentiell reversibel sein kann. Deshalb müssen entsprechende Ursachen frühzeitig identifiziert und behandelt werden.

Der universelle Algorithmus listet typische Ursachen auf, die überdacht werden sollen und in der deutschen Übersetzung den Anfangsbuchstaben folgend als die 4Hs und die **HITS** abgekürzt werden (◘ Tab. 6.4). Häufig liegt einer PEA eine dieser reversiblen Ursachen zugrunde. Deshalb ist dann besonders sorgfältig nach einer therapierbaren Ursache zu suchen. Denn ansonsten ist die Prognose für den Patienten sehr schlecht.

◘ **Tab. 6.3.** Standard-Medikamente im Advanced Life Support

Medikament	Indikation	Bolusgabe i.v. oder i.o.
Adrenalin	Jeder Herz-Kreislauf-Stillstand Bei VF/VT erst nach 2 erfolglosen Defibrillationen	1 mg alle 3–5 min (→ bei jeder 2. Rhythmusanalyse), verdünnt auf mind. 10 ml
Amiodaron	1. Wahl bei therapierefraktärem VF/VT, d. h. nach 3 erfolglosen Defibrillationen	300 mg, evtl. Wiederholung mit 150 mg, danach **kontinuierlich** 900 mg/24 h
Atropin	Jede Asystolie Jede bradykarde PEA (<60/min)	1-malig 3 mg (→ kompletter »Vagusblock«)
Magnesium	Therapierefraktäres VF/VT, insbesondere bei (vermuteter) Hypomagnesiämie	8 mmol (entspricht 2 g bzw. 4 ml Mg-Sulfat 50%)
Kalzium	Hypokalzämie Hyperkaliämie Intoxikation mit Kalziumantagonisten	Initial 1 g (entspricht 10 ml CaCl 10%)
Natriumbikarbonat	Hyperkaliämie Intoxikation mit trizyklischen Antidepressiva Evtl. bei pH <7,1 (zentral- bzw. gemischtvenös) Keine routinemäßige Applikation erforderlich	Initial 50 mmol

Tab. 6.4. Reversible Ursachen: 4Hs und HITS

Hypoxie	Beatmung suffizient? Thoraxexkursionen erkennbar? Tubuslage? Auskultation! High-Flow-Sauerstoff (F_iO_2 1,0)!
Hypovolämie	Äußere oder innere Blutung erkennbar? Andere Ursache für Volumenmagel? Volumensubstitution!
Hyper-/Hypokaliämie bzw. metabolische Störung	BGA möglich? Anamnese? Diuretika-Einnahme? Niereninsuffizienz bekannt?
Hypothermie	Falls Hypothermie ursächlich → vor weiterem Auskühlen schützen! Transport in eine geeignete Klinik unter Voranmeldung zur Wiedererwärmung! Optimale Herzdruckmassage durchführen! Kein präklinischer Abbruch der Reanimationsmaßnahmen ohne sichere Todeszeichen → **No one's dead until warm and dead!**
Herzbeuteltamponade	Präklinisch schwierig bzw. unmöglich zu erkennen, evtl. als Ausschlussdiagnose. In Klinik/Intensivstation frühzeitig Sonographie veranlassen!
Intoxikation	Eigengefährdung? Anamnese? Iatrogene Ursache möglich? Suizid?
Thromboembolie (koronar oder pulmonal)	Anamnese? Vorausgehende Beschwerden? → Thrombolyse erwägen! Herzkatheter-Intervention erwägen!
Spannungspneumothorax	Auskultation! Trauma? Iatrogenes Verursachen möglich? → Entlastungspunktion und Thoraxdrainage!

Sonderfälle/spezielle Maßnahmen

Präkordialer Faustschlag

Als präkordialen Faustschlag bezeichnet man einen einzigen impulsartigen Schlag aus ca. 20 cm Höhe auf die Mitte des Sternums. Diese Maßnahme ist in etwa mit einer (monophasischen) Defibrillation von 50 Joule vergleichbar. Eine Erfolgsaussicht ist deshalb vor allem bei beobachteter VT gegeben. Um eine Defibrillation oder den Beginn der Herzdruckmassage nicht zu verzögern, ist die Durchführung eines präkordialen Faustschlages nur sehr eingeschränkt zu empfehlen.

Die Indikation besteht im Einzelfall, wenn gleichzeitig folgende Bedingungen vorliegen:
- Patient am EKG-Monitor
- VF/VT beobachtet innerhalb der letzten 30 s
- **Kein** Defibrillator sofort verfügbar

In der präklinischen Notfallrettung dürfte der präkordiale Faustschlag von daher fast nie zur Anwendung kommen.

Schrittmacher-Anwendung im Herz-Kreislauf-Stillstand

Eine routinemäßige Schrittmacher-Anwendung bei Asystolie hat keine Verbesserung des Outcome zeigen können. Jede Asystolie sollte aber sorgfältig auf das Vorhandensein von P-Wellen überprüft werden. Liegt eine sog. P-Wellen-Asystolie vor, also ein totaler AV-Block bei dem kein Kammerersatzrhythmus und deshalb auch keine ventrikuläre Pumpfunktion bestehen, muss unbedingt eine Schrittmacher-Anwendung versucht werden. In der Präklinik sollte hier ein externer Schrittmacher benutzt werden.

Feines Kammerflimmern oder Asystolie?

Ein feines Kammerflimmern mit niedriger Amplitude von einer Asystolie zu unterscheiden, kann im Einzelfall sehr schwierig oder unmöglich sein. Sollte der Rhythmus innerhalb der Analysephase von max. 10 s nicht eindeutig als Kammerflimmern zu identifizieren sein, so soll unverzüglich die Herzdruckmassage wieder aufgenommen werden. Eine Defibrillation wäre bei tatsächlich vorliegender Asystolie sowieso nicht indiziert und würde nur unnötig die »no-flow time« verlängern. Bei einem feinen Kammerflimmern ist die Chance einer erfolgreichen Defibrillation gering, steigt aber mit guten Basismaßnahmen wegen besserer Oxygenierung des Myokards an. Ein feines Kammerflimmern kann so in ein gröberes überführt werden.

Dies erhöht die Wahrscheinlichkeit einer erfolgreichen Schockabgabe zu einem späteren Zeitpunkt.

Wichtig

Asystolie oder feines VF? → **Im Zweifel kein Schock!** CPR sofort wieder aufnehmen!

Häufige Fehler bzw. veraltete Praktiken der Reanimation

- **Überkopf-Reanimation?**
  Das Durchführen einer qualitativ hochwertigen und möglichst ununterbrochenen Herzdruckmassage hat zentrale Bedeutung für den Erfolg der Reanimationsmaßnahmen. Oftmals ist die Abfolge der Maßnahmen bei initial nur 2 anwesenden Helfern (des ersteintreffenden Rettungsmittels) Gegenstand der Diskussion. Teilweise werden Systeme propagiert, bei denen initial ein Helfer alleine vom Kopf des Patienten aus Herzdruckmassagen im Wechsel mit Beatmungen durchführen soll. Zielsetzung mag hier sein, einem anderen Helfer das beschleunigte Vorbereiten und/oder Durchführen erweiterter Maßnahmen zu ermöglichen. Ein solches Vorgehen ist in den Guidelines nicht aufgeführt. Im Gegenteil: Herzdruckmassagen vom Kopf des Patienten aus oder anderweitig über dem Patienten gebeugt werden nur als Alternative bei räumlich zu beengten Gegebenheiten akzeptiert.
  Eine Einhelfer-Überkopf-Reanimation erscheint nicht empfehlenswert, da die Pausen zwischen Beatmung und Herzdruckmassage zu lange werden und die Beatmung zusätzlich erschwert wird. Insgesamt ist eine deutliche Vernachlässigung der CPR-Basismaßnahmen zu befürchten.
  - Bei initial nur zwei Helfern kann eine frühzeitige Atemwegssicherung mit einem supraglottischen Hilfsmittel – ganz ohne vorherige Maskenbeatmung – eine suffizientere Alternative sein.
  - Sind die Atemwege gesichert, kann ein Helfer von der Seite des Patienten 30 regelrechte Herzdruckmassagen ausführen.
  - Dann eine Hand auf dem Druckpunkt lassen und unmittelbar mit der anderen Hand den am fixierten Airway-Device hängenden Beatmungsbeutel 2-mal komprimieren.
  - Herzdruckmassagen können anschließend von ihm sofort wieder aufgenommen werden.
  - Möglicherweise wäre auch eine kontinuierliche Herzdruckmassage durch einen Helfer nach Atemwegssicherung und eine Beatmung durch den anderen Helfer empfehlenswert. So könnten bis zum Eintreffen von weiterem Personal optimale Basismaßnahmen inkl. Defibrillation aufrecht erhalten werden.
- **Falsch!: High-dose-Adrenalin**
  Die Einzeldosis von Adrenalin ist 1 mg. Höhere oder schrittweise eskalierende Dosierungen, wie vor dem Jahr 2000 teilweise noch propagiert, verbessern die Prognose nicht, sind wahrscheinlich eher schädlich und werden daher nicht empfohlen!
- **Falsch!: häufige Pulskontrollen**
  Die jeweils 2-minütigen CPR-Phasen zwischen den Rhythmusanalysen sollen nur dann unterbrochen werden, wenn unter laufenden Basismaßnahmen Lebenszeichen (Husten, Bewegungen, normale Atmung) auffallen. Vermeintlich während der Basismaßnahmen aufgetretene Rhythmusänderungen im EKG (die häufig auf Artefakten beruhen oder PEA sind) dürfen nur dann zu einem Stopp der Herzdruckmassage mit Pulskontrolle führen, wenn zuvor Lebenszeichen aufgetreten sind. Selbst wenn bei CPR 30:2 in der Beatmungsphase VF/VT auf dem Monitor erkennbar sind, soll die 2-minütige CPR-Phase zu Ende geführt werden.
- **Falsch!: Pulskontrolle unter Herzdruckmassage**
  Die Herzdruckmassage soll nach den oben geschilderten Kriterien (Tab. 6.2) schnell und kräftig ausgeführt werden. Eine »Erfolgs- oder Effektivitätskontrolle« durch Tasten eines zentralen Pulses unter Herzdruckmassage hat keine Bedeutung.
- **Falsch!: Hyperventilation**
  Eine Hyperventilation muss in jedem Fall vermieden werden. Dadurch wird das Outcome verschlechtert. Einerseits, weil eine leichte Azidose, die durch Hyperventilation ausgeglichen werden könnte, wegen erhöhter zerebraler

Durchblutung und der Rechtsverschiebung der O_2-Bindungskurve sogar positive Auswirkungen hat. Andererseits steigt durch Hyperventilation der intrathorakale Druck. Dadurch wird der venöse Rückstrom zum Herzen verringert.

- **Falsch!: Kombination Amiodaron und Lidocain** Das Antiarrhythmikum der 1. Wahl bei therapieresistentem VF/VT ist Amiodaron. In keinem Fall darf eine Lidocain-Applikation nach vorheriger Amiodaron-Gabe erfolgen! Lidocain 1 mg/kg KG darf nur dann gegeben werden, wenn Amiodaron nicht vorhanden ist.

6

6.3 Kinder

Die Guidelines für »Neugeborene, Säuglinge und Kinder« werden zusammengefasst als Paediatric Life Support (PLS) bezeichnet (► Übersicht). Einzelne Maßnahmen unterscheiden sich in diesen 3 Altersklassen am deutlichsten zwischen Säuglingen und älteren Kindern.

Ebenso wie für Erwachsene sind die Grundlagen hier eine Bewertung der Maßnahmen nach den Kriterien der evidenzbasierten Medizin und eine Vereinfachung. Insgesamt ist häufig eine Orientierung an den Erwachsenen notwendig. Das liegt zum einen daran, dass es in vielen Bereichen des PLS eine noch dünnere wissenschaftliche Datenlage gibt. Zum anderen orientiert man sich auch der Einfachheit halber gerne an der Art und Abfolge der Maßnahmen, die man auch aus den Erwachsenen-Guidelines kennt.

Der bedeutendste ätiologische Unterschied beim kindlichen Herz-Kreislauf-Stillstand ist, dass im Gegensatz zum Erwachsenen zumeist eine Hypoxie ursächlich ist, die typischerweise aufgrund einer pulmonalen Erkrankung oder eines Atemwegsproblemes entstanden ist.

Altersklassen im Paediatic Life Support (PLS)

- Neugeborenes: direkt nach der Geburt
- Säugling: 1. Lebensjahr
- Kind: 2. Lebensjahr bis Zeichen der Pubertät sichtbar

Paediatric Basic Life Support

Abfolge der Maßnahmen/Startsequenz für Kinder und Säuglinge (◘ Abb. 6.4)

1. **Sicherheit überprüfen**
   Bevor man sich dem Kind nähert, sollte aufmerksam überblickt werden, ob eine Eigengefährdung vorliegt, oder das Kind sogar vor allen anderen Maßnahmen aus einer Gefahrensituation gerettet werden muss.
2. **Bewusstsein prüfen**
   Das Kind anfassen, ansprechen und bei fehlenden Hinweisen auf ein Trauma evtl. vorsichtig an den Schultern schütteln.
3. **Bei fehlender Reaktion: Hilferuf und Atemwege freimachen**
   Falls man alleine ist, sollte »um Hilfe« gerufen werden, damit evtl. andere Anwesende oder Passanten auf die Situation aufmerksam gemacht werden und ebenfalls zur Hilfe kommen können. Die Atemwege sollen freigemacht werden. Eine vorherige Mundraumkontrolle mit evtl. Ausräumen von sichtbaren Atemwegsverlegungen ist nur bei einem direkten Hinweis auf eine Regurgitation/Aspiration erforderlich, z. B. wenn der Patient bereits erkennbar erbrochen hat. Maßnahmen zum Freimachen der Atemwege:
   a) **Kind:** Überstrecken des Kopfes und Vorziehen des Unterkiefers.
   b) **Säugling:** Achsengerechte »Neutralposition« des Kopfes und Vorziehen des Unterkiefers.

! Wichtig

Bei Verdacht auf eine Traumatisierung der HWS soll zunächst ohne Reklination des Kopfes versucht werden, die Atemwege freizumachen. Dafür kann das alleinige Vorziehen des Unterkiefers ausreichen. Alternativ ist der Esmarch-Handgriff empfehlenswert.

4. **Atemkontrolle**
   Mit freigehaltenen Atemwegen soll durch Sehen, Hören und Fühlen über einen Zeitraum von max. 10 s überprüft werden, ob das Kind normal atmet. Wenn es nicht normal atmet, also z. B. ein Atemstillstand oder eine Schnappatmung vorliegt, müssen initiale Beatmungen folgen.

5. **Initiale Beatmungen**
Zur Beatmung müssen die Atemwege weiterhin freigehalten werden. Während der Beatmungen soll auf Lebenszeichen wie normale Atmung, Husten und Bewegungen geachtet werden.
   a) **Kind:** Mund-zu-Mund- oder Gesichtsmasken-Beatmungen vorsichtig mit ca. 1–1,5 s Inspirationszeit durchführen, bis ein Heben des Thorax erkennbar ist.
   b) **Säugling:** Mund-zu-Mund-und-Nase- oder Gesichtsmasken-Beatmungen vorsichtig mit ca. 1–1,5 s Inspirationszeit durchführen, bis ein Heben des Thorax erkennbar ist.
6. **Suche nach Lebenszeichen/Pulskontrolle**
Nach den initialen Beatmungen sollen bis zu 10 s dafür verwendet werden, Lebenszeichen zu suchen und als professioneller Helfer den Puls zu tasten.
   a) **Kind**: A. carotis
   b) **Säugling**: A. brachialis

Wichtig

Wenn ein bradykarder Puls (<60/min) getastet wird, ansonsten aber keine Lebenszeichen vorliegen, muss bei Kindern und Säuglingen eine CPR gestartet werden!

7. **Herzdruckmassage**
Wenn weder eine normale Atmung vorliegt, noch andere Kreislaufzeichen erkennbar sind, oder man nach 10 s noch unsicher ist, so ist die Indikation zum Start der CPR mit Herzdruckmassage gegeben (Tab. 6.5). Falls erforderlich kann jetzt ein weiterer Helfer einen Notruf veranlassen. Wenn man sich alleine beim Kind befindet, sollen zur Oxygenierung zunächst Basismaßnahmen begonnen und über ca. 1 min vor einem Notruf durchgeführt werden.
   a) **Kind**: Kompression mit dem Handballen einer Hand (oder wie beim Erwachsenen)
   b) **Säugling**: Kompression mit 2 Fingerspitzen (bei 2 oder mehr professionellen Helfern → bevorzugt Zangengriff)

Bei einer Reanimation durch professionelles Personal hat für Kinder und Säuglinge – wegen der hier wahrscheinlich ursächlichen Hypoxie – die Beatmung einen höheren Stellenwert als bei Erwachsenen (► Übersicht). Deshalb wird hier noch ein Verhältnis von 15 Herzdruckmassagen zu 2 Beatmungen angewendet.

Verhältnis Herzdruckmassage : Beatmung
- 30:2 – Erwachsene und jede 1-Helfer-Reanimation im PLS
- 15:2 – 2 oder mehr professionelle Helfer im PLS
- 3:1 – bei Neugeborenen direkt nach der Geburt

Tab. 6.5. Herzdruckmassage beim Kind (Handballen) und beim Säugling (2 Finger oder »Zangengriff«)

Druckpunkt	Unteres Drittel des Sternums
Kompressionsfrequenz	100/min
Kompressionstiefe	1/3 der Thoraxhöhe
Dauer Belastung:Entlastung	1:1
Dekompression	Vollständig
Helferwechsel	»Regelmäßig«, alle 2 min empfehlenswert

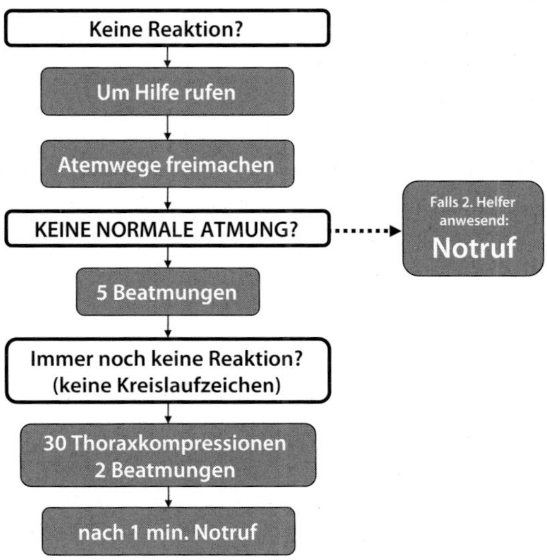

Abb. 6.4. Paediatric Basic Life Support (Mod. nach ERC)

Wichtig

Die wichtigsten Unterschiede in der Startsequenz zwischen Erwachsenen und Kindern sind:

- **Kinder**: 5 initiale Beatmungen, falls ein Helfer alleine → 1 min CPR vor Notruf (»call fast«)
- **Erwachsene**: Notruf vor CPR (»call first«) → CPR-Start mit Herzdruckmassagen

Paediatric Advanced Life Support

Bei Kindern und Säuglingen ist ein Herz-Kreislauf-Stillstand häufig kein unvorhersehbares Ereignis, so wie der plötzliche Herztod beim mehr oder weniger vorerkrankten Erwachsenen. Von daher kommt der »Prophylaxe des Herz-Kreislauf-Stillstandes« mit frühzeitiger Identifikation von Risikopatienten durch suffiziente Therapie nach dem ABCDE-Schema eine besonders hohe Bedeutung zu.

Wie bei den Erwachsenen, soll auch die pädiatrische Reanimation dem universellen Algorithmus folgen, der für Kinder und Säuglinge einige geringfügige Änderungen aufweist (◘ Abb. 6.5).

Nach der Startsequenz werden zunächst 5 initiale Beatmungen durchgeführt, und es wird frühzeitig mit der CPR begonnen. Im Säuglings- und Kindesalter liegt nur sehr selten ein defibrillierbarer Rhythmus vor, aber auch dann besteht die einzige Möglichkeit, VF/VT zu beenden, darin, eine Defibrillation auszuführen. Deshalb muss auch im PLS nach CPR-Beginn frühzeitig für eine Rhythmusableitung und -analyse gesorgt werden. Die weitere Abfolge der Maßnahmen entspricht im Prinzip dem Vorgehen beim Erwachsenen (▶ Abschn. 6.2.) Auch im PLS haben frühzeitige Überlegungen zu den reversiblen Ursachen (4Hs und HITS) einen hohen Stellenwert.

Im Folgenden sind nur die wesentlichen Unterschiede zur Vorgehensweise bei Erwachsenen dargestellt:

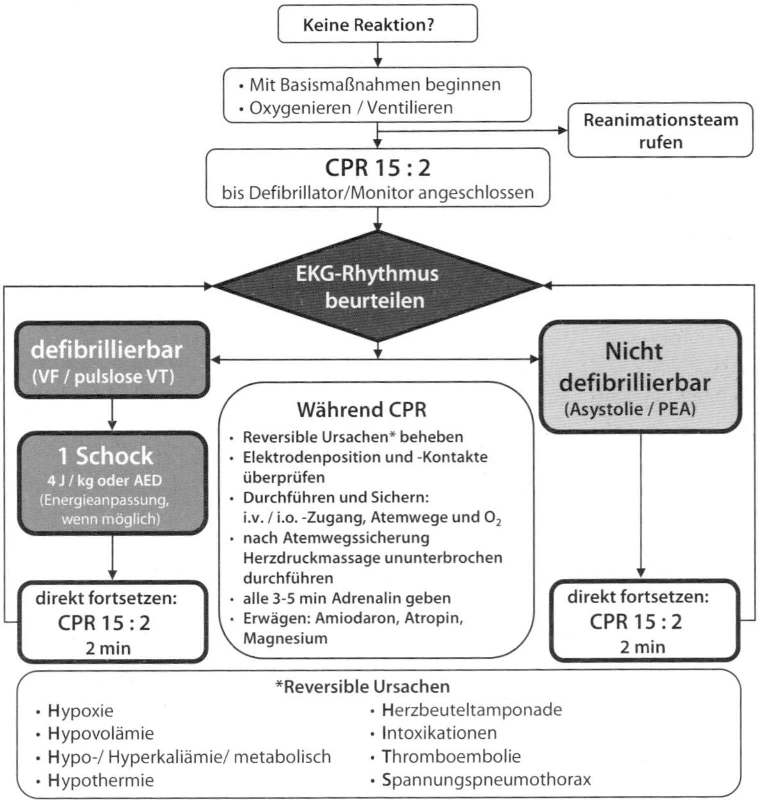

◘ **Abb. 6.5.** Universeller Algorithmus – Paediatric Advanced Life Support (Mod. nach ERC)

- **Defibrillation**

Wichtig

Bei mono- und biphasischen Geräten soll einheitlich ein einzelner Schock mit 4 Joule/kg erfolgen.

Dazu können entsprechend verkleinerte manuelle Paddles bzw. je nach Hersteller spezielle Aufsätze verwendet werden. Eine AED-Anwendung kann ebenfalls ab dem 2. Lebensjahr erfolgen. Bei Verwendung von Erwachsenen-Pads/Paddles kann bei kleinen Kindern auch eine antero-posteriore Position zur Schockabgabe gewählt werden, um die Gefahr eines unwirksamen direkten Spannungsbogens mit Verbrennungen der Haut bei der Schockabgabe zu minimieren.

- **Sauerstoff/Atemwegssicherung**
  Trotz vieler Diskussionen soll in allen Altersklassen eine möglichste hohe inspiratorische Sauerstoffkonzentration (F_iO_2 1,0) zur Anwendung kommen. Nach Atemwegssicherung sollen die Herzdruckmassagen nicht mehr für die Beatmung (12–20/min) unterbrochen werden.
- **Adrenalin**
  Adrenalin soll wie beim Erwachsenen alle 3–5 min gegeben werden. Bei VF/VT gilt auch hier nicht die frühestmögliche Gabe, sondern zunächst der 2-malige Versuch einer Defibrillation und Adrenalingabe erst vor dem 3. Schock. Eine i.v.- oder i.o-Applikation ist der endobronchialen Gabe vorzuziehen.

Dosierung

Adrenalindosis im PLS ist 10 µg/kg i.v. oder i.o. bzw. 100 µg e.b.

- **Atropin**
  Atropin hat einen geringeren Stellenwert als beim Erwachsenen, da eine kindliche Bradykardie normalerweise rein hypoxisch bedingt und nicht durch einen erhöhten Vagotonus begründet ist.
- **Amiodaron**
  Bolusgabe 5 mg/kg bei therapieresistentem VF/VT.

6.4 Post-Reanimationsphase

Die Wiederkehr eines Kreislaufes bedeutet zwar eine primär erfolgreiche Reanimation, aber die weiteren Maßnahmen beeinflussen das Outcome – insbesondere in neurologischer Hinsicht – entscheidend. In den ersten Minuten der Post-Reanimationsphase müssen wichtige Entscheidungen getroffen und erzielte Erfolge gesichert werden. Eine evtl. begonnene Therapie einer reversiblen Ursache muss suffizient fortgesetzt werden.

Folgende Überlegungen und Maßnahmen sind gemäß **ABCDE-Schema** notwendig:

- Atemwege frei und gesichert? Thoraxexkursionen? Korrekte Tubuslage? Tubus sicher fixiert? Oxygenierung ausreichend? Normoventilation und Normokapnie sichergestellt? Setzt eine Eigenatmung ein → evtl. Sedierung erforderlich?
- RR-Messung → Katecholamine und/oder Volumengabe erforderlich? Der arterielle Mitteldruck soll auf einem patientenadaptiert normalen Niveau gehalten werden.
- Herzfrequenz → Atropin? Kontinuierliche Amiodaron-Gabe? Schrittmacher erforderlich?
- 12-Kanal-EKG schreiben → Katheterintervention? Thrombolyse?
- Wird Patient wach? Extubation möglich? (Ausnahmefall!) Sedierung erforderlich?
- Bei weiter bestehender Bewusstlosigkeit soll eine Hypothermie herbeigeführt werden
- Pupillenkontrolle?

Zusätzlich:

- Blutgasanalyse (arteriell, zentralvenös) inkl. Elektrolyte, Hämoglobin
- Thoraxröntgen
- Abdomen-Sonographie
- Routinelabor

Untersuchung des intubierten Patienten

Bei jedem intubierten Patienten kann es gerade auch bedingt durch die Intubation zu einer plötzlichen klinischen Verschlechterung von Beatmung und Oxygenierung kommen.

Zur schnellen Suche nach typischen Ursachen hat sich hier das Merkwort »DOPES« etabliert

(► Übersicht). Damit können schnell durch Inspektion, Auskultation, Tubuslagekontrolle und Sichtkontrolle des gesamten Systems vom Patient bis zum Ventilator typische (iatrogene) Ursachen festgestellt werden.

»DOPES«-Suche beim intubierten Patienten

- **D** islokation: Ist der Tubus akzidentell disloziert? Einseitige Beatmung?
- **O** obstruktion: angestiegener Beatmungsdruck? System abgeknickt? Absaugung erforderlich? Bronchospasmus? Mangelnde Sedierung?
- **P** neumothorax: Auskultation? Perkussion? Sichtkontrolle
- **E** quipment: Fehlfunktion des Ventilators? Manuelle Beatmung möglich? Sauerstoffanschluss?
- **S** tomach: ösophageale/pharyngeale Fehllage des Tubus mit »Magenbeatmung«?

Spezifische Post-Reanimationstherapie

Hypothermie

Eine milde Hypothermie kann dazu beitragen, den Reperfusionsschaden einzudämmen.

Wichtig

Wahrscheinlich profitieren alle komatösen Patienten in den ersten 12–24 h der Post-Reanimationsphase von einer therapeutischen Hypothermie (32–34 °C).

Nach Studienlage sollen zumindest die Patienten mit folgender Konstellation frühzeitig gekühlt werden:

- Erwachsene
- Präklinischer Herz-Kreislauf-Stillstand
- Initialrhythmus VF/VT

Die optimale Zeitdauer, Kühlmethode und Zieltemperatur werden zurzeit weiter untersucht. Ein Shivering soll durch adäquate Sedierung und evtl. Relaxation behandelt werden. Die Wiedererwärmung soll langsam erfolgen (max. 0,5 °C/h).

Eine Körpertemperatur über 37 °C beeinträchtigt das Outcome und muss in den ersten 3 Tagen der Post-Reanimationsphase aggressiv durch externes Kühlen und Antipyretika bekämpft werden.

- **Hyperglykämie vermeiden**
  Wie von anderen intensivmedizinischen Krankheitsbildern bekannt, kann davon ausgegangen werden, dass auch in der Post-Reanimationsphase eine Hyperglykämie das Outcome verschlechtert und vermieden werden muss. Die Blutglukosekonzentration sollte mit Insulingaben im Normbereich konstant zwischen 80–110 mg/dl gehalten werden. Selbstverständlich muss eine engmaschige Überwachung gewährleistet sein, um ebenso (iatrogene) Hypoglykämien auszuschließen.
- **Optimieren organisatorischer Abläufe**
  z. B. frühzeitige Information und Vorbereitung des Herzkatheterlabors.

6.5 Neugeborenen-Reanimation

Reanimationsmaßnahmen sind nur bei wenigen Neugeborenen erforderlich. Gelegentlich muss eine Maskenbeatmung durchgeführt werden. Sehr selten ist eine Intubation und noch seltener eine Herzdruckmassage notwendig.

Wichtig

Reanimationsmaßnahmen häufiger bei Frühgeborenen, Beckenendlage, Mehrlingsschwangerschaft.

Die wesentlichen Prinzipien der Reanimation entsprechen denen bei Säuglingen.

Bei der Versorgung/Reanimation eines Neugeborenen müssen Besonderheiten beachtet werden:

- Vor dem Auskühlen schützen!
  → Warme Räumlichkeiten
  → Keine Zugluft
  → Vorgewärmte Unterlage
  → Heizstrahler verwenden
  → Reife Neugeborene abtrocknen; Frühgeborene in Folie einwickeln
  → Kopf und Rumpf zudecken
- Normalerweise kommt es zur Besserung einer zentralen Zyanose unter Spontanatmung innerhalb von 30 s.

- Vorsichtige Absaugung nur bei offensichtlicher Verlegung der Atemwege oder zähflüssigem Mekonium
- Herzfrequenz über Auskultation feststellen
- Gesichtsmaskenbeatmung wird in der Regel bei einer Herzfrequenz <100/min erforderlich.
  - Optimierte Lagerung des Kopfes erfordert zumeist eine Unterpolsterung des Schulterbereiches

Wichtig

Bei fehlender oder insuffizienter Spontanatmung **initial 5 Beatmungen** mit 2–3 s inspiratorischem Plateau zur Lungenentfaltung durchführen.
Die Beatmung ist die wichtigste Maßnahme bei der Neugeborenen-Reanimation!

- Bei Herzfrequenz <60/min Herzdruckmassage (Frequenz 120/min) und Beatmung über Gesichtsmaske im Verhältnis 3:1 kombinieren.
  → Ziel: 90 Herzdruckmassagen und 30 Beatmungen/min.
- Adrenalin (10–30 µg/kg) ist nur selten zusätzlich erforderlich.

II Spezielle Notfallmedizin

Kardiozirkulatorische Notfälle

G. Michels, U.C. Hoppe

7.1 Akutes Koronarsyndrom (ACS)

Definition

Das akute Koronarsyndrom umfasst all jene Zustände der koronaren Herzkrankheit, die mit einer kritischen Verschlechterung der Koronarperfusion einhergehen.

Allgemeines

- Inzidenz (Deutschland): ca. 280.000 Myokardinfarkte/Jahr
- Auftreten: ca. 40% aller ACS treten in den frühen Morgenstunden auf

Ätiologie akuter myokardialer Minderperfusion

- Atherosklerotisch bedingt (häufig): Plaqueruptur oder Plaquefissuren
- Nichtatherosklerotisch bedingt: z. B. Mikroembolien, In-situ-Koronarthrombosen (z. B. Polyzythaemia vera), Koronarspasmen (z. B. Prinzmetal-Angina), Drogen (z. B. Kokain), Vaskulitis (z. B. Panarteriitis nodosa), Koronardissektionen, Koronaranomalien

Einteilung des akuten Koronarsyndroms (ACS)

- ACS mit typischem Brustschmerz mit anhaltender ST-Streckenhebung über 20 min (STEMI, »ST-segment elevation myocardial infarction« oder Q-wave-Infarkt, 31%)
  - Klassischer transmuraler Myokardinfarkt mit anhaltender ST-Streckenhebung ≥0,1 mV in ≥2 Extremitätenableitungen und/oder ≥0,2 mV in ≥2 Brustwandableitungen oder neu aufgetretenem Linksschenkelblock mit infarkttypischen Symptomen
  - Labor: positives Troponin

- Pathologie: kompletter Gefäßverschluss mit absolut anhaltender Myokardischämie
- ACS mit typischem Brustschmerz ohne anhaltende ST-Streckenhebung
  - Instabile Angina pectoris oder UA (»unstable angina«, Präinfarktsyndrom, 36%)
    - EKG: ST-Streckensenkungen (>0,1 mV) oder T-Negativierungen
    - Labor: ohne Troponinerhöhung
    - Klinik: Jede Erstangina, zunehmende Schwere, Dauer, Häufigkeit der Schmerzanfälle, Ruhe-Angina, zunehmender Bedarf an antianginösen Medikamenten
    - Pathologie: temporäre Myokardischämie infolge relativer Koronarinsuffizienz
  - NSTEMI (»non ST-segment elevation myocardial infarction«, 26%)
    - Myokardinfarkt ohne anhaltende ST-Streckenhebung
    - Labor: positives Troponin
    - Pathologie: inkompletter Gefäßverschluss, spontane Reperfusion

Aus: Michels G, Schneider T (2009) Klinikmanual Innere Medizin. Springer, Heidelberg

Symptomatik/Klinik

- Unruhe und Todesängste
- Schmerzen (nitro-refraktär): retrosternal bzw. thorakal lokalisiert, mit oder ohne Ausstrahlung
- Zeichen des Linksherzinfarktes: Hypotension, Tachykardie, Blässe, Kaltschweißigkeit und Lungenödem
- Zeichen des Rechtsherzinfarktes: Hypotension, Bradykardie, fehlendes Lungenödem und Halsvenenstauung
- Vegetative Begleitsymptomatik: Nausea/Emesis, Schweißausbruch, Harndrang
- Akutes Abdomen mit Nausea/Emesis bei Ischämie der Hinterwand

Wichtig

Bei Diabetespatienten (stummer Myokardinfarkt in 20–25% d. F.), bei Frauen und älteren Patienten zeigt sich häufig eine atypische Klinik.

Diagnostik

- Anamnese: Eine ausführliche Anamnese ist bei Verdacht auf ein akutes Koronarsyndrom nicht notwendig (»*time is muscle*«), ggf. nach dem AMPEL-Schema (**A**llergie, **M**edikation, »**p**ast medical history« [Eigen-/Fremdanamnese], Grund der Konsultation [**e**vents], letzte Mahlzeit)
- Kontrolle der Vitalparameter: Bewusstsein, Atmung, Hämodynamik (Blutdruck, Puls)
- Körperliche Untersuchung
  - Inspektion: motorische Unruhe, Blässe
  - Auskultation: evtl. neu aufgetretenes Herzgeräusch, Zeichen der pulmonalen Stauung bei Linksherzdekompensation
- Monitoring: EKG (Beurteilung der Herzfrequenz und Rhythmus), Hämodynamik (Blutdruck, Puls) und S_aO_2
- EKG-Diagnostik (Abb. 7.1)
  - ST-Hebungen in Extremitätenableitungen ≥0,1 mV
  - ST-Hebungen in Brustwandableitungen ≥0,2 mV
  - Akute Myokardinfarkte können sich durch auffallend negative T-Wellen manifestieren
  - Neu aufgetretener Linksschenkelblock plus typische Infarktklinik
  - Stadienverlauf: Erstickungs-T (in den ersten Minuten bis zu 1 h nach Infarktbeginn), monophasische ST-Streckenelevation, terminale T-Negativierung, Infarkt-Q (Pardee-Q) als Zeichen der Myokardnekrose, QS-Komplexe

Cave

Ein unauffälliges EKG schließt ein akutes Koronarsyndrom nicht aus.

Wichtig

Ein 12-Kanal-EKG ist auch in der Präklinik insbesondere bei V. a. auf ein akutes Koronarsyndrom (Tab. 7.1) oder bei unklaren Rhythmusstörungen stets indiziert.

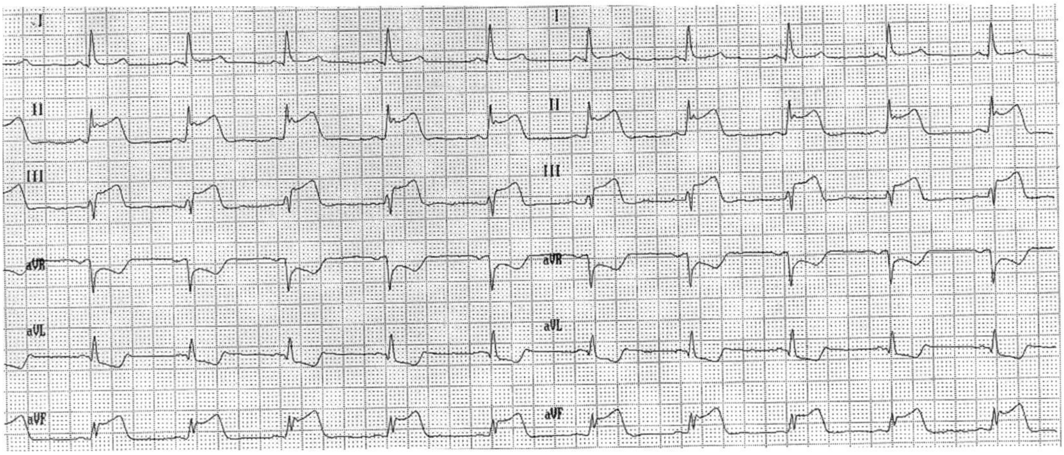

Abb. 7.1. Akuter Hinterwandinfarkt (monophasische ST-Streckenhebung in Abl. II, III, aVF)

Tab. 7.1. EKG-Diagnostik beim akuten Koronarsyndrom

Versorgungsregion	Koronararterienverschluss	EKG-Ableitung
Vorderwandinfarkt	Proximale LAD	I, aVL, V_{2-4}
Vorderer Septuminfarkt: supra-apikal oder antero-septal	Mittlere LAD/R. septalis der LAD	I, aVL, V_{1-4}
Vorderer Lateralinfarkt: anterolateral	R. diagonalis der LAD	I, aVL, V_{4-6}
Vorderwandspitzeninfarkt: apikaler Infarkt	Mittlere oder distale LAD	I, aVL, V_{3-4}
Hinterwandinfarkt: inferior oder diaphragmal	RCA oder RCX, falls die RCX den RIVP abgibt	II, III, aVF
Strikt posteriorer Infarkt: basal	Distaler RCX	III, aVF, V_{7-8}
Hinterer Lateralinfarkt: posterolateral	R. marginalis des RCX	II, III, aVF, V_{5-7}
Rechtsventrikulärer Infarkt	Proximale RCA	V_{R4}, Nehb

Differenzialdiagnostik

- Kardiovaskulär: z. B. Perimyokarditis, Aortendissektion, hypertensive Krise
- Pulmonal: Lungenembolie, Pneumothorax, Pleuritis
- Gastrointestinal: z. B. Ösophagitis/Ruptur (Boerhaave-Syndrom), akute Pankreatitis
- Vertebragen: Interkostalneuralgie, BWS-Syndrom, Rippenfraktur/Prellungen
- Endokrinologisch: Thyreotoxikose
- Psychosomatisch: funktionelles Syndrom (Da-Costa-Syndrom)

Wichtig

Differenzialdiagnostik der ST-Streckenelevation: Akutes Koronarsyndrom, Perikarditis, Koronarspasmus, Ventrikelaneurysma, Schenkelblockierungen, linksventrikuläre Hypertrophie, benigne frühe Repolarisationen, Brugada-Syndrom, Subarachnoidalblutung.

Komplikationen

- Frühkomplikationen (<48 h): Rhythmusstörungen, Linksherzinsuffizienz, Pumpversagen (kardiogener Schock, ► Abschn. 7.5), mechani-

sche Komplikationen (z. B. Ventrikelseptumruptur, Papillarmuskelabriss)
- Spätkomplikationen (>48 h): Reinfarkt, Herzwandaneurysma, Frühperikarditis, Postmyokardinfarktsyndrom (Dressler-Syndrom), Herzinsuffizienz, Rhythmusstörungen, plötzlicher Herztod

Therapie/Maßnahmen

Allgemeine Maßnahmen

- Aufrechterhaltung und Stabilisierung der Vitalfunktionen
- Lagerung: Oberkörperhochlagerung und strenge Immobilisation
- Oxygenierung: O_2-Nasensonde (bis 6 l O_2/min) oder besser O_2-Maske (>6–15 l O_2/min)
- Schaffung eines sicheren periphervenösen Zugangs
- Diagnostischer Block und ätiologische Abklärung (EKG: Arrhythmien, Ischämiezeichen; Blutdruck)

7

Medikamentöse Therapie (◘ Tab. 7.2)

Analgesie

- Substanz: Morphin (Morphin Merck), hämodynamisch vorteilhaft, da zentrale Sympatholyse durch Aktivierung des Ncl. dorsalis nervi vagi
- Analgesie führt zur Reduktion von Herzrhythmusstörungen und des myokardialen O_2-Verbrauchs

Sedierung

- Substanzen: Promethazin (Atosil), Midazolam (Dormicum) oder Diazepam (Valium) i.v.
- Mäßige bis großzügige Sedierung anstreben

Wichtig
Vor Sedierung den Patienten bezüglich »Lysetherapie« vs. Akut-PTCA aufklären.

Nitrate

- Substanzen: Glyceroltrinitrat (Nitroglycerin, Nitrolingual)
- Kontraindikationen: $RR_{syst.}$ <90 mmHg
- Neben dem Vorlast-/Nachlast-senkendem Effekt und der Koronardilatation führen Nitrate auch zur Hemmung der Thrombozytenaggregation
- Obwohl Nitrate zu keiner Prognoseverbesserung führen (GISSI-3, ISIS-4) bleibt der individuelle Einsatz zur symptomatischen Verbesserung bestehen

β-Blocker

- Substanzen: Metoprolol (Beloc)
- Zielparameter: Herzfrequenz ~ 50–60/min und MAP >80–90 mmHg (Aufrechterhaltung eines

◘ **Tab. 7.2.** Medikamente beim akuten Koronarsyndrom

Substanzgruppe	Medikament	Dosierung
Analgetika	Morphin (Morphin Merck)	Erwachsene: 2–5 mg alle 3–5 min i.v., titrieren bis Schmerzfreiheit
Sedativa	Promethazin (Atosil)	Erwachsene: 1 mg/kg KG i.v.
	Diazepam (Valium)	Erwachsene: 2,5–10 mg i.v.
Nitrate	Glyceroltrinitrat (Nitroglycerin, Nitrolingual)	Erwachsene: Nitro-Spray alle 5 min wiederholen 0,4–0,8 mg p.o. oder Nitro-Perfusor 2–10 mg/h i.v.
β-Blocker	Metoprolol (Beloc)	Erwachsene: 5 mg i.v., titrierend nach Blutdruck und Herzfrequenz
Antithrombozytäre Substanzen	ASS (Aspisol)	Erwachsene: 500 mg ASS i.v.
Thrombin-Inhibitoren (Antithrombine)	Heparin (Heparin-Natrium-Nattermann) oder Enoxaparin (Clexane)	Unfraktioniertes Heparin: 60–70 U/kg KG i.v. als Bolus, anschließend Perfusor *oder* Enoxaparin: 30 mg i.v. plus 1 mg/kg KG s.c.

adäquaten koronaren Perfusionsdrucks) bzw. Druck-Frequenz-Produkt (HF • $RR_{syst.}$) ca. 6000

Wichtig

Die Reduktion der Herzfrequenz um 15 Schläge/min führt zur Verringerung der Infarktgröße von 25–30%; eine Reduktion der Herzfrequenz um weniger als 8 Schläge/min hingegen wirkt sich nicht auf die Infarktgröße aus.

Antithrombozytäre Substanzen

- Substanzen: ASS (Aspisol), additiv in der Klinik: Clopidogrel, ggf. GP IIb/IIIa-Rezeptorantagonisten (Abciximab, Tirofiban, Eptifibatid)
- Mortalitätssenkung: bis 25% (ISIS-2)

Wichtig

ASS sollte allen Patienten mit ACS unter Beachtung der »absoluten« Kontraindikationen (z. B. blutendes Ulkus, Allergie) gegeben werden.

Thrombin-Inhibition (Antithrombine)

- Substanzen: Heparine (unfraktioniertes oder niedermolekulares Heparin)

Additive Begleittherapie

- Atropin (Atropinsulfat) bei vagaler Reaktion
- Antiemetika bei Nausea/Emesis

Cave

Keine antiarrhythmische Prophylaxe durchführen (Mortalitätserhöhung).

Wichtig

Akute Reperfusionstherapie innerhalb der ersten 2 h beim STEMI bzw. 72 h beim NSTEMI (»*time is muscle*«): maximal tolerabler Zeitverlust perkutane Koronarintervention vs. Lyse 90 min, d. h. wenn das Herzkatheterlabor in 90 min nicht verfügbar ist, dann Lysetherapie.

Lysetherapie (Tab. 7.3)

Lysetherapie in der Präklinik

- Die prästationäre Einleitung der Fibrinolyse ist der stationären überlegen.
- Die präklinische Lyse stellt keine Kontraindikation bzw. kein Hindernis für eine anschließende Intervention dar (facilitated-PTCA).
- Ein fibrinspezifisches Fibrinolytikum ist zu bevorzugen, z. B. Tenecteplase.
- Eine routinemäßige Lyse bei Patienten mit Kreislaufstillstand wird nicht empfohlen, Empfehlung jedoch bei Kreislaufstillstand aufgrund einer Lungenembolie.

Indikationen

- Myokardinfarkt ohne Möglichkeit der Katheterintervention
- Wenn eine interventionelle Therapie erst mit einer Zeitverzögerung von >90 min im Vergleich zum Lysebeginn erfolgen kann
- Ultima ratio bei frustraner Reanimation bei V. a. Myokardinfarkt oder Lungenembolie

Voraussetzungen

- Vorliegen typischer Zeichen eines Myokardinfarkts (Klinik plus eindeutiger EKG-Befund) in einem Zeitfenster (Symptom-/Schmerzbeginn bis Lysebeginn) von max. 3 h
- EKG-Befund: ST-Streckenhebung ≥0,1 mV in ≥2 Extremitätenableitungen und/oder ≥0,2 mV in ≥2 Brustwandableitungen oder neu auftretender Linksschenkelblock mit infarkttypischen Symptomen
- Fehlen absoluter Kontraindikationen: Aortendissektion, akute Endokarditis/Sepsis, aktive innere Blutung (gastrointestinal, urogenital), Operationen/Trauma in letzten 3 Wochen, ZNS-Erkrankungen (ischämischer Insult in letzten 6 Monaten, Z.n. hämorrhagischen Insult, Malignom, Aneurysma), hämorrhagische Diathese/Gerinnungsstörung, Ablehnung durch den Patienten
- Patienteneinwilligung

Tab. 7.3. Fibrinolytika-Übersicht

Charakteristika	Streptokinase	Alteplase (rt-PA)	Reteplase (r-PA)	Tenecteplase (TNK-t-PA)
Handelsname	Streptase	Actilyse	Rapilysin	Metalyse
Studienlage	GISSI-1, ISIS-2	GUSTO-I/III, LATE	GUSTO-V	ASSENT-II/-IV
Bolusgabe	–	–	+	+
Adjuvante Vorbehandlung mit Heparin	0,5 g ASS i.v.	5000 I.E. Heparin i.v. als Bolus plus 0,5 g ASS i.v.	5000 I.E. Heparin i.v. als Bolus und 0,5 g ASS i.v.	5000 I.E. Heparin i.v. als Bolus und 0,5 g ASS i.v.
Dosierung	1,5 Mio. U über 1 h i.v.	Neuhaus-Schema: 15 mg rt-PA als Bolus über 2 min, 50 mg rt-PA über 30 min, 35 mg rt-PA über 60 min i.v.	2-mal 10 U i.v. als Doppelbolus in 30 min Abständen	1000 U/10 kg bzw. 5 mg/10 kg i.v. als Einmalbolus über 5–15 s
Antigenität	+	–	–	–
Plasminogen-Aktivierungstyp	Indirekt	Direkt	Direkt	Direkt
Fibrinspezifität	–	+	+	++
Plasma-Halbwertszeit [min]	15–20	4–8	11–14	17–20
PAI-1 Resistenz	–	–	–	+
Fibrinogenlyse	++	+	+	+
TIMI-3 Patency [%]	Ca. 40	Ca. 50	Ca. 60	Ca. 60
Eliminierung	Renal	Hepatisch	Renal	Renal
Kosten	+	+++	+++	+++

Besonderheiten

- Bezüglich Katheterintervention und Fibrinolysetherapie (»*evidence based, class I*«) beim Myokardinfarkt gilt: PTCA statt Lyse für optimal organisierte Strukturen.
- Die Fibrinolysetherapie ist keine Thrombolyse, daher stets additive Therapie mit antithrombozytären Substanzen (Präklinik: ASS; Klinik zusätzlich: Clopidogrel, ggf. GP IIb/IIIa-Rezeptorantagonisten) und Thrombin-Inhibitoren (Heparin).

7.2 Herzrhythmusstörungen

Allgemeines

Elektrophysiologische Grundlagen und Pathophysiologie

Arrhythmogene Mechanismen (Tab. 7.4)

Hämodynamische Auswirkungen

- Abhängigkeitsfaktoren des Herzzeitvolumens (HZV): Herzfrequenz (HF), Schlagvolumen (SV); HZV = HF × SV
- Abhängigkeitsfaktoren des Schlagvolumens (SV): ventrikuläre Füllung (SV=EDV-ESV), kardiale Pumpleistung (Inotropie, Vor-/Nachlast, Chronotropie)

Tab. 7.4. Arrhythmogene Mechnaismen von Rhythmusstörungen

Mechanismus	Reentry	getriggerte Aktivität	Abnorme Automatie
Häufigkeit [%]	Ca. 80	Ca. 10	Ca. 10
Beispiele	paroxysmale supraventrikuläre Tachykardien	RVOT-VT, Torsade-de-pointes-Tachykardie	Sinustachykardie-Reperfusion, ektope atriale Tachykardie

- Funktionelle Konsequenz: mit zunehmender Herzfrequenz kommt es zur Verkürzung der Diastolendauer und damit zur Abnahme der Ventrikelfüllung, und umgekehrt

Symptomatik/Klinik

- Palpitationen
- Schwindelattacken
- Adam-Stokes-Anfall
- Herzinsuffizienz (brady- oder tachysystolisch)
- Akutes Koronarsyndrom
- Arterielle Embolie bei Vorhofflimmern/-flattern
- Klinik einer ventrikulären Extrasystolie: kein peripherer Puls, auskultatorisch jedoch Herztöne hörbar
- Ggf. Kreislaufstillstand

Diagnostik

- Anamnese
  - Kardiale Vorgeschichte: koronare Herzkrankheit, paroxysmale Tachykardie
  - Medikamentenanamnese: insbesondere Präparate, die zur Verlängerung der Repolarisation führen (»*long QT-syndrome*«)
  - Familienanamnese: genetische Prädisposition, plötzlicher Herztod
  - »*Warm up*«- und »*cool down*«-Phänomen als Hinweis für eine Automatie-Tachykardie (z. B. fokal atriale Tachykardie, AV-junktionale Tachykardie): Die Patienten berichten über einen langsamen Pulsanstieg und ein langsames Sistieren der Tachykardie
  - »*On-off*«-Phänomen als Hinweis für eine Reentry-Tachykardie: plötzlicher Beginn und abruptes Ende der Tachykardie (»wie ein Schalter«), regelmäßige Tachykardie, häufig postiktaler Harndrang (ANP- bzw. BNP-Freisetzung mit renaler Na^+- und Wasserausscheidung)
- Körperliche Untersuchung: insbesondere Auskultation von Herz (Vitien) und Lunge; Bradykardie (Frequenz: <60/min), Tachykardie (Frequenz: >100/min), Arrhythmie
- Monitoring: EKG (ggf. 12-Kanal-Ableitung), Hämodynamik (Blutdruck, Puls), S_aO_2

Einteilung der Rhythmusstörungen

- Reizbildungsstörungen: normotope und heterotope
- Reizleitungsstörungen: SA-, AV-, intraventrikulärer (Schenkel)-Block
- Kombinationen
- Präexzitationssyndrome
- Kreislaufstillstand
  - tachysystolisch hyperdynam (Kammerflimmern, -flattern, pulslose ventrikuläre Tachykardie)
  - hypo- bis asystolisch hypodynam (Asystolie, Hyposystolie, EMD oder »*weak action*«)

Therapie/Maßnahmen

Allgemeine Maßnahmen

- Aufrechterhaltung und Stabilisierung der Vitalfunktionen
- Lagerung: Oberkörperhochlagerung
- Oxygenierung: 2–6 l O_2/min über Nasensonde oder >6 l O_2/min über Maske
- Schaffung eines sicheren periphervenösen Zugangs und Anlegen einer Vollelektrolyt-Infusionslösung zum Offenhalten

- Diagnostischer Block und ätiologische Abklärung (EKG: Arrhythmien, Ischämiezeichen; Hämodynamik: Herzfrequenz, Blutdruck)
- Evtl. Sedierung mittels Benzodiazepinen: Diazepam (Valium) oder Midazolam (Dormicum)

Maßnahmen bei tachykarden Rhythmusstörungen

- Vagusstimulationsmanöver
  - Karotissinus-Druck-Versuch (einseitig!)
  - Valsalva-Press-Versuch
  - Kaltes Wasser trinken lassen
- Medikamentöse antiarrhythmische Differenzialtherapie
  - Es sollte nicht mehr als ein Antiarrhythmikum verwendet werden
  - Bei eingeschränkter Pumpfunktion führen die meisten Antiarrhythmika zu einer weiteren myokardialen Verschlechterung

Dosierung

Antiarrhythmika-Therapie von Rhythmusstörungen

- Mittel der Wahl bei »rhythmischen« Schmalkomplextachykardien: Adenosin (Adrekar) 6–9 mg i.v. beim 70 kg schweren Patienten
- Mittel der Wahl bei »arrhythmischen« Schmalkomplextachykardien (meist tachyarrhythmisches Vorhofflimmern): Metoprolol (Beloc) Erwachsene 5–15 mg i.v.
- Mittel der Wahl bei Breitkomplextachykardien: Amiodaron (Cordarex) 5 mg/kg KG bzw. 300 mg/70 kg KG langsam i.v. oder Ajmalin (Gilurytmal) 0,5–1 mg/kg KG langsam i.v.

Maßnahmen bei bradykarden Rhythmusstörungen

- Medikamentöse Therapie oder evtl. transkutane Schrittmachertherapie unter Analgosedierung

Dosierung

Antibradykarde Substanzen (Erwachsenen-Dosierungen)

- Parasympatholytika: Atropinsulfat (Atropinum sulfuricum) 0,5–3 mg i.v.
- Sympathomimetika: Adrenalin (Suprarenin) 2–10 µg/min als i.v.-Perfusor

- In der Klinik: ggf. permanente Schrittmachertherapie

Tachykarde Rhythmusstörungen

Unterscheidung tachykarder Rhythmusstörungen

- Hämodynamisch stabil oder instabil
- Instabilitätszeichen
  - Blutdruck: $RR_{systol.}$ <90 mmHg
  - Herzfrequenz: >150/min
  - Pektanginöse Beschwerden
  - Zeichen der tachysystolischen Herzinsuffizienz
- QRS-Komplex
  - <0,12 s: Schmalkomplextachykardien
  - ≥0,12 s: Breitkomplextachykardien
- Rhythmus
  - Regelmäßige Tachykardie
  - Unregelmäßige Tachykardie oder Tachyarrhythmie

Wichtig

»Behandle immer den Patienten und nie das EKG!«

Differenzialdiagnostik von Breitkomplextachykardien

Rhythmische Breitkomplextachykardien

- Ventrikuläre Tachykardie
- Kammerflattern
- Supraventrikuläre Tachykardie mit Schenkelblock
- Antidrome AV-Reentrytachykardie beim WPW-Syndrom

Arrhythmische Breitkomplextachykardien

- Kammerflimmern
- Vorhofflimmern mit Linksschenkel-, Rechtsschenkel- oder funktionellem Block (Ermüdungsblock)
- Präexzitationssyndrom mit Vorhofflimmern
- Polymorphe ventrikuläre Tachykardie (Torsade-de-pointes-Tachykardie)

Atriale Tachykardien

EKG-Charakteristika

- Unifokale atriale Tachykardie
  - Regelmäßige Tachykardie mit Veränderung der P-Wellen Konfiguration (meist kaum erkennbar)
  - Herzfrequenz: 150–200/min
  - Bei gleichzeitig bestehendem AV-Block sollte an eine Digitalisintoxikation gedacht werden
- Multifokale atriale Tachykardie
  - Intermittierend arrhythmische Tachykardie
  - Mindestens 3 oder mehrere deformierte bzw. variierende P-Wellen
  - Wechselnde PP- und PQ-Intervalle
- Atriale Reentrytachykardie
  - Regelmäßige Tachykardie mit »flatterähnlichen« P-Wellen zwischen den Kammerkomplexen
  - Variierende atriale Frequenzen und P-Wellen Morphologie
  - In der Literatur wird die atriale Reentrytachykardie häufig mit dem atypischen Vorhofflattern gleichgesetzt

Therapie/Maßnahmen

- Vagale Stimulation: meist ineffektiv, da der AV-Knoten selbst nicht in die Arrhythmogenese involviert ist
- Medikamentös

Dosierung

Medikamentöser Therapie-»Versuch« atrialer Tachykardien

- Therapie-»Versuch«, da sich der atriale Fokus häufig nicht supprimieren lässt
- β-Blocker, z. B. Metoprolol (Beloc) Erwachsene: 5 mg i.v titriert
- Ca^{2+}-Antagonisten, z. B. Verapamil (Isoptin) Erwachsene: 5 mg i.v.

Cave

Bei gleichzeitig antegrad leitfähigem akzessorischem Bündel und medikamentöser AV-Blockierung im Rahmen der Frequenzkontrolle (Digitalis, Ca^{2+}-Antagonisten vom Verapamil-/Diltiazem-Typ) besteht die Gefahr der schnellen Überleitung bis hin zu Kammerflattern/-flimmern (hyperdynamer Kreislaufstillstand).

Vorhofflattern

EKG-Charakteristika

- *Typical type*: atriale Frequenzen von 240–340/min, negative Sägezahn-Flatterwellen in inferioren Ableitungen (II, III, aVF), und positiv in V_1 bzw. negativ in V_6 (■ Abb. 7.2)
- *Reverse-typical type*: wie typisches Vorhofflattern nur spiegelbildliche, positive Sägezahn-Flatterwellen in den inferioren Ableitungen (II, III, aVF), und negativ in V_1 bzw. positiv in V_6
- *Atypical type*: atriale Frequenzen >340/min, positive Sägezahn-Flatterwellen in den inferioren Ableitungen (II, III, aVF), zeigt bedingt durch eine Erregung ohne definierten bzw. wechselnden Reentrykreis eine unregelmäßige AV-Überleitung, d. h. arrhythmisches Vorhofflattern

Therapie/Maßnahmen

Hämodynamisch stabiles Vorhofflattern

- Transport unter Monitoring, weitere Diagnostik und Therapie in der Klinik (Kausaltherapie, wenn möglich)
- Vagale Stimulation: Karotissinus-Druckversuch (einseitig!), Glas kaltes Wasser trinken lassen oder Valsalva-Pressversuch

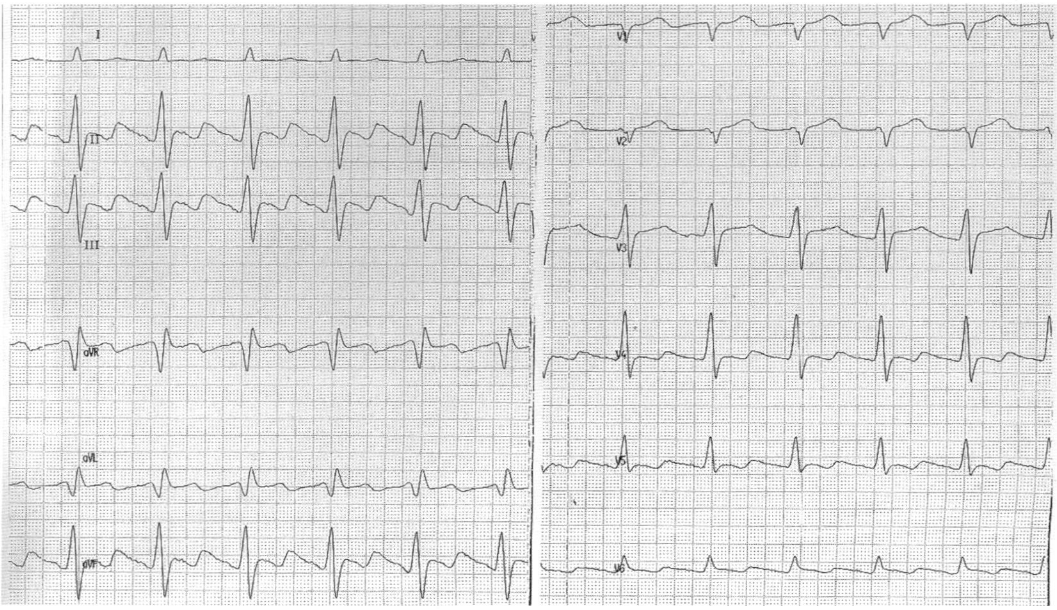

Abb. 7.2. Typisches Vorhofflattern (2:1 Überleitung)

Dosierung

Medikamentöse Therapie von Vorhofflattern: β-Blocker, z. B. Metoprolol (Beloc) Erwachsene: 5 mg i.v. oder ggf. Verapramil (Isoptin) 5–10 mg langsam i.v.

Hämodynamisch instabiles Vorhofflattern

- Elektrische Kardioversion (50–100 J biphasisch, 100 J monophasisch)

Vorhofflimmern

EKG-Charakteristika

- Fehlen von P-Wellen, evtl. feine oder grobe Flimmerwellen erkennbar
- Absolute Arrhythmie durch unregelmäßige AV-Überleitung
  - Herzfrequenz >100/min: Tachyarrhythmia absoluta (TAA, Abb. 7.3)
  - Herzfrequenz <60/min: Bradyarrhythmia absoluta

Therapie/Maßnahmen
Hämodynamisch stabiles Vorhofflimmern (TAA)

- Transport unter Monitoring, weitere Diagnostik und Therapie in der Klinik (Kausaltherapie, wenn möglich)
- Primäres Therapieziel: Frequenzkontrolle

Dosierung

Medikamentöse Therapie von hämodynamisch stabilem Vorhofflimmern

- β-Blocker als Mittel der Wahl, z. B. Metoprolol (Beloc) Erwachsene: 5–15 mg i.v.
- Alternativen
  - Verapamil (Isoptin) Erwachsene: 2,5–5 mg über 5–10 min i.v., bei nicht vorgeschädigtem Herz und stabilem Blutdruck, da negativ inotrop und blutdrucksenkend
  - Digoxin (Lanicor) Erwachsene: 0,25 mg alle 2 h i.v. (max. 1,5 mg)
  - Digitoxin (Digimerck): schnelle Aufsättigung 0,25 mg alle 6 h i.v. (1 mg/Tag, insgesamt für 2 Tage)

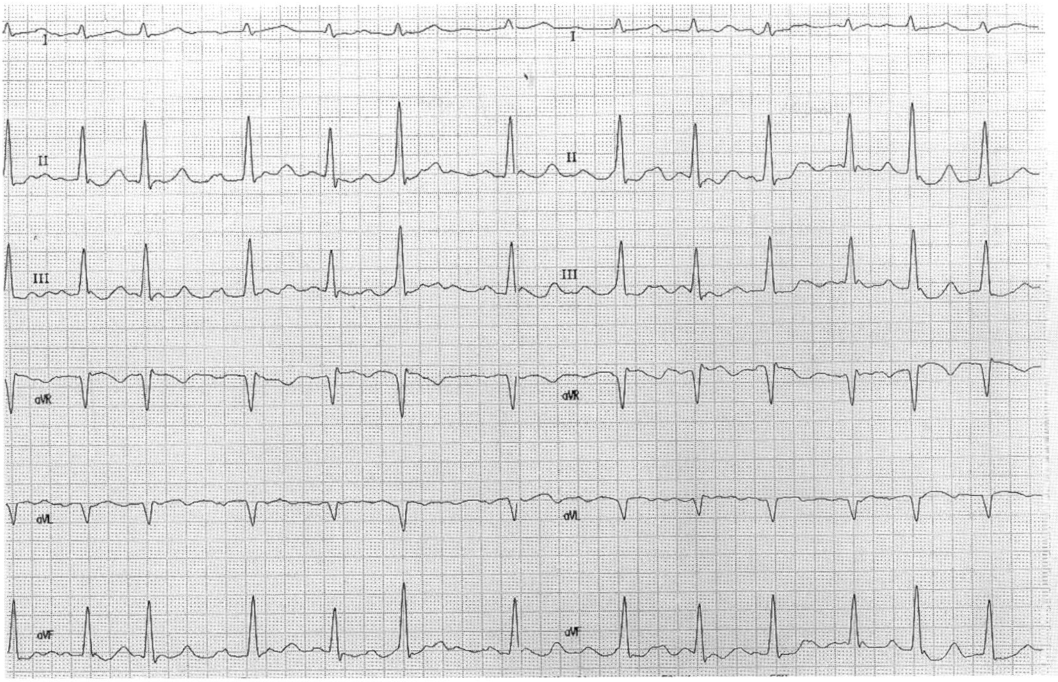

Abb. 7.3. Tachyarrhythmia absoluta

- Amiodaron (Cordarex) Erwachsene: 5 mg/kg KG oder 300 mg/70 kg KG i.v.
- Propafenon (Rytmonorm) Erwachsene: 1–2 mg/kg KG i.v.
- Ajmalin (Gilurytmal) Erwachsene: 0,5–1 mg/kg KG oder 50 mg/70 kg KG über 5 min i.v.
- Sotalol (Sotalex) Erwachsene: 80 mg i.v.

- Sekundäres Therapieziel: Rhythmuskontrolle durch medikamentöse (Klasse IC- oder III-Antiarrhythmika) oder elektrische Kardioversion (200–360 Joule) nach Thrombusausschluss bzw. Antikoagulation
- Bei Vorhofflimmern >48 h Frequenzkontrolle und Antikoagulation von 3 Wochen vor und 4 Wochen nach Kardioversion; bei transösophageal-echokardiographischem (TEE) Ausschluss von Vorhofthromben kann unter Antikoagulation direkt kardiovertiert werden

Hämodynamisch instabiles Vorhofflimmern (TAA)

- Sofortige elektrische Kardioversion in Kurznarkose nach Heparin-Gabe, insbesondere bei Hochrisikopatienten (Tachyarrhythmia absoluta bei koronarer Herzkrankheit und/oder struktureller Herzerkrankung mit myokardialer Hypoperfusion): 100–200 J biphasisch, 200 J monophasisch, über 2 weitere Schockabgaben bei Erfolglosigkeit steigern bis auf max. Energie
- Anschließend Amiodaron-Aufsättigung

Dosierung

Amiodaron (Cordarex)-Aufsättigung nach Kardioversion
- Erwachsene: 300 mg i.v. über 1 h
- Orale Fortführung

AV-Knoten (node)-Reentrytachykardien (AVNRT)

EKG-Charakteristika (◘ Abb. 7.4)

- Regelmäßige Schmalkomplextachykardie
- Herzfrequenzen: ca. 160–220/min
- P-Wellen
  - Meist Fehlen von P-Wellen bei der *slow-fast*-AVNRT: maskiert im oder kurz nach dem QRS-Komplex mit Deformierung des terminalen QRS-Anteiles (Pseudo-rSr'-Muster), da retrograde Vorhoferregung
  - Negative P-Wellen meist vor dem QRS-Komplex bei der *fast*-slow-AVNRT
- Verlauf: plötzlicher Beginn und abruptes Ende der Tachykardie (»wie ein Schalter«)

Therapie/Maßnahmen

- Hämodynamisch stabile AVNRT

Dosierung

Medikamentöse Therapie der hämodynamisch stabilen AV-Knoten-Reentrytachykardie

- Mittel der 1. Wahl: Adenosin (Adrekar)
  - Erwachsene: 6–12 mg rasch i.v. beim 70 kg schweren Patienten
  - Halbwertszeit: <10 s (Wirkungszeit <2 min)
  - Wirkung: Verlängerung des AV-Knoten Intervalls, ggf. kommt es zum »medikamentös transienten AV-Block« nach Applikation (präautomatische Pause)
  - Wirkungseintritt: sofort
- Mittel der 2. Wahl: Ajmalin (Gilurytmal), Metoprolol (Beloc), Verapamil (Isoptin)

- Hämodynamisch instabile AVNRT: elektrische Kardioversion in Kurznarkose: 200–360 Joule

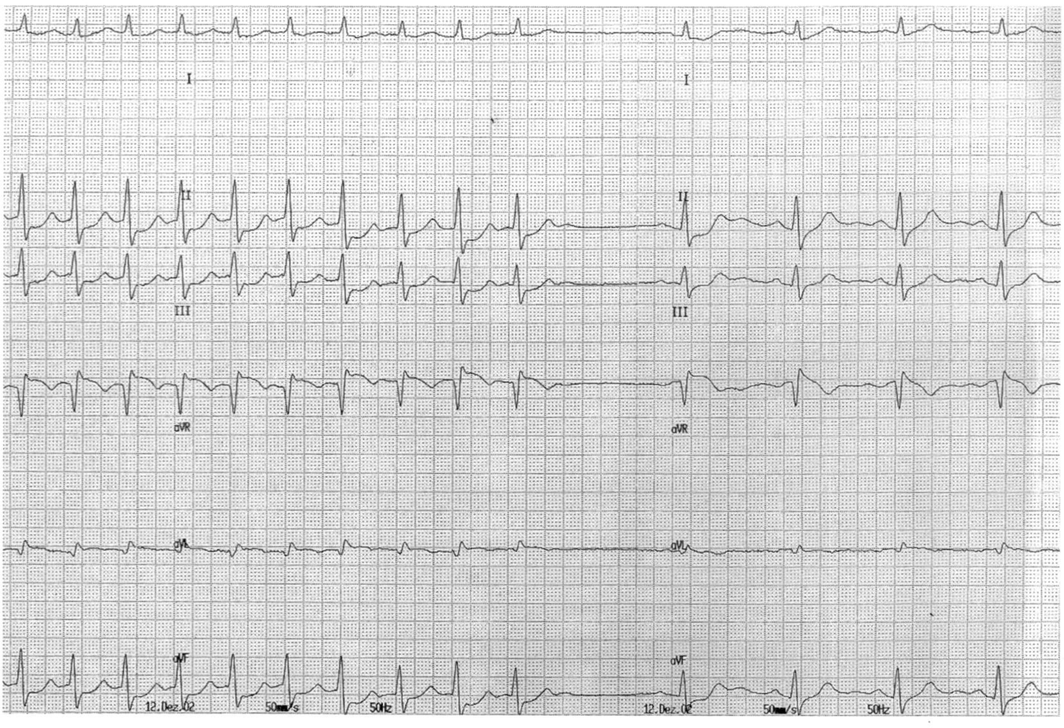

◘ **Abb. 7.4.** AVNRT vor und nach Adenosin (Adrekar) Bolusgabe

AV-Reentrytachykardien (AVRT) mit akzessorischer Leitungsbahn

EKG-Charakteristika

- Regelmäßige Schmal- oder Breitkomplextachykardie
- Herzfrequenzen: ca. 160–220/min
- Fehlen von P-Wellen

Therapie/Maßnahmen

- Vagusreiz (Valsalva-Press-Versuch, Karotis-Druck-Versuch, Eiswasser)
- Medikamentös

Dosierung

Medikamente der 1. Wahl bei Präexzitation (Erwachsenen-Dosierungen)

- Ohne Vorhofflimmern: Adenosin (Adrekar) 6–12 mg rasch i.v. beim 70 kg schweren Patienten
- Mit Vorhofflimmern: Ajmalin (Gilurytmal) 0,5–1 mg/kg KG, langsam i.v., bei Präexzitationssyndrom mit antegrad leitfähigem akzessorischen Bündel und gleichzeitig bestehendem Vorhofflimmern sind Ca^{2+}-Antagonisten vom Verapamil- /Diltiazem-Typ und Digitalis wegen der Gefahr der schnellen AV-Überleitung kontraindiziert

Medikamente der 2. Wahl bei Präexzitation (Erwachsenen-Dosierungen)

- Propafenon (Rytmonorm) 1–2 mg/kg KG i.v.
- Amiodaron (Cordarex) 2,5–5 mg/kg KG i.v.

Ventrikuläre Tachykardien (VT)

EKG-Charakteristika (◻ Abb. 7.5 und 7.6)

- Herzfrequenz: 120–240/min
- QRS-Komplexdauer: RSB-Konfiguration >0,14 s (VT mit linksventrikulärem Ursprung) oder LSB-Konfiguration >0,16 s (VT mit rechtsventrikulärem Ursprung)
- Überdrehter Linkslagetyp: in 70% d. F.
- AV-Dissoziation: Vorhöfe und Ventrikel schlagen unabhängig voneinander (in ca. 50% d. F.)

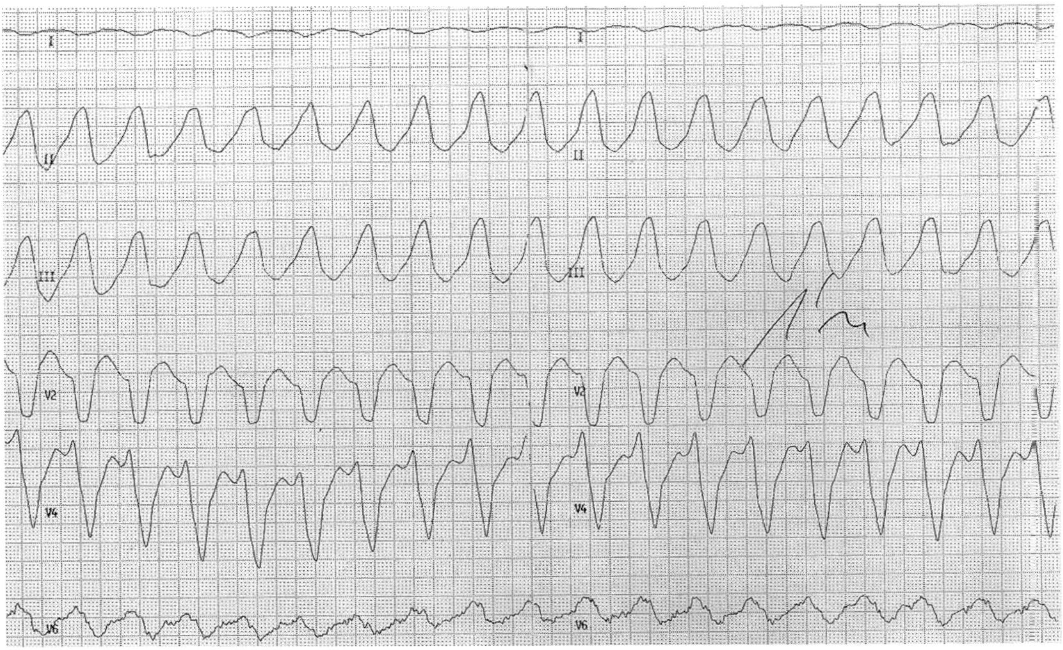

◻ **Abb. 7.5.** Monomorphe ventrikuläre Tachykardie

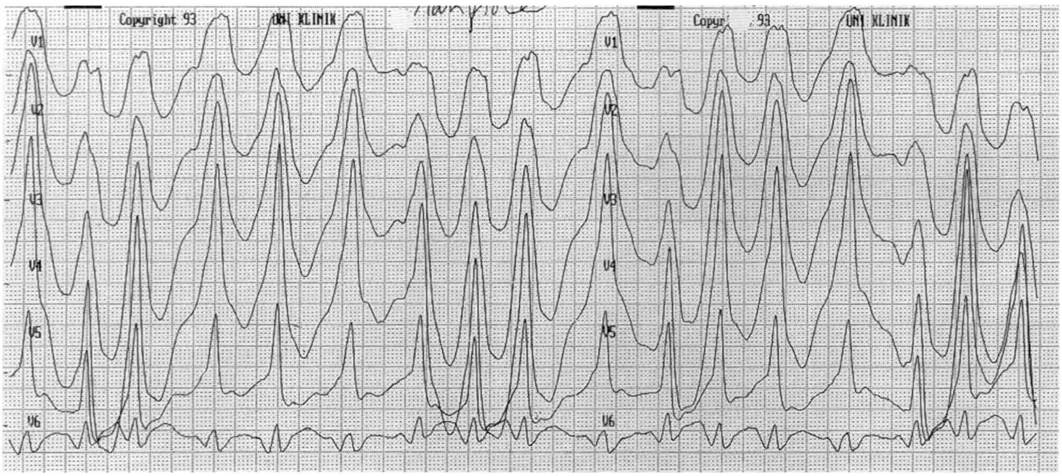

Abb. 7.6. Schnell übergeleitetes Vorhofflimmern bei WPW-Syndrom

- Fusionsschläge (»*fusion beats*«): Ausdruck der gleichzeitigen Erregung von Vorhof und Ventrikel, sog. Kombinationssystole
- *Capture beats*: Vorkommen vereinzelt schmaler QRS-Komplexe
- Präkordiale Konkordanz: QRS-Komplexe sind in Brustwandableitungen entweder positiv (Ursprung: Hinterwand) oder negativ gerichtet (Ursprung: Vorderwand)

Maßnahmen

Hämodynamisch stabile ventrikuläre Tachykardie

- Medikamentös: Amiodaron (Cordarex) oder Ajmalin (Gilurytmal)
- Ggf. präkordialer Faustschlag oder Kardioversion unter Analgosedierung
- Additiv: Magnesiumsulfat (Cormagnesin) i.v.

Wichtig

Da in der Präklinik häufig nicht zwischen einer supraventrikulären und einer ventrikulären Breitkomplextachykardie unterschieden werden kann, stellt Ajmalin (Gilurytmal) das Medikament der 1. Wahl dar. Bei sicherem Nachweis einer ventrikulären Tachykardie und bekannter kardialer Anamnese (z. B. Herzinsuffizienz mit reduzierter LV-Funktion) sollte Amiodaron (Cordarex) primär appliziert werden.

Dosierung

Medikamente der 1. Wahl bei hämodynamisch stabiler VT

- Amiodaron (Cordarex)
  - Erwachsene: 2,5–5 mg/kg KG oder 150–300 mg/70 kg KG i.v. über 10 min
  - Kontraindikation: Hyperthyreose
  - Vorteil: kaum proarrhythmisch <10% (Ggs. Lidocain 16%)
- Ajmalin (Gilurytmal)
  - Erwachsene: 0,5–1 mg/kg KG langsam i.v.

Medikament der 2. Wahl bei hämodynamisch stabiler VT: Lidocain (Xylocain)

- Erwachsene: 1–1,5 mg/kg KG i.v., insbesondere bei Ischämie-induzierten ventrikulären Arrhythmien

Hämodynamisch instabile ventrikuläre Tachykardie oder Kammerflimmern

- Kardioversion unter Analgosedierung oder ggf. Defibrillation bei Kammerflattern/-flimmern: 200–360 Joule mit anschließender Amiodaron-Aufsättigung

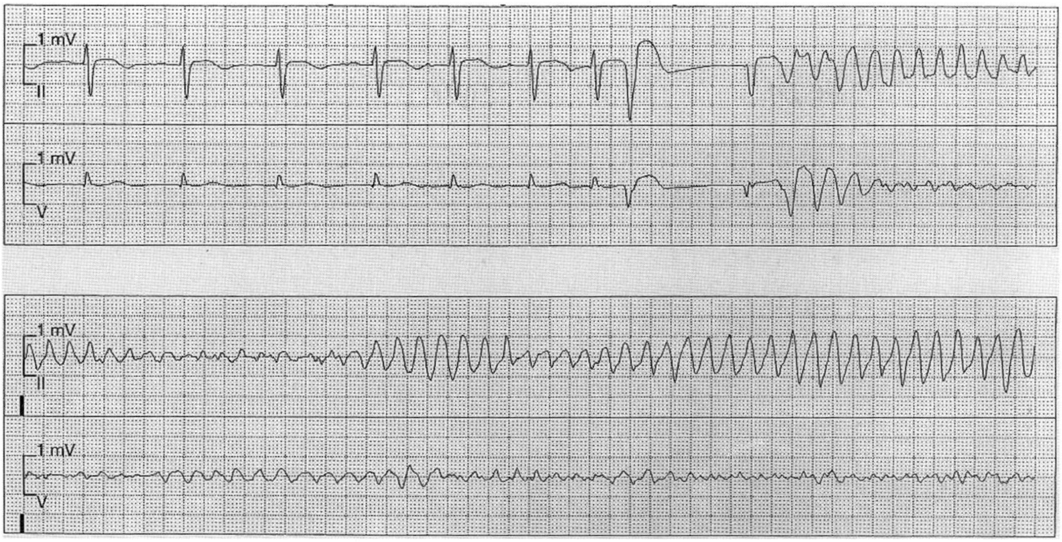

Abb. 7.7. Torsade-de-pointes-Spitzenumkehrtachykardie (Induktion durch VES)

Dosierung

Amiodaron (Cordarex)-Aufsättigung nach Defibrillation

- 900 mg i.v. -Perfusor über 24 h
- danach: 200 mg/d p.o. Erhaltungsdosis

Dosierung

Medikamentöse Therapie der Torsade-de-pointes-Tachykardie (Abb. 7.7)

- Magnesiumsulfat (Cormagnesin): Erwachsene 2 g i.v. über 1–2 min, Repetition nach 5–15 min; Kinder: 20–25 mg/kg KG i.v.
- Evtl. Adrenalin (Suprarenin) zur QT-Verkürzung und Herzfrequenzsteigerung

Bradykarde Rhythmusstörungen

Unterscheidung bradykarder Rhythmusstörungen

- Hämodynamisch stabil oder instabil
- Instabilitätszeichen
  - Blutdruck: $RR_{systol.}$ <90 mmHg
  - Herzfrequenz: <40/min
  - Ventrikuläre Arrhythmien
  - Herzinsuffizienz-Zeichen (»*low cardiac output*«)
- QRS-Komplex
  - <0,12 s: Schmalkomplexbradykardien
  - ≥0,12 s: Breitkomplexbradykardien
- Rhythmus
  - Regelmäßige Bradykardie
  - Unregelmäßige Bradykardie oder Bradyarrhythmie

Differenzialdiagnostik von Schmalkomplexbradykardien

Rhythmische Schmalkomplexbradykardien

- Sinusbradykardie
- AV-Knoten Rhythmus
- Sinuatrialer Block (SA-Block) oder atrioventrikulärer Block (AV-Block) Grad II bis III mit regelmäßiger Überleitung bzw. junktionalem Ersatzrhythmus

Arrhythmische Schmalkomplexbradykardien

- Bradyarrhythmia absoluta bei Vorhofflimmern
- Sinusbradykardie mit supraventrikulären Extrasystolen

Differenzialdiagnostik von Breitkomplexbradykardien

Rhythmische Breitkomplexbradykardien

- Sinusbradykardie bei Schenkelblock
- SA-/AV-Block Grad II-III mit Schenkelblock bzw. ventrikulärem Ersatzrhythmus
- Idioventrikulärer Rhythmus (EMD)

Arrhythmische Breitkomplexbradykardien

- Bradykardie bei Schenkelblock und Vorhofflimmern
- Polymorpher ventrikulärer Ersatzrhythmus bei Vorhofflimmern

EKG-Charakteristika

- Sinusbradykardie: Herzfrequenz <60/min
- Sinusknotendysfunktion (Sick-Sinus-Syndrom) oder Bradykardie-Tachykardie-Syndrom
- Sinuatrialer Block (SA-Block)
  - SA-Block 1. Grades: im konventionellen EKG nicht erkennbar, verzögerte sinuatriale Leitungszeit in der invasiv elektrophysiologischen Untersuchung
  - SA-Bock 2. Grades (Typ Wenckebach): bei gleichbleibender PQ-Zeit werden die PP-Intervalle kontinuierlich kürzer bis zum Ausfall der Vorhofüberleitung mit Herzpausen, d. h. Fehlen von P-Wellen mit nachfolgendem QRS-Komplex
  - SA-Bock 2. Grades (Typ Mobitz): plötzlicher Ausfall von Vorhof- und Kammerkomplexen bei konstanten PP-Intervallen, d. h. es treten Herzpausen auf, deren Dauer dem Vielfachen des normalen PP-Intervalles entsprechen
  - SA-Bock 3. Grades: Sinusknotenstillstand, Sinusarrest bzw. totale Leitungsunterbrechung mit asystolischen Phasen, Fehlen von P-Wellen, Auftreten von Ersatzrhythmen: junktionaler (AV-Knoten) oder ventrikulärer Ersatzrhythmus, evtl. Morgagni-Adams-Stokes Anfälle bei zu langen Herzpausen bis zum Einsetzen des Ersatzrhythmus
- Atrioventrikulärer Block (AV-Block)
  - AV-Bock 1. Grades: PQ-Zeit >0,2 s
  - AV-Bock 2. Grades (Typ Mobitz-I, Wenckebach-Periodik): Infra-His Block oder AV-Block mit infranodaler Schädigung mit AH-Verlängerung bei gleichbleibendem HV-Intervall, kontinuierliche Zunahme der PQ-Zeit bis zum Ausfall eines Kammerkomplexes
  - AV-Bock 2. Grades (Typ Mobitz-II): subjunktionaler Block mit verlängerter His-Purkinje-Leitung bzw. HV-Intervall, konstante PQ-Zeiten bei intermittierendem totalen Leitungsblock bzw. ausbleibende Überleitung in bestimmtem Verhältnis, z. B. 2:1 oder 3:1
  - AV-Bock 3. Grades: totale Leitungsunterbrechung mit AV-Dissoziation, dabei Auftreten eines AV-junktionalen oder ventrikulären Ersatzrhythmus (▣ Abb. 7.8)

Maßnahmen

Hämodynamisch stabile Bradykardien

- Keine therapeutischen Maßnahmen erforderlich
- EKG-Monitoring und Transport in die Klinik zur Abklärung

Hämodynamisch instabile Bradykardien

Dosierung

Medikamentöse Therapie hämodynamisch instabiler Bradykardien
- Atropin (Atropinsulfat) Erwachsene: 0,5–3 mg i.v.
- Evtl. Adrenalin (Suprarenin) Erwachsene: 2–10 µg/min als i.v.-Perfusor
- Evtl. Orciprenalin (Alupent) Erwachsene: 5 mg auf 50 ml NaCl 0,9% als i.v.-Perfusor

- Schrittmacherstimulation: transkutaner Pacemaker in antero-posteriorer Ableitung unter Analgosedierung

7.3 Schrittmacher- und ICD-Patient

Differenzialdiagnostik beim Schrittmacherpatienten

Elektrodenbedingte Komplikationen

- Elektrodendislokation
- Reizschwellenerhöhung

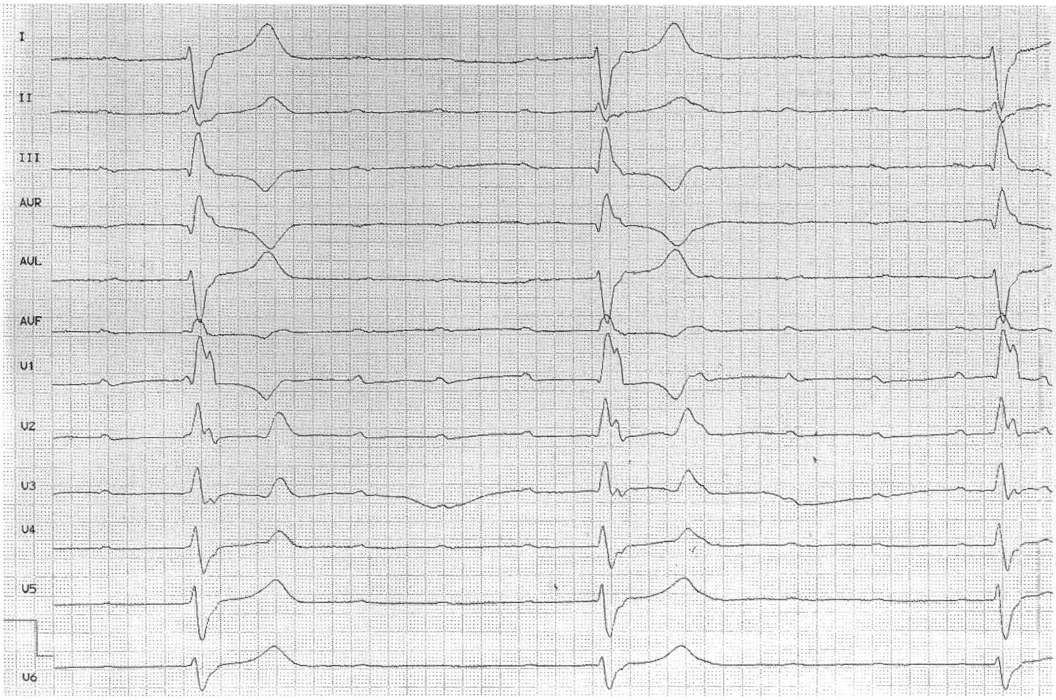

Abb. 7.8. AV-Blockierung Grad III mit ventrikulärem Ersatzrhythmus

- Elektrodenbruch
- Adapterdiskonnektion
- Myokardpenetration
- Thrombosen
- Lungenembolie
- Skelettmuskelstimulation

Systembedingte Komplikationen

- Batterieerschöpfung: hier liegt in den meisten Fällen nur intermittierend eine max. Frequenz von 65/min vor
- Gerätedefekt mit Ausfall der Schrittmachertätigkeit: Bei Patienten mit höhergradigem AV-Block kann, muss aber nicht, ein langsamer ventrikulärer Ersatzrhythmus vorliegen
- Twiddler-Syndrom: Durch Drehung oder Rotation des Schrittmachers in seiner Tasche kommt es zum Zug an der Schrittmacherelektrode, die evtl. aus ihrer endokardialen Lage herausgelöst wird

Schrittmacherinduzierte Rhythmusstörungen

Schrittmacherinduzierte Reentrytachykardie (»pacemaker mediated tachykardia«, PMT)

- Mechanismus: Bei Patienten mit Zwei-Kammerschrittmacher und dualer Leitungseigenschaft des AV-Knotens oder akzessorischer Leitungsbahn kann die gepacte Ventrikelantwort sofort vom Vorhof wahrgenommen werden (*»sensing«*), der daraufhin wieder den Ventrikel stimuliert, eine Schrittmacher-Reentrytachykardie bzw. eine *endless-loop-Tachykardie* ist die Folge
- Ursache: Moderne Schrittmachersysteme besitzen sog. PMT-Erkennungsalgorithmen (mit Verlängerung der post-ventrikulären-atrialen Refraktärperiode), dennoch kann bei älteren Modellen eine ventrikuläre Extrasystole zur PMT-Induktion führen. Die maximale Frequenz dieser PMT ist dabei nicht höher als

die obere Grenzfrequenz des Schrittmachers (Eintrag im Schrittmacherausweis)
- EKG: Schmalkomplextachykardie
- Therapie: Magnetauflage, wodurch der Schrittmacher auf eine starrfrequente Stimulation (VOO- bzw. DOO-Mode, Entrance-Block) umgeschaltet wird, d. h. Pacing ohne Sensing. Ggf. Karotissinus-Druckmassage oder Adenosin (Adrekar) i.v.

Schrittmachersyndrom

- Mechanismus: Hier schlagen Vorhof und Ventrikel synchron zueinander, der Patient wird synkopal. Das Schrittmachersyndrom ist durch eine VVI-Stimulation (meist ältere Geräte, Einkammersysteme im VVI-Modus) mit retrograder ventrikuloatrialer Leitung und konsekutivem Blutdruckabfall gekennzeichnet
- Ursache: inadäquate AV-Synchronisation
- EKG: ventrikulärer Schrittmacherrhythmus mit retrograden P-Wellen
- Therapie: ggf. Magnetauflage oder Atropin (Atropinsulfat) i.v.

Exit-Block und »failure-to-capture« (Schrittmacherdefekt, Ausgangsblockierung)

- Mechanismus: Ein vom Schrittmacher abgegebener Stimulationsimpuls bewirkt keine myokardiale Reizantwort (ineffektive Schrittmacherstimulation)
- Ursache: z. B. Sondendislokation, Sondenbruch, Isolationsdefekt, Konnektorprobleme, Reizschwellenanstieg (Myokardinfarkt mit perifokaler Ödembildung, metabolische Entgleisungen, Elektrolytstörungen, Antiarrhythmika). Reizschwellenanstiege und Impedanzveränderungen (Impedanz-Anstieg bei Elektrodenbruch, Impedanz-Abfall bei Isolationsdefekt der Elektrode) über Wochen. Gefahr: Bradykardien bis Asystolie.
- EKG: komplettes Fehlen von Stimulationsartefakten (Exit-Block) oder nackte Spikes ohne nachfolgenden QRS-Komplex (*»failure-to-capture«*)
- Therapie, falls notwendig: Atropin (Atropinsulfat) i.v., externe Stimulation im VOO-Mode bei ausreichender Analgosedierung

Undersensing (Sensing-Defekt, Entrance-Block bzw. Eingangsblockierung)

- Mechanismus: Vorhof- und Kammereigenaktionen werden vom Schrittmacher nicht mehr wahrgenommen
- Ursachen: z. B. Sondendislokation, Sondenbruch, neu aufgetretener Schenkelblock, Hypokaliämie, Antiarrhythmika
- EKG: starrfrequente Spikes (programmierte Stimulationsfrequenz des Schrittmachers), die nicht inhibiert werden, z. B. Stimulation sehr kurz nach dem QRS-Komplex. Gefahren: bei ventrikulärem Undersensing Stimulation in die vulnerable Phase mit Induktion ventrikulärer Tachykardien oder beim atrialen Undersensing mit Auslösung von Vorhofflimmern
- Therapie: Anhebung der Frequenz durch Magnetauflage, so dass keine Herzeigenaktionen mehr stattfinden können

Oversensing

- Mechanismus/Ursache: Elektrische Störquellen, wie z. B. Registrierung ventrikulärer Stimuli durch die Vorhofsonde (*»fairfield sensing«*), Muskelpotenziale (insbesondere bei unipolaren Schrittmachersystemen) oder externe elektrische Geräte wie TENS (transkutane elektrische Nervenstimulation), führen zu einer Fehlwahrnehmung, so dass der Schrittmacher diese Störpotenziale als Herzeigenaktionen deutet. Des Weiteren können Detektionen von Vorhofaktionen als Kammeraktionen fehlinterpretiert werden (*AV-Cross talk*).
- Beim Ein-Kammerschrittmacher (z. B. VVI oder AAI) kommt es zur Inhibierung der Schrittmacherstimulation mit der Gefahr von Bradykardien und rezidivierenden Synkopen. Im Gegensatz dazu führt die Wahrnehmung von Muskelpotenzialen durch die Vorhofsonde beim Zwei-Kammersystem zur schnellen ventrikulären Überleitung (Tachykardie).
- EKG: Fehlen von Spikes, d. h. ausbleibende Stimulation durch den Schrittmacher
- Therapie: Magnetauflage, ggf. Atropin (Atropinsulfat) i.v.

Differenzialdiagnostik beim ICD-Patienten

Elektrischer Sturm

- Mechanismus: repetitive Entladungen des ICD's
- Ursachen:
  - Progression der Grunderkrankung
  - Elektrolytenentgleisungen
  - Proarrythmische Medikamente
- Therapie:
  - Sofortige Klinikeinweisung
  - Ggf. kardiopulmonale Reanimation
  - Analgosedierung

Inadäquate Schockabgabe

- Mechanismus: z. B. supraventrikuläre Tachykardien führen zu Fehlinterpretationen von EKG-Signalen, welche inadäquat mittels Schockabgabe terminiert werden
- Ursachen: z. B. supraventrikuläre Tachykardien
- Therapie: Magnetauflage und sofortige Klinikeinweisung

Systembezogene Komplikationen

- Elektrodenbrüche, Elektrodendislokationen, Aggregatdysfunktionen und Sensingdefekte, entsprechend den Schrittmacherkomplikationen

Therapie/Maßnahmen

Wichtig
Therapiebedürftigkeit nur bei symptomatischen Patienten und bei Gefahr der Induktion maligner Rhythmusstörungen.

Magnetauflage

- Schrittmacherpatient: Inbetriebnahme des Schrittmachers mit einer Magnetfrequenzstimulation von meist 85 Schlägen/min, d. h. der Schrittmacher wird auf starrfrequente Stimulation umgeschaltet (VOO- bzw. DOO-Mode, Entrance-Block). Falls die Magnetfunktion herausprogrammiert sein sollte, erfolgt keine Reaktion auf die Magnetauflage.
- ICD-Patient: Inaktivierung der Schock-Funktion.

- Anlage eines transkutanen externen Schrittmachers bei symptomatischer Bradykardie bzw. Ventrikelasystolie unter Analgosedierung (z. B. Morphin-Diazepam) im starrfrequenten VOO-Modus (Frequenz: 70–80/min, Impulsbreiten: 20–40 ms, Stromstärke bzw. Reizschwelle: schrittweise erhöhen bis zur Reizantwort - Anhaltswert: ca. 200 mA)
- Medikamentös: ggf. Atropin (Atropinsulfat) oder Adrenalin (Suprarenin) i.v.
- Kardioversion/Defibrillation bei Schrittmacherpatienten: Zur Vermeidung von Schäden des Stimulationsgerätes sollte die Kardioversion/Defibrillation, wenn möglich, in anteroposteriorer Konfiguration oder in inverser Herzachse erfolgen
- Transportziel: Innere Medizin mit kardiologischem Schwerpunkt

7.4 Herzinsuffizienz

Definition

- Herzinsuffizienz (allgemein): Unfähigkeit des Herzens genügend Blut zu fördern, um die metabolischen Bedürfnisse des Organismus bei normalem Füllungsdruck und normalem venösen Rückfluss zu decken. Die Herzinsuffizienz ist keine eigenständige Erkrankung, sondern ein Symptomenkomplex.
- Akute Herzinsuffizienz: Unter akuter Herzinsuffizienz versteht man eine rasche klinische Verschlechterung, welche auf eine akute kardiale Dysfunktion zurückzuführen ist.

Allgemeines

- Inzidenz: allgemein: ca. 0,1–0,5%/Jahr; altersabhängig: Verdopplung mit jeder Lebensdekade; Männer > Frauen
- Prävalenz: allgemein: ca. 0,3–2,4%; altersabhängig: Anstieg der Prävalenz auf 3–13% bei über 65-Jährigen
- Jährliche Mortalität: systolische Herzinsuffizienz: ca. 8–25%; diastolische Herzinsuffizienz: ca. 19%

Einteilung

Einteilung nach Lokalisation der ventrikulären Funktionsstörung

- Links-, Rechts- oder Globalinsuffizienz

Einteilung nach Krankheitsverlauf

- Akute Herzinsuffizienz: myokardiales Pumpversagen, Shuntvitien, Ruptur der Chordae tendineae oder akute Papillarmuskeldysfunktion beim akuten Myokardinfarkt, Behinderung der Ventrikelfüllung, Rhythmusstörungen (z. B. tachysystolische Herzinsuffizienz)
- Chronische Herzinsuffizienz: meist als systolische Funktionsstörung bei koronarer Herzkrankheit, arterieller Hypertonie, Kardiomyopathie, Vitien, Rhythmusstörungen oder metabolischen Veränderungen (Hyperthyreose, Thiaminmangel, Hämochromatose)

7

Einteilung nach Hämodynamik

- Vorwärtsversagen (»*forward failure*«) durch vermindertes HZV (»*low-cardiac output*«, a_vDO_2 >5 ml O_2/100 ml Blut), d. h. hypotone Kreislaufverhältnisse mit peripherer Minderperfusion
- Rückwärtsversagen (»*backward failure*«) durch O_2-Mangelversorgung trotz erhöhtem HZV (»*high-cardiac output*«, a_vDO_2 <5 ml O_2/100 ml Blut), z. B. Anämie, Hyperthyreose, AV-Fistel, d. h. der Ventrikel kann das angebotene Blutvolumen nicht aufnehmen (Füllungsdruck ↑), so dass eine Ödembildung resultiert

Einteilung nach Kontraktionsverhalten

- Systolische Herzinsuffizienz: primäre Kontraktionsstörung mit Dilatation des linken Ventrikels
- Diastolische Herzinsuffizienz: Störung der frühdiastolischen Entspannung (verzögerte Relaxation) und/oder der spätdiastolischen Ventrikeldehnbarkeit (Compliance) meist durch Myokardhypertrophie mit Myokard-Versteifung

Ätiologie

- Herzgesunde Patienten mit akuter Herzinsuffizienz bzw. akut neuaufgetretene Herzinsuffizienz: z. B. akuter Myokardinfarkt, Rhythmusstörungen (»*high output failure*«), akute Myokarditis, unkontrollierte arterielle Hypertonie (hypertensiver Notfall)
- Chronisch erkrankte Herzinsuffizienz-Patienten mit akut dekompensierter chronischer Herzinsuffizienz: akut dekompensiert durch verschiedene auslösende Faktoren wie Non-Compliance (inadäquate Therapie, Absetzen von Diuretika, exzessive Salz-/Flüssigkeitszufuhr), körperliche Überanstrengung, Comedikation mit nichtsteroidalen Antirheumatika (Natrium- und Wasserretention), Infektionen, Verschlechterung der Grunderkrankung (◻ Tab. 7.5)

Pathophysiologie

- Die myokardiale Schädigung kann initial noch über den Frank-Starling-Mechanismus kompensiert werden, d. h. mit zunehmender Vordehnung der Herzmuskelfasern kommt es zu einer Verbesserung der Kontraktionsamplitude mit kompensatorischer Zunahme des Herzzeitvolumens.
- Anhaltende kardiale Belastung führt über die Ausbildung einer ventrikulären Dilatation mit Abnahme der myokardialen Dehnbarkeit und der maximalen isometrischen Kontraktionskraft sowie über die Induktion ventrikulären Remodelings zur Reduktion des Herzzeitvolumens (HZV-Abfall) mit neurohumoraler Gegenregulation.
- Minderperfusion der Nieren führt zur Reninfreisetzung und damit zur Aktivierung des Renin-Angiotensin-Aldosteron Systems (RAAS); es kommt zur weiteren Vorlast- (Aldosteron-Effekt) und Nachlasterhöhung (Angiotensin-II Effekt).

Symptomatik/Klinik

- Linksherzinsuffizienz
  - *Forward failure* (»*low output*«) mit peripherer Minderperfusion: Leistungsminderung, muskuläres Schwächegefühl, Schwindel
  - *Backward failure* mit Lungenstauung: Dyspnoe bis Orthopnoe, Tachypnoe, Husten

Tab. 7.5. Unterscheidung der dekompensierten Herzinsuffizienz

	Akut neuaufgetretene Herzinsuffizienz	Akut dekompensierte chronische Herzinsuffizienz
Ätiologie der Kardiomyopathie	Unbekannt	Bekannt
Symptome	Schwer	Schwer
Lungenödem	Häufig	Häufig
Periphere Ödemneigung	Selten	Häufig
Gewichtszunahme	Keine bis gering	Häufig
Kardiomegalie	Selten	Häufig
Systolische LV-Funktion	Hyo-, normo-, hyperkontraktil	Reduziert
Wandspannung	Erhöht	Deutlich erhöht
Aktivierung des sympatho-adrenergen Systems	Deutlich	Deutlich
Aktivierung des Renin-Angiotensin-Aldosteron-Systems	Häufig erhöht	Deutlich

(Asthma cardiale), Blutspucken (Hämoptysen) bis Lungenödem (► Abschn. 7.6)
- Rechtsherzinsuffizienz (rechtsventrikulärer Rückstau): Halsvenenstau (ZVD ↑), Knöchel-/Beinödeme, Aszites, Anasarka, Stauungsleber (Hepatomegalie), Füllung der Jugularvenen bei Leberpalpation (hepatojugulärer Reflex), Stauungsgastroenteropathie (Bauchschmerzen, Nausea, Völlegefühl, Meteorismus), Stauungsnieren mit Proteinurie
- Gemeinsame Symptome: Nykturie, Tachykardie, Pulsus alternans durch unterschiedliche Schlagvolumina, Herzvergrößerung mit relativer AV-Klappeninsuffizienz (Gefügedilatation), Pleuraergüsse rechts (!)

Diagnostik

- Anamnese: kardiale Vorerkrankungen, Medikamente, Fragen nach Symptomen im Vorfeld, Verwirrheit (zerebrale Minderperfusion)
- Kontrolle der Vitalparameter: Bewusstsein, Atmung, Hämodynamik (Blutdruck, Puls)
- Körperliche Untersuchung
  - Inspektion: Halsvenenstau, Aszites
  - Palpation: Eindrückbarkeit der Haut an herabhängenden Körperpartien (meist Unterschenkelödeme)
  - Perkussion: Pleuraerguss
  - Auskultation: Zeichen der pulmonalen Stauung (feuchte Rasselgeräusche)
- Monitoring: EKG, Hämodynamik (Blutdruck, Puls) und S_aO_2

Differenzialdiagnostik

- Pulmonale Erkrankungen: z. B. COPD, Lungenemphysem, Lungenembolie
- Endokrinologische Erkrankungen: z. B. Myxödem, Hyperthyreose
- Neurologisch: z. B. Myopathien
- Psychiatrisch: z. B. Depression, Erschöpfungszustände
- Andere: Anämie, Niereninsuffizienz, Leberzirrhose

Therapie/Maßnahmen

Therapieziele der Herzinsuffizienz
- Linksherzversagen mit Lungenödem: Diurese anstreben
- Rechtsherzversagen (z. B. Rechtsherzinfarkt): keine Diurese anstreben, sondern meist Volumensubstitution

7

Allgemeine Maßnahmen

- Aufrechterhaltung und Stabilisierung der Vitalfunktionen (► Abschn. 7.5)
- Lagerung: Oberkörperhoch- und Beintieflagerung zur Senkung des venösen Rückstroms
- Oxygenierung: 2–6 l O_2/min über Nasensonde oder >6 l O_2/min über Maske, ggf. Intubation und Beatmung
- Schaffung eines sicheren periphervenösen Zugangs und Anlegen einer Vollelektrolyt-Infusionslösung zum Offenhalten
- Diagnostischer Block und ätiologische Abklärung (EKG: Arrhythmien, Ischämiezeichen; Hämodynamik: Herzfrequenz, Blutdruck; Sauerstoffstatus: S_aO_2)

Medikamentöse Therapie

Leichte Sedierung

- Substanzen: Morphin (MSI) oder Diazepam (Valium)

Vorlastsenkung bei pulmonaler Stauung

- Nitrate (Voraussetzung: $RR_{syst.}$ >90 mmHg): Glyceroltrinitrat (Nitroglycerin)
- Diuretika: Furosemid (Lasix)

Nachlastsenkung

- Arterielle Vasodilatatoren: Urapidil (Ebrantil), β-Blocker, Nitrate

Inotropika

- Katecholamine (◘ Tab. 7.7): Dobutamin (Dobutrex), Noradrenalin (Arterenol), Adrenalin (Suprarenin)
  - Dobutamin als Katecholamin der 1. Wahl: β_1-stimulatorisch ohne wesentliche Zunahme des SVR, d. h. optimal bei fehlender Hypotonie
  - Nachteile der Katecholamine: kardiodepressiv (IL-6-Erhöhung), Anstieg des myokardialen O_2-Verbrauchs, proarrhythmogener Begleiteffekt, Zunahme der Mortalität
- In der Klinik: ggf. Kalziumsensitizer (Levosimendan, Simdax)

7.5 Kardiogener Schock

Definition

Akutes Kreislaufversagen aufgrund primärer kardialer Pumpfunktionsstörung mit Folgen der Endorganhypoperfusion und Hypoxie.

Allgemeines

- Inzidenz: ca. 7% bei Patienten mit Myokardinfarkt
- Mortalität: >70% (ohne Revaskularisation)
- Häufigste Todesursache für Patienten mit akutem Myokardinfarkt
- Auftreten im Median **6** h nach Beginn des Infarktereignisses

Ätiologie

Wichtig
In ca. 80% d. F. wird der kardiogene Schock durch ein Linksherzversagen verursacht.

- Systolische Dysfunktion mit myopathischen Ursachen, z. B. Myokardinfarkt, dekompensierte Herzinsuffizienz, Kardiomyopathien
- Diastolische Dysfunktion mit akuter Einschränkung der Ventrikelfüllung, z. B. Perikardtamponade, Spannungspneumothorax
- Rhythmusstörungen
- Akute Vitien, z. B. Aorten-/Mitralklappeninsuffizienz (bei Endokarditis)
- Extrakardiale Ursachen, z. B. myokardiale Depression bei Schock/Sepsis

Varianten des kardiogenen Schocks

- Linksherzversagen (mit pulmonaler Stauung)
  - Meist Myokardinfarkt mit akut eingeschränkter linksventrikulärer Pumpfunktion
- Rechtsherzversagen (ohne pulmonale Stauung)
  - Meist Rechtsherzinfarkt (insbesondere bei Hinterwandinfarkt) oder Lungenembolie

Pathophysiologie

Auswirkungen auf die Makrozirkulation

- Kritische Verminderung der kardialen Pumpleistung
- Reduktion des Herzzeitvolumens (HZV <2,2 l/min) bzw. des Cardiac Index (<1,8 l/min/m^2)
- Primärer Anstieg und späterer Abfall des systemischen Widerstands (Entwicklung einer metabolischen Azidose mit verminderter Ansprechbarkeit auf Katecholamine) mit venösem Pooling
- Zunahme des venösen Rückstroms und des zirkulierenden Blutvolumens
- Weitere Abnahme der Koronarperfusion, der kontraktilen Masse und damit des HZV

Kompensationsmechanismen

- Sympathoadrenerge Reaktion (SAR): exzessive Katecholamin-Ausschüttung und deren Folgen
- Kardiovaskulär: Tachykardie (Diastolenverkürzung mit weiterer Abnahme der Koronarperfusion und Anstieg des myokardialen O_2-Verbrauchs) bzw. erhöhte Arrhythmieneigung, initialer Versuch der Inotropie-Zunahme (später, bedingt durch Toleranzentwicklung und Abnahme der kontraktilen Masse, jedoch Inotropie-Abnahme), Anstieg des peripheren Gefäßwiderstands (SVR), Arteriolenkontraktion (α_1-Rezeptoren vermittelt: prä- und postkapilläre Vasokonstriktion), renale Minderperfusion
- Neurohumorale Reaktion: Aktivierung des Renin-Angiotensin-Aldosteron-Systems (RAAS) mit Nachlast- (Angiotensin-II Effekt: Vasokonstriktion) und Vorlasterhöhung (Aldosteron-Effekt: Natrium- und Wasserretention); erhöhte Vasopressin-Spiegel mit additiver Zunahme des zirkulierenden Blutvolumens
- Pulmonal: Chemorezeptoren in der A. carotis communis und des Arcus aortae nehmen die metabolischen Veränderungen (Hypoxämie, Hyperkapnie, Azidose) wahr und führen via Hirnnerven IX./X. sowie Medulla oblongata zur Erhöhung der Atemfrequenz und des Atemzugvolumens

Endorganhypoperfusion und deren Folgen

- Herz: weitere Zunahme der myokardialen Dysfunktion
- Nieren: Reduktion der Nierentätigkeit mit Oligurie/Anurie
- Gehirn: Bewusstseinsstörung (Enzephalopathie)
- Haut: Blässe, Zyanose
- Leber: Synthesestörung bis hin zum Leberversagen
- Gerinnung: DIC (disseminierte intravasale Gerinnung), Thrombozytopenie
- Lungen: Surfactantzerstörung (Atelektasenbildung), Mikrothrombenbildung mit Mikrozirkulationsstörung, d. h. Anstieg des pulmonalarteriellen Gefäßwiderstands (PVR), bis hin zum akuten Lungenversagen (ARDS, *»adult respiratory distress syndrome«*)
- Intestinum tenue (Darmflora): Zottennekrose im Bereich der Villusspitzen durch funktionelle Shunts (*»countercurrent exchange«*), temporäre Splanchnikus-Perfusionsdefekte (arterioläre Vasomotion), lokale Hämatokrit-Abnahme (Fahraeus-Effekt) mit Verlust der Mukosabarriere führen zur bakteriellen Translokation; weiterhin Abnahme intestinaler Motilität (Darmparalyse)
- Immunsystem: Hyperinflammation (SIRS), Immundepression
- Metabolismus: Entwicklung einer metabolischen Azidose, einer reaktiven Hyperkaliämie sowie einer verminderten Ansprechbarkeit auf Katecholamine
- Entwicklung eines Multiorgan-Dysfunktions-Syndroms (MODS) bis hin zum Multiorganversagen (MOV)

Tab. 7.6. Killip-Klassifikation nach Myokardinfarkt

Killip-Stadien	Klinik
Stadium I	Keine Zeichen der Herzinsuffizienz
Stadium II	Zeichen der pulmonalen Stauung (RGs)
Stadium III	Manifestes Lungenödem ($RR_{syst.}$ ≥90 mmHg)
Stadium IV	Kardiogener Schock ($RR_{syst.}$ <90 mmHg)

Symptomatik/Klinik

- Agitiertheit bis Bewusstseinseintrübung
- Dyspnoe, Tachypnoe
- Angst, Erschöpfung
- Hypotonie, Tachykardie

Diagnostik

- Anamnese: kardiale Vorerkrankungen (KHK, Diabetes mellitus), Medikamente (insbesondere Diuretika)
- Körperliche Untersuchung
  - Inspektion: blass-zyanotische Hautfarbe
  - Auskultation: feuchte Rasselgeräusche bei pulmonaler Stauung
- Monitoring
  - EKG: 12-Kanal-Ableitung, ggf. rechtspräkordiale Ableitungen (V_{3R}, V_{4R})
  - Pulsoxymetrie (S_aO_2)
  - Hämodynamik (Blutdruck, $RR_{systol.}$ als Nachlast-Parameter)
    - Präschock: Normotonie und Gewebehypoperfusion
    - Schock: Hypotonie bis Multiorganversagen

Kriterien des kardiogenen Schocks

- $RR_{systol.}$ <90 mmHg für länger als 30 min
- Cardiac Index <1,8 l/min/m^2
- PCWP (*»pulmocapillary wedge pressure«*, LVEDP) >15 mmHg
- SVR (*»systemic vessel resistance«*) >2500 dyn × s × cm^{-5}
- Diurese-Verminderung <20 ml/h

Differenzialdiagnostik

- Lungenembolie
- Aortendissektion
- Perikardtamponade

Therapie/Maßnahmen

Allgemeine Maßnahmen

- Aufrechterhaltung und Stabilisierung der Vitalfunktionen
- Lagerung: Oberkörperhochlagerung
- Oxygenierung: >6 l O_2/min über Maske, ggf. Intubation und Beatmung

Tab. 7.7. Übersicht therapeutisch einsetzbarer Katecholamine

	Dobutamin (Dobutrex)	Dopamin (Dopamin Giulini)	Dopexamin (Dopacard)	Noradrenalin (Arterenol)	Adrenalin (Suprarenin)
α-Effekt	+	++	0	++++	++++
$β_1$-Effekt	+++	++	+	++	++++
$β_2$-Effekt	++	+	+++	0 bis +	+++
D_1-Effekt	0	+	+	0	0
D_2-Effekt	0	+	+	0	0
Dosierung [µg/kg KG/min, i.v.]	1–10	1–10	1–4	0,05–0,5	0,01–0,5
Herzfrequenz	0 bis +	+	+	0 bis +	+
Inotropie	++++	+++	+	++	++
HZV	++++	+++	+++	+++	+++
Afterload	0 bis –	- bis +	-	+++	++
Preload	0 bis –	(+)	+	+	+
Myokardiale O_2-Verbesserung	+	++	++	+++	++
Renale Perfusion	0 bis –	– bis +	++	–	–

– = negativer Effekt bzw. Einfluss; 0 = kein (neutraler) Effekt bzw. Einfluss; + = mäßiger Effekt bzw. Einfluss; ++ = starker Effekt bzw. Einfluss; +++ = sehr starker Effekt bzw. Einfluss; ++++ = ausgeprägter Effekt bzw. Einfluss

- Schaffung großlumiger periphervenöser Zugänge
- Diagnostischer Block und ätiologische Abklärung (EKG: Arrhythmien, Ischämiezeichen; Hämodynamik: Herzfrequenz, Blutdruck; Sauerstoffstatus: S_aO_2)

Medikamentöse Therapie

Stabilisierung der kardialen Funktion und der Hämodynamik

- Volumensubstitution
  - Substanzen: Vollelektrolytlösungen (Ringer-Lösung)
  - Indikation: häufig beim Rechtsherzinfarkt

Wichtig
Volumengabe trotz erhöhtem ZVD beim Rechtsherzinfarkt!

- Positive Inotropika
  - Substanzen: Katecholamine (Tab. 7.7)
  - Indikation: meist beim Linksherzinfarkt

Wichtig
Dobutamin (Dobutrex) gilt als Katecholamin der Wahl zur Inotropiesteigerung: β_1-stimulatorisch ohne wesentliche Zunahme des peripheren (SVR) und des pulmonalen (PVR) Gefäßwiderstands.

Senkung des systemischen Gefäßwiderstands (SVR)

- Substanzen: Gyceroltrinitrat (Nitroglycerin), Urapidil (Ebrantil) und ggf. Nitroprussid-Natrium (Nipruss) in der Klinik (Voraussetzung: MAP ≥70 mmHg)

7.6 Lungenödem

Definition

Akut auftretende, hochgradige Atemnot infolge Transsudation von Flüssigkeit aus den Lungenkapillaren ins Interstitium bzw. in den Alveolarraum (Überwässerung).

Allgemeines

- Einteilung des Lungenödems
  - Interstitielles Lungenödem: Ödembeschränkung auf das interstitielle Lungengewebe
  - Alveoläres Lungenödem: Exsudation und Transsudation der serösen Flüssigkeit in den Alveolarraum
  - Schaumbildung
  - Asphyxie

Ätiologie

- Kardiales Lungenödem (häufig): dekompensierte Linksherzinsuffizienz mit Druckerhöhung im Pulmonalkreislauf, z. B. akuter Myokardinfarkt, hypertensiver Notfall, Rhythmusstörungen oder Mitralklappenvitium
- Nichtkardiales Lungenödem: renales, allergisches (toxisches), neurogenes (zentrales) Lungenödem und Höhenlungenödem

Pathophysiologie

Auswirkungen auf den Gasaustausch

- Aufgrund der drastischen Verkleinerung der Gasaustauschfläche (A) und Zunahme der Diffusionsstrecke (x) kommt es nach dem Fick-Diffusionsgesetz im Stadium des alveolären Lungenödems zu einem Diffusionsblock mit Verminderung der Diffusionskapazität (erniedriger Transferfaktor).

Auswirkungen auf die Hämodynamik

- Die drastische Zunahme des pulmonalen Kapillardrucks mit Anstieg des pulmonalen Gefäßwiderstands kann zu einer akuten pulmonalen Hypertonie führen.
- Die Erregung mechanosensibler freier Nervenendigungen (C-Fasern) im Interstitium durch Zunahme des interstitiellen Volumens hat evtl. eine reflektorische Apnoe mit Hypotonie und Bradykardie zur Folge (juxtakapillärer Reflex).

Symptomatik/Klinik

- Dyspnoe bis Orthopnoe, Husten (Asthma cardiale)
- Erstickungs-/Todesangst, motorische Unruhe (!)
- Tachypnoe, Tachykardie, evtl. Schocksymptomatik
- Feuchte Rasselgeräusche, schaumiges Sputum

Diagnostik

Wichtig
Die Diagnose eines Lungenödems wird alleine klinisch gestellt.

- Anamnese: kardiale Vorgeschichte, Medikamente, Intoxikation
- Körperliche Untersuchung
  - Inspektion: kaltschweißige und blass-zyanotische Haut, Halsvenenstauung
  - Auskultation: feuchte Rasselgeräusche (initial: feinblasig, später: grobblasig, rechts > links, oft basale Betonung)
- Monitoring: EKG (Rhythmusstörungen, Ischämiezeichen), Hämodynamik (Blutdruck, Puls), S_aO_2

Differenzialdiagnostik

- Kardial: akute Linksherzinsuffizienz, hypertensiver Notfall, Rhythmusstörungen
- Nichtkardial: allergisch-toxisch, Asthma bronchiale, Exazerbation einer chronisch-obstruktiven Lungenerkrankung, Pneumonie, Lungenembolie, neurogenes Lungenödem

Therapie/Maßnahmen

Allgemeine Maßnahmen

- Aufrechterhaltung und Stabilisierung der Vitalfunktionen
- Lagerung: sitzende Position mit herabhängenden Beinen
- Oxygenierung
  - Wenn möglich O_2-Maske (>6–10 l O_2/min: F_iO_2 0,4–0,7), die O_2-Gabe wirkt insbesondere dem Euler-Lijestrand Reflex entgegen
  - Ggf. bei respiratorischer Insuffizienz: Intubation und kontrollierte Beatmung mit PEEP (5–10 cmH_2O)
- Schaffung eines sicheren periphervenösen Zugangs und Anlegen einer Vollelektrolyt-Infusionslösung zum Offenhalten
- Diagnostischer Block und ätiologische Abklärung (EKG: Arrhythmien, Ischämiezeichen; Hämodynamik: Herzfrequenz, Blutdruck; Sauerstoffstatus: S_aO_2)

Medikamentöse Therapie Analgosedierung

- Der Patient mit Lungenödem leidet unter Todesängsten, so dass die Indikation zur Sedatation stets gegeben ist.
- Morphin (MSI) i.v. und/oder s.c., mindert u. a. den vaskulären Tonus und führt somit zu einer Senkung des pulmonalen Gefäßwiderstands.

Kardiales Lungenödem

- Vorlastsenkende Maßnahmen
  - Nitrate: Glyceroltrinitrat (Nitroglycerin: Spray oder i.v.-Perfusor), Voraussetzung: $RR_{syst.}$ >90 mmHg
  - Schleifendiuretika: Furosemid (Lasix) i.v., dabei tritt der vasodilatierende Effekt noch vor der diuretischen Wirkung auf
  - Unblutiger Aderlass (Anlage von Blutdruckmanschetten im Uhrzeigersinn)
- Nachlastsenkende Maßnahmen
  - Nitrate: Glyceroltrinitrat (Nitroglycerin)
  - In der Klinik: Natrium-Nitroprussid (Nipruss) als sehr effektiver Nachlastsenker
- Ggf. Katecholamine bei $RR_{syst.}$ <90 mmHg (Tab. 7.7)

Allergisch-toxisches Lungenödem

- Inhalative Glukokortikoide: Beclometasondipropionat (Ventolair)
- Ggf. intravenöse Glukokortikoide

Neurogenes Lungenödem

- Hirndrucksenkende Maßnahmen (▶ Abschn. 13.4)

7.7 Lungenembolie

Definition

Akute partielle oder vollständige Verlegung von Lungenarterien durch Embolisation von nicht ortsständigem Material.

Allgemeines

- Inzidenz: 0,5–2/1000/Jahr
- Prävalenz (bei Autopsien): ca. 12–15%
- Todesfälle: ca. 30.000/Jahr (Deutschland)
- Hohe Mortalitätsrate: unbehandelt 30%, unter adäquater Therapie 2–8%
- Hohe Frühmortalität: bis zu 90% aller Todesfälle ereignen sich innerhalb der ersten 2 h nach Symptombeginn
- Ca. 20% aller postoperativen Lungenembolien treten nach Krankenhausentlassung auf
- In 40–70% d. F. ist eine asymptomatische tiefe Beinvenenthrombose vorausgegangen
- Häufigkeitsgipfel: 70 ± 10 Jahre
- Diagnosestellung: ca. 30% d. F. ante-mortem und ca. 30% d. F. post-mortem
- Nachweis einer Thromboemboliequelle: nur in ca. 50–70% d. F.

Ätiologie

- Embolus stammt in über 90% d. F. aus dem Einzugsgebiet der V. cava inferior und selten aus den Venen der oberen Extremitäten oder aus dem rechten Herzen
- Andere Ursachen der Embolie: z. B. Luft (Verletzung zentraler Venen, Caisson-Krankheit), Tumorfragmente, Fruchtwasser, Knochenmark bzw. Fett (traumatisch, Frakturen langer Röhrenknochen) oder septische Embolien

Pathophysiologie

Vorgang der Pulmonalarterienobstruktion

- Vorhandensein einer tiefen Phlebothrombose → Mobilisation des Thrombus u. a. durch spontane Fibrinolyse (Thrombusauflockerung) oder Anstieg des venösen Druckgradienten (Bauchpresse) → Embolisation großer Pulmonalarterien (zentrale Lungenarterienembolie) oder kleiner Äste (periphere Lungenarterienembolie).

Auswirkungen der akuten Lungenembolie auf den Gasaustausch

- Primäre Perfusionsstörung: Bedingt durch die Verlegung der Lungenstrombahn erhöht sich der »funktionelle Totraum«, d. h. aufrechterhaltende alveoläre Ventilation bei reduzierter bis aufgehobener Perfusion, da die distal des Embolus liegenden Lungenareale vermindert bzw. bei fulminanter Lungenembolie nicht mehr durchblutet werden. Ein Abfall von p_aO_2 (primäre emboliebedingte und sekundäre shuntbedingte arterielle Hypoxämie) und von p_aCO_2 (kompensatorisch-hyperventilationsbedingte Hypokapnie) ist die Folge.
- Sekundäre Ventilationsstörung: Des Weiteren führen sekundäre humorale Faktoren, aus dem Thrombus selbst und aus dem betroffenen Gefäßbett, neben einer Vasokonstriktion (u. a. durch Serotonin, Thromboxan A_2) mit weiterer Abnahme der pulmonalarteriellen Gefäßkapazität (schwere pulmonale Hypertonie in 0,5–4% d. F.) zur Bronchokonstriktion (z. B. Histamin, pulmonale Resistance ↑) bis hin zur Atelektasenbildung.

Hämodynamische Auswirkungen durch mechanische Verlegung der Lungenstrombahn und durch humorale Faktoren

- Eine plötzliche Rarifizierung der pulmonalarteriellen Querschnittsfläche >50% führt zu einem abrupten Anstieg des pulmonalarteriellen Drucks (mPAP >25 mmHg) und zu einem Anstieg des pulmonalarteriellen Gefäßwiderstands (PVR) bei meist normalem pulmonalkapillären Verschlussdruck (PCWP, »*wedge-pressure*«).

- Zunahme des funktionellen Rechts-Links-Shunts auf intrapulmonaler (in der Lunge gibt es keine anatomisch bekannten AV-Shunts) und auf kardialer Ebene (evtl. funktionell wiedereröffnetes Foramen ovale, in ca. 35% d. F.) durch Störung des Ventilations-Perfusions-Verhältnisses (emboliebedingte Perfusionsstörung; Ventilationsstörung: perfundierte und minderventilierte nichtemboliesierter Lungenareale, u. a. mediatorenvermittelt oder durch Atelektasenbildung aufgrund gestörter Surfactantsynthese) und durch ansteigende rechtsventrikuläre Nachlast.
- Zunahme rechtsventrikulärer Nachlast und Abnahme des koronaren Perfusionsdrucks (erhöhte Druckverhältnisse im Sinus coronarius und Anstieg der rechtsventrikulären Wandspannung) führen zu einer rechtsventrikulären Myokardischämie, welche meist in einer akuten rechtsventrikulären Dysfunktion (akutes Cor pulmonale) endet.
- Abnahme des Herzzeitvolumens (»*low-cardiac output*«) durch Verminderung der rechtsventrikulären Auswurffraktion aufgrund rechtsventrikulärer Dysfunktion und durch Verminderung des linksventrikulären Schlagvolumens bei Verlagerung des interventrikulären Septums in Richtung des linken Ventrikels (»*septum-bulging*« durch Zunahme der rechtsventrikulären Füllung bzw. Druckverhältnisse mit Beeinträchtigung der linksventrikulären Füllung während der Diastole).

Symptomatik/Klinik

- Leitsymptome: Dyspnoe, Tachypnoe und substernale (pleuritische) Thoraxschmerzen (Pleurairritation bei peripheren Embolien und Zeichen rechtsventrikulärer Ischämie)
- Todesangst
- Tachykardie, ggf. Hypotonie
- Husten, Hämoptysen
- Zyanose
- Halsvenenstauung
- Evtl. Synkope
- Evtl. Zeichen einer Beinvenenthrombose

Diagnostik

- Anamnese: Vorkrankungen, Medikamente, Risikofaktoren, Schwindelattacken oder Synkopen als Hinweis für rezidivierende Lungenembolien

Tab. 7.9. Schweregrade der Lungenembolie nach Grosser

Schweregrad	Klein, I	Submassiv, II	Massiv, III	Fulminant, IV
Klinik	Stumm	Dyspnoe, Tachypnoe, Schmerz, Angst, Husten	Wie II	Schock
Blutdruck	Normal	Normal bis erniedrigt	Erniedrigt	Stark erniedrigt
mPAP [mmHg]	<20	>20	25–30	>30
P_aO_2 [%]	>75	<75	<70	<60
Gefäßobliteration	Periphere Gefäße	Segmentarterien	PA-Ast oder Lappenarterien	PA-Ast und Lappenarterien
Gefäßlumen-Reduktion [%]	<25	25–50	50–75	>75
rechtsventrikuläre Funktion	Normal	Mäßig reduziert	Stark reduziert	Aufgehoben
Mortalität [%]	<1	<8	>25	>50

Anmerkung: Eine weitere klinisch orientierte Einteilung unterscheidet lediglich nur noch zwischen nichtmassiver, submassiver (Rechtsherzbelastung) und massiver (Schock) Lungenembolie.

- Körperliche Untersuchung: Inspektion (Klinik), Auskultation (ggf. vierter Herzton, betonter und gespaltener zweiter Herzton, feuchte/trockene Rasselgeräusche)
- Monitoring: Hämodynamik (Blutdruck, Puls), Atmung (Atemfrequenz, S_aO_2), EKG: Sinustachykardie, supraventrikuläre Extrasystolen, S_IQ_{III}-Mc Ginn White-Typ (◘ Abb. 7.9), inkompletter Rechtsschenkelblock, Erregungsrückbildungsstörungen rechts präkordial (V_1-V_4) sowie ST-Hebungen oder T-Negativierungen in Ableitung III (DD: Hinterwandinfarkt), P-dextroatriale in Ableitung II >0,25 mV
- In der Klinik weiterführende Diagnostik

Differenzialdiagnostik

- Kardiovaskulär: akutes Koronarsyndrom, Perimyokarditis, Perikardtamponade, Aortendissektion, dekompensierte Herzinsuffizienz
- Pulmonal: Pneumonie, Bronchitis, Pleuritis, Pneumothorax, Lungenödem, akute Exazerbation der COPD (AECOPD), Asthma bronchiale, psychogen
- Des Weiteren: muskuloskelettale Schmerzen, Interkostalneuralgie

Therapie/Maßnahmen

Allgemeine Maßnahmen

- Aufrechterhaltung und Stabilisierung der Vitalfunktionen
- Lagerung: halbsitzend, Immobilisierung
- Oxygenierung: ca. >6 l O_2/min über Maske, ggf. Intubation und Beatmung
- Schaffung eines sicheren periphervenösen Zugangs und Anlegen einer Vollelektrolyt-Infusionslösung zum Offenhalten
- Diagnostischer Block und ätiologische Abklärung (EKG: Arrhythmien, Ischämiezeichen; Hämodynamik: Herzfrequenz, Blutdruck; Sauerstoffstatus: S_aO_2)

Medikamentöse Therapie

- Analgosedierung: z. B. Morphin (Morphin Merck), Diazepam (Valium)
- Antikoagulation: Heparin-Gabe bereits bei V.a. Lungenembolie
- Bei hämodynamischer Instabilität: Volumensubstitution, ggf. Noradrenalin als Katecholamin der Wahl (Arterenol, hebt den systemischen Blutdruck und damit den koronaren Perfusionsdruck), Dobutamin (Dobutrex)

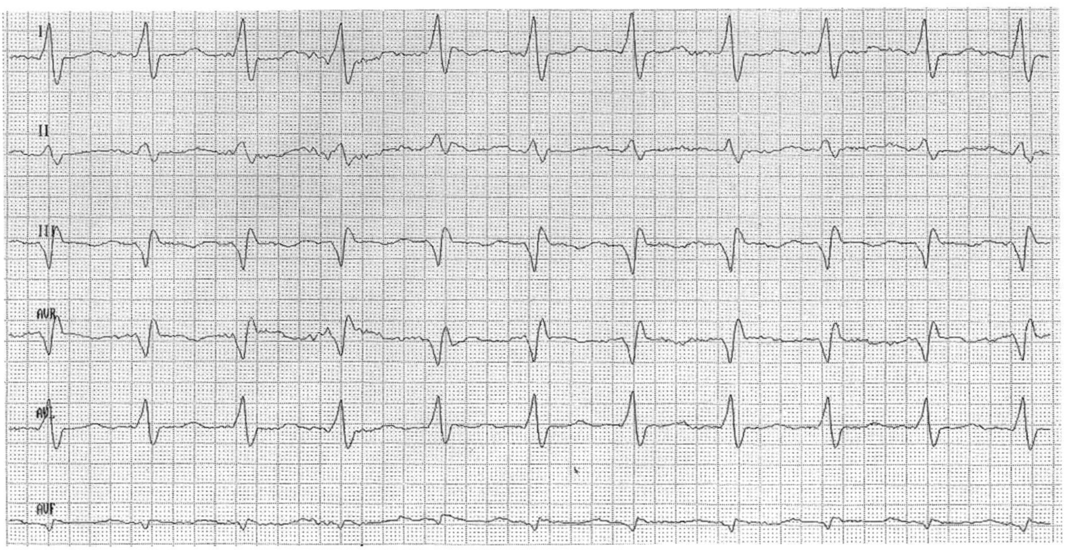

◘ **Abb. 7.9.** S_IQ_{III}-Typ als Zeichen der Rechtsherzbelastung

Tab. 7.10. Medikamente bei akuter Lungenembolie

Substanzgruppe	Medikament	Dosierung
Analgetika	Morphin (Morphin Merck)	Erwachsene: 2–5 mg alle 3–5 min i.v., titrieren bis Schmerzfreiheit.
Sedativa	Diazepam (Valium)	Erwachsene: 2,5–10 mg i.v.
Thrombin-Inhibitoren (Antithrombine)	Heparin (Heparin-Natrium-Nattermann)	Erwachsene: 5.000–10.000 I.E. Heparin als i.v.-Bolus

- Vorsichtiger Transport unter Vorankündigung in die Klinik

Besonderheiten

- Bei zusätzlichen kardiopulmonalen Vorerkrankungen führen bereits geringe Perfusionsausfälle zur deutlichen klinischen Beeinträchtigung.
- Die Größe und die Anzahl der Embolien sowie die Begleiterkrankungen bestimmen den Schweregrad der Symptomatik.

7.8 Hypertensiver Notfall

Definition

Das hypertensive Notfallgeschehen ist definiert durch eine Erhöhung des systolischen Blutdrucks >230 mmHg und/oder des diastolischen Wertes >130 mmHg. Dabei werden zwei Notfallbilder unterschieden (► Übersicht).

Hypertensives Notfallgeschehen

- Hypertensiver Notfall ohne Endorganschäden, sog. hypertensive Dringlichkeit (»*hypertensive urgency*«, früher: hypertensive Krise, 75% d. F.)
- Hypertensiver Notfall mit Endorganschäden (»*hypertensive emergency*«, 25% d. F.), wie hypertensive Enzephalopathie, intrakranielle Blutung (Apoplexie), retinale Blutung, akute Linksherzinsuffizienz, Lungenödem, akutes Koronarsyndrom oder Aortendissektion

Allgemeines

- Betroffen sind 1% aller Hypertoniker
- Aufgrund der hohen Prävalenz der arteriellen Hypertonie treten hypertensive Notfälle absolut gesehen in über 25% aller internistischen und in ca. 3% aller Notfälle auf

Ätiologie

- Inadäquate Medikation: z. B. Non-Responder, Salzkonsum, Comedikation mit COX-Hemmern
- Non-Compliance: Vergesslichkeit, Unwissenheit
- Rebound-Phänomen bei abruptem Absetzen der antihypertensiven Therapie
- Auslöser: verschiedene Triggerfaktoren, wie psychische Belastung, Schmerzzustände

Pathophysiologie

Mechanismen des hypertensiven Notfallgeschehens

- Aufhebung der peripheren Blutdruckregulation: hohe Blutdruckverhältnisse führen zu fibrinoiden Nekrosen der Arteriolen und myointimaler Proliferation kleiner Arterien mit Zerstörung von Endothelzellen (NO-Freisetzung ↓).
- Überwiegen vasokonstriktorischer Substanzen: Aktivierung des Renin-Angiotensin-Aldosteron-Systems, u. a. Vasokonstriktion im Vas efferenz der Glomerula mit reaktivem Anstieg von Angiotensin-II.

Hypertensive Enzephalopathie und hypertensiver Notfall

- Eine anhaltende Überschreitung der zerebralen Autoregulation (bei Gesunden: MAP zw. 60–120 mmHg; bei Patienten mit chronisch arterieller Hypertonie: MAP zw. 110–180 mmHg) führt zu einer Vasodilatation der zuvor vasokonstringierten Gefäßabschnitte.

> **Wichtig**
> Der absolute Blutdruckhöchstwert ist nicht so ausschlaggebend wie das Maß der Zunahme, d. h. der Geschwindigkeit des Blutdruckanstiegs.

Hämorrhagischer Insult und hypertensiver Notfall

- Aufgrund der knöchernen Schädelkapsel kommt es gemäß dem Monroe-Kellie-Doktrin zu einem intrakraniellen Druckanstieg (ICP, »*intracerebral pressure*«).
- Überschreitet diese intrakranielle Raumforderung das »kompensatorische Reservevolumen« (akut: 30–50 ml, chronisch: 130–150 ml) kommt es neben dem Anstieg des intrakraniellen Drucks (ICP) zu einer Aufhebung der zerebralen Autoregulation.
- Zur Aufrechterhaltung des zerebralen Perfusionsdrucks kommt es nun kompensatorisch zu einem Bedarfsbluthochdruck (Cushing-Reflex), so dass eine aggressive antihypertensive Therapie zur zerebralen Minderperfusion (bis Hirntod) führen würde, daher primär ICP-Senkung (Osmodiuretika, Thiopental-Narkose).

Ischämischer Insult und hypertensiver Notfall

- Hier kommt es zu einem plötzlichen Absinken des zerebralen Blutflusses (CBF, »*cerebral blood flow*«) unter die kritische Schwelle von 20 ml/100 g Hirngewebe/min (physiologisch: 50 ml/100 g Hirngewebe/min).
- Durch Aufhebung der zerebralen Autoregulation im Infarktgebiet wird auch hier der intrazerebrale Perfusionsdruck (CPP) direkt vom systemischen Blutdruck (MAP) bestimmt, so dass ein zu schneller und zu starker Blutdruckabfall zu einer deutlichen zerebralen Hypoperfusion mit weiterer Schädigung insbesondere der Penumbra führt.

Akutes Koronarsyndrom und hypertensiver Notfall

- Beim hypertensiven Notfall kommt es zur Abnahme der Koronarperfusion und damit damit je nach koronarer Vorbelastung (Z.n. Myokardinfarkt) zur drastischen myokardialen Perfusionsstörung.

Akute Aortendissektion und hypertensiver Notfall

- Intimaeinrisse durch pulsatile Belastung und »*shear-stress*« führen zum Durchtritt von Blut in die Aortenmedia und somit zur Ausbildung eines Aneurysma dissecans.

Symptomatik/Klinik

> **Wichtig**
> Warnsymptome des hypertensiven Notfallgeschehens: Kopfschmerzen, Augenflimmern, Schwindel, Nausea, Ohrensausen, Palpitationen, Belastungsdyspnoe, Epistaxis, psychomotorische Agitiertheit.

- Additiv Organmanifestationen beim hypertensiven Notfall
  - Zerebral: hypertensive Enzephalopathie (Nausea, Vigilanz-, Sehstörungen, neurologische Ausfälle), ischämischer oder hämorrhagischer Insult (Stammganglien, Capsula interna, Thalamus)
  - Kardial: akutes Koronarsyndrom, akute Linksherzinsuffizienz mit »hypertensivem Lungenödem«
  - Vaskulär: Aortenaneurysmadissektion (heftigste in den Rücken ausstrahlende Schmerzen), Retinablutungen (Sehstörungen), akutes Nierenversagen (rückläufige Urinproduktion)
  - Sonderfall: Gestationshypertonie im 2. bis 3. Trimenon (Präeklampsie, Eklampsie)

Diagnostik

Wichtig

Beim hypertensiven Notfallgeschehen sollte möglichst zwischen dem Vorhandensein und dem Nichtvorhandensein von Komplikationen bzw. Endorganschäden unterschieden werden (»*emergency/urgency*«).

- Anamnese: Vorerkrankungen (arterielle Hypertonie, koronare Herzkrankheit, Apoplexie), Medikamente (Antihypertensiva), Nikotin, Alkohol, Drogen (z. B. Kokain), gastrointestinale Beschwerden beim HELLP-Syndrom (Mutterpass)
- Kontrolle der Vitalparameter: Bewusstsein, Atmung, Hämodynamik (Blutdruck, Puls)
- Körperliche Untersuchung
  - Erhebung des kardiovaskulären, pulmonalen und neurologischen Status
  - Blutdruckmessung an beiden Armen
  - Abdomenpalpation (Aortenaneurysma)
- Monitoring: EKG (Hypertrophie-, Ischämiezeichen, Rhythmuskontrolle), Blutdruck und S_aO_2

Differenzialdiagnostik

- Maligne Hypertonie ($RR_{diastol.}$ >120 mmHg) mit hypertensiver Enzephalopathie und Fundus hypertonicus malignus
- Reaktive Blutdrucksteigerung: z. B. Apoplexie, Kokain-Abusus, Cushing-Reflex bei intrakranieller Druckerhöhung (z. B. bei intrazerebralen Blutungen: erhöhte Blutdruckwerte, Cheyne-Stokes-Atmung, Bradykardie und/oder Tachykardie zur Aufrechterhaltung der zerebralen Perfusion)
- Hyperthyreose

Wichtig

Ein hypertensiver Notfall mit zerebraler Symptomatik führt nicht selten zur Imitierung eines akuten Schlaganfalls.

Therapie/Maßnahmen

Therapieziele des hypertensiven Notfallgeschehens

- Hypertensiver Notfall: Reduktion des mittleren arteriellen Drucks um maximal 20–25% während der ersten 30 min bis 2 h mittels intravenöser Applikation von Antihypertensiva, Endorganschäden gelten als Therapiekriterium.
- Hypertensive Dringlichkeit: Langsame Blutdrucksenkung innerhalb von 24–48 h durch perorale Applikation von Antihypertensiva.

Cave

Der arterielle Mitteldruck sollte beim hypertensiven Notfall nicht zu »normalen« Blutdruckwerten gesenkt werden.

Tab. 7.11. Übersicht häufiger i.v.-Antihypertensiva

Substanz	Wirkeintritt	Wirkdauer	Dosierung	Indikation
Urapidil (Ebrantil)	5–15 min	4–6 h	Erwachsene: 12,5–25 mg	Zerebrovaskuläre Notfälle, akutes Koronarsyndrom
Glyceroltrinitrat (Nitroglycerin)	2–10 min	15–30 min	Erwachsene: 0,5–10 mg/h	Akutes Koronarsyndrom, Linksherzinsuffizienz
Metoprolol (Beloc)	5–10 min	2–5 h	Erwachsene: 2,5–10 mg	Akute Aortendissektion
Clonidin (Catapresan)	5–10 min	6–8 h	Erwachsene: 0,075 mg	Zerebrovaskuläre Notfälle
Furosemid (Lasix)	2–5 min	3–6 h	Erwachsene: 20–80 mg	Linksherzinsuffizienz mit Zeichen des Lungenödems

Allgemeine Maßnahmen

- Aufrechterhaltung und Stabilisierung der Vitalfunktionen
- Patienten beruhigen, ggf. Sedativa i.v. z. B. Diazepam (Valium)
- Lagerung: Oberkörperhochlagerung
- Oxygenierung: 2–6 l O_2/min über Nasensonde
- Schaffung eines sicheren periphervenösen Zugangs und Anlegen einer Vollelektrolyt-Infusionslösung zum Offenhalten
- Diagnostischer Block (EKG: Arrhythmien, Ischämiezeichen; Hämodynamik: Herzfrequenz, Blutdruck; Sauerstoffstatus: S_aO_2)
- Beginn der antihypertensiven Therapie

Therapie bei kardialen Endorganschäden: akutes Koronarsyndrom

- Antihypertensivum der Wahl: Glyeroltrinitrat (Nitroglycerin, Spray, Kapsel oder besser steuerbar als i.v.-Perfusor): Senkung von Vor- und Nachlast sowie koronare Vasodilatation
- Beim hypertensiven Lungenödem scheint Urapidil (Ebrantil) eine Alternative zu Nitroglycerin, additiv erweisen sich Diuretika (Furosemid, Lasix) und β-Blocker (Metoprolol, Beloc) als sinnvoll

Therapie bei vaskulären Endorganschäden: akute Aortendissektion oder akutes Aortensyndrom

- β-Blocker (Metoprolol, Beloc) und Vasodilatator (Urapidil, Ebrantil) in Kombination gelten als Therapie der Wahl
- Vorrangiger Therapiebeginn mit β-Blocker (Metoprolol, Beloc): arterielle Drucksenkung und Abnahme der linksventrikulären Inotropie bzw. der aortalen Wandspannung
- Vasodilatator-Monotherapie führt zum Anstieg der ventrikulären Kontraktionsgeschwindigkeit (Baroreflex-Stimulation) und damit zur Progression der Dissektion
- Ziel-Blutdruckwert: $RR_{systol.}$ <120 mmHg und Beobachtung (CT, Sonographie) bei Bauchaortenaneurysma <5,4 cm, ggf. additiv Natrium-Nitroprussid (Nipruss)
- OP-Indikation bei Bauchaortenaneurysma ≥5,4 cm sowie bei progressivem Wachstum

Therapie bei zerebralen Endorganschäden: ischämischer Insult (▶ Abschn. 13.1)

- Antihypertensiv erst bei wiederholten Drücken von $RR_{systol.}$ >230 mmHg bzw. $RR_{diastol.}$ >130 mmHg
- Antihypertensivum der 1. Wahl: Urapidil (Ebrantil)
- Ggf. Clonidin (Catapresan)
- Bei zu niedrigen Blutdruckwerten (<130 mmHg): Volumensubstitution, ggf. Katecholamine
- Ziel-Blutdruck: $RR_{systol.}$ >130–140 mmHg, hochnormal

Wichtig

Ein zu schneller und starker Blutdruckabfall kann bei aufgehobener zerebraler Autoregulation zu einer Minderperfusion der Penumbra mit Größenzunahme des Infarktareals führen.

Hypertensiver Notfall im Rahmen einer EPH-Gestose bzw. hypertensive Gestose

- Antihypertensiv erst bei wiederholten Blutdruckwerten von $RR_{systol.}$ >180 mmHg oder persistierendem $RR_{diastol.}$ >110 mmHg
- Anmerkung: Zur adäquaten Aufrechterhaltung der uteroplazentaren Perfusion ist ein $RR_{diastol.}$ von ungefähr 90 mmHg wünschenswert.
- Antihypertensiva der Wahl: Dihydralazin (Nepresol) oder Urapidil (Ebrantil) i.v., ggf. Kombination mit einem $β_1$-selektiven Blocker

Maßnahmen bei therapieresistenter Hypertonie

- Definition: wenn der Zielblutdruck trotz drei unterschiedlicher Antihypertensiva inklusive Diuretikum in voller Dosis nicht erreicht wird
- Ursachen: suboptimales Therapiekonzept, sekundäre Hypertonieformen, Non-Compliance
- Differenzialdiagnostik: Pseudohypertonie durch Arteriosklerose beim älteren Patienten, Mön-

ckeberg-Mediasklerose (Mediaverkalkung) mit falsch-hohen Blutdruckwerten
- Maßnahmen: intensivmedizinische Therapie mit Natrium-Nitroprussid (Nipruss) i.v.

7.9 Hypotone Kreislaufdysregulationen

Definition

- Hypotonie: Blutdruckwerte unter 100/60mmHg
- Orthostatische Hypotonie: Blutdruckabfall von $RR_{systol.}$ ≥20 mmHg oder $RR_{diastol.}$ ≥10 mmHg im Stehen innerhalb von 3 min nach dem Aufstehen im Vergleich zu den Ruhewerten im Liegen, mit oder ohne Zeichen einer zerebralen Minderperfusion
- Orthostatische Synkope: dokumentierte orthostatische Hypotonie während einer Synkope
- Synkope: Unter einer Synkope versteht man einen anfallsartigen, kurzdauernden Haltetonusverlust mit Bewusstseinsverlust infolge einer transienten globalen zerebralen Minderperfusion

Ätiologie und klinische Einteilung

Hypotonie

- Primäre oder essentielle Hypotonie (harmlos): junge Frauen, Leptosomen, familiär
- Sekundäre Hypotonie: z. B. Medikamente (Kardiaka, Neuroleptika, trizyklische Antidepressiva), kardiale Erkrankungen (Aortenklappenstenose, ausgeprägte Herzinsuffizienz, bradykarde oder tachykarde Rhythmusstörungen, Pericarditis constrictiva) etc.

Orthostatische Hypotonie

- Nicht autonom-neurogene orthostatische Hypotonie
  - Vaskulär: z. B. nach längerer Bettruhe beim Aufstehen
  - Verminderte kardiale Auswurfleistung: z. B. intravasaler Volumenmangel (Dehydratation bei älteren Patienten, Blutung, Diarrhö, Emesis) oder kardiale Erkrankungen
  - Endokrin: Hypothyreose, Morbus Addison, Hypophysenvorderlappeninsuffizienz
  - Medikamentös, z. B. Antihypertensiva
- Autonom-neurogene orthostatische Hypotonie
  - Zentrale Störungen des autonomen Nervensystem mit hypo- bis asympathikotoner Lage
  - Periphere Störungen des autonomen Nervensystem: z. B. diabetische Polyneuropathie

Synkope

> **Wichtig**
> Die neurokardiogene oder vasovagale Synkope gilt als häufigste Synkope.

- Rhythmogene Synkope (▶ Abschn. 7.2)
  - Bradykardien: Bradyarrhythmia absoluta, AV-Block, Sinusknotensyndrom, Schrittmacherdysfunktion (▶ Abschn. 7.3)
  - Tachykardien: Vorhofflimmern/-flattern, verborgenes WPW-Syndrom, Bigeminus mit Pulsdefizit, ventrikuläre Tachykardie, Long-QT-Syndrom
- Synkopen bei körperlicher Belastung: Vitium mit Rechts-Links-Shunt, Aortenklappenstenose, hypertrophe obstruktive Kardiomyopathie, Mitralklappenstenose, Pulmonalklappenstenose, Subclavian-Steal-Syndrom
- Synkopen bei Lagewechsel: Aortenbogensyndrome (Arteriosklerose, Takayasu-Arteriitis), Vorhofmyxom (beim Beugen nach vorn)
- Synkopen assoziiert mit thorakalem Schmerz: z. B. Lungenembolie
- Lageveränderungen des Kopfes (Karotissinussyndrom)
- Nahrungsabhängige Synkopen: z. B. Schlucksynkope
- Pressorisch-postpressorische Synkopen: z. B. Hustensynkope oder Miktionssynkope
- Synkopen bei Pharmakotherapie: z. B. Anitarrhythmika, β-Blocker, Digitalis
- Psychiatrische Ursachen: z. B. psychogene Ohnmacht

> **Wichtig**
> In ca. 30–40% d. F. bleibt die Ursache der Synkope ungeklärt.

Pathophysiologie

Orthostase Reaktion

- Durch raschen Lagewechsel vom Liegen zum Stehen kommt es durch Verlagerung von ca. 300–800 ml Blut in die unteren Extremitäten zur temporären, relativen Hypovolämie (venöses Pooling).

Neurokardiogene Synkope (NCS)

- Synonyme: vasovagale oder neural vermittelelte Synkope (»*neurally mediated syncope*«, NMS)
- Bezold-Jarisch-Reflex als klassischer Mechanismus der vasovagalen Synkope: Erregung der kardialen A- und B-Mechanorezeptoren führt zur Erhöhung des Vagotonus und Inhibierung des Sympathikus (Abfall von Herzfrequenz und Blutdruck)
- Empty-ventricle-Theorie etc., letztendlich »multifaktorielle« Ätiopathogenese

Symptomatik/Klinik

- Hypotonie: Ermüdbarkeit, Depression, innere Unruhe, Schlafstörung
- Orthostatische Hypotonie: Schwindel, Benommenheit, Sehstörung, Kopfschmerz
- Synkope: Schwindel, Schwarzwerden vor Augen, Herzklopfen, Schwitzen, Nausea und plötzlicher Blutdruckabfall mit anfallsartiger kurz andauernder Bewusstlosigkeit; hier Gefahr der Sekundärkomplikationen durch Sturz (z. B. Oberschenkelhalsfraktur, intrazerebrale Blutung insbesondere bei Marcumar-Patienten)

Diagnostik

- Anamnese
  - Frage nach Bewusstseinsverlust (zum Teil schwierig bei älteren Patienten)
  - Vegetative Symptome als Ausdruck des Prodromalstadiums einer Synkope
  - Rezidivhäufigkeit
  - Medikamente: Antihypertonika, Neuroleptika, Antidepressiva, QT-Zeit verlängernde Medikamente
  - Vorerkrankungen: z. B. Herzinsuffizienz, Aortenklappenstenose, plötzlicher Herztod in der Familienanamnese
  - Auslösende Faktoren: Schmerz, Angst, postprandial, Anblick, Husten, Miktion, Defäkation, Kopfbewegungen, Geräusch, Geruch
  - Körperlage: nach längerem Stehen oder beim Beugen nach vorn
  - Fremdanamnese: insbesondere um differenzialdiagnostisch einen epileptischen Anfall ausschließen zu können
- Körperliche Untersuchung
  - Kontrolle der Vitalparameter: Bewusstsein, Atmung, Hämodynamik (Blutdruck, Puls)
  - Inspektion: Blässe, Schwitzen
  - Auskultation: Herz, Lunge, Karotiden
  - Erhebung des neurologischen Status
  - Suche nach Sekundärverletzungen
- Blutzuckerbestimmung (!)
- Monitoring: Blutdruck, EKG (Ischämiezeichen, Rhythmuskontrolle), S_aO_2
- In der Klinik: weiterführende Diagnostik

Differenzialdiagnostik

- Metabolische Störungen bzw. Entgleisungen: Hypoglykämie (!), Hyperventilation
- Epilepsien
- Migräne (Basilarismigräne)
- Intoxikationen
- Psychogene Störungen (Somatisierung)
- Transitorische ischämische Attacke (TIA)
- Kataplexie (plötzlicher Verlust des Muskeltonus aufgrund psychischer Ereignisse, sog. Schrecklähmung)
- *Drop attacks* (plötzlicher Verlust des Muskeltonus aufgrund vertebrobasilärer Insuffizienz ohne Beeinträchtigung des Bewusstseins, sog. Sturzanfälle)
- Schwindelattacken

Therapie/Maßnahmen

- Stabilisierung und Aufrechterhaltung der Vitalfunktionen
- Oxygenierung: 2–6 l O_2/min über Nasensonde oder >6 l O_2/min über Maske
- Schaffung eines sicheren periphervenösen Zugangs und Anlegen einer Vollelektrolyt-Infusionslösung zum Offenhalten
- Diagnostischer Block (EKG: Arrhythmien, Ischämiezeichen; Hämodynamik: Herzfrequenz, Blutdruck; Sauerstoffstatus: S_aO_2)
- Optimierung der Hämodynamik
  - Trendelenburg-Lagerung (Ausnahme: kardiopulmonal belastete Patienten)
  - »symptomatische« Volumensubstitution
  - Vasopressoren: titriende i.v.-Applikation von Theodrenalin (Theophyllin plus Noradrenalin)/Cafedrin (Coffein plus Ephedrin), Akrinor

Dosierung

Akrinor (10 mg Theodrenalin plus 200 mg Cafedrin, 1 ml Ampulle)
- Praxistipp: 2 ml Ampulle in 8 ml NaCl 0,9% verdünnen (1:10)
- Applikation: langsam i.v., titrierend nach Blutdruck

- Ggf. i.v.-Antiemetika: z. B. Metoclopramid (Paspertin) oder Dimenhydrinat (Vomex A)
- Klinikeinweisung zur Diagnosesicherung bzw. Ätiologieabklärung

7.10 Schockformen

Definition

Syndrom einer hämodynamisch bedingten Gewebshypoxie, ausgelöst durch eine Verminderung der nutritiven Durchblutung lebenswichtiger Organe, die nach genügend langer Dauer zu irreversiblen und schließlich den Gesamtorganismus tödlichen Veränderungen führt. Störungen der Mikrozirkulation durch inadäquate O_2-Versorgung im Gewebe und die daraus resultierenden Stoffwechselstörungen bzw. Störungen der Relation zwischen Herzzeitvolumen und peripherem Gesamtbedarf.

Schockformen
- Hypovolämischer Schock
- Kardiogener Schock
- Distributiver oder vasodilatatorischer Schock
  - Anaphylaktisch/anaphylaktoid
  - Septisch-toxisch
  - Neurogen bzw. spinal

Ätiologie

- Hypovolämischer Schock: vermindertes intravasales Blutvolumen mit Preload-Abnahme
  - Blutverlust: z. B. Haemorrhagie, Trauma (insbesondere Frakturen von Röhrenknochen), Gefäßruptur, Leberruptur, ein-/zweizeitige Milzruptur, Gastrointestinal-Blutung, geburtshilfliche Blutung (insbesondere atonische Blutung) oder stumpfes Multitrauma
  - Plasmaverlust: z. B. Verbrennung
  - Wasserverlust: z. B. Exsikkose
- Kardiogener Schock: Verminderung der Herzleistung mit Inotropie-Abnahme (▶ Abschn. 7.5)
  - Systolische Dysfunktion: Myokardinfarkt, Kardiomyopathie, Herzkontusion
  - Diastolische Dysfunktion: Perikardtamponade
  - Arrhythmien: meist tachysystolische Herzinsuffizienz
- Vasodilatatorischer Schock: Regulationsstörung der Makro- und Mikrozirkulation mit Abnahme des peripheren Widerstands
  - Infektiöse Ursache (»klassische Sepsis«): überwiegend gram(-)-Keime (Escherichia coli, Klebsiellen, Pseudomonas aeruginosa, Proteus mirabilis); Sepsisherde: Respirationstrakt (40%), intraabdomineller Fokus (23%), Harnwege (0,3%), Körperoberfläche (10%), Fremdkörper (2%), Endokarditis (2,5%), Meningitis (2,5%) und andere Herde (4%)
  - Anaphylaxie und anaphylaktoide Reaktion (▶ Abschn. 7.11)

- neurogenes/spinales Geschehen: Schädel-Hirntrauma, traumatische Wirbelsäulenverletzung (Rückenmarkläsion, »*spinal cord injury*«), intrazerebrale bzw. medulläre Blutungen, Apoplexie

Pathophysiologie

Allgemeine Sequenz des Schocks

Makrozirkulationsstörung → lokale Hypoxie mit anaerobem Stoffwechsel → Gewebslaktatazidose mit Atonie präkapillarer Arteriolen durch Resistenz gegenüber Katecholaminen und Kontraktion der postkapillaren Widerstandsgefäße → Mikrozirkulationsstörung → Störung der Kapillarpermeabilität → Blutviskositätszunahme (Stase, sludge-Phänomen mit Mikrothromben) → Kaskadenaktivierung (DIC, Komplementsystem) → Endothelschädigung durch O_2-Radikale → Mediatorenfreisetzung (Eikosanoide, Zytokine: TNF-α, IL-6) mit Induktion einer systemischen inflammatorischen Reaktion (SIRS) → Multiorganversagen (MOV) bzw. Multiorgan-Dysfunktions-Syndrom (MODS)

Zentralisation oder sympathoadrenerge Reaktion

- Frühphase: Kompensation, abhängig vom vaskulären Status, der kardialen Leistung und dem Flüssigkeitsbestand des extrazellulären Raums
- Kardial: Zunahme der Inotropie
- Metabolismus: noch aerob
- Makrozirkulation: Verminderung des venösen Rückstroms führt zum Abfall des Herzzeitvolumens mit kompensatorischer Freisetzung von Katecholaminen, die eine Vasokonstriktion mit Anstieg des systemischen Gefäßwiderstands zur Folge haben
- Mikrozirkulation: Verschlechterung der Mikrozirkulation auf Kosten der Makrozirkulation, verminderter hydrostatischer Kapillardruck und verlängerte Kontaktzeit im Gewebe mit Wirkung auf den kolloidosmotischen Druck (Hyperosmose) führen zur Hämodilution
- Organsysteme: Im Stadium der Zentralisation ist die Perfusion von Gehirn, Herz und Lunge noch erhalten

Dezentralisation oder metabolische Dekompensation

- Spätphase: Dekompensation mit Folgen der Hypotonie, Tachykardie und Bewusstseinsstörung
- Kardial: Zunahme der Chronotropie
- Metabolismus: anaerobe Umstellung
- Periphere Verteilungsstörung
- Mikrozirkulationsstörung: Gewebshypoxie und Gewebsazidose
- Schockorgane (Reduktion der Perfusion): Lunge (respiratorische Insuffizienz, ARDS), Niere (akutes Nierenversagen), Leber, Darm (Mesenterium), Weichteilgewebe

Symptomatik/Klinik

- Agitiertheit bis Bewusstseinsstörung (Ausdruck der zerebralen Hypoxie)
- Hypotonie und Tachykardie

Wichtig
Bei Schockpatienten unter β-Blockertherapie kann die Tachykardie fehlen.

- Tachypnoe (infolge Hypoxie und metabolischer Azidose)
- Oligurie/Anurie (Folge der renalen Minderperfusion)
- Additiv beim neurogenen Schock
  - Motorik: schlaffe motorische Lähmung unterhalb der Läsion
  - Sensorik: Verlust der Oberflächensensorik und Propriozeption
  - Vegetative Dysregulation: vollständige Blasen- und Darmlähmung mit Harn- und Stuhlinkontinenz, Anhidrose mit Hyperthermie-Gefahr (blass-warme bis trockene Haut)
  - Kardiozirkulatorisch-vegetativ: Ausfall des Nebennierenmarks mit katecholaminpflichtiger Hypotension und evtl. Atropin-resistenter Bradykardie
- Additiv beim septischen Schock
  - Hyperdyname Frühphase: warme Haut bei Hypotonie (warme Hypotension)
  - Hypodyname Spätphase: blasse, feuchte Haut

Diagnostik

Stufendiagnostik

- Stufe I: Überprüfung der Makrozirkulation bzw. kardiovaskulärer Status (Blutdruck, Puls)
  - Normotonie: z. B. hyperdynamer Kreislauf beim septischen Schock (CI >4,0 $l/min/m^2$; norm: 2,2–4,4 $l/min/m^2$) mit Tachykardie bei normalem Blutdruck
  - Hypotonie und Tachykardie: im Stadium der Dezentralisation
  - Bradykardie: z. B. beim neurogenen Schock
  - Schockindex nach Allgöwer und Burri: Pulsfrequenz/$RR_{syst.}$ >1 ~ drohender Schock
- Stufe II: Überprüfung der Mikrozirkulation (Hinweise auf Mikrozirkulationsstörungen)
  - Hauttemperatur: z. B. kühle Haut bei Zentralisation
  - Hautfarbe: z. B. blass-feuchtes Hautkolorit im Rahmen der Zentralisation oder Zeichen der Sepsis (meist heiße, rote, trockene Haut, petechiale Hautblutungen)
  - Füllungszustand der Venen: z. B. kollabierte Halsvenen als Zeichen der Hypovolämie
  - Nagelbettfarbe/Nagelbettperfusion: z. B. Zyanose als Zeichen der Hypoxämie
- Stufe III: Sauerstoffstatus (Pulsoxymetrie, in der Klinik: BGA)

Therapie/Maßnahmen

Wichtig

Frühzeitige Schocktherapie (»*golden hour*«) zur Prophylaxe von Spätfolgen: Multiorganversagen (MOV), Multiorgan-Dysfunktions-Syndrom (MODS), SIRS (»*systemic inflammatory response syndrome*«) und/oder akutes Lungenversagen (ARDS, »*adult respiratory distress syndrome*«).

Allgemeine Maßnahmen

- Aufrechterhaltung und Stabilisierung der Vitalfunktionen, ggf. Blutstillung (Hochlagern, Abdrücken, Druckverband, pneumatische Blutsperre)
- Lagerung: Trendelenburg-Lagerung
- Oxygenierung: >6–10 l O_2/min über Maske, evtl. Intubation, Analgosedierung und Beatmung
- Anlage mehrerer und großlumiger periphervenöser Zugänge, insbesondere bei den distributiven Schockformen

Einschätzung und Stadieneinteilung des hämorrhagischen Schocks

Tab. 7.12. Einschätzung und Stadieneinteilung des hämorrhagischen Schocks

	Grad 1	Grad 2	Grad 3	Grad 4
Schockgrad	Kompensation	Kompensation	Dekompensation	Dekompensation
Blutverlust [ml]	<750	750–1250	1250–2000	>2000
Blutverlust [%]	<15	15–25	25–40	>40
Blutdruck, $RR_{systol.}$	=	= - ↓	↓	↓↓
Blutdruck, $RR_{diastol.}$	=	= - ↑	↓	↓↓
Herzfrequenz	<100	>100	>120	>140
Atemfrequenz	14–20	20–25	25–35	>35
Renale Leistung [ml/h]	>30	20–30	10–20	0–10
Zerebral	Erregung +	Erregung ++	Verwirrtheit	Lethargie

+ = starke Zunahme; ++ = sehr starke Zunahme; ↑ = mäßiger Anstieg; ↑↑ = ausgeprägter Anstieg; ↓ = mäßiger Abfall; ↓↓ = ausgeprägter Abfall

- Diagnostischer Block und ätiologische Abklärung

Wichtig

Der ZVK hat eine wesentlich kleinere Durchflussrate (ein Lumen: ca. 35 ml/min) als großlumige periphervenöse Zugänge. Deshalb ist im präklinischen Bereich nur in Ausnahmefällen (z. B. bei ausgedehnten Verbrennungen) die Indikation zur ZVK-Anlage gegeben.

Perfusionsverbesserung durch Infusionstherapie

- Ziel: Anhebung des O_2-Angebots (DO_2) durch HZV-Steigerung
- Indikation: hypovolämischer Schock und distributive Schockformen
- Substanzen: Kristalloide und Kolloide im Verhältnis 4:1, normo- oder hypertone Lösungen (HyperHAES: 6% HAES 200/0,5 in 7,2% NaCl-Lösung)
- Perfusionsverbesserung durch Vasopressoren (meist Katecholamine) erfolgt meist erst in der Klinik

Tab. 7.13. Durchflussraten von Venenverweilkanülen

Kanülengröße in mm [Farbe]	Kanülengröße in Gauge [G]	Durchfluss [ml/min]
0,9 (blau)	22	36
1,1 (rosa)	20	61
1,3 (grün)	18	96
1,5 (weiß)	17	125
1,7 (grau)	16	195
2,2 (orange)	14	343

7.11 Anaphylaxie/anaphylaktoide Reaktion

Definition

- Anaphylaxie: schwere, lebensbedrohliche, generalisierte Hypersensitivitätsreaktion
- Anaphylaktischer Schock: akuter distributiver Schockzustand, ausgelöst durch anaphylaktische und/oder anaphylaktoide Reaktionen

Allgemeines

- Todesfälle durch Anaphylaxie: ca. 1500/Jahr (USA)

Ätiologie

- Insektengifte: Bienen, Wespen, Hornissen
- Medikamente: nichtsteroidale Antiphlogistika, Antibiotika, Impfstoffe
- Nahrungsmittel: z. B. Erdnüsse, Meeresfrüchte
- Inhalationsallergene: z. B. Pollen, Hausstaub, Schimmelpilze
- Kontaktallergene: z. B. Latexhandschuhe (operative Fächer)

Tab. 7.14. Volumensubstitution

Substanzgruppe	Volumeneffekt [%]	Verweil-/ Wirkdauer	Substanzen (Beispiele)	Dosislimitierung
Kristalloide Lösungen	20–30	20–30 min	Ringer-Vollelektrolytlösung	Keine
Kolloide Lösungen	>100	3–6 h	HAES-steril	20–50 ml/kg KG/Tag i.v.
Hypertone Lösungen	100	30–60 min	HyperHAES	4 ml/kg KG i.v. in 2–5 min

- Iatrogen: z. B. Röntgen-Kontrastmittel (bevorzugt ionische jodhaltige), spezifische Immuntherapie, Blut und Blutprodukte
- Physikalische Faktoren: z. B. Hitze, Kälte, körperliche (Über-)Anstrengung
- Idiopathisch (ohne erkennbare Ätiologie): häufiger als bisher angenommen

Pathophysiologie

Nichtimmunologische Komponente

- IgE-unabhängig, anaphylaktoide oder pseudoallergische Überempfindlichkeitsreaktion, d. h. direkte Stimulation ohne vorausgegangene Sensibilisierung
- Pathomechanismen häufiger Auslöser anaphylaktoider Arzneimittelreaktionen
  - ACE-Hemmer: Inhibition des Kinin-Metabolismus (Bradykinin)
  - Nichtsteroidale Antiphlogistika: durch Hemmung der Cyclooxygenase kommt es zur Verschiebung des Gleichgewichtes zugunsten von bronchokonstriktorisch wirksamen Leukotrienen (LTC_4, LTD_4, LTE_4)
  - Röntgen-Kontrastmittel (insbesondere ionische Kontrastmittel): C5a-mediierte Histaminliberation

Immunologische Komponente

- IgE-abhängig, klassisch-anaphylaktische Überempfindlichkeitsreaktion, d. h. Stimulation unter vorhergehender Sensibilisierung
- Häufiger Auslöser anaphylaktischer Reaktionen
  - Nahrungsmittel: z. B. Erdnüsse, Meeresfrüchte
  - Medikamente: hier insbesondere Antibiotika
  - Schlangen- oder Insektengifte
- Antigene werden von antipräsentierenden-Zellen (dendritische Zellen, B-Zellen, Makrophagen) abgefangen und anschließend aufgenommen; intrazellulärer Antigenabbau (Internalisierung, Lyse) und Präsentation partieller Antigenanteile mit MHC-II an der Zelloberfläche
- Erkennung von CD4-Lymphozyten (TH_2-Zelle) mit Synthese und Sezernation von Immunglobulinen vom Typ IgE
- IgE bindet schließlich an hochaffine IgE-(ε)-Rezeptoren (FcεR-I) auf Mastzellen und basophilen Granulozyten sowie an niedrigaffine FcεR-II-Rezeptoren (CD23) lymphozytärer B-Zellen
- Den Vorgang des ersten Antigen-Kontakts nennt man Sensibilisierung
- Bei einer erneuten Re-Exposition kommt es zur spezifischen Antigen-Epitop-Bindung an mindestens zwei benachbarten rezeptorfixiertem IgE (sog. »*cross-linking*« oder »*bridging*«) mit nachfolgender Aktivierung von Mastzellen, basophilen Granulozyten und Histaminozyten (enterochromaffine gastrale Zellen)

Histaminwirkung

- Histamin (Imidazolethylamin) wirkt über verschiedene Histamin-Rezeptoren (H_1 bis H_4)
- H_1-Rezeptoren: vaskuläre Permeabilitätserhöhung postkapillärer Venolen mit Ödembildung, Kontraktion glatter Muskelzellen mit Bronchospasmus und Darmkontraktion sowie Vasokonstriktion »großkalibiger« Gefäße
- H_2-Rezeptoren: Vasodilatation, Förderung der gastralen HCl-Synthese durch Belegzellen, Tachykardie, Zunahme der atrialen und ventrikulären Inotropie
- H_3-Rezeptoren (Histamin als zentraler Neurotransmitter, u. a. histaminerge Neurone im Hypothalamus sowie Regulation des Schlaf-Wach-Rhythmus): präsynaptische Hemmung der Freisetzung von Histamin, Serotonin, Noradrenalin und Acetylcholin
- H_4-Rezeptoren: Knochenmark, Leukozyten, Milz, Intestinum tenue

Distributiver Schockzustand

- Entstehung: relative Hypovolämie durch Flüssigkeitssequestration, Erbrechen, und/oder Diarrhö
- Die Zunahme der vaskulären Permeabilitätserhöhung während der Anaphylaxie kann zu einer 50%-igen Volumenverschiebung von intra- nach extravaskulär innerhalb von nur 10 min führen

Symptomatik/Klinik

Wichtig

Obwohl die immunologische und die nichtimmunologische Reaktion vom Pathomechanismus zwei separate Komponenten darstellen, können diese auf klinischer Ebene (symptomatisch) nicht voneinander unterschieden werden.

- Beginn der anaphylaktischen Reaktion: Sekunden bis Stunden nach Exposition
- Prodromalerscheinungen: Parästhesien der Hand-/Fußflächen, metallischer Geschmack, plötzlicher Schweißausbruch, Orientierungslosigkeit

Wichtig

Bei fulminanten oder atypischen Verläufen werden die initialen Stadien übersprungen, d. h. nur im klassischen Fall ist ein stadiengerechter Ablauf der Anaphylaxie zu erkennen. In ca. 90% der Fälle bilden Urtikaria und Angioödem die häufigste klinische Manifestation der Anaphylaxie.

Diagnostik

- Anamnese
  - Gezielte Fragen nach Allergien: z. B. Nahrungsmittel, Tierhaare
  - Vorerkrankungen: z. B. Atopiker, Asthma bronchiale, bekannte Mastozytose
  - Medikamentenunverträglichkeiten: z. B. nichtsteroidale Antiphlogistika, Antibiotika
  - Zwischenfälle: z. B. Unverträglichkeit von jodhaltigen Kontrastmittel
- Körperliche Untersuchung
  - Inspektion: kutane Veränderungen, wie z. B. Erythem, Urtikaria, Angioödem
  - Auskultation: evtl. Bronchospasmus mit verlängertem Exspirium
- Zeichen der Kreislaufinstabilität: Hypotonie, Tachykardie
- Monitoring: EKG (Arrhythmien, Ischämiezeichen), Hämodynamik (Blutdruck, Puls), S_aO_2

Differenzialdiagnostik

- Zirkulatorisch (Hypotonie): vasovagale Synkope (wichtigste Differenzialdiagnose), Lungenembolie, kardiogener Schock, andere distributive Schockformen (septischer oder neurogener Schock) oder hypovolämischer Schock
- Respiratorisch (Dyspnoe): akutes Asthma bronchiale, akute Exazerbation der COPD, Epiglottitis, Fremdkörperaspiration
- Zentral: Epilepsie, Medikamentenintoxikation
- Endokrin (Flush): Karzinoid-Syndrom (mit Diarrhö und kardialer Symptomatik) oder Hypoglykämie

Tab. 7.15. Klinische Stadien der Anaphylaxie

Schweregrad	Klinik
1	Allgemeinsymptome – Zentral: Unruhe, Kopfschmerzen, Hitzegefühl – Haut-/ Schleimhautreaktion: Rötung, Erythem und Quaddeln (»*triple response*«) – Weiter: Juckreiz (Pruritus), Urtikaria mit Angioödem, Ekzem, Konjunktivitis, Rhinitis (Rhinorrhoe)
2	Additiv kardiovaskuläre und gastrointestinale Symptome – Hypotonie, Tachykardie, Arrhythmien, Kardiodepression – Diffuse abdominelle Beschwerden, Hyperperistaltik, Nausea, Diarrhoe
3	Lebensbedrohliche Situation – Larynxödem: initial oft als Heiserkeit oder als Fremdkörpergefühl empfunden – Bronchospasmus: Giemen, Dyspnoe – Manifester hypovolämischer Schock
4	Atem- und Kreislaufstillstand

Therapie/Maßnahmen

Allgemeine Maßnahmen

- Aufrechterhaltung und Stabilisierung der Vitalfunktionen
- Unterbrechung weiterer Exposition des auslösenden Agens: z. B. Entfernung des Stachels nach Bienen- oder Wespenstich, ggf. Anlage einer proximalen Staubinde (kein Abbinden!) zur Reduktion der Antigen-Absorption
- Lagerung: Trendelenburg-Schocklagerung (Vorsicht bei kardiopulmonaler Belastung)
- Anlage mehrerer und großlumiger periphervenöser Zugänge
- Oxygenierung: 2–6 l O_2/min über Nasensonde oder >6 l O_2/min über Maske
- Diagnostischer Block

7

Medikamentöse Therapie

- Histamin-Rezeptorenblocker: insbesondere bei leichten Unverträglichkeitsreaktionen
- Kortikosteroide: zur Membranstabilisierung und zur Vermeidung von Spätreaktionen
- Volumensubstitution: Vollelektrolytlösungen, ggf. in Kombination mit Plasmaexpander (z. B. Hydroxyethylstärke, HAES-steril)
- Katecholamine (◘ Tab. 7.7): Adrenalin (Suprarenin)
- β_2-Mimetika und Theophyllin (Euphyllin): bei zusätzlichem Bronchospasmus
- Bei Dyspnoe (Larynxödem): frühzeitige endotracheale Intubation, ggf. Koniotomie
- Ggf. Einleitung der kardiopulmonalen Reanimation

! Wichtig

Adrenalin (Suprarenin) stellt das wichtigste Medikament beim anaphylaktischen Schock dar. Falls kein i.v.-Zugang geschaffen werden kann, besteht die Möglichkeit der endobronchialen, inhalativen, sublingualen, subkutanen oder intramuskulären Applikation von Adrenalin.

Besonderheiten

- Eine Anaphylaxie kann in ca. 20% der Fälle nach Verschwinden der initialen Symptomatik in einem Zeitraum von 8–12 h erneut auftreten; dabei handelt es sich um eine biphasische Verlaufsform.
- Bei Patienten mit unklarer Bewusstlosigkeit können Hautveränderungen (Erythem, Flush, Urtikaria) auf eine Anaphylaxie deuten.
- Die Therapie mit Katecholaminen (Adrenalin, Dopamin) kann bei Patienten unter β-Blockertherapie erschwert sein, so dass bei anhaltender Hypotonie und Bradykardie die zusätzliche Gabe von Atropin und Glukagon (auf Intensivstation) empfohlen wird.

◘ **Tab. 7.16.** Medikamentöse Therapie der Anaphylaxie

Substanzgruppe	Medikament	Dosierung
Histamin-H_1-Rezeptorenblocker	Dimetinden (Fenistil)	Erwachsene: 4–8 mg i.v.
Histamin-H_2-Rezeptorenblocker	Ranitidin (Zantic)	Erwachsene: 50–100 mg i.v.
Kortikosteroide	Prednisolon (Solu-Decortin)	Erwachsene: 500 mg i.v.
Katecholamine	Adrenalin (Suprarenin)	Erwachsene: titrierend 0,1 mg/min i.v. oder 0,01 mg/kg KG alle 10–15 min i.v. (endobronchial: initial 0,3 mg) oder 0,5 mg i.m. Kinder: 0,01 mg/kg KG i.v.
Vollelektrolytlösungen	Ringer-Lösung	Erwachsene: bis 2 l in 30 min i.v.
Plasmaexpander	HAES-steril 6% Lsg.	Erwachsene: 20–50 ml/kg KG/Tag i.v.

Literatur

Anchor J, Settipane RA (2004) Appropriate use of epinephrine in anaphylaxis. Am J Emerg Med 22:488–490
Arthur W, Kaye GC (2000) The pathophysiology of common causes of syncope. Postgrad Med J 76:750–753
Blumenfeld JD, Laragh JH (2001) Management of hypertensive crises: the scientific basis for treatment decisions. Am J Hypertens 14:1154–1167
Borchers AT, Naguwa SM, Keen CL et al. (2004) The diagnosis and management of anaphylaxis. Compr Ther 30:111–120
Califf RM, Bengtson JR (1994) Cardiogenic shock. N Engl J Med 330:1724–1730
Cherney D, Straus S (2002) Management of patients with hypertensive urgencies and emergencies: a systematic review of the literature. J Gen Intern Med 17:937–945
Edhouse J, Morris F (2002) ABC of clinical electrocardiography. Broad complex tachycardia–Part II. BMJ 324:776–779
Fenton AM, Hammill SC, Rea RF et al. (2000) Vasovagal syncope. Ann Intern Med 133:714–725
Ford RM (1983) Management of acute anaphylaxis. Aust Fam Physician 12:817–819
Goldhaber SZ, Elliott CG (2003) Acute pulmonary embolism: part I: epidemiology, pathophysiology, and diagnosis. Circulation 108:2726–2729
Goldhaber SZ, Elliott CG (2003) Acute pulmonary embolism: part II: risk stratification, treatment, and prevention. Circulation 108:2834–2838
Grosser KD (1985) Akute Lungenembolie. Behandlung nach Schweregraden. Dtsch Ärztebl 85:B587–B594
Hamm CW (2004) Leitlinien Akutes Koronarsyndrom (ACS). Z Kardiol 93:324–341
Hara N, Nagashima A, Yoshida T et al. (1981) Effect of decreased plasma colloid osmotic pressure on development of pulmonary edema in dogs. Jpn J Surg 11:203–208
Harrison TR (2004) Harrison's Principles of Internal Medicine. 16th ed.
Kemp SF, Lockey RF (2002) Anaphylaxis: a review of causes and mechanisms. J Allergy Clin Immunol 110:341–348
Kjekshus JK (1986) Importance of heart rate in determining beta-blocker efficacy in acute and long-term acute myocardial infarction intervention trials. Am J Cardiol 57:43F–49F
Konstantinides S, Geibel A, Olschewski M et al. (2002) Importance of cardiac troponins I and T in risk stratification of patients with acute pulmonary embolism. Circulation 106:1263–1268
Lee KW, Lip GYH (2003) Acute coronary syndromes: Virchow's triad revisited. Blood Coagul Fibrinolysis 14:605–625
Michels G, Schneider T (2009) Klinikmanual Innere Medizin. Springer, Heidelberg
Moens AL, Claeys MJ, Timmermans JP et al. (2005) Myocardial ischemia/reperfusion-injury, a clinical view on a complex pathophysiological process. Int J Cardiol 100:179–190
Mohan L, Lavania AK (2004) Vasovagal syncope: an enigma. J Assoc Physicians India 52:301–304
Nieminen MS, Harjola VP (2005) Definition and epidemiology of acute heart failure syndromes. Am J Cardiol 96:5G–10G
Nohria A, Mielniczuk LM, Stevenson LW (2005) Evaluation and monitoring of patients with acute heart failure syndromes. Am J Cardiol 96:32G–40G
Opherk D, Mall G, Zebe H et al. (1984) Reduction of coronary reserve: a mechanism for angina pectoris in patients with arterial hypertension and normal coronary arteries. Circulation 69:1–7
Perrier A, Desmarais S, Miron MJ et al. (1999) Non-invasive diagnosis of venous thromboembolism in outpatients. Lancet 353:190–195
Rees M, Williams TJ (2005) Pulmonary embolism-assessment and management. Aust Fam Physician 34:555–561
Southworth MR (2003) Treatment options for acute decompensated heart failure. Am J Health Syst Pharm 60 Suppl4:S7–15
Stein PD, Goldhaber SZ, Henry JW (1995) Alveolar-arterial oxygen gradient in the assessment of acute pulmonary embolism. Chest 107:139–143
Svensson LG, Labib SB, Eisenhauer AC et al. (1999) Intimal tear without hematoma: an important variant of aortic dissection that can elude current imaging techniques. Circulation 99:1331–1336
Tai NR, Atwal AS, Hamilton G (1999) Modern management of pulmonary embolism. Br J Surg 86:853–868
Tang AW (2003) A practical guide to anaphylaxis. Am Fam Physician 68:1325–1332
Teerlink JR (2005) Overview of randomized clinical trials in acute heart failure syndromes. Am J Cardiol 96:59G–67G
Varon J, Marik PE (2000) The diagnosis and management of hypertensive crises. Chest 118:214–227
Zarins CK, Rice CL, Peters RM et al. (1978) Lymph and pulmonary response to isobaric reduction in plasma oncotic pressure in baboons. Circ Res 43:925–930

Respiratorische Notfälle

G. Michels, U.C. Hoppe

8.1 Asthma bronchiale

Definition

Akute variable und reversible Atemwegsobstruktion, beruhend auf einer bronchialen Hyperreagibilität und (chronischen) Entzündung der Bronchialschleimhaut (◘ Tab. 8.1).

Allgemeines

- Inzidenz: ca. 0,4–1,2% pro Jahr
- Prävalenz: 5% bei Erwachsenen und 10% bei Kindern
- Mortalität schwerer Asthmaanfälle: 10%

Ätiologie

- Polyätiologisches Krankheitsbild: genetische Prädisposition, Lebensstil und Umweltfaktoren
- Atopie als größter Risikofaktor: 10- bis 20fache Risikoerhöhung
- Auslöser/Trigger: z. B. Antigenexposition, Inhalation von Zigarettenrauch
- Allergene: saisonale (z. B. Gräserpollen) oder perenniale (ganzjährig, wie z. B. Schimmel)

Pathophysiologie

Sofortreaktion (»early phase response«) oder Mediatoren-vermittelte Reaktion

- Reaktion: innerhalb von Minuten nach Antigenkontakt
- Dominierende Zellen: Mastzellen und basophile Granulozyten
- Voraussetzung: vorangegangene Sensibilisierung (!)
- Allergenbindung an rezeptorfixierte IgE-Moleküle mit Aktivierung bzw. Degranulation von Mastzellen und basophilen Granulozyten
- Freisetzung »präformierter« Mediatoren (*»preformed mediators«*):
  1. Histamin (Bronchokonstriktion, Vasodilatation, vaskuläre Permeabilitätserhöhung)
  2. Eotaxin (Eosinophilen-Chemokin)

3. Heparin
4. Verschiedene Enzyme

- Freisetzung »neusynthetisierter« Mediatoren:
  1. Verschiedene Lipidmediatoren wie Leukotriene LTC_4/LTD_4 (Bronchospasmus, Schleimhautödem, Hypersekretion), Prostaglandine PGD_2 und Thromboxane TXA_2 (verstärkte Magensaftsekretion, Kontraktion glatter Muskelzellen)
  2. PAF (*»platelet-activating factor«*, Thrombozytenaggregation, Permeabilitätserhöhung, Ödembildung, Bronchokonstriktion)
  3. Zyto-/Chemokine

Spätreaktion (»late phase response«) oder zellvermittelte Immunantwort

- Reaktion: ca. 2–24 h nach der Sofortreaktion
- Dominierende Zellen: eosinophile/basophile Granulozyten, Monozyten und T-Lymphozyten
- Adhäsion bzw. Transmigration von Zellen aus dem Blutgefäß ins Interstitium durch vermehrte Bildung von Adhäsionsmolekülen
- Infiltration und Akkumulation bronchialer Mukosa/Submukosa mit Granulozyten, Monozyten und CD4-(Helfer)-T-Lymphozyten vom T_{H2}-Typ

Auswirkungen auf den Respirationstrakt bzw. den Gasaustausch

- Ventilationsstörung: verschiedene Mediatoren der Sofort- und Spätreaktion wirken als Spasmogene: Histamin, Prostaglandine, Leukotriene, Thromboxane und PAF (*»platelet-activating factor«*).
- Diffusionsstörung: Mukosaödem und Hypersekretion von viskösem Schleim werden, insbesondere beim schweren Asthmaanfall, für die Diffusionsstörung mit Abfall des Transferfaktors und des p_aO_2 verantwortlich gemacht.
- Perfusionsstörung: Kompression der kleinen Lungengefäße durch den erhöhten Alveolardruck und hypoxische Vasokonstriktion (Euler-Liljestrand-Reflex) führen zur Zunahme des funktionellen Totraums und zur Erhöhung des pulmonalen Gefäßwiderstands (Entwicklung einer akuten pulmonalen Hypertonie, Cor pulmonale).
- Respiratorische Insuffizienz: Durch die verminderte Belüftung der Alveolen (erschwerte Exspiration, alveoläre Hypoventilation) sinkt der p_aO_2 ab (Hypoxämie), wohingegen der p_aCO_2 erst mit dem Schweregrad des Asthmaanfalls ansteigt. Die Hypoxämie führt wiederum zur Erschöpfung der Atemmuskulatur und zur Abnahme des Atemantriebs (circulus vitiosus).

Auswirkungen auf die Hämodynamik

- Shuntzunahme: Anstieg des funktionellen Rechts-Links-Shunts aufgrund der obstruktiven Ventilationsstörung.
- Hypozirkulation bis Schock: Erhöhte intrathorakale Druckverhältnisse (Anstieg des $PEEP_i$), insbesondere unter Inspiration, führen zur Ab-

Tab. 8.1. Asthmaformen

Allergisches Asthma bronchiale	Nichtallergisches Asthma bronchiale
Extrinsisches Asthma	Intrinsisches Asthma
Häufig bei Kindern und Jugendlichen (oft Atopiker)	Meist bei Erwachsenen
Saisonal oder perennial (ganzjährig) wiederkehrend	Im Rahmen von chronischen Lungenerkrankungen
Erhöhte Eosinophilenzahl	Erhöhte Eosinophilenzahl
Erhöhtes Gesamt- und allergenspezifisches-IgE	Kein erhöhtes Gesamt-/allergenspezifisches-IgE
Triggerfaktoren: Allergene	Triggerfaktoren: Infektionen der Atemwege, Kälte, Medikamente, physische/psychische Belastung

nahme des systemischen venösen Rückflusses (Kompression der Hohlvenen und des rechten Herzens) und damit des Herzzeitvolumens (Kompensation durch sympathoadrenerge Gegenregulation).

Symptomatik/Klinik

- Allgemeine Zeichen der Sofortreaktion – milde bis moderate Form
  - Keine Dyspnoe beim Sprechen
  - Atemfrequenz <25/min
  - Herzfrequenz <110/min
- Akutes schweres Asthma (*»acute severe asthma«*)
  - Sprechunvermögen (!)
  - Dyspnoe bis Orthopnoe bei exspiratorischem Stridor
  - Einsatz der Atemhilfsmuskulatur
  - Atemfrequenz ≥25/min
  - Herzfrequenz ≥110/min
  - Pulsus paradoxus (Abfall des $RR_{systol.}$ >10–25 mmHg während der Inspiration)
- Lebensbedrohliches Asthma (*»life threatening asthma«*, *»near fatal asthma«* oder *»acute asphyxic asthma«*, ◘ Tab. 8.2)
  - *»Silent chest«*
  - Bradykardie
  - Paradoxe thorakoabdominelle Bewegungen, d. h. inspiratorische Einziehungen der Abdominalmuskulatur
  - Zyanose
  - Hyperkapnie mit Somnolenz (CO_2-Narkose)

Diagnostik

- Anamnese: Eine ausführliche Anamnese ist im Notfallgeschehen oft kaum möglich
- Körperliche Untersuchung
  - Inspektion: Dyspnoe (»pfeifendes Atemgeräusch«), Orthopnoe, *»silent chest«*, Sprechunvermögen, Zyanose

Wichtig

Je lauter die Geräusche, desto harmloser die Situation; bei keinem Geräusch und fehlendem Pfeifen handelt es sich jedoch um eine ernste Situation.

  - Palpation: Tachykardie, Pulsus paradoxus (Abfall des $RR_{systol.}$ >10 mmHg während der Inspiration; physiologisch ≤10 mmHg)
  - Perkussion: hypersonorer Klopfschall
  - Auskultation: verlängertes Exspirium (bis stumme Auskultation), exspiratorisches Giemen und Brummen
- Monitoring: EKG, Blutdruck, S_aO_2 (respiratorische Insuffizienz, S_aO_2 <90% bei Raumluft)

◘ **Tab. 8.2.** Formen des fatalen Asthmas

	Typ 1 oder *»acute severe asthma«*	**Typ 2 oder *»acute asphyxic asthma«***
Geschlecht	Frauen > Männer	Männer > Frauen
Auftreten	Akut (>6 h): Tage bis Wochen	Hyperakut (<6 h): Minuten bis Stunden
Häufigkeit [%]	80–85	15–20
Triggerfaktoren	Infektion	Allergene, physische oder psychische Belastung
Klinik	Progrediente Verschlechterung bei steigender Obstruktion	Plötzliche Verschlechterung mit perakuter Obstruktion, Bronchospasmus
Pathologie der Atemwege	Intensive Schleimansammlung	Leere Bronchiolen
Submuköse Entzündungszellen	Eosinophile Granulozyten	Neutrophile Granulozyten
Therapeutische Ansprechbarkeit	Langsam	Schneller

Differenzialdiagnostik

Wichtig
Die akute Exazerbation der COPD (AECOPD) stellt die wichtigste Differenzialdiagnose beim Erwachsenen dar. Die Differenzialdiagnose beim Kind ist dagegen stark altersabhängig (z. B. Bronchiolitis im Säuglingsalter, Krupp-Syndrom im Kindesalter oder Fremdkörperaspiration während des 2. Lebensjahres).

- Kardiovaskulär: Asthma cardiale (Linksherzinsuffizienz beim älteren Patienten)
- Pulmonal-vaskulär: z. B. Lungenembolie, Spontanpneumothorax, COPD-Exazerbation
- Andere: gastroösophagealer Reflux häufig assoziiert mit chronischem Husten oder mit intermittierenden in- oder exspiratorischen Laryngospasmen (»*vocal cord dysfunction*«)
- Im Kindesalter: Fremdkörperaspiration oder Infektionen

Therapie/Maßnahmen

Allgemeine Maßnahmen

- Allergenstopp (!)
- Aufrechterhaltung und Stabilisierung der Vitalfunktionen
- Lagerung: sitzende Position, beengende Kleidung öffnen
- Sedierung: für Ruhe sorgen (Umgebung, Gespräch); Hypnotika bzw. Sedativa (z. B. Midazolam) sollten wegen ihrer atemdepressiven Wirkung möglichst vermieden werden
- Adäquate Oxygenierung
  - O_2-Gabe über Maske (>6–10 l O_2/min: F_iO_2 0,7 ohne und F_iO_2 0,9 mit Reservoir), evtl. Masken-CPAP, Ziel: S_aO_2 >92%
  - Die Sorge einer CO_2-Narkose beim COPD-Patienten, die selten vorkommt, ist im Asthmaanfall unbegründet
- Schaffung eines sicheren periphervenösen Zugangs
- Diagnostischer Block

Wichtig
Für die Mortalität (»*death from asthma*«) des akuten Asthma bronchiale wird häufig die zerebrale Hypoxämie durch Untertherapie verantwortlich gemacht.

Medikamentöse Therapie (Tab. 8.3)

β_2-Mimetika

- Inhalativ (Spacer/Maske, Applikation während der Inspiration): kurzwirksame β_2-Sympathomimetika wie Fenoterol (Berotec) oder Salbutamol (Broncho-Spray novo)

Tab. 8.3. Medikamente beim akuten Asthmaanfall

Substanzgruppe	Medikament	Dosierung
β_2-Sympathomimetika	Fenoterol (Berotec)	Inhalativ: 2 Hübe (1 Hub = 100 µg), ggf. Repetition alle 10–15 min
	Salbutamol (Broncho-Spray novo)	Inhalativ: 2 Hübe (1 Hub = 100 µg), ggf. Repetition alle 10–15 min
	Reproterol (Bronchospasmin)	Erwachsene: 0,09 mg langsam i.v.
Kortikosteroide	Prednisolon (Solu-Decortin)	Erwachsene: initial 50–100 mg i.v.-Bolus Anschließend: alle 4–6 h 50 mg Prednisolon i.v.
Parasympatholytika	Ipratropiumbromid (Atrovent)	Inhalativ: 2 Hübe (1 Hub = 20 µg), ggf. Repetition alle 10–15 min
Membranstabilisator	Magnesiumsulfat (Mg-5-Sulfat 50%)	Erwachsene: 1–2 g i.v. über 20 min
Anästhetika	Ketamin-S (Ketanest-S) plus Midazolam (Dormicum) bei therapieresistentem Asthmaanfall	Ketamin: 0,3–0,7 mg/kg KG langsam i.v. und ggf. 0,3 mg/kg KG/h als i.v.-Perfusor Midazolam: 1–3–5 mg/h als i.v.-Perfusor
	Propofol (Disoprivan) mit bronchodilatorischen Eigenschaften	Erwachsene: 1–3 mg/kg KG i.v.

- i.v.-Applikation: z. B. Reproterol (Bronchospasmin), Vorsicht bei Tachykardien und älteren Patienten mit kardialer Vorgeschichte

Kortikosteroide

- Systemische Kortikosteroide (Prednisolon oder Prednisolonäquivalente): pulmonaler Effekt (6–24 h Wirkverzögerung) und anti-inflammatorischer Effekt (Unterdrückung der Spätreaktion)
- Ggf. inhalative Kortikosteroide (Beclometason, Budesonid, Fluticason): pulmonaler Effekt <3 h, erste spirometrische Effekte nach ca. 1 h, topischer Effekt (Vasokonstriktion von Mukosagefäßen); in einer Metaanalyse konnte ein Benefit für die Anwendung von topischen Steroiden beim akuten Asthma gezeigt werden
- Relative Glukokortikosteroidresistenz bei COPD und schwierigem Asthma bronchiale

Additive Maßnahmen (»second-line treatment«)

- Anticholinergika (Parasympatholytika): Ipratropiumbromid (Atrovent) in Kombination mit β_2-Mimetika (besonders bei der schweren Exazerbation)
- Magnesiumsulfat (Mg-5-Sulfat 50%), insbesondere bei geringem Therapieerfolg auf β_2-Agonisten
- Ketamin (Ketanest-S) plus Midazolam (Dormicum), ggf. Propofol (Disoprivan) mit bronchodilatorischen Eigenschaften
- Adrenalin (Suprarenin): inhalativ, s.c., i.v. und/oder bronchoskopisch

Methylxanthine

Cave
Die Anwendung von Methylxanthinen beim akuten Asthmaanfall wird nicht empfohlen.

- Aminophyllin-(Theophyllinethylendiamin)-Infusion: Beim akuten Asthma führt Aminophyllin verglichen mit β_2-Agonisten zu keinem zusätzlichen bronchodilatorischen Effekt.
- Theophyllin: In einer Metaanalyse des Cochrane Instituts wurde festgestellt, dass die Akutgabe von Theophyllin bei akuter Bronchospastik keinen zusätzlichen Effekt nach Gabe von Kortikosteroiden und β_2-Sympathomimetika aufweist. Bei schneller Injektion wurden zentralnervöse Effekte von Nausea und Schwindel bis hin zu Krampfanfällen sowie arrhythmogenen Effekten beschrieben. Im Rahmen einer akuten COPD-Infektexazerbation (AECOPD) kommt es dagegen unter Theophyllin häufig zu einer deutlich klinischen Besserung; hier scheint u. a. die Phosphodiesterase-Isoform 4 (PDE-4-Inhibitor: Roflumilast) eine dominierende Rolle zu spielen.

Beatmungsmanagement beim akuten Asthma bronchiale

Allgemeines

- Die maschinelle Beatmung ist nur bei Erschöpfung des akuten Asthmaanfalls indiziert.
- Auswahl eines großlumigen Tubus
- Intubation nur in »tiefer« Narkose

Narkose beim akuten Asthmaanfall

- Narkoseeinleitung
  - Midazolam (Dormicum) 0,1–0,2 mg/kg KG i.v.
  - Propofol (Disoprivan) 1,5–2,5 mg/kg KG i.v.
  - Ketamin-S (Ketanest-S) 0,5–1 mg/kg KG i.v.
  - Ggf. Succinylcholin (Lysthenon) 1–1,5 mg/kg KG i.v.
- Narkoseaufrechterhaltung
  - Midazolam (Dormicum) 1–10 mg/h i.v.
  - Sufentanil (Sufenta-Janssen) 0,2–1 µg/kgKG i.v.
  - Ketamin (Ketanest-S) 0,1–0,5 mg/kg KG/h i.v.
  - Propofol (Disoprivan) 6–12 mg/kg KG/h i.v.

Beatmungsstrategie (Tab. 8.4)

- Beatmungsmodus: druckkontrolliert bei mäßig bis hohem PEEP (5–10 cmH_2O), Plateaudruck P_{Plat} <35 cmH_2O und Spitzeninspirationsdruck P_{Peak} <50 cmH_2O. Obwohl auch beim beatmeten Patienten mit akutem Asthmaanfall ein verlängertes Exspirium mit erhöhtem Auto-PEEP

Tab. 8.4. Vorschlag zur Einstellung der Beatmungsparameter

Parameter	Empfehlung
Beatmungsfrequenz	10–15/min
Atemzugvolumen (V_T, »*tidal volume*«)	6 ml/kg
Minutenvolumen	5–10 l/min
PEEP	5–10 cm H_2O
Inspiratorischer Fluss (»*flow*«)	≥100 l/min
Inspiration-/Exspiration-Verhältnis (I:E)	≥1:3
F_iO_2	1

existiert, ist initial häufig ein hoher PEEP (ca. 10 cmH_2O) erforderlich, um einerseits einen endexspiratorischen Kollaps der kleinen Atemwege und andererseits eine Verschlechterung der Oxygenierung zu verhindern.

- Kontrollierte Hypoventilation
- Permissive Hyperkapnie (bis pH-Wert ca. 7,2)

Besonderheiten

- Der Begriff des »Status asthmaticus« (»*fatal asthma*«: Asthmaanfall, der nicht prompt auf β_2-Mimetika reagiert) wird entsprechend den internationalen Empfehlungen heute mehr oder weniger durch die Begriffe »akutes schweres Asthma« (»*acute severe asthma*«) oder als gesteigerte Form »lebensbedrohliches Asthma« (»*life threatening asthma*«) ersetzt.
- Das sog. Brittle-Asthma stellt die Subgruppe des lebensbedrohlichen Asthma bronchiale mit sehr rascher und unvorhersehbarer Entwicklung dar (hohes Mortalitätsrisiko).

8.2 Akute Exazerbation der COPD

Definition

Akute Verschlechterung der COPD-Symptomatik mit Zunahme von Dyspnoe und Husten sowie vermehrter Sputummenge und/oder Sputumpurulenz.

Allgemeines

- Vorkommen akuter Exazerbationen: vorwiegend in den Wintermonaten
- Häufigkeit bei COPD: 2–3 akute Exazerbationen pro Jahr
- Akute Exazerbationen gehen mit einer erhöhten Morbiditäts- und Mortalitätsrate einher
- Der klinische Schweregrad einer akuten Exazerbation wird durch die Anzahl vorausgegangener Exazerbationen, die Komorbidität und durch höheres Lebensalter negativ beeinflusst

Ätiologie

- Exogene Noxen: z. B. Rauchen/Nikotinabusus
- Genetische Prädisposition: z. B. α_1-Antitrypsinmangel
- Komorbidität: z. B. koronare Herzkrankheit, Bronchialkarzinom
- Trigger bzw. Auslöser einer akuten COPD-Exazerbation (AECOPD)
  - Infektiöse Ursachen (häufig): bakterielle und/oder virale Atemwegsinfektionen
  - Nichtinfektiöse Ursachen: z. B. Verschlechterung der Herzinsuffizienz
  - Unklare Genese: in 20–30% d. F.

Pathophysiologie

- Während der akuten Exazerbation kommt es im Vergleich zur stabilen COPD zu einer deutlich gesteigerten Inflammation und damit zu einer verstärkten lokalen sowie systemischen Immunantwort
- Lungenfunktionsveränderungen: Zeichen der Obstruktion und der Lungenüberblähung kardiopulmonale Folgen: Verschlechterung des Ventilations-Perfusions-Verhältnisses mit respiratorischer Partial-/Globalinsuffizienz bis Rechtsherzversagen

Symptomatik/Klinik

Wichtig
Die Klinik einer akuten COPD-Exazerbation entspricht in etwa derjenigen eines akuten Asthmaanfalls: Dyspnoe, Orthopnoe (unter Einsatz der Atemhilfsmuskulatur) bis zentrale Zyanose.

Schweregradeinteilung der akuten Exazerbation nach der Anthonisen- oder Winnipeg-Klassifikation

- Hauptkriterien: Zunahme der Dyspnoe, der Sputummengen und/oder der Sputumpurulenz
- Nebenkriterien: Infektion der oberen Atemwege in den letzten 5 Tagen, Fieber ohne erkennbare andere Ursache, Kurzatmigkeit, vermehrter Husten, Zunahme von Atem- oder Herzfrequenz
- Typ-1-Exazerbation (schwer): alle drei Hauptkriterien erfüllt
- Typ-2-Exazerbation (mäßig): bei Vorliegen von zwei der drei Symptome
- Typ-3-Exazerbation (mild): bei Vorliegen von einem Haupt- und mindestens einem Nebenkriterium

- Unspezifische Symptome: deutlich reduzierter Allgemeinzustand, Fieber, Engegefühl in der Brust, Tagesmüdigkeit, Depressionen, Bewusstseinseintrübung bis Koma

Diagnostik

- Anamnese/bekannte COPD: Häufigkeit und Schwere der Exazerbationen, Rauchgewohnheiten (auch Passivrauchen), Berufsanamnese, Medikamentenanamnese (Acetylsalicylsäure, β-Blocker), Infektanfälligkeit, progrediente Atemnot mit Zunahme von Husten und/oder Auswurf
- Körperliche Untersuchung
  - Inspektion: Blue Bloater (pyknischer und zyanotischer Typus), Pink Puffer (asthenischer und nichtzyanotischer Typus), ggf. periphere Ödeme (bedingt durch Rechtsherzinsuffizienz bzw. Cor pulmonale)
  - Palpation: Tachykardie, Pulsus paradoxus
  - Perkussion: hypersonorer Klopfschall bei Lungenüberblähung mit tief stehenden und wenig verschieblichen Zwerchfellgrenzen
  - Auskultation: abgeschwächtes vesikuläres Atemgeräusch, verlängertes Exspirium, trockene Rasselgeräusche, Giemen, Brummen oder Pfeifen
- Monitoring: EKG (Tachykardien, Arrhythmien), Blutdruck, S_aO_2 (respiratorische Insuffizienz: S_aO_2 <90% bzw. p_aO_2 <60 mHg bei Raumluft)

Differenzialdiagnostik

- Unterscheidung AECOPD (»*acute exacerbation of chronic obstructive pulmonary disease*«) und akutes Asthma bronchiale (Tab. 8.5)
- Asthmatische Bronchitis: ca. 10% der Patienten leiden unter einer Erkrankung, die sowohl die Aspekte von Asthma bronchiale als auch die einer COPD aufweist
- Kardiovaskulär: Asthma cardiale bei Linksherzinsuffizienz, Cor hypertensivum
- Pulmonal-vaskulär: z. B. Lungenembolie, Pneumothorax
- Des Weiteren: Hyperthyreose, metabolische Azidose, Adipositas

Therapie/Maßnahmen

Allgemeine Maßnahmen

- Aufrechterhaltung und Stabilisierung der Vitalfunktionen
- Lagerung: Oberkörperhochlagerung, beengende Kleidung öffnen
- Adäquate Oxygenierung: > 2–6 l O_2/min über Nasensonde oder Brille, Ziel: S_aO_2 >90% (p_aO_2 >60 mHg), ggf. nicht-invasive Beatmung (NIV) bis hin zur invasiven Beatmung
- Schaffung eines sicheren periphervenösen Zugangs
- Diagnostischer Block

Tab. 8.5. Gegenüberstellung: akutes Asthma bronchiale und AECOPD

	Asthma bronchiale	Akute Exazerbation der COPD
Ursachen	Allergisch, nichtallergisch	Langjähriger Nikotinabusus oder Inhalation von Umweltnoxen
Auslöser	Allergene, Kaltluft, Emotionen, atypische Erreger (Chlamydia/Mycoplasma pneumoniae)	Infektexazerbation: in 50% d. F. nicht durch Bakterien, sondern viral bedingt (Picorna, Influenza A, RSV)
Entzündungszellen	Eosinophilie, $CD4^+$-(Helfer)-T-Lymphozyten	Neutrophilie, $CD8^+$-(zytotoxische)-T-Lymphozyten, Makrophagen, zusätzlich Eosinophilie während Exazerbation
Anamnese	Allergien, Atopie (Asthma bronchiale, Neurodermitis, allergische Rhinitis)	Chronische Bronchitis, Emphysematiker, (Ex)-Nikotinabusus (90% d. F.)
Patientenkollektiv	Meist <40. Lj.	Meist >40. Lj.
Allergie	Häufig	Selten
Bronchiale Hyperreagibilität	Vorhanden	Gelegentlich
Atemnot	Bereits in Ruhe	Unter Belastung
Husten	Trocken, oft nachts	Produktiv, morgens
Lungenfunktion	Obstruktion: variabel und reversibel Überblähung: variabel und reversibel	Obstruktion: fixiert bzw. persistierend Überblähung: fixiert
Lokalisation der Obstruktion	Große und kleine Atemwege	Kleine Atemwege
Verlauf	Variabel, episodisch	Progredient
Therapie	O_2, Bronchodilatoren, Glukokortikoide	Inhalative Bronchodilatoren, systemische Glukokortikoide, ggf. Theophyllin-Versuch
Beatmung	Invasiv, druckkontrolliert	Non-invasiv, Masken-CPAP

Medikamentöse Therapie (Tab. 8.6)

- Bronchodilatoren:
  1. Kurzwirksame β_2-Sympathomimetika, inhalativ (z. B. Fenoterol, Berotec) oder intravenös (z. B. Reproterol, Bronchospasmin), Vorsicht bei Tachykardien und älteren Patienten mit kardialer Vorgeschichte;
  2. Ggf. inhalative Anticholinergika (z. B. Ipratropiumbromid, Atrovent)
- Kortikosteroide: initial systemische Gabe von Prednisolon (Solu-Decortin), anschließend 20–40 mg Prednisolon-Äquivalent per os über 14 Tage (nicht langsam ausschleichen, sondern abrupt absetzen)

Wichtig

Obwohl die stabile COPD schlecht auf Glukokortikoide anspricht (erworbene Glukokortikosteroid-Resistenz), scheinen diese jedoch bei der akuten Exazerbation (AECOPD) mit Eosinophilie und Schleimhautödem als effektiv.

- Methylxanthine: Theophyllin (Euphyllin) i.v. (in Abhängigkeit von der Vortherapie)
- Ggf. Diuretika bei peripheren Ödemen: Furosemid (Lasix) i.v.

Tab. 8.6. Medikamente zur Behandlung der akuten Exazerbation der COPD

Substanzgruppe	Medikament	Dosierung
β_2-Sympathomimetika	Fenoterol (Berotec)	Inhalativ: 2 Hübe (1 Hub = 100 µg), ggf. Repetition alle 10–15 min
	Salbutamol (Broncho-Spray novo)	Inhalativ: 2 Hübe (1 Hub = 100 µg), ggf. Repetition alle 10–15 min
	Reproterol (Bronchospasmin)	Erwachsene: 0,09 mg langsam i.v.
Parasympatholytika	Ipratropiumbromid (Atrovent)	Inhalativ: 2 Hübe (1 Hub = 20 µg), ggf. Repetition alle 10–15 min
Kortikosteroide	Prednisolon (Solu-Decortin)	Erwachsene: initial 50–100 mg i.v.-Bolus
Methylxanthine	Theophyllin (Euphyllin)	Erwachsene: initial 200 mg »langsam« i.v. oder 0,5 mg/kg/h als kontinuierliche Infusion bzw. i.v.-Perfusor

8.3 Fremdkörperaspiration

Definition

Unter Aspiration versteht man das transglottische Eindringen von Fremdmaterial in das Tracheobronchialsystem.

Allgemeines

- Inzidenz: Kinder > Erwachsene (Männer: Frauen = 2:1)
- Prädilektionsalter im Kindesalter: während des 2. Lebensjahres
- Prädilektionsalter im Erwachsenenalter: während der 6. Lebensdekade

Ätiologie

- Verminderte bis fehlende Schutzreflexe
  - Bewusstlosigkeit (!)
  - Während epileptischer Anfälle
  - Drogen-, Alkoholabusus
  - Frühzeitige Nahrungsaufnahme nach ambulant-zahnärztlichem Eingriff unter großzügiger Infiltrationsanästhesie
- Störungen des Schluckaktes bzw. Dysphagie, z. B. Schlaganfall oder Schädel-Hirn-Trauma
- Störungen des Glottisverschlusses oder des oberen Ösophagussphinkters
  - Tracheostoma oder liegende Magensonde (Pflegeheim-Patienten)
  - Rezidivierendes Erbrechen

Einteilung der Aspirationsarten

- Flüssigkeitsaspiration: z. B. Speichel, Magensaft, Blut, Getränke
- Massenaspiration: erbrochene Speisereste oder Blutkoagel
- Fremdkörperaspiration: im Erwachsenenalter → meist große Fremdkörper (Bolusgeschehen), z. B. Nahrungsstücke oder Zahnprothesen; im Kindesalter → Nüsse (Erdnusskerne), Apfelstückchen oder kleine Spielzeugteile

Pathophysiologie

Fremdkörperaspiration

- Lokalisation des Fremdkörpers: steilabgehender rechter Hauptbronchus im Erwachsenenalter bzw. zentrale Lokalisation (linker oder rechter Hauptbronchus) im Kleinkindesalter
- Partielle oder komplette Verlegung der Atemwege → Entstehung akuter Obstruktionsate-

lektasen → Ventilationsstörung, d. h. aufrechterhaltene Lungenperfusion bei verminderter bis aufgehobener alveolärer Ventilation → Ungleichgewicht des Ventilations-Perfusions-Verhältnisses (V_A/Q <0,8) → Zunahme des Rechts-Links-Shunts (Normwert: 3–5%) → bei weiterer Zunahme der Shuntfraktion (>30% des Herzzeitvolumens) hat auch eine 100%-ige O_2-Gabe keinen Effekt auf den p_aO_2 (sog. hyperoxieresistente Hypoxie)
- Des Weiteren kann durch den Fremdkörper ein Ventilmechanismus entstehen, d. h. es kommt zur Lungenüberblähung (»*air trapping*«) mit Gefahr der Verlagerung des Mediastinums zur gesunden Seite bis hin zum kardialen *Low-output*-Syndrom.

8

Bolustod

- Komplette Verlegung von Larynxlumen oder Trachea durch große Fremdkörper (Bolusgeschehen) → akute zerebrale Hypoxie und Irritation des N. vagus und/oder vagaler Fasern des N. glossopharyngeus mit reflektorischem Herz-Kreislauf-Stillstand

Aspirationspneumonie

- Mendelson-Syndrom: Im Rahmen einer Magensaftaspiration kann es aufgrund der proteolytischen und toxischen Wirkung der Mageninhaltsstoffe zu einer Schädigung der alveolokapillären Membran kommen – mit einem Permeabilitätslungenödem als Folge.

Akutes Lungenversagen

- Aspirat → direkte pulmonale Schädigung → exsudatives Akutstadium (interstitielles Lungenödem) → Alveozyten-Schädigung (alveoläres Lungenödem) → Proliferationsstadium (irreversible Lungenfibrose)

Symptomatik/Klinik

- Symptomatik abhängig von Lage und Größe des Fremdkörpers
- Leitsymptome: plötzlicher Reizhusten und akute Dyspnoe
- Erstickungsangst, Unruhe bis Panik
- Atmung: flach, frequent, Dyspnoe, Orthopnoe bis Apnoe, evtl. inverse Atmung
- Zyanose (Warnsignal, d. h. ≥5 g/dl deoxygeniertes Hämoglobin)
- Stridor
  - Inspiratorischer Stridor: hochsitzender Fremdkörper oder laryngotracheale Stenose
  - Exspiratorischer Stridor: tiefsitzender Fremdkörper oder bronchiale Obstruktion
- Bronchospasmus mit bronchialer Hypersekretion: bei Magensaft-Aspiration
- Hämodynamik: Tachykardie, initiale Hypertonie bis Hypotonie
- Bewusstlosigkeit: Eine Bolusaspiration (z. B. verschlucktes Wurststück) kann innerhalb kürzester Zeit zu zerebralen Krampfanfällen bis hin zum reflektorischen Herz-Kreislauf-Stillstand führen.

Diagnostik

- Anamnese
  - Akuter Verlauf: meist nur Fremdanamnese möglich
  - Vorerkrankungen: neurologische Krankheitsbilder mit Schluckstörungen
- Körperliche Untersuchung
  - Inspektion: Mundhöhle und Pharynx (bei Bewusstlosigkeit zusätzlich Laryngoskopie)
  - Auskultation der Lunge: fortgeleitete Atemgeräusche wie Giemen und Brummen
- Monitoring: EKG, Blutdruck, S_aO_2 (Hypoxämie!)

Differenzialdiagnostik

- Akute Dyspnoe
  - Pulmonal: z. B. akutes Asthma bronchiale, akute COPD-Exazerbation
  - Pharyngo-laryngo-tracheal: z. B. Glottisödem, Laryngospasmus
  - Gastrointestinal: gastroösophagealer Reflux mit Hustenattacken

- Zentral: Infektionen, Intoxikationen, Schädel-Hirn-Trauma, Schlaganfall
- Endokrin: metabolische Azidose
- Psychogen: Hyperventilationssyndrom, Panikattacken, Angst, Schmerz
- Im Kindesalter: Bronchitiden, Bronchiolitis, Krupp, Pseudokrupp

- Inspiratorischer Stridor bzw. Ursachen der Obstruktion der oberen Atemwege
  - Lokalisation: Hypopharynx, Larynx, Subglottis
  - Beispiele: hochsitzender Fremdkörper, Krupp/Pseudokrupp
- Inspiratorisch-exspiratorischer Stridor: Trachealstenose, z. B. Struma-bedingt
- Exspiratorischer Stridor bzw. Ursachen der Obstruktion der unteren Atemwege
  - Lokalisation: Bronchien, Bronchiolen
  - Beispiele: z. B. tiefsitzender Fremdkörper, akutes Asthma bronchiale

Wichtig
Eine genaue Differenzierung auskultatorischer Phänomene in der Präklinik während »akuter Atemnot« ist aufgrund der häufigen thorakalen Fortleitung und meist nicht optimalen Untersuchungsbedingungen sehr erschwert.

Therapie/Maßnahmen

Kreislaufstabiler und ansprechbarer »luftnötiger« Patient

- Patienten beruhigen, ggf. Sedation (Diazepam, Valium i.v.)
- Analgesie (Opioide) bei Schmerzen, z. B. bei Fischgräten-Aspiration
- Oberkörperhochlagerung
- Kurze Anamnese nach dem AMPEL-Schema und differenzialdiagnostische Abklärung
- Körperliche Untersuchung: Inspektion der Mundhöhle und Lungenauskultation
- Optimierung der Oxygenierung: Nasensonde (bis 6 l O_2/min: F_iO_2 0,2–0,4) oder besser Maske (>6–15 l O_2/min: F_iO_2 0,4–0,7)
- Patienten zum Husten auffordern
- Ggf. Heimlich-Handgriff bei tiefsitzenden Fremdkörpern
- Ggf. empirische Gabe von Glukokortikoiden
- Transport in die Klinik unter Intubationsbereitschaft: initial flexible Bronchoskopie, ggf. gezielte bronchoalveoläre Lavage

Kreislaufinstabiler oder bewusstloser Patient

- Diagnostischer Block: Kontrolle von Bewusstsein (Schmerzreiz setzen), Atmung (Sehen, Fühlen, Hören, S_aO_2) und Hämodynamik (Puls, Blutdruck)
- Bei Vorliegen eines Herz-Kreislauf-Stillstandes sofortiger Beginn der kardiopulmonalen Reanimation: bedingt durch die Herzdruckmassage gelingt es in einigen Fällen den tiefsitzenden Fremdkörper bzw. Bolus zu lockern und in Richtung Pharynx zu mobilisieren
- Mund- und Racheninspektion: bei ersichtlichem Aspirat (z. B. Wurststück, Erbrochenes)
  - Digitale Ausräumung des Nasen-Rachen-Raumes
  - Oropharngeales Absaugen in Kopftieflage
  - Fremdkörperextraktion mittels Magill-Zange und Absaugung unter laryngoskopischer Sicht
  - Bei Massenaspiration Freisaugen mittels Endotrachealtubus und anschließende endotracheale Intubation
  - Keine »übereifrigen« Manipulationen, da Gefahr von zusätzlichen Verletzungen (Blutungen), Schleimhautschwellungen und von Laryngospasmus
- Absaugmanöver unter ständiger Kontrolle der Vitalparameter und pulmonaler Auskultation
- Atemwegsmanagement bei fehlender Eigenatmung
  - Endotracheale Intubation und ggf. Fremdkörper mit dem Tubus vor- bzw. tieferschieben, so dass zumindest eine Lunge beatmet werden kann
  - Oft sind hohe Beatmungsdrücke notwendig
  - Ggf. manuelle Exspirationshilfe durch Thoraxkompression
  - Vorsichtige Maskenbeatmung, falls keine endotracheale Intubation möglich: eine langsame und kräftige Beatmung unter anteroposteriorem Krikoiddruck (Sellik-Handgriff) erlaubt eine Luftinsufflation neben dem Fremdkörper

- Ggf. Bolusentfernung durch kräftige Schläge zwischen die Schulterblätter oder durch Anwendung des Heimlich-Handgriffs
- Transport in die Klinik: starre Bronchoskopie als Methode der Wahl

Besonderheiten im Säuglings- und Kleinkindesalter

- Keine Kopftieflage, zwischen die Schulterblätter klopfen
- Heimlich-Handgriff: Ab dem 1. Lebensjahr; bei Säuglingen darf der Heimlich-Handgriff nicht angewandt werden, da die im Verhältnis zum Erwachsenenalter proportional stark vergrößerte Leber zu rupturieren droht
- Transport in die Kinderklinik: Bronchoskopie

8.4 Akute Pneumonie/akute Bronchitis

Definition

Bei einer akuten Pneumonie handelt es sich um eine akute Inflammation des Lungenparenchyms bzw. des Tracheobronchialsystems bei der akuten Bronchitis.

Allgemeines

- Pneumonie
  - Inzidenz: absolut 0,5%; Deutschland 4–6/1000/Jahr (ambulant erworbene Pneumonie)
  - Die ambulant erworbene Pneumonie ist die häufigste registrierte Infektionserkrankung weltweit
- Bronchitis
  - Inzidenz: 30–50/1000/Jahr
  - Vorkommen: häufig in Herbst- und Wintermonaten

Ätiologie

- Akute Pneumonie (ambulant erworbene Form)
  - Infektiös: Streptococcus pneumoniae, Haemophilus influenzae, atypische Erreger, Pilze
  - Nichtinfektiös: allergisch-toxische Form (sog. Alveolitis) oder chemisch-physikalische Lungenveränderung (sog. Pneumonitis) durch Inhalation von fettlöslichen Dämpfen (z. B. Benzin)
- Akute Bronchitis
  - Infektiöse Ursachen (häufig): Viren (90%), Bakterien (10%)
  - Nichtinfektiöse Ursachen: Allergien, Rauchen, Umweltnoxen, Drogen (z. B. Cannabis)

Klinische Einteilung der Pneumonien

- Typische (alveoläre) Pneumonie: akuter Beginn mit hohem Fieber; Erreger sind meist Pneumokokken oder Haemophilus influenzae
- Atypische (interstitielle) Pneumonie: schleichender bis subakuter Beginn mit mäßiger Klinik (ähnlich einem grippalen Infekt); Erreger meist Mykoplasma, Chlamydia und Legionella pneumoniae oder Viren

Pathophysiologie

Akute Pneumonie

- Gasaustausch- bzw. Diffusionsstörungen führen initial zu einer respiratorischen Partialinsuffizienz (Hypoxämie mit normalem oder erniedrigtem p_aCO_2 durch kompensatorische Hyperventilation) und erst im Folgestadium zu einer respiratorischen Globalinsuffizienz (Hypoxämie mit Hyperkapnie)
- Bei schwergradigen Pneumonien: ausgeprägte Ventilations-/Perfusionsstörungen bis hin zum septischen Schock (Übergreifen der Inflammation von pulmonal nach extrapulmonal)

Akute Bronchitis

- Viraler Befall der Schleimhäute und des respiratorischen Flimmerepithels des Tracheobronchialsystems → Schädigung des Bronchialepithels mit Inflammationsreaktion
- Häufig anschließende bakterielle Superinfektion

Symptomatik/Klinik

- Leitsymptome der Pneumonie: Fieber und Husten (kann initial fehlen)
- Leitsymptome der Bronchitis: trockener (schmerzhafter) Husten oft bis zu einem Monat anhaltend, hier nur gelegentlich Fieber
- Gemeinsame Begleitsymptome: Sputum, obstruierende Nasenatmung bei Rhinitis, Myalgien/Arthralgien, Kopfschmerzen, Meningismus, Nausea
- Ggf. Mitbefall von Nasennebenhöhlen, Mittelohr, Larynx, Trachea und Pleura

Diagnostik

- Anamnese: kardiopulmonale Vorerkrankungen, Raucheranamnese, Medikamente
- Körperliche Untersuchung/pulmonale Auskultation: Normalbefund (meist Bronchitis und atypische Pneumonie) bis grobblasige Rasselgeräusche (meist typische Pneumonie) oder verlängertes Exspirium bei zusätzlich spastischer Komponente
- Monitoring: EKG, Hämodynamik, Atmung (Atemfrequenz und S_aO_2)
- Schweregrad-Einteilung der Pneumonie (CRB65-Score)
  - »*c*onfusion« bzw. Verwirrtheit: Bewusstseinseintrübung (1 Pkt.)
  - »*r*espiratory rate« bzw. Atemfrequenz: >30/min (1 Pkt.)
  - »*b*lood pressure« bzw. Blutdruck: $RR_{systol.}$ <90 mmHg oder $RR_{diastol.}$ ≤60 mmHg (1 Pkt.)
  - 65 bzw. Alter 65 Jahr: ≥65. Lebensjahr (1 Pkt.)
  - Bewertung des CRB65-Scores:
    - Ambulante Therapie: 0–1 Punkt
    - Stationäre Therapie: ≥2 Punkte

Differenzialdiagnostik

- Fieber und Husten
  - Infektiös: akute Infekte der oberen oder unteren Atemwege
  - Nichtinfektiös: z. B. Lungenembolie, Lungeninfarkt, Neoplasien
- Akute Dyspnoe
  - Pulmonal: z. B. Erkältungskrankheit (»*common cold*«), grippaler Infekt
  - Kardiovaskulär: z. B. akutes Koronarsyndrom
  - Gastrointestinal: gastroösophagealer Reflux
  - Zentral: Infektionen, Intoxikationen, Schädel-Hirn-Trauma, Schlaganfall
  - Endokrin: metabolische Azidose
  - Psychogen: Hyperventilationssyndrom, Panikattacken, Angst, Schmerz
  - Im Kindesalter: Bronchitiden, Bronchiolitis, Krupp, Pseudokrupp

Therapie/Maßnahmen

- Aufrechterhaltung und Stabilisierung der Vitalfunktionen
- Lagerung: Oberkörperhochlagerung
- Oxygenierung: ca. 4–8 l O_2/min über O_2-Brille (F_iO_2 0,2–0,45) oder Maske (>6–10 l O_2/min: F_iO_2 0,4–0,7)
- Schaffung eines sicheren periphervenösen Zugangs
- Diagnostischer Block und ggf. ätiologische Abklärung
- Symptomatische Maßnahmen
  - Volumensubstitution (Vollektrolytlösung langsam i.v.)
  - β_2-Sympathomimetika bei bronchialer Hyperreaktivität
- Absolute Indikationen zur Klinikeinweisung
  - Verschlechterung des Allgemeinzustandes bei begleitenden kardiopulmonalen Vorerkrankungen (z. B. bei Herzinsuffizienz)
  - Rezidivpneumonie (Z.n. stationärem Aufenthalt wegen Pneumonie)
  - Patienten mit Risikofaktoren (z. B. HIV-Infektion, Transplantation, Glukokortikoidtherapie)
  - Zeichen der schweren Pneumonie: Vorliegen einer akuten respiratorischen Insuffizienz (Atemfrequenz >30/min, p_aO_2/F_iO_2 <250 bei Raumluft), Zeichen einer Sepsis ($RR_{systol.}$ <90 mmHg, Organdysfunktionen, Indikation zur Vasopressortherapie) und klinischer Nachweis bilateraler/multilobulärer Infiltrate
- Im Zweifelsfall: immer Transport in die Klinik zur diagnostischen Abklärung

Besonderheiten

- Bei ausdrücklichem Patientenwunsch für ein ambulantes Vorgehen kann der Hausarzt zur Veranlassung weiterführender Diagnostik und Therapie involviert werden (Voraussetzungen: Patientenalter <50. Lebensjahr, keine Komorbidität, keine Störungen der Vitalfunktionen, CURB-/CRB65-Score = 0 Pkt.)

8.5 Inhalationstrauma

Definition

Unter einem Inhalationstrauma versteht man die thermische und chemisch-toxische Schädigung der Atemwege und des Lungenparenchyms durch Einatmen von Hitze, Rauch- und Reizgasen.

Allgemeines

- Ca. 20–30% aller Brandverletzten erleiden ein Inhalationstrauma
- Ca. 80% der am Brandort Verstorbenen erlitten ein tödliches Inhalationstrauma
- Mortalität des Inhalationstraumas alleine: ca. 10%
- Mortalität des Inhalationstraumas bei schwerer Verbrennung: >50%

Ätiologie

- Inhalation von Komponenten des Brandrauchs
  - Rauchpartikel: Ruß, Schädigung abhängig von Partikelgröße (<1 bis >5 μm)
  - Hitze- und Flammeninhalation: lokale Schädigung, nur zu 5% subglottisch, Gefahr von Larynx- und Glottisödem (max. nach 12–24 h)
  - Reizgase: lokal toxisch in tiefen Atemwegen, Spätmortalität durch Reizgase vom Latenztyp und Sofortmortalität durch hydrophile Reizgase
  - Erstickungsgase (toxische Stoffe): CO, CO_2, Zyanide, Schwefelwasserstoff
- Inhalation von Reizgasen (► Kap. 17.8)
  - Entstehung bei Schwelbränden, Bränden in geschlossenen Räumen und Bränden mit starker Rauchentwicklung
  - Reizgase vom Soforttyp (hydrophile Stoffe): Ammoniak, Chlorwasserstoff, Fluor-, Schwefelwasserstoff → Schädigung der oberen Atemwege
  - Reizgase vom Spättyp (lipophile Stoffe): Aldehyde, Nitrosegase oder Stickstoffoxide (NO, NO_2, N_2O_3, N_2O_4), Ozon (O_3), Phosgen ($COCl_2$) → Schädigung der unteren Atemwege
  - Reizgase vom intermediären Typ, d. h. Verbindungen mit mittlerer Wasserlöslichkeit: Chlor (Cl_2), Brom (Br_2), Schwefeldioxid (SO_2)
- Inhalation von Erstickungsgasen
  - Erstickungsgase (CO, CO_2, Zyanide) und O_2-Mangel (Asphyxie) führen zur Abnahme der O_2-Transportkapazität sowie zur Störung der inneren Atmung und sind für die hohe Frühmortalität des Inhalationstraumas verantwortlich.
  - Häufig kombinierte CO-Zyanid-Mischintoxikation (synergistische Toxizität)

Pathophysiologie

Abhängigkeitsfaktoren der Schädigung

- Temperatur (Hitzeentwicklung)
- Expositionszeit
- Konzentration der Brand-/Rauchgase
- Löslichkeit der Substanzen

Thermische Schädigung durch Inspiration von heißen Verbrennungsgasen

- Lokalisation: meist obere Atemwege mit supraglottischer Obstruktion
- Direkte Schädigung von Schleimhaut und Flimmerepithel
- Ödembildung, ggf. Freilegung von Knorpelspangen

Toxische Schädigung durch Inhalation von (lipophilen) Reizgasen

- Lokalisation: meist untere Atemwege (infraglottisch) und Lungenparenchym

- Direkte pulmonale Schädigung → Akutstadium: exsudative Alveolitis mit kapillärem Leck (interstitielles Lungenödem) → Alveozyten-Schädigung (alveoläres Lungenödem) → Spät- oder Proliferationsstadium: fibrosierende Alveolitis (irreversible Lungenfibrose)
- Ungleichgewicht des Ventilations-Perfusions-Verhältnisses → Zunahme des Rechts-Links-Shunts → respiratorische Insuffizienz
- Toxisches Lungenödem → ARDS (»*adult respiratory distress syndrome*«)

Systemische Inhalationsvergiftung durch Erstickungsgase (CO, HCN)

- Mechanismus: inhalative Aufnahme und anschließende Diffusion ins Blut
- Hemmung des O_2-Transports oder Blockade der O_2-Utilisation

Symptomatik/Klinik

- Zeichen des Bronchospasmus und/oder des Larynxödems
  - Dyspnoe bis Orthopnoe (ähnlich einem Asthmaanfall), Tachypnoe
  - Stridor
  - Heiserkeit bis Stimmlosigkeit
- Zusätzlich bei Verbrennungen im Gesicht
  - Ruß im Gesicht
  - Rußgefärbtes Sputum
  - Angesengte Nasenhaare (Vibrissae), Wimpern und/oder Barthaare
- Retrosternale Schmerzen
- Zeichen der Reizgas-Beteiligung
  - Vom Soforttyp (stechender Charakter) mit pharyngolaryngealer Symptomatik: Reizhusten, Würgen, Nausea, Konjunktivitis, Rhinitis, Kopfschmerzen, Larynxödem
  - Vom Latenztyp (teilweise vom süsslichen Charakter) mit »symptomfreiem Intervall« bis zu 36 h, danach: Dyspnoe, Fieber, toxisches Lungenödem (blutig-schaumig), Bronchospasmus bis Schock

Diagnostik

- Anamnese/Erhebung des Unfallhergangs: Verbrennung im geschlossenen Raum
- Körperliche Untersuchung
  - Inspektion von Haut und Schleimhäuten: Mundhöhle, Pharynx, Nase (Schwärzung), Rötungen, Blässe oder Rußablagerungen der oropharyngealen Schleimhäute, Ödembildung (Glottisödem!)
  - Auskultation: evtl. Rasselgeräusche, Giemen und Brummen
- Monitoring: EKG, Hämodynamik (Blutdruck, Puls), S_aO_2

! Cave

Falsch-hohe Werte in der Pulsoxymetrie, da das normale Pulsoxymeter nicht zwischen O_2-Hb und CO-Hb differenzieren kann, daher sofortige Bestimmung der Blutgase in der Klinik oder bereits präklinische BGA-Abnahme zur CO-Hb-Bestimmung. Es werden jedoch auch jetzt Pulsoxymeter zur Bestimmung von CO-Hb angeboten.

Differenzialdiagnostik

- Zyanid-, CO-Monointoxikation
- Reizgasintoxikation
- Schwerer Asthmaanfall

Therapie/Maßnahmen

- Aufrechterhaltung und Stabilisierung der Vitalfunktionen
- Lagerung: Oberkörperhochlagerung
- Oxygenierung: >6 l O_2/min über Maske
- Schaffung eines sicheren periphervenösen Zugangs
- Diagnostischer Block
- Analgosedierung: z. B. Fentanyl (Fentanyl-Janssen)
- Präklinische Narkose: Ketamin-S (Ketanest-S), Midazolam (Dormicum)
- Intubation und Beatmung
  - Indikation: sicheres Inhalationstrauma, zirkuläre thorakale Verbrennungen (Compli-

ance ↓), begleitende 2- bis 3-gradige Gesichtsverbrennung (schnelles Anschwellen der Halsweichteile)
  - Vorgang: wenn möglich Intubation mittels großlumigem Tubus

> **Wichtig**
> Keine »prophylaktische«, sondern »notwendig frühzeitige« Intubation, da die zur hämodynamischen Stabilisierung notwendige Volumensubstitution bei kapillärer Permeabilitätserhöhung zur raschen Entstehung eines oropharyngolaryngealen Schleimhautödems führt.

- Inhalative Glukokortoide beim Inhalationstrauma bei »sicheren« Zeichen eines Inhalationstraumas: z. B. von Beclometason (Junik, Ventolair). Die systemische Gabe von Glukokortikoiden ist umstritten.

> **Wichtig**
> Eine »prophylaktische Gabe« von inhalativen Glukokortikoiden ist kontraindiziert.

  - Ggf. Hydroxocobalamin (Cyanokit, hohe Kosten) bei Rauchgasintoxikation (Zyanid-Kohlenmonoxid-Mischintoxikation); die Kombinationstherapie aus 4-DMAP und Natrium-Thiosulfat ist nur bei gesicherter Zyanid-Monointoxikation indiziert
- Ggf. Bronchospasmolytika
  - Theophyllin (Euphyllin), unterstützt u. a. die mukoziliare Clearance
  - Inhalative oder systemische β_2-Sympathomimetika
- Transport in die Klinik: Bei V. a. ein Inhalationstrauma sollte auch bei Beschwerdefreiheit aufgrund der latenten Gefahr des toxischen Lungenödems eine Überwachung für mindestens 24 h erfolgen; bei sicherem Inhalationstrauma stets eine Verbrennungsklinik anstreben.

8.6 Hyperventilation

Definition

Anfallsartige gesteigerte Ventilation mit Folgen der Hypokapnie.

Allgemeines

- Psychogene Faktoren: Ängste, Panik- und Erregungszustände
- Die Hyperventilationstetanie bzw. das Hyperventilationssyndrom gilt als somatoforme autonome Funktionsstörung des respiratorischen Systems
- Häufig im jungen Erwachsenenalter (2.–3. Lebensjahrzehnt)

Pathophysiologie

Auswirkungen der alveolären Hyperventilation auf den Säure-Basen- und Elektrolythaushalt

- Die Hyperventilation führt *primär* über eine gesteigerte CO_2-Abatmung zu einem Abfall des p_aCO_2-Wertes (Hypokapnie → akute respiratorische Alkalose) und *sekundär* zu einem Abfall des Plasma-Bikarbonates (Hemmung der renalen Bikarbonat-Rückresorption).
- Kompensation der Alkalose: Abgabe von Protonen u. a. durch Albumin und andere Plasmaproteine → Negativierung der Plasmaproteine, so dass diese verstärkt freie Ca^{2+}- und Mg^{2+}-Ionen binden
- Abnahme der Konzentration an freien Ca^{2+}- und Mg^{2+}-Ionen bei normalem Gesamtkalzium- bzw. Magnesiumspiegel
- Anhaltende Hyperventilation führt zur Konzentrationsabnahme von: K^+- und Phosphat-Ionen

> **Wichtig**
> Die Abnahme der systemischen und zerebralen Ca^{2+}-Ionenkonzentration scheint zu gering und daher *nicht* alleine für die klinische Symptomatik verantwortlich. Die pH-Veränderungen und Elektrolytverschiebungen, insbesondere von »Phosphat-, Mg^{2+}- und K^+-Ionen«, werden primär für die Klinik der Hyperventilationstetanie hauptverantwortlich gemacht.

Auswirkungen der Elektrolytverschiebungen auf die neuromuskuläre Erregbarkeit

- Bei einer Abnahme der Konzentration an freien Ca^{2+}-/Mg^{2+}-Ionen erhöhen sich die negativen Festladungen auf der extrazellulären Membranseite, so dass folglich das elektrische Feld innerhalb der Membran kleiner wird.
- Der Abfall des Transmembranpotenzials führt zur Aktivierung spannungsabhängiger Ionenkanäle, welches einer Membrandepolarisation entspricht.

Symptomatik/Klinik

- Angst, Unruhe
- Tachypnoe, Dyspnoe
- Blässe, Schwitzen
- Tachykardie, Palpitationen
- Zeichen der zerebralen Minderperfusion: Schwindel, Verwirrtheit, Apathie
- Zeichen der neuromuskulären Übererregung: z. B. Parästhesien
- Abdominelle Beschwerden: durch begleitende Aerophagie
- Evtl. pektanginöse Beschwerden (»viszerale Tetanie«)

Wichtig
Obwohl es sich bei der Hyperventilationstetanie pathophysiologisch um eine normokalzämische Tetanie handelt, entspricht das klinische Bild der einer hypokalzämischen Tetanie.

Diagnostik

- Anamnese: emotionale Belastung (Ängste, Wut), Ausschluss somatischer Ursachen
- Körperliche Untersuchung, evtl. Hinweiszeichen für eine latente Tetanie:
  - Chvostek-Zeichen (bei Beklopfen der Äste des N. facialis kommt es zu Zuckungen der mimischen Gesichtsmuskulatur)
  - Trousseau-Zeichen (Karpalspasmen nach Anlegen der Blutdruckmanschette über den systolischen Blutdruckwert)
- Monitoring: ggf. EKG (Rhythmuskontrolle: Tachykardie, evtl. Extrasystolie und QT-Verlängerung bei manifester Hypokalziämie), Hämodynamik (Blutdruck, Puls) und S_aO_2

Differenzialdiagnostik

- Neurologisch: Epilepsie, Schädel-Hirn-Trauma, Meningoenzephalitis
- Internistisch: z. B. Asthma bronchiale, Salicylatintoxikation

Therapie/Maßnahmen

- Beruhigung des Patienten und der Angehörigen (!)
- Lagerung: Oberkörperhochlagerung
- Oxygenierung: ca. 2–4 l O_2/min über Maske, d. h. bei einem nur geringen Flow <5 l O_2/min über Maske kann eine verstärke CO_2-Rückatmung therapeutisch erzielt werden; bei Vorliegen einer Hypoxämie sollte ein Flow >6 l O_2/min gewählt werden.

Wichtig
Eine Beutelrückatmung mit dem Ziel des p_aCO_2-Anstiegs führt bei panisch-ängstlichen Patienten häufig zu einer Verschlechterung der Symptomatik.

- Schaffung eines sicheren periphervenösen Zugangs
- Diagnostischer Block und ggf. ätiologische Abklärung
- Ggf. fraktionierte Gabe von Diazepam (Valium) oder Midazolam (Dormicum)
- Keine Ca^{2+}-Substitution, da ein normales Gesamtkalzium vorliegt (normokalzämische Tetanie)
- Klinikeinweisung zum differenzialdiagnostischen Ausschluss somatischer Ursachen für eine Hyperventilation

Besonderheiten

- Asthmaanfall mit additiver Hyperventilation: Maßnahmen, die zur Verbesserung des Asthmaanfalls führen, verschlimmern die Hyperventilation und umgekehrt.

Literatur

Anthonisen NR, Manfreda J, Warren CP et al. (1987) Antibiotic therapy in exacerbation of chronic obstructive pulmonary disease. Ann Intern Med 106: 196–204

Baharloo F, Veyckemans F, Francis C et al. (1999) Tracheobronchial foreign bodies: presentation and management in children and adults. Chest 115:1357–1362

Barnes PJ (2000) Chronic obstructive pulmonary disease. N Engl J Med 343:269–280

Barnes PJ, Stockley RA (2005) COPD: current therapies interventions and future approaches. Eur Respir J 25:1084–1106

Brunton S, Carmichael BP, Colgan R et al. (2004) Acute exacerbation of chronic bronchitis: A primary care consensus guideline. Am J Manag Care 10:689–696

Bushinsky DA, Monk RD (1998) Electrolyte quintet: Calcium. Lancet 352:306–311

Caglayan S, Erkin S, Coteli I, Oniz H (1989) Bronchial foreign body vs. asthma. Chest 96:509–511

Edmonds ML, Camargo CA, Jr., Pollack CV, Jr. et al. (2002) The effectiveness of inhaled corticosteroids in the emergency department treatment of acute asthma: a meta-analysis. Ann Emerg Med 40:145–154

ENFUMOSA study group (2003) The ENFUMOSA cross-sectional European multicentre study of the clinical phenotype of chronic severe asthma. European Network for Understanding Mechanisms of Severe Asthma. Eur Respir J 22:470–477

Gardner WN (1996) The pathophysiology of hyperventilation disorders. Chest 109:516–534

Hafen G, Laux-End R, Truttmann AC et al. (1996) Plasma ionized magnesium during acute hyperventilation in humans. Clin Sci (Lond) 91:347–351

Harrison TR (2004) Harrison's Principles of Internal Medicine. 16th ed.

Heimbach DM, Waeckerle JF (1988) Inhalation injuries. Ann Emerg Med 17:1316–1320

Hoppe U, Klose R (2005) Das Inhalationstrauma bei Verbrennungspatienten: Diagnostik und Therapie. Intensivmedizin und Notfallmedizin 42:425–439

Knutson D, Braun C (2002) Diagnosis and management of acute bronchitis. Am Fam Physician 15:2039–2044

Laffey JG, Kavanagh BP (2002) Hypocapnia. N Engl J Med 347:43–53

Levy BD, Kitch B, Fanta CH (1998) Medical and ventilatory management of status asthmaticus. Intensive Care Med 24:105–117

Martinez FJ (2004) Acute bronchitis: state of the art diagnosis and therapy. Compr Ther 30:55–69

McFadden ER, Jr (2003) Acute severe asthma. Am J Respir Crit Care Med 168:740–759

Paleologos M, Stone E, Braude S (2000) Persistent, progressive hypophosphataemia after voluntary hyperventilation. Clin Sci (Lond) 98:619–625

Papiris S, Kotanidou A, Malagari K et al. (2002) Clinical review: severe asthma. Crit Care 2002; 6: 30–44

Parameswaran K, Belda J, Rowe BH (2000) Addition of intravenous aminophylline to beta2-agonists in adults with acute asthma. Cochrane Database Syst Rev CD:002742

Picado C (1992) Early and late-phase asthmatic reactions: a hypothesis. Allergy 47:331–333

Rodrigo GJ, Rodrigo C, Hall JB (2004) Acute asthma in adults: a review. Chest 2004; 125: 1081–1102

8

Stoffwechselnotfälle

G. Michels, U.C. Hoppe

9.1 Hypoglykämie

Definition

Die Hypoglykämie ist »nicht« durch einen isolierten Laborwert definiert, sondern durch die Whipple-Trias: Plasmaglukose <2,8 mmol/l bzw. <50 mg/dl, hypoglykämische Symptome und Besserung der Klinik nach Glukosegabe.

Allgemeines

- Diabetes mellitus (allgemein): ca. 170 Mio. Menschen leiden weltweit und über 5 Mio. in Deutschland an Diabetes mellitus
- Anteil an Diabetes mellitus Typ 1: ca. 5% bzw. ca. 200.000 Erkrankte (Deutschland)
- Anteil an Diabetes mellitus Typ 2: ca. 95%; Inzidenz (Deutschland): 9–11% pro 100.000/Jahr, Prävalenz (Deutschland): bis 8% (alterabhängig)

Ätiologie

- Diabetes-mellitus-Patienten
  - Medikamentös: Überdosierung von Insulin/Sulfonylharnstoffe (Hypoglycaemia factitia)
  - Unter Insulintherapie treten in 25% d. F. asymptomatische Hypoglykämien auf
  - Häufiges Auftreten von Hypoglykämien bei Diabetikern in der Nacht (1–3 Uhr, Phase der höchsten Insulinempfindlichkeit) und am späten Nachmittag
  - Diabetiker unter Glukokortikoidbehandlung: häufig frühmorgendliche Hypoglykämien
  - Additive Einnahme von nichtselektiven β-Blockern mit Inhibierung der β_2-vermittelten hepatischen Glukoseproduktion
- Nichtdiabetespatienten (selten)
  - Hypoglykämien ohne Hyperinsulinismus: Alkohol/Alkoholabusus mit Nahrungskarenz oder im Entzug (Hemmung der hepatischen Glukoneogenese, kein Einfluss auf die Glykogenolyse), Leberinsuffizienz (verminderte

hepatische Glukoneogenese), Morbus Addison (Hypokortisolismus), paraneoplastische Produktion von Insulin oder von »*insulin-like growth factor*« (IGF) bzw. von abnorm prozessiertem »*insulin-like growth factor*« II-(IGF-II) Prohormon
  - Hypoglykämien mit Hyperinsulinismus: Insulinome (selten), postprandial (die 2. Phase der Insulinsekretion ist meist inadäquat erhöht), angeborene Defekte (z. B. Mutationen des ATP-sensitiven K^+-Ionenkanals der Langerhans-B-Zelle)

Pathophysiologie

Glukose-Homöostase

- Aufrechterhaltung der Plasmaglukosekonzentration innerhalb der physiologischen Grenzen von 3,5–10 mmol/l bzw. 60–180 mg/dl
- Neurone, die über einen geringen Glykogenvorrat und eine nichtsuffiziente Glukosesynthese verfügen, sind – wie Erythrozyten, Zellen der Retina und des Nebennierenmarks – auf eine kontinuierliche Glukoseversorgung angewiesen
  - Laktat kann ebenfalls als Substrat herangezogen werden: hier spielt die Interaktion zwischen Neuron und Astrozyt eine bedeutende Rolle
  - Ein Anstieg der neuronalen Aktivität mit Glutamat-Freisetzung führt u. a. zur Aktivierung der anaeroben Glykolyse bzw. zur Produktion von Laktat in Astrozyten, das über Monocarboxylat-Transporter an Neurone abgegeben wird (»*astrocyte-neuron lactate shuttle mechanism*«)
  - Nur in Hungerphasen haben Neurone zusätzlich die Fähigkeit, auch Ketonkörper zu verwerten
- Der Transport von Glukose ins Gehirn wird über zwei insulinunabhängige Glukosetransporter (GLUT) vermittelt
  - GLUT-1: Glukoseaufnahme über die Blut-Hirn-Schranke
  - GLUT-1 und GLUT-3: Glukoseaufnahme in Neurone und Gliazellen
  - Glukose wird dabei in Neurone deutlich schneller aufgenommen als in Astrozyten (K_m-Werte: GLUT-1: 5 mmol/l, GLUT-3: 1–2 mmol/l), wo sie schließlich im Rahmen der Glykolyse in zwei Moleküle Pyruvat abgebaut wird

Folgen der Hypoglykämie

- Hypoglykämie-Auslösung: z. B. Insulinüberdosierung
  - Verstärkte Aktivierung insulinabhängiger Glukosetransporter (GLUT-4) an die Zelloberfläche von Muskel- und Fettzellen mit gesteigerter Glukoseaufnahme und oxidativem Glukoseabbau
  - Folge: extrazelluläre Hypoglykämie
- Aktivierung Glukose-sensorischer hepatischer und zentralnervöser Areale, insbesondere des Nucleus arcuatus und des ventromedialen bzw. mediobasalen Hypothalamus (»*main area in glucose sensing*«), mit kompensatorischer Gegenregulation durch Freisetzung verschiedener »Insulingegenspieler« ab einem Plasmaglukosespiegel <4 mmol/l
  - Primär: Minimierung der peripheren Glukoseutilisation durch Herabregulierung der endogenen Insulinsekretion und der Insulinsensitivität (physiologische Insulinresistenz)
  - Sekundär: initiale hepatische Glykogenolyse mit nachgeschalteter Glukoneogenese durch Glukagon und Adrenalin (Aktivierung der Glukoneogenese durch cAMP bzw. Proteinkinase-A-abhängige Interkonversion der Phosphofruktokinase-2; Adrenalin hemmt u. a. wie Somatostatin die Insulinsekretion)
  - Potenzierung der Gegenregulation durch Wachstumshormone und Glukokortikoide: Cortisol führt u. a. zur Induktion eines Schlüsselenzyms der Glukoneogenese der Phosphoenolpyruvat-Carboxykinase
  - Glukosefreisetzung durch das »Glukose-freisetzende Enzym« Glukose-6-Phosphatase in Zellen von Leber, Niere und Darm (»*rate-limiting step for glucose uptake*«)
  - Weitere Mechanismen: z. B. verstärkte Expression von Glukosetransportern (GLUT-1) an der Blut-Hirn-Schranke führen zur Erhöhung der zerebralen Glukoseaufnahme

9

  - Induktion des neuronalen Zelltods ab einem Glukosespiegel <1 mmol/l bzw. 18 mg/dl: abrupter Energiemangel führt zur massiven Ausschüttung des exzitatorischen Neurotransmitters Glutamat und zur Kalziumfreisetzung mit nachfolgender Aktivierung entsprechender Signalkaskaden

Besonderheiten bei Diabetespatienten

- Beim Typ 1 oder langjährigem Diabetes mellitus Typ 2 kann sowohl ein Defekt der Glukagon-Synthese als auch eine verminderte Adrenalin-Antwort vorliegen (*»hypoglycemia unawareness«*)
- Beim Typ-2-Diabetiker mit Insulinresistenz und meist noch intakter Gegenregulation treten schwere Hypoglykämien deutlich niedrigfrequenter auf als beim Typ-1-Diabetiker
- Variable Hypoglykämieschwelle: die Wahrnehmung einer Hypoglykämie geschieht bei gut eingestellten Diabetikern verspätet bzw. sehr früh bei schlecht eingestellten Patienten (beginnende Symptomatik bereits bei Plasmaglukosewerten <8 mmol/l bzw. 144 mg/dl)

Symptomatik/Klinik

- Autonome Symptomatik (plötzlicher Beginn der Klinik, Plasmaglukose <3 mmol/l bzw. ca. 55 mg/dl) als Ausdruck der sympathoadrenalen Gegenregulation
  - Parasympathikoton: initial Heißhunger, Nausea, Emesis
  - Sympathikoton: innere Unruhe, ausgeprägtes Schwitzen (schwieriges Fixieren von periphervenösen Zugängen, Heranziehen von Mullbinden), Tachykardie, Tremor, Mydriasis
- Neuroglykopene oder zerebrale Symptomatik durch ungenügende Glukoseversorung des Gehirns (Plasmaglukose <2,7 mmol/l bzw. ca. 50 mg/dl)
  - Automatismen, Grimassieren
  - Endokrines Psychosyndrom: Verwirrtheit, Verhaltensänderungen
  - Konvulsionen/Krampfanfälle
  - Kopfschmerzen
  - Schwindel
  - Sehstörungen: verschwommenes Sehen, Doppelbilder
  - Sprechstörungen: Aphasie
  - Hemiplegie
  - Somnolenz bis hypoglykämisches Koma

Wichtig
Die Hypoglykämie kann die Symptome eines akuten Schlaganfalls nachahmen.

- Klinik nach dem Schweregrad der Hypoglykämie
  - Grad I: asymptomatisch
  - Grad II: symptomatisch, Selbsthilfe durch den Patienten
  - Grad III: ausgeprägte Symptomatik, auf Fremdhilfe angewiesen
  - Grad IV: Koma

Diagnostik

- Anamnese: Eigen-/Fremdanamnese, Medikamentenanamnese
- Blutzuckerbestimmung: wenn möglich Plasmaglukose (Blutreste aus dem Mandrin beim Legen der Venenverweilkanüle)

Wichtig
Blutzuckerbestimmung ist bei jedem bewusstlosen Patienten indiziert!

- Körperliche Untersuchung: Erhebung des Gesamtkörperstatus
- Monitoring: EKG, Hämodynamik (Blutdruck, Puls), S_aO_2
- Des Weiteren bei Koma (▶ Abschn. 13.7): Inspektion der Umgebung (z. B. Tablettenschachteln, Arztbriefe, Insulinampullen im Kühlschrank), Hausarzt anrufen etc.

Differenzialdiagnostik

- Neurologisch-psychiatrische Krankheitsbilder:
  - Epilepsie
  - Schlaganfall
  - Psychosen

Therapie/Maßnahmen

- Sicherung und Aufrechterhaltung der Vitalfunktionen
- Oxygenierung: 2–6 l O_2/min über Nasensonde oder >6 l O_2/min über Maske
- Schaffung eines sicheren periphervenösen Zugangs und Anlegen einer Vollelektrolyt-Infusionslösung zum Offenhalten
- Diagnostischer Block
- Glukose i.v.-Substitution

Dosierung

Glukose (Glukose 40%, Glukose 20%)
- Erwachsene: initial 0,5–1 ml/kg KG Glukose 40% i.v. (0,2–0,4 g/kg KG, 1 A. = 10 ml = 4 g)
- Kinder: initial 1,25–2,5 ml/kg KG Glukose 20% i.v. (0,25–0,5 g/kg KG, 1 A. = 10 ml = 2 g)
- Anschließend: Glukose 5%-ige Lösung i.v. in Kombination mit Vollelektrolytlösungen, da nach Metabolisierung der Glukose 5%-igen Lösung lediglich freies Wasser zurückbleibt
- 1 BE (Broteinheit) bzw. 10 g Glukose führen zu einer Anhebung des Blutzuckerspiegels um ca. 30–40 mg/dl (1,7 mmol/l)

9.2 Diabetisches Koma

Definition

Durch absoluten oder relativen Insulinmangel verursachte Bewusstseinsstörung (◘ Tab. 9.1).

Allgemeines

- Häufig ist ein Diabetes mellitus nicht bekannt
- Oft Erstmanifestation eines Diabetes mellitus, sog. Manifestationskoma: in 25% d. F. im Rahmen von Infektionen (Pneumonie, Harnwegsinfekt, etc.)
- Ein »wirkliches« Koma kann nur in ca. 10% d. F. beobachtet werden
- Blutzuckerbestimmung bei jedem komatösen Patienten: Hämoglucotest (Messbereich: 20–800 mg/dl)
- Einteilung des Coma diabeticum
  - Ketoazidotisches Koma
  - Hyperosmolares nichtketoazidotisches Koma

Ätiologie

- Erstmanifestation eines Diabetes mellitus
- Fehlende Insulinzufuhr, z. B. Vergesslichkeit, Insulinpumpendefekt
- Inadäquate Dosierung von Antidiabetika oder Insulin, z. B. erhöhter Insulinbedarf bei Begleiterkrankungen

Pathophysiologie

Ketoazidotisches Koma

- Folgen des absoluten Insulinmangels
  - Intrazelluläre Hypoglykämie
  - Extrazelluläre Hyperglykämie
- Kompensatorischer Anstieg der katabolen Hormone: Glukagon, Katecholamine, Cortisol, Wachstumshormon
- Aktivierung glukoregulatorischer Mechanismen
  - Glykogenolyse: Abbau von Leberglykogen (nicht von Muskelglykogen, dieses dient lediglich der Muskulatur selbst zur Energiereserve)
  - Glukoneogenese (90% hepatisch und 10% renal): Glukoseneusynthese aus Laktat (anaerobe Glykolyse aus Muskelzellen und Erythrozyten), glukogenen Aminosäuren (insbesondere Alanin) und Glycerol (Lipidstoffwechsel)
  - Proteolyse: Muskeleiweißabbau für Glukoneogenese
  - Lipolyse: Freisetzung freier Fettsäuren aus Adipozyten. Da beim diabetisch-ketoazidotischen Zustand zum einen ein absoluter Insulinmangel vorliegt bzw. vorausgesetzt wird, und zum anderen Insulin normalerweise als Inhibitor der hormonsensitiven Lipase fun-

giert, wird eine kontinuierliche Aktivierung dieser hormonsensitiven Lipase durch Glukagon und Katecholamine mit »ungebremster« Lipolyse angenommen.
  - Ketogenese (durch den Abbau freier Fettsäuren mit vermehrter Entstehung von Acetyl-CoA): Anreicherung von Aceton, Acetoacetat, β-Hydroxybutyrat (Ketonämie, Ketonurie) mit Ketoazidose-Entwicklung und Verschlechterung der Glukosepermeabilität
- Osmotische Diurese (Hyperosmolarität)
  - Polyurie und Polydipsie: bedingt durch extrazelluläre Hyperglykämie
  - Elektrolytverarmung (Hyponatriämie und Hypokaliämie): Im Rahmen der metabolischen Azidose kommt es zum Austausch extrazellulärer Protonen gegen intrazelluläre K^+-Ionen (H^+-K^+-Antiporter), die zusammen mit Na^+-Ionen im Rahmen der Ketonurie (β-Hydroxybutyrat und Acetoacetat liegen als Anionen vor) als Natrium- und Kaliumsalze ausgeschieden werden
  - Hypertone Dehydratation: durch Hyperglykämie und Hyperketonämie (Koma)
- Folgen der extrazellulären Dehydratation und Hypovolämie
  - Prärenales Nierenversagen (Schock)
  - Zentrale Hypoxie (Koma)
  - Gewebshypoxie
  - Metabolische Azidose

Hyperosmolares Koma

Im Gegensatz zum ketoazidotischen Koma findet beim hyperosmolaren Zustand noch eine geringe Insulinrestsekretion statt (relativer Insulinmangel). Insulin führt normalerweise über die Inhibition der hormonsensitiven Lipase zur Hemmung der Lipolyse. Beim hyperglykämisch-hyperosmolaren Koma scheint diese minimale Insulin-Sekretion gerade genügend, um eine Lipolyse zu verhindern, so dass keine wesentliche Ketogenese stattfindet bzw. sich keine Ketoazidose manifestiert. Die Insulinrestmenge kann jedoch keinen ausreichenden Glukosetransport nach intrazellulär gewährleisten. Die gegenregulatorische Freisetzung von Glukagon, Katecholaminen und Cortisol führt zur gesteigerten Glukoneogenese und zur Glykogenolyse mit Hyperglykämie. Da die Hyperglykämie meist intensiver ausgeprägt ist als beim ketoazidotischen Koma, kommt es infolge der verstärkten Hyperosmolarität mit osmotischer Diurese zu einer deutlichen Exsikkose.

Symptomatik/Klinik

Ketoazidotisches Koma

- Mäßige Exsikkosezeichen: Durst, trockene Haut
- Bauchschmerzen (Pseudoperitonitis) können bei jugendlichen Patienten und ausgeprägter Ketoazidose ganz im Vordergrund stehen (akutes Abdomen!)
- Nausea, Emesis (zentralnervöse emetische Ketonwirkung)
- Hypotonie, Tachykardie
- Azetonfötor (da Aceton nicht metabolisiert werden kann, wird es abgeatmet und/oder renal ausgeschieden): Geruch nach süßlich faulem Obst, wird im Notfallgeschehen meist kaum wahrgenommen
- Kussmaul-Atmung

Hyperosmolares Koma

- Ausgeprägte Exsikkosezeichen: Durst, trockene Haut und Schleimhäute, stehende Hautfalten
- Hypotonie, Tachykardie
- Meist Fehlen von Nausea, Emesis und Pseudoperitonitis
- Meist normale Atmung

Diagnostik

- Anamnese und typische Klinik (Polydipsie, Polyurie etc.)
- Blutzuckerbestimmung (!)
- Körperliche Untersuchung: Erhebung des Gesamtkörperstatus
- Monitoring: EKG, Hämodynamik (Blutdruck, Puls), S_aO_2

Differenzialdiagnostik

Tab. 9.1. Coma diabeticum

	Ketoazidotisches Koma	Hyperosmolares Koma
Vorkommen	Typ-1-Diabetes-mellitus	Typ-2-Diabetes-mellitus
Inzidenz	ca. 5–8/1000/Jahr	ca. 1/1000/Jahr
Anamnesedauer	Stunden	Tage
Patientenkollektiv	<40. Lebensjahr	>40. Lebensjahr
Allgemeine Klinik	Polydipsie, Polyurie, Inappetenz, Nausea, Hypotonie, Tachykardie, Pseudoperitonitis, abgeschwächte Reflexe	Polydipsie, Polyurie, Adynamie, Hypotonie, Tachykardie, abgeschwächte Reflexe
Atemmuster	Kussmaul-Atmung	Normal
Muskeltonus	Vermindert	Gesteigert
Blutzuckerspiegel	<600 mg/dl	>600 mg/dl
pH-Wert	Metabolische Azidose (pH-Wert <7,3)	Normal, evtl. Laktatazidose (pH-Wert >7,3)
Serumosmolalität	Variabel	Erhöht (>350 mosmol/kg)
Ketonkörper im Urin	Positiv	Negativ
Exsikkose	Unterschiedliche Ausprägung	Stark ausgeprägt
Mortalität	<20%	>20%

Therapie/Maßnahmen

Allgemeine Maßnahmen

- Sicherung und Aufrechterhaltung der Vitalfunktionen
- Oxygenierung: 2–6 l O_2/min über Nasensonde (F_iO_2 0,2–0,4) oder Maske (>6–15 l O_2/min: F_iO_2 0,4–0,7)
- Schaffung eines sicheren periphervenösen Zugangs und Anlegen einer Vollelektrolyt-Infusionslösung zum Offenhalten
- Diagnostischer Block

Volumensubstitution

Dosierung

Volumensubstitution beim Coma diabeticum
- Initial: 1000 ml NaCl 0,9% i.v. über 1 h (15–20 ml/kg KG/h)
- Anschließend: 1000 ml NaCl 0,9% i.v. über 2 h (7,5–10 ml/kg KG/h)

Cave
In der Präklinik keine Azidosekorrektur durchführen!

9.3 Urämisches Koma

Definition

- Urämie: Intoxikationszustand (Symptomenkomplex) aufgrund einer akuten oder chronisch-progredienten Niereninsuffizienz.
  - Akute Urämie durch ein akutes Nierenversagen: Plötzliche Abnahme der glomerulären Filtrationsrate (GFR) mit Oligurie/Anurie, Urämie und Entwicklung einer Azotämie (Anstieg der Retententionsparameter). Die akute Urämie tritt ca. 5–10 Tage nach dem akuten Nierenversagen auf.
  - Chronische Urämie, sie entsteht aus einer jahrelang progredienten (chronischen) Nierenerkrankung: diabetische Nephropathien, nichtdiabetische glomeruläre Erkrankung,

zystische Nierenerkrankung, tubulointerstitielle Erkrankung, vaskuläre Nephropathien
- Definition des akuten Nierenversagens
  - Kreatinin-Anstieg 0,5 mg/Tag (44,2 μmol/l) bei einem Ausgangwert <3 mg/dl
  - Kreatinin-Anstieg >1 mg/Tag (44,2 μmol/l) bei einem Ausgangswert >3 mg/dl
  - Kreatinin-Anstieg um 50% des Ausgangswertes
  - GFR-Abnahme um 50% des Ausgangswertes
- Definition der chronischen Niereninsuffizienz
  - Chronische Verminderung der Nierenfunktion aufgrund irreversiblen Verlustes von Nephronen
  - Andauernder Nierenschaden (≥3 Monate) mit oder ohne Funktionseinschränkung, aufgrund stuktureller Veränderungen oder Zeichen des Nierenschadens (Proteinurie, Albuminurie, etc.)
  - Abnahme der GFR <60 ml/min/1,73 m^2 während ≥3 Monaten mit oder ohne Nachweis eines Nierenschadens

Ätiologie

- Ursachen des akuten Nierenversagens
  - Prärenale oder hämodynamische Form (55–60%): akute renale Hypoperfusion (Hypovolämie, Herzinsuffizienz, Sepsis, Leberversagen, Gefäßerkrankungen) mit renovaskulärer Widerstandserhöhung, d. h. Abnahme von Perfusion und Filtration
  - Intrarenale oder parenchymatöse Form (35–40%)
    - Tubulär: akute Tubulusnekrose, ischämisch (50%) oder toxisch (35%)
    - Interstitiell: akuter interstitieller Schaden, z. B. interstitielle Nephritis (u. a. allergisch-medikamentös induziert: Diuretika, NSAR, Allopurinol, Antibiotika) oder akute Pyelonephritis (10%)
    - Glomerulär: akute Glomerulonephritis (5%)
    - Vaskulär: Nierenarterien-/venenthrombose, Embolie, Vaskulitiden
  - Postrenale oder obstruktive Form (<5%): akute Abflussbehinderung distal des pyeloureteralen Übergangs, z. B. Tumore, Nephro-/Urolithiasis, neurogene Störungen
- Ursachen der chronischen Niereninsuffizienz:
  - Diabetes mellitus (30–40%)
  - Glomerulonephritis (20%)
  - Pyelonephritis (20%)
  - Zystennieren (10%)
  - Renovaskuläre Erkrankungen (5%)

Pathophysiologie

Pathophysiologische Sequenz des intrarenalen akuten Nierenversagens

- Hypoperfusion oder Ischämie des Nierenparenchyms → Hypoxie als Auslöser (!) → Tubulusnekrose
- Hypoxie → Tubulusläsion der vulnerablen äußeren Markzone (mit hoher O_2-Extraktionsrate) bzw. des hypoxieempfindlichen aufsteigenden Teils der Henle-Schleife → Ca^{2+}-Ionenfreisetzung aus intrazellulären Kompartimenten → Freisetzung reaktiver Sauerstoffspezies, Apoptoseeinleitung (Caspasen, Endonukleasen) und Aktivierung von Cystin-Proteasen → Ablösung von Aktinfilamenten und der Na^+-K^+-ATPase, die am Zytoskelett über Ankyrin verankert ist
  - Aufhebung der Polarität der Zellen → Entstehung unpolarer Zellen
  - Unfähigkeit eines gerichteten Transports von Na^+-Ionen
  - Da die Na^+-K^+-ATPasen in der dicken Henle-Schleife und im aufsteigenden Schenkel lokalisiert sind, und kein gerichteter Transport mehr gewährleistet ist, kommt es zum intraluminalen Anstieg der Na^+-Konzentration
- Wahrnehmung der tubulär erhöhten Na^+-Konzentration im Bereich der Macula densa: Freisetzung von Renin → RAAS-Aktivierung → präglomeruläre Vasokonstriktion des Vas afferens sowie luminale Obstruktion (»Verstopfung«) durch Ausfällung von Tamm-Horsfall Proteinen und durch Abschilferung toter Tubuluszellen → GFR-Abnahme → Oligurie/Anurie → Azotämie → Urämie

Wichtig

Beim intrarenalen akuten Nierenversagen mit geschädigten, insuffizienten Tubuluszellen (eingeschränkte Na^+- und Wasserrückresorption) resultiert ein verdünnter Urin mit hoher Na^+-Ionenkonzentration. Im Gegensatz dazu findet man beim prärenalen Nierenversagen mit noch intakten, funktionsfähigen Tubuluszellen (Fähigkeit zur Na^+- und Wasserrückresorption) einen konzentrierten Urin mit niedriger Na^+-Ionenkonzentration.

Pathophysiologische Sequenz der chronischen Niereninsuffizienz

- Noxen → Abnahme der Filtration → Proteinurie → Akkumulation von vermehrt glomerulär filtrierten und tubulär rückresorbierten Proteinmolekülen → Eiweiße werden in Zellen eingebaut → vermehrte Bildung von Zytokinen und Wachstumsfaktoren (u. a. Angiotensin II) → Entzündungsreaktion durch Aktivierung des Komplementsystems (C3) mit weiterer Fibroblastenanregung → verstärkte Fibrogenese

9

Urämie

- Folge eines exkretorischen und inkretorischen Nierenversagens
- Exkretorische Insuffizienz: Retention von Wasser, Elektrolyten (insbesondere von K^+), harnpflichtigen Substanzen (Harnstoff → Aminosäuren-Stoffwechsel, Harnsäure → Purinstoffwechsel, Kreatinin → Muskelstoffwechsel) sowie Urämietoxinen, welche zu den typischen klinischen Auffälligkeiten führen: Harnstoff, Urat, Guanido-Verbindungen (Kreatinin, Methylguanidin, Guanidin, Guanidinosuccinat), proteingebundene Urämietoxine (z. B. Hippurat, CMPF, Indoxylsulfat, Homocystein, P-Cresol, Indole, AGEs oder »*advanced glycation end products*«), Phosphat, Polyamine (Spermin, Spermidin, Putrescin, Cadaverin) sowie stickstoffhaltige Verbindungen mit einem Molekulargewicht von 500–12.000 Da (sog. Mittelmoleküle: z. B. β_2-Mikroglobulin, Zytokine)
- Inkretorische Insuffizienz: Synthesestörung von Erythropoetin (renale Anämie), Renin, Prostaglandinen (veränderte renale Hämodynamik) und von 1,25-Dihydroxycholecalciferol (urämische Osteomalazie)

Symptomatik/Klinik

Wichtig

Klinische Zeichen einer Urämie:

- Foetor uraemicus: urinartiger Geruch von Atem und Haut
- Nausea und Emesis, Diarrhö, Singultus
- Pruritus sowie trockenes, blassgelbes bis gelbbraunes Hautkolorit
- Zeichen der Dehydratation mit Polyurie (>2000 ml Urin/Tag) oder der Hyperhydratation mit Anurie (<100 ml Urin/Tag) bzw. Oligurie (<500 ml Urin/Tag) und Ödembildung
- Zentralnervöse Auffälligkeiten: Konzentrationsschwäche, Adynamie, Bewusstlosigkeit bis Koma

- Pulmonal: Dyspnoe infolge eines interstitiellen oder alveolären Lungenödems (»*fluid lung*«)
- Kardial: z. B. hämorrhagische Perikarditis (Perikarderguss), hyperkaliämiebedingte Arrhythmien
- Hämatologisch: z. B. renale Anämie (infolge Erythropoetinmangel), hämorrhagische Diathese
- Endokrin: z. B. sekundärer Hyperparathyreoidismus, Amenorrhö
- Metabolisch: veringerte Glukosetoleranz, Hyperlipidämie
- Dermal: z. B. Pruritus, Hyperpigmentierung, blassgelbbraunes Hautkolorit (*Cafè au lait*)
- Skelettal: z. B. Knochen- und Gelenkschmerzen aufgrund von Osteomalazie
- Muskulär: Vitamin-D-Mangel bedingte Myopathie, Muskelkrämpfe
- Gastrointestinal: z. B. Nausea, Diarrhö, hämorrhagische Gastroenterokolitis
- Neurologisch-psychisch: urämisches Hirnödem mit Enzephalopathie bis Coma uraemicum

Diagnostik

Allgemeine Diagnostik

- Anamnese
  - Vorerkrankungen: z. B. bekannte Niereninsuffizienz, Diabetes mellitus
  - Medikamentenanamnese nephrotoxischer Substanzen: Aminoglykoside (!)
  - Trink- und Urinmenge in letzten Tagen bzw. Wochen, Gewichtszunahme
  - Körperliche Untersuchung: kardiopulmonaler Status (pulmonale Stauungszeichen), Hautkolorit/Hautturgor (periphere Ödeme), Nierenlager und Vigilanz
- Blutzuckerbestimmung: bei jedem bewusstseinseingetrübten Patienten
- Monitoring: EKG, Blutdruck, S_aO_2

Differenzialdiagnostik

- Funktionelle Oligurie ohne Vorliegen einer Niereninsuffizienz: z. B. nach langem Dursten
- Extrarenale Flüssigkeitsverluste bei chronischer Niereninsuffizienz: z. B. Emesis, Diarrhö
- Andere Koma-Formen (▶ Abschn. 13.7): z. B. primär zerebrales Koma, diabetisches Koma

Therapie/Maßnahmen

Allgemeine Maßnahmen

- Aufrechterhaltung und Stabilisierung der Vitalfunktionen
- Oxygenierung: 2–6 l O_2/min über Nasensonde oder >6 l O_2/min über Maske
- Schaffung eines sicheren periphervenösen Zugangs
- Diagnostischer Block

Spezielle Maßnahmen

- Sicherung stabiler hämodynamischer Verhältnisse: Schocktherapie bei prärenalem Nierenversagen oder antihypertensive Therapie (70 mmHg <MAP <100 mmHg)
- Diuretische Therapie bei Zeichen der Hyperhydratation (Lungenödem) bzw. vorsichtige Volumensubstitution bei Zeichen der Dehydratation (Polyurie)

> **Wichtig**
>
> Die Hypothese der besseren Prognose bei Konversion eines oligurischen in ein polyurisches Nierenversagen durch Schleifendiuretika kann nicht bestätigt werden. Beim akuten Nierenversagen sind die Schleifendiuretika deutlich zu reduzieren bzw. Thiazide komplett abzusetzen. Erklärung: Während des akuten Nierenversagens kommt es zur weiteren Aktivierung des Renin-Angiotensin-Aldosteron-Systems, so dass insbesondere unter Diuretika dieser Prozess weiter getriggert würde.

9.4 Seltene endokrinologische Notfälle

Addison-Krise

Ätiologie

- Akuter Hypokortisolismus (z. B. hämorrhagische Infarzierung bei Waterhouse-Friderichsen-Syndrom)
- Exazerbation einer bekannten chronischen sowie einer unerkannten latenten Nebennierenrindeninsuffizienz (Trauma, Operation, Infektion)
- Abrupter Abbruch einer Glukokortikoidtherapie

Symptomatik/Klinik

- Dehydratation mit Natrium- und Gewichtsverlust
- Schwäche/Adynamie
- Hyperpigmentierung (ACTH selbst und das melanozytenstimulierende Hormon führen zur Melanozyten-Anregung)
- Pseudoperitonitis (Nausea, Emesis)
- Hypoglykämie (Blutzuckerbestimmung!)
- Hypotonie bis Schock
- Initiale Hypothermie bis Exsikkose-Fieber

Maßnahmen

- Aufrechterhaltung und Stabilisierung der Vitalfunktionen
- O_2-Gabe: 2–6 l O_2/min über Nasensonde oder >6 l O_2/min über Maske
- Schaffung eines sicheren periphervenösen Zugangs

- Diagnostischer Block
- Volumensubstitution (2–3 l NaCl 0,9%- oder 5%-ige Glukoselösung, keine K^+-haltigen Lösungen)
- Glukokortikoide: Hydrokortison (Cortisol) oder Prednisolon (Decortin H)

Dosierung

Glukokortikoide (Erwachsenen-Dosierung)
- Hydrokortison (Cortisol) initial 100 mg i.v.
- Prednisolon (Decortin H) initial 50 mg i.v.

Phäochromozytom

Ätiologie
- Adrenale oder extraadrenale katecholaminproduzierende Tumoren

Symptomatik/Klinik
- Phasenartige Hypertonie
- Schwitzen, Tremor
- Tachykardie, Blässe

Therapie/Maßnahmen

Allgemeine Maßnahmen
- Aufrechterhaltung und Stabilisierung der Vitalfunktionen
- O_2-Gabe: 2–6 l O_2/min über Nasensonde oder >6 l O_2/min über Maske
- Schaffung eines sicheren periphervenösen Zugangs und Anlegen einer Vollelektrolyt-Infusionslösung zum Offenhalten
- Diagnostischer Block

Medikamentöse Therapie
- α-Blockergabe: Phentolamin (Regitin) oder Phenoxybenzamin (Dibenzyran)
- Keine β-Blocker: sonst krisenhafte Hypertoniespitzen
- Erst nach 48-stündiger α-Blockertherapie kann einschleichend mit einer β-Blockertherapie zur Tachykardiebehandlung begonnen werden

Dosierung

Phentolamin (Regitin)
- Erwachsene: initial 5–10 mg langsam i.v.
- Dann: 0,25–1 mg/min als i.v.-Perfusor

Phenoxybenzamin (Dibenzyran)
- Erwachsene: initial 3-mal 10 mg/Tag p.o.
- Steigerung bis max. 120 mg/Tag p.o.

Thyreotoxische Krise

Ätiologie
- Leichtgradige oder unerkannte (Erstmanifestation) Form der Hyperthyreose unter Stresssituationen (z. B. Infektion, Trauma, Operation)
- Exzessive Jodaufnahme bei Schilddrüsenautonomie (jodhaltige Kontrastmittel, Amiodaron)

Symptomatik/Klinik (Stadieneinteilung nach Hermann)
- Stadium 1: psychomotorische Unruhe, Tremor, Fieber, Dehydratation/Exsikkose (trockene, heiße, rote Haut), Adynamie, Tachykardie (>150/min) bis Tachyarrhythmie, tachysystolische Herzinsuffizienz (»*high cardiac output failure*«), Nausea, Emesis, Diarrhö, neu auftretende Psychose, keine Bewusstseinsstörungen
- Stadium 2: zusätzlich Bewusstseinsstörungen (Somnolenz)
- Stadium 3: zusätzlich Koma

Diagnostik
- Anamnese, Klinik und körperliche Untersuchung (evtl. palpatorisch oder auskultatorisch erkennbares Schwirren bei Struma)
- Monitoring: EKG, Hämodynamik (Blutdruck, Puls), S_aO_2
- Burch-Wartofsky-Score: Temperatur, zentralnervöse Effekte, hepatogastrointestinale Symptome, kardiovaskuläre Dysfunktion, suggestive Anamnese

! Wichtig
Zwischen den Verlaufsformen der Hyperthyreose, der hyperthyreotischen Krise und dem hyperthyreoten Koma bestehen fließende Übergänge.

Therapie/Maßnahmen

- Aufrechterhaltung und Stabilisierung der Vitalfunktionen
- O_2-Gabe: 2–6 l O_2/min über Nasensonde oder >6 l O_2/min über Maske
- Schaffung eines sicheren periphervenösen Zugangs
- Diagnostischer Block
- Volumensubstitution (!)
- Glukokortikoide: Prednisolon (Decortin H) zur Hemmung der T_4–T_3-Konversion und zur Behandlung der häufig begleitenden Nebennierenrindeninsuffizienz
- β-Blocker: titrierende i.v.-Gabe von Propranolol (Dociton), alternativ Metoprolol (Beloc)

Dosierung

Medikamentöse Therapie der thyreotoxischen Krise (Erwachsenen-Dosierung)

- Glukokortikoide: Prednisolon (Decortin H) initial 50 mg i.v.
- β-Blocker: Propranolol (Dociton) initial 0,01–0,1 mg/kg KG i.v., Wiederholung alle 5 min möglich, anschließend orale Umstellung in der Klinik auf 3- bis 4-mal 80 mg/Tag

- Aufnahme auf Intensivstation, da hohe Mortalitat (20–50%)
- In der Klinik: Diagnosebestätigung, dann Thyreostatika

9.5 Störungen des Wasser- und Elektrolythaushalts

Allgemeines

- Gesamtkörperwassergehalt (Erwachsener): 60% (Kind: 75%)
  - Intrazellularraum: 40%
  - Extrazellularraum: 20% → Intravasalraum 5% und Interstitium 15%
- Notfälle des Wasser- und Elektrolythaushalts
  - Überwässerung: Die isotone Hyperhydratation, bei z. B. dekompensierter Herz- oder Niereninsuffizienz, kommt im Vergleich zu den beiden übrigen Formen (hypo- und hypertone Dehydratation) am häufigsten vor (▫ Tab. 9.2).
  - Exsikkose: Die hypertone Dehydratation scheint hierbei die häufigste Variante darzustellen (Dursten, insbesondere ältere »dehydrierte« Menschen; ▫ Tab. 9.3).
  - Elektrolytstörungen: Die Hyperkaliämie wird bei herzinsuffizienten Patienten unter Therapie mit ACE-Hemmern und K^+-sparenden Diuretika zunehmend beobachtet (▫ Tab. 9.4).

! Wichtig

Eine differenzierte Diagnostik und Therapie von Störungen des Wasser- und Elektrolythaushalts sind präklinisch aufgrund fehlender laborchemischer Zusatzuntersuchungen limitiert.

Ätiologie und klinische Einteilung

▫ **Tab. 9.2.** Formen der Hyperhydratation

Hyperhydratation	Ätiologie	Maßnahmen
Hypertone Form	Hypervolämie mit Hypernatriämie: exzessive Kochsalzzufuhr	Kausaltherapie, ansonsten symptomatisch: diuretische Therapie
Isotone Form	Na^+-Überschuss in isotoner Flüssigkeit mit Vergrößerung des Extrazellularraums: dekompensierte Herz-, Niereninsuffizienz, Leberzirrhose	Kausaltherapie, ansonsten symptomatisch: diuretische Therapie
Hypotone Form	Exzessive Wasserzufuhr (z. B. Glukose 5%-ige Lösung), inadäquate ADH-Sekretion, dekompensierte Herz-, Niereninsuffizienz, Leberzirrhose	Kausaltherapie, ansonsten symptomatisch: diuretische Therapie in Kombination mit NaCl 0,9%-iger Infusionslösung

Tab. 9.3. Formen der Dehydratation

Dehydratation	Ätiologie	Maßnahmen
Hypertone Form	Verkleinerung des Intra- und Extrazellularraums: Hypovolämie mit Normo-/Hypernatriämie (ältere Patient), Polyurie bei osmotischer Diurese (diabetisches Koma), Polyurie beim akuten Nierenversagen, Diabetes insipidus	Kausaltherapie, ansonsten symptomatisch: oral (Wasser, Tee) oder parenteral (Volumensubstitution: Beginn mit Halbelektrolytlösungen)
Isotone Form	Isotoner Na^+- und Wasserverlust mit Abnahme des Extrazellularraums: Diarrhö, Emesis, Blutverlust, Verluste in den sog. dritten Raum (Peritonitis, Pankreatitis, Ileus)	Kausaltherapie, ansonsten symptomatisch: oral (ca. 10 g NaCl in 2–3 l Flüssigkeit) oder parenteral (isotone Vollelektrolytlösung)
Hypotone Form	Verkleinerung des Extrazellularraums mit intrazellulärem Ödem: Salzverlust-Syndrom (Diuretika, chronische Niereninsuffizienz)	Kausaltherapie, ansonsten symptomatisch: oral (ca. 10 g NaCl in 2–3 l Flüssigkeit) oder parenteral (Volumensubstitution: 0,5 NaCl 0,9% und 0,5 Vollelektrolytlösung)

Tab. 9.4. Ausgewählte Elektrolytstörungen

Elektrolytstörung	Ätiologie	Klinik/Diagnostik	Maßnahmen
Hypernatriämie (>150 mmol/l)	Hypovolämische Form (extrarenaler oder renaler Wasserverlust) Hypervolämische Form (durch übermäßige NaCl-Substitution)	Muskelschwäche, Unruhe, Nausea, Emesis, Apathie bis Koma	Hypovolämische Hypernatriämie: Glukose 5%-Lösung i.v. plus isotone Elektrolytlösung Hypervolämische Form: Glukose 5%-Lösung i.v. plus Furosemid
Hyponatriämie (<130 mmol/l)	ADH-induzierte Wasserretention: hypoosmolare (z. B. Diuretika), isoosmolare und hyperosmolare (z. B. Hyperglykämie mit Hypervolämie) Hyponatriämie	Nausea, Emesis, Ödeme, Lungenödem, Muskelkrämpfe, Kopfschmerzen, Gedächtnisstörungen, Hirnödem mit Verwirrtheit, Krampfanfälle und Koma	Hypovolämische Form: NaCl 0,9%-ige Lösung Isovolämische Form: NaCl 0,9%-ige Lösung Hypervolämische Form: Einschränkung der Flüssigkeitszufuhr
Hyperkalzämie (>2,7 mmol/l)	Tumorhyperkalzämie, Hyperparathyreoidismus, Thiaziddiuretika, Immobilisation, Sarkoidose	Exsikkose, Nausea, Polyurie, Polydipsie, Psychose, Adynamie, Apathie bis Koma, EKG: Arrhythmien, QT-Verkürzung	Rehydratation mit NaCl 0,9%-iger Lösung, forcierte Diurese, Biphosphonate, Calcitonin, Glukokortikoide
Hypokalzämie (<2,2 mmol/l)	Hypoparathyreoidismus, Hypoalbuminämie, Schleifendiuretika	Hypokalzämische Tetanie, Parästhesien, Pfötchenstellung, Laryngospasmus, Chovstek-/Trousseau-Zeichen, QT-Verlängerung im EKG	Kalziumsubstitution: 20–40 mg Kalziumglukonat 10–20% i.v.
Hyperkaliämie (>5 mmol/l)	Externe Bilanzstörung (Niereninsuffizienz, Morbus Addison, ACE-Hemmer), interne Bilanzstörung (Azidose, Zelluntergang)	Meist symptomarm, evtl. Parästhesien, pelzige Zunge, EKG: QT-Verkürzung, hohe und spitze T-Welle, ventrikuläre Tachykardien (>8–9 mmol/l)	Kausaltherapie oder symptomatisch: $NaHCO_3$, Kalziumglukonat, Glukose-Insulin, Kationenaustauscher, forcierte Diurese, Hämodialyse
Hypokaliämie (<3,6 mmol/l)	Externe Bilanzstörung (renale, gastrointestinale Verluste, Diuretika), interne Bilanzstörung (Alkalose, Insulintherapie)	Adynamie, Obstipation, metabolische Alkalose, EKG: QT-Verlängerung, U-Welle, Extrasystolen	Kalium-Substitution: enteral oder parenteral (max. 3 mmol/kg KG/d, max. 20 mmol/h i.v.)

Symptomatik/Klinik

- Hyperhydratation (Überwässerung): Zunahme von Gewicht und Hautturgor (glänzende Haut), Ödeme, Pleuraergüsse, Aszites, Jugularvenenstauung, Hypertonie, Tachykardie, Dyspnoe bei Lungenödem, zerebrale Symptomatik (Hirnödem mit Apathie bis Koma, Nausea, evtl. Krampfanfälle) bei hypotoner Hyperhydratation
- Dehydratation (Exsikkose): Abnahme von Gewicht und Hautturgor (stehende Hautfalten), funktionelle Oligurie/Anurie, kollabierte Jugularvenen, Hypotonie mit Schwindel-/Kollapsneigung und reaktiver Tachykardie, Fieber, Durst, Nausea, trockene Schleimhäute (borkige, rissige Zunge), Apathie, Verwirrtheit (delirante Zustände)
- Elektrolytstörungen (■ Tab. 9.4)

Therapie/Maßnahmen

- Aufrechterhaltung und Stabilisierung der Vitalfunktionen
- Allgemeine Behandlungsprinzipien bei Störungen des Wasserhaushalts
  - Überwässerung: titrierende i.v.-Gabe von Scheifendiuretika (Furosemid, Lasix)
  - Exsikkose: i.v.-Substitution von isotonen Vollelektrolytlösungen oder von NaCl 0,9%-igen Lösungen
- Allgemeine Behandlungsprinzipien bei Elektrolytstörungen: Die Diagnose z. B. einer lebensbedrohlichen Hyperkaliämie kann aufgrund fehlender Symptomatik und häufig begrenzter EKG-Diagnostik meist nur anhand ausführlicher Anamnese (Dialysepatient bei terminaler Niereninsuffizienz, herzinsuffizienter Patient unter hochdosierter ACE-Hemmertherapie) gestellt werden, so dass die präklinische Behandlung »vermuteter« Elektrolytstörungen mit Vorsicht durchzuführen ist.

Besonderheiten: Hyperkalzämische Krise

Ätiologie

- Exazerbierter primärer Hyperparathyreoidismus oder Tumorhyperkalzämie (Leukämien, maligne Lymphome, ossäre Metastasen, paraneoplastisches Syndrom)

Allgemeines

- Mortalität bis 50%

Symptomatik/Klinik

- Gastrointestinal: Exsikkose, Nausea, Oberbauchbeschwerden
- Kardial: Arrhythmien
- Uro-nephrologisch: Polyurie, Polydipsie, Niereninsuffizienz
- Neurologisch-psychiatrisch: Psychose, Adynamie, Apathie bis Koma

Therapie/Maßnahmen

- Aufrechterhaltung und Stabilisierung der Vitalfunktionen
- O_2-Gabe: 2–6 l O_2/min über Nasensonde oder >6 l O_2/min über Maske
- »Verdünnung durch Hydratation«: NaCl 0,9%-ige Lösung i.v.
- Glukokortikoide i.v.

Dosierung

Glukokortikoide (Erwachsenen-Dosierung): Prednisolon (Decortin H) 125–250 mg/Tag i.v.

- In der Klinik: forcierte Diurese, d. h. Kombination aus Volumensubstitution (5–8 l NaCl 0,9%-ige Lösung i.v./24 h) und Diuretikatherapie (Furosemid, Lasix: 20–60 mg i.v./6 h) unter Elektrolytkontrolle (insbesondere Kalium!), Biphosphonate bei tumorinduzierter Hyperkalzämie, evtl. Calcitonin-Infusion oder Hämodialyse

Literatur

Ammon HP (2001) Molecular pathology of diabetes mellitus. The effects of insulin. Pharm Unserer Zeit 30:21–26

Auer RN (2004) Hypoglycemic brain damage. Metab Brain Dis 19:169–175

Boure T, Vanholder R (2004) Biochemical and clinical evidence for uremic toxicity. Artif Organs 28:248–253

Bouzier-Sore AK, Voisin P, Canioni P et al. (2003) Lactate is a preferential oxidative energy substrate over glucose for neurons in culture. J Cereb Blood Flow Metab 23:1298–1306

Carroll MF, Burge MR, Schade DS (2003) Severe hypoglycemia in adults. Rev Endocr Metab Disord 4:149–157

Charfen MA, Fernandez-Frackelton M (2005) Diabetic ketoacidosis. Emerg Med Clin North Am 23:609–628

Chiasson JL, Aris-Jilwan N, Belanger R et al. (2003) Diagnosis and treatment of diabetic ketoacidosis and the hyperglycemic hyperosmolar state. Cmaj 168:859–866

Chih CP, Roberts Jr EL (2003) Energy substrates for neurons during neural activity: a critical review of the astrocyte-neuron lactate shuttle hypothesis. J Cereb Blood Flow Metab 23:1263–1281

Clausen T, Flatman JA (1987) Effects of insulin and epinephrine on Na+–K+ and glucose transport in soleus muscle. Am J Physiol 252:E492–499

Cooper DS (2003) Hyperthyreoidism. Lancet 362:459–468

Harrison TR (2004) Harrison's Principles of Internal Medicine. 16th ed.

Lam TK, Gutierrez-Juarez R, Pocai A et al. (2005) Regulation of blood glucose by hypothalamic pyruvate metabolism. Science 2005; 309: 943–947

Lobmann R, Lehnert H (2003) Hypoglycemia, classification, therapy and preventable errors. Internist (Berl) 44:1275–1281

Minami K, Miki T, Kadowaki T et al. (2004) Roles of ATP-sensitive K+ channels as metabolic sensors: studies of Kir6.x null mice. Diabetes 53 Suppl 3:S176–180

Needham E (2005) Management of acute renal failure. Am Fam Physician 72:1739–1746

Pellerin L (2005) How astrocytes feed hungry neurons. Mol Neurobiol 32:59–72

Savage MW, Mah PM, Weetman AP, Newell-Price J (2004) Endocrine emergencies. Postgrad Med J 80:506–515

Service FJ (1995) Hypoglycemia. Med Clin North Am 79:1–8

Smith D, Amiel SA (2002) Hypoglycaemia unawareness and the brain. Diabetologia 45:949–958

Stumvoll M, Goldstein BJ, van Haeften TW (2005) Type 2 diabetes: principles of pathogenesis and therapy. Lancet 365:1333–1346

Yang Q, Graham TE, Mody N et al. (2005) Serum retinol binding protein 4 contributes to insulin resistance in obesity and type 2 diabetes. Nature 436:356–362

Yared Z, Chiasson JL (2003) Ketoacidosis and the hyperosmolar hyperglycemic state in adult diabetic patients. Diagnosis and treatment. Minerva Med 94:409–418

Yavuz A, Tetta C, Ersoy FF et al. (2005) Uremic toxins: a new focus an old subject. Semin Dial 18:203–211

Chirurgische Notfälle

B. Bouillon

10.1 Akutes Abdomen

Definition

- Das »akute Abdomen« definiert ein Krankheitsbild, das unabhängig von der zugrunde liegenden Ursache durch **akut einsetzende, heftige Bauchschmerzen** gekennzeichnet ist.
- Es kann von sekundären schwerwiegenden Krankheitszeichen bis hin zum generalisierten Schockzustand begleitet werden.
- Meist liegen intraabdominelle Erkrankungen zugrunde, aber auch thorakale oder retroperitoneale Prozesse können das klinische Bild des akuten Abdomens hervorrufen.
- Die Häufigkeit des akuten Abdomens beträgt jährlich 500–750 pro 100.000 Einwohner.
- Dabei ist der Anteil an allen Notfalleinsätzen mit unter 1% eher selten.

Ursachen

Häufigste Ursachen für ein akutes Abdomen sind:

- Perforationen
  - Ulkus
  - Appendizitis
  - Sigmadivertikulitis
  - Bauchaortenaneurysma
- Koliken
  - Cholezystolithiasis
  - Choledocholithiasis
  - Nephrolithiasis
  - Uretrolithiasis
- Entzündungen
  - Appendizitis
  - Kolon-, Sigmadivertikulitis
  - Cholezystitis
  - Gastroenteritis
  - Pankreatitis
  - Nephritis
- Mechanischer Ileus
  - Briden, Verwachsungen
  - Eingeklemmte Hernien (Leiste, Bauchwandhernie)
  - Tumoren

Seltenere Ursachen, aber differentialdiagnostisch wichtig für ein akutes Abdomen, sind:

- Akutes Koronarsyndrom
  - Angina pectoris
  - Herzinfarkt (Hinterwand)
- Intoxikationen

- Gynäkologisch
  - Adnexitis
  - Extrauteringravidität

Symptome

- Das akute Abdomen ist charakterisiert durch zwei Leitsymptome, den Schmerz und die gastrointestinale Motilitätsstörung.
- Je nach Ursache des Krankheitsbildes (z. B. Entzündung, Blutung, Obstruktion) entwickeln sich zusätzlich weitere Symptome.
- In Abhängigkeit von Intensität und Verlauf kann es zu einem Schockzustand kommen.
- Wichtig zur weiteren Abklärung der Ursache sind der **Schmerzbeginn**, die **Schmerzlokalisation** und der **Schmerzcharakter**.
- Der **schlagartig einsetzende Schmerz** spricht für eine Perforation (Ulkusperforation, perforierte Divertikulitis) oder eine Ischämie (Mesenterialinfarkt, Strangulation/Bride, Herzinfarkt). Häufig können die Patienten eine exakte Uhrzeit angeben.
- Während bei der Perforation eine Persistenz des Schmerzes vorliegt, kommt es bei Durchblutungsstörungen häufig zu einem mehrere Stunden anhaltenden »freien Intervall« relativer Beschwerdefreiheit, bevor sich dann eine Peritonitis manifestiert.
- Der **kontinuierlich zunehmende Schmerz** ist typisch für eine entzündlich bedingte Ursache wie eine Appendizitis, Cholezystitis oder Sigmadivertikulitis.
- **Kolikartige Schmerzen** mit schmerzfreien Intervallen treten bei Gallen- und Harnleitersteinkoliken sowie in der Frühphase des mechanischen Ileus auf.

Wichtig

1. Ein Hinterwandinfarkt kann ausschließlich das Bild eines akuten Abdomens verursachen. Daher sollte differentialdiagnostisch immer auch an diese Ursache gedacht werden.
2. Beim akuten Abdomen besteht keine Korrelation zwischen der subjektiv empfundenen Schmerzintensität und der objektiven Bedrohung des Patienten.

Diagnostik

Spezifische Anamnese

Eine zielgerichtete Anamnese ist auch bei Patienten in reduziertem Allgemeinzustand unerlässlich und kann wichtige Hinweise auf die Grunderkrankung und das betroffene Organ geben. Falls der Patient selbst aufgrund eines fortgeschrittenen Schockzustands nicht mehr orientiert ist, sollte eine Fremdanamnese über Angehörige oder Begleitpersonen versucht werden.

- **Schmerzanamnese**
  - Schmerzbeginn und Schmerzverlauf?
  - Schmerzlokalisation und Schmerzausstrahlung?
  - Schmerzcharakter?
- **Sonstige Symptome**
  - Erbrechen?
  - Durchfall?
  - Fieber?
  - Stuhl- und Windverhalt?
- **Weitere Informationen**
  - Erstmaliges Auftreten oder ähnliche Episode bereits erlebt?
  - Voroperationen
  - Abdominelle Vorerkrankungen
  - Gewichtsabnahme?
  - Medikamenteneinnahme
    Spezifisch: Analgetika, Antiphlogistika, Steroide
  - Bei Frauen
    Letzte Menstruation, mögliche Schwangerschaft?

Prüfung der Vitalfunktionen

- Entsprechend ABC-Vorgehen
- Hinweis auf Blutung (Blutdruck, Puls, klinischer Aspekt)
- Hinweis auf Sepsis, Infektion, Mediatorausschüttung

Klinische Untersuchung des Abdomen

Die klinische Untersuchung umfasst Inspektion, Palpation und Auskultation und stellt die Weichen für das weitere Vorgehen und die Beurteilung der Dringlichkeit. Entscheidend ist die Einschätzung, ob ein akut bedrohlicher Zustand vorliegt und welches ursächliche Krankheitsbild wahrscheinlich ist. Daraus leitet sich dann die Dringlichkeit und auch die Wahl der Zielklinik (Regelkrankenhaus oder Zentrum) ab.

Inspektion

- Bereits während der Untersuchung gewinnt der Untersucher einen Gesamteindruck über den klinischen Zustand des Patienten.
- Allgemeine Zeichen wie Exsikkose, Ikterus, blasses Hautkolorit, Zyanose, Kaltschweißigkeit oder Ruhedyspnoe fallen sofort auf.
- Am Abdomen ist auf Narben, Prellmarken, Hautveränderungen (z. B. Spider-Nävi) zu achten.

Palpation

- Die bimanuelle Palpation der Bauchdecken dient der Beurteilung der lokalen Schmerzen und der Einschätzung des Tonus der vorderen Bauchmuskulatur. Dazu lässt man sich zunächst die Stelle des größten Schmerzes zeigen, um dann in einer Region weit entfernt vom Hauptschmerzpunkt zu beginnen.
- Manchmal sind bei ängstlichen Patienten Ablenkungsmaßnahmen hilfreich, um zwischen reflektorischer und willkürlicher Abwehrspannung unterscheiden zu können.
  - Klinische Untersuchung des Abdomens (4 Quadranten) und beider Flanken
  - Schmerzlokalisation
  - Abwehrspannung (lokalisiert vs. generalisiert)
  - Peritonismus (»bretthartes Abdomen«)
- Die **reflektorische Abwehrspannung** ist pathognomonisch für eine lokalisierte oder generalisierte Peritonitis.
- Das **brettharte Abdomen** ist typisch für eine chemische Peritonitis nach Magen- oder Duodenalperforation.
- Neben der Bewertung von Druckschmerz und Abwehrspannung werden die Bruchlücken sorgfältig palpiert sowie nach tastbaren Resistenzen (Tumoren, Gallenblasenhydrops, Hepato-Splenomegalie, Aortenaneurysma) gefahndet.
- Die rektal-digitale Untersuchung bringt für den Rettungsdienst in der Regel keine handlungsrelevanten Informationen und sollte daher in der Regel erst in der Klinik durchgeführt werden.
- Ausnahme sind gastrointestinale Blutungen, bei denen die rektal-digitale Untersuchung (frisches Blut vs. Teerstuhl) hilfreich sein kann.

Auskultation

- Die Auskultation dient der Beurteilung der Darmperistaltik.
- Motilitätsstörungen des Gastrointestinaltraktes können sich in verschiedenen Erscheinungsformen manifestieren.
- Am häufigsten kommt es bei akuten abdominellen oder retroperitonealen Erkrankungsprozessen zu einer **Hypoperistaltik** bis hin zum paralytischen Ileus.
  - Als Auslöser kommt jede Form der Reizung des Peritoneums (Blut, Luft/Gas, Magen-Darm-Inhalt, entzündliches Exsudat) in Frage.
  - Aber auch Koliken und retroperitoneale Krankheitsursachen (Pankreatitis, retroperitoneale Hämatome, Wirbelkörperfrakturen) führen zu einer reflektorischen Hypoperistaltik.
- Eine **Hyperperistaltik** tritt entweder als Folge einer mechanischen Darmobstruktion oder im Rahmen von Magen-Darm-Infekten auf.
  - Die vermehrte Darmmotilität geht meist mit starken, krampfartigen Bauchschmerzen einher. Auskultatorisch sind kräftige, wellenförmig auftretende, klingende oder plätschernde Darmgeräusche hörbar.
  - Bei mechanischen Stenosen mit minimalem Restlumen können spritzende Stenosegeräusche auskultiert werden.
- Auskultation
  - »Totenstille« (spricht für Perforation, Entzündung)
    - Hyperperistaltik generalisiert (spricht für Gastroenteritis)
    - Hyperperistaltik hochgestellt (spricht für frühen mechanischen Ileus)

Therapie

Allgemeine Maßnahmen

- Peripherer i.v.-Zugang
- Infusion, z. B. Ringerlösung

- Schmerztherapie
  - Vorher abdominellen Untersuchungsbefund erheben und dokumentieren
  - Schmerzmittel nicht aus Prinzip, sondern wenn notwendig geben (◘ Tab. 10.1)
  - Patienten in Entscheidung einbeziehen
  - Bei Perforationen/Peritonismus: Opiate
  - Bei Koliken: Metamizol, Buscopan
  - Bei Entzündungen:
    - O_2
    - Monitoring von Atmung, Kreislauf und Schmerzverlauf
    - Lagerung mit angezogenen Knien (z. B. Rolle bzw. Kissen unter die Knie)

Die präklinische Schmerztherapie bei einem akuten Abdomen wird immer wieder kontrovers diskutiert. Befürworter einer Schmerztherapie begründen diese mit dem Leidensdruck der Patienten und der ärztlichen Pflicht Schmerzen zu lindern. Gegner argumentieren, eine effektive Schmerztherapie beeinträchtige dadurch die klinische Untersuchung im Krankenhaus und nehme dem potentiellen Operateur ein wichtiges Kriterium zur Indikationsstellung einer Operation.

Unter Experten ist heute unstrittig, dass bei relevanten Schmerzen (z. B. bei Ulkusperforation) eine suffiziente präklinische Schmerztherapie indiziert ist, um einerseits dem Patienten unmittelbar zu helfen und andererseits den Schmerz als Promotor eines Schocks frühzeitig zu unterbrechen. Voraussetzung ist, dass der klinische Befund am Einsatzort sorgfältig dokumentiert wird. Für die weitere klinische Diagnostik stehen heute Sonographie und Computertomographie zur Verfügung, um eine mögliche Indikation zu einem operativen Vorgehen zu stützen oder zu verwerfen.

◘ **Tab. 10.1.** Analgetika und ihre Dosierungen

Analgetikum	Dosierung [mg]	Applikation
Morphin	5–10	i.v.
Piritramid (Dipidolor)	7,5–15	i.v.
Pethidin (Dolantin)	25–50	i.v.
Metamizol (Novalgin)	1500–5000	i.v.
Tramadol (Tramal)	25–50	i.v.

Akutes Abdomen im Kindesalter

Beim akuten Abdomen im Kindesalter können prinzipiell die gleichen Ursachen wie beim Erwachsenen vorliegen. Es existieren jedoch einige jeweils für einen bestimmten Lebensabschnitt typische Krankheitsbilder (◘ Tab. 10.2). Die Beurteilung eines akuten Abdomens beim Neugeborenen und Kleinkind kann sehr schwierig sein. Verwertbare anamnestische Angaben zum Krankheitsverlauf und zur Schmerzlokalisation sind erst ab dem Schulalter zu erwarten. Auch die anamnestischen Angaben der Eltern sind nicht immer richtungsweisend. Die Untersuchung eines Kleinkindes ist aufgrund fehlender Kooperation und heftiger Abwehrreaktion erschwert und erfordert ein hohes Maß an Einfühlungsvermögen und Geduld.

- Im **Neugeborenenalter** stellen die angeborenen Atresien und Stenosen die Hauptursachen akuter Abdominalerkrankungen dar.
- Im **Säuglingsalter** ist die inkarzerierte Leistenhernie, vor allem bei Jungen, eine häufige Ursache des akuten Abdomens. Ebenfalls typisch

◘ **Tab. 10.2.** Typische Ursachen für ein akutes Abdomen im Kindesalter

Alter	Häufige Ursachen
Neugeborene	– Ileus durch angeborene Atresien oder Stenosen – Mekoniumileus – Enterocolitis necroticans
Säuglinge	– Invagination – Hypertrophe Pylorusstenose – Inkarzerierte Leistenhernie – Megacolon congenitum (Morbus Hirschsprung)
Klein- und Schulkinder	– Akute Appendizitis – Gastroenteritis, Lymphadenitis – Koprostase – Hodentorsion, Epidydimitis – Tumoren

für diese Altersgruppe ist die Invagination, die sich nach schlagartigem Schmerzbeginn als mechanischer Ileus präsentiert.
- Im **Kleinkindes- und Schulalter** stellt die akute Appendizitis die häufigste abdominelle Erkrankung dar.

> **Wichtig**
> In der Präklinik müssen wir eine Diagnose nicht erzwingen, sondern »nur« das Grundproblem erkennen und eine symptomatische Therapie einleiten. Daher keine Zeit verlieren durch diagnostische Maßnahmen, die in der Präklinik keine Handlungsrelevanz haben.

10.2 Gastrointestinale Blutung

Definition

Akute gastrointestinale Blutungen stellen potentiell lebensbedrohliche Notfallsituationen dar. In der Regel führt das Leitsymptom »Blutverlust« durch Bluterbrechen bzw. Absetzen von blutigem Stuhl zur Alarmierung des Rettungsdienstes und damit direkt und rasch zur Diagnose »gastrointestinale Blutung«.

Ursachen

Die häufigsten Ursachen einer gastrointestinalen Blutung sind:
- Obere gastrointestinale Blutungen
- Ösophagus-/Fundusvarizenblutung
- Ulkusblutung (Ulcus ventriculi oder Ulcus duodeni)
- Blutungen aus gastrointestinalen Tumoren
- Blutungen nach endoskopischen Interventionen
- Untere gastrointestinale Blutungen
  - Blutung aus Hämorrhoiden
  - Blutung aus Divertikeln
  - Blutung aus Tumoren
  - Blutungen nach endoskopischen Interventionen (z. B. Polypektomie)

Ösophagusvarizen sind Ausdruck eines Umgehungskreislaufs als Folge einer portalen Hypertonie. Ursache eines portalen Hypertonus ist meist eine Leberzirrhose. Die Folgen der Druckerhöhung sind Magenfundus- und Ösophagusvarizen. Diese können bei hohen Drücken oder durch mechanische Irritierung bluten.

> **Cave**
> Bei einer akuten Blutung aus Ösophagus- oder Fundusvarizen besteht wegen des hohen Drucks in den Venen und der meist grenzwertigen Leberfunktion akute Lebensgefahr.

Die **Ulkusblutung** stellt die gefährlichste Komplikation des Ulkusleidens dar. Ihre Inzidenz beträgt 3–5% bezogen auf alle Ulzera. Arrodiert der ulzeröse Prozess ein größeres Gefäß wie die A. gastroduodenalis, resultiert eine lebensbedrohliche Situation.

Die Blutung aus **Hämorrhoiden** kann klinisch sehr eindrücklich sein. Sie ist durch lokalen Druck in der präklinischen Phase gut beherrschbar und daher in der Regel nicht akut bedrohlich.

Symptome

- Leitsymptom der gastrointestinalen Blutung ist der Schock ($RR_{syst.}$ <90 mmHg).
- Fakultativ kann das Bluterbrechen oder das Absetzen frischen bzw. alten Blutes peranal auftreten.
- Letzteres kann fehlen, wenn das Blut in den Gastrointestinaltrakt verschoben wird.

Diagnostik

- Mit einer kurzen Anamnese kann man feststellen, ob es sich um ein Erstereignis handelt oder ähnliche Blutungsepisoden bereits früher aufgetreten sind.
- Des Weiteren sollten die Vitalfunktionen geprüft und insbesondere auf Schockzeichen geachtet werden.
- Aus Zeitgründen sollte vor Ort eine Diagnostik entfallen, stattdessen eine symptomatische Therapie eingeleitet und der rasche Transport in eine Klinik gewährleistet werden.

Therapie

- Bei gastrointestinaler Blutung wird als therapeutische Maßnahme ein i.v.-Zugang gelegt.
- Durch Infusionen soll zudem der Blutdruck bei 90 mmHg systolisch gehalten werden.
- Der Patient sollte mit O_2 versorgt und ohne weitere Verzögerung in eine Klinik transportiert werden.

Wichtig
Gastrointestinale Blutungen haben Transportpriorität.

Immer wieder wird bei Ösophagusvarizenblutungen das Legen einer Senkstaken-Sonde diskutiert. Experten sind sich einig, dass der zeitliche Aufwand für eine solche Sonde den blutenden Patienten eher gefährdet und weitere Komplikationen nach sich ziehen kann. Daher steht der rasche Transport im Vordergrund.

Literatur

Berchtold R, Bruch HP, Trentz O (2006) Chirurgie. Elsevier Urban & Fischer, München
Siewert JR (2006) Chirurgie. Springer, Heidelberg
Strohm PC, Bannasch H, Goos M, Hammer TO, Südkamp NP (2006) Präklinische Erstversorgung chirurgischer Notfälle. MMW Fortschr Med 148: 27–28

Gefäßnotfälle

B. Bouillon

Es gibt vier wesentliche Gefäßnotfälle, mit denen der Rettungsdienst konfrontiert wird:
- Aortendissektion
- Ruptur eines Bauchaortenaneurysmas (BAA)
- Arterieller Gefäßverschluss im Sinne einer akuten Embolie
- Venöse Thrombose

11.1 Aortendissektion

Einleitung/Definition

- Die Aortendissektion ist eine der dringendsten herzgefäßchirurgischen Notfälle.
- Sie kommt in einer Häufigkeit von 5200 Fällen pro 1.000.000 Einwohner vor.
- Sie ist damit häufiger als die akute Ruptur von abdominellen und thorakalen Aortenaneurysmen zusammengenommen.

Pathophysiologie

- Die Aortendissektion entsteht durch einen Riss der Intima.
- Dadurch kann Blut zwischen die innere und äußere Schicht der Lamina media der Aortenwand fließen. Es bildet sich ein falsches Lumen.
- Häufigste Ursache ist die Degeneration der Media bedingt durch die Arteriosklerose.
- Häufigste Einrissstelle ist die A. ascendens in der Nähe der Aortenklappe.
- Seltener befinden sich die Einrisse im Aortenbogen oder der A. descendens.

Einteilung

Es gibt zwei mögliche Einteilungen:
- Stanford Typ A und Typ B
- DeBakey (Typ I–III)

Symptomatik

- Die Dissektion kann ohne Schmerzen verlaufen.
- Häufiger jedoch äußert sich die Dissektion als reißender Thoraxschmerz mit Todesangst poststernal oder zwischen den Schulterblät-

tern; bei zunehmendem Einriss mit typischer Wanderung.
- Wird häufig erst als Angina pectoris oder Myokardinfarkt diagnostiziert.
- Der Einriss kann von einem akuten Einriss der Aortenklappe mit typischen Insuffizienzzeichen begleitet sein:
  - Schwacher Puls
  - Hoher systolischer und niedriger diastolischer RR
- Lungenödem

Therapie

Basismaßnahmen:
- Senkung des systolischen Blutdrucks auf 100–120 mmHg
- Schmerztherapie
- Schockbehandlung

11.2 Bauchaortenaneurysma

Einleitung/Definition

- Die Aneurysmen gehören zu den eher selteneren präklinischen Notfällen.
- Die freie Ruptur eines Bauchaortenaneurysmas ist in der Regel nicht zu überleben (nur ca. 10% der Patienten überleben).
- Meist handelt es sich um gedeckte Perforationen, die jedoch häufig ebenfalls foudroyant verlaufen können.

Pathophysiologie

- Ein Aneurysma ist eine umschriebene Erweiterung von arteriellen Blutgefäßen.
- Es wird wie folgt eingeteilt:
  - Aneurysma verum (»echt«)
  - Aneurysma dissecans (intramurale Wühlblutung durch Riss der Intima)
  - Aneurysma spurium (perivaskulärer Blutverlust über eine Verletzung der Gefäßwand)
- Die häufigste Ursache der Aneurysmen ist die Arteriosklerose
- Seltene Ursachen hingegen sind die zystische Medianekrose oder Traumen

Symptome

- Die Ruptur eines Bauchaortenaneurysmas setzt in aller Regel schlagartig ein.
- Sie startet meist mit heftigsten Rücken- oder auch Bauchschmerzen, den Zeichen eines akuten Volumenmangelschocks und eines Kraftverlusts der Beine.
- Es handelt sich dabei meist um ein akutes und dramatisches Ereignis.

Therapie

- Bei der Ruptur eines Bauchaortenaneurysmas steht der rasche Transport in eine Klinik mit gefäßchirurgischer Versorgungsmöglichkeit im Vordergrund.
- Am Notfallort sollten ein i.v.-Zugang gelegt und eine Infusionstherapie mit einem Zieldruck von 90 mmHg systolisch initiiert werden.
- Dabei dürfen keine großen Volumenmengen appliziert werden, da sie den Blutverlust durch die Druckerhöhung und die Derangierung der Gerinnungsphysiologie verstärken.

> **Wichtig**
> Einzig die rasche operative Versorgung kann den Patienten retten.

- Sollte aufgrund des schlechten Vitalstatus eine Intubation zwingend notwendig sein, dürfen keine Relaxanzien verwendet werden, da sie die Blutung durch Verlust des abdominellen Gegendrucks verstärken können.

11.3 Arterielle Embolie

Einleitung/Definition

Als »arterielle Embolie« wird eine plötzlich einsetzende schwere Durchblutungsstörung bezeichnet, die durch einen Embolus (70–90%) oder einen Thrombus (10–30%) entsteht.

Pathophysiologie

- Es kommt zur Verschleppung körpereigener oder -fremder Substanzen:
  - Blutgerinnsel
  - Gewebe
  - Fett
- Durch die fehlende Gewebeperfusion kommt es außerdem nach einiger Zeit in den nachgeschalteten Körperregionen zum Zelltod.
- Die maximale Ischämietoleranz bei kompletter Ischämie beträgt ca. 6–8 h.
- Arterielle Embolien betreffen meistens die Extremitäten.

Wichtig

Nicht übersehen werden sollte die arterielle Embolie im Rahmen eines Vorhofflimmerns. Es kommt zur Verschleppung des Embolus in das Stromgebiet der A. mesenterica superior oder der A. mesenterica inferior. Daraus resultiert ein Mesenterialinfarkt (»fauler Friede«).

Symptomatik/Klinik

- Der akute arterielle Gefäßverschluss setzt plötzlich ein und ist durch heftige Schmerzen in der betroffenen Extremität distal des Verschlusses gekennzeichnet.
- Des Weiteren ist die Extremität blass, pulslos und weist Sensibilitätsstörungen sowie im fortgeschrittenen Stadium eine Funktionseinschränkung auf.
- Bei Verschlüssen in kleineren Gefäßen zeigt sich durch die vorhandenen Kollateralkreisläufe eine abgeschwächte Symptomatik.
- Zur Symptomatik: »Sechs P's« (▶ Übersicht)

Sechs P's

- **P**ain
- **P**aleness
- **P**aralysis
- **P**ulselessness
- **P**aresthesia
- **P**rostration

Therapie

- Die betroffene Extremität muss tief gelagert und die Druckstellen abgepolstert werden (Trage).
- Beim akuten arteriellen Gefäßverschluss sollte ein i.v.-Zugang gelegt werden.
- Bei starken Schmerzen empfiehlt sich eine Schmerzmedikation.
- Als nächster Schritt sollte O_2 appliziert werden.
- Weitere Maßnahmen vor Ort, so auch die Gabe von Heparin, sind in der Regel nicht sinnvoll.

11.4 Venöse Thrombose

Einleitung/Definition

Venöse Thrombosen sind durch einen Thrombus verursachte Gefäßverschlüsse.

Pathophysiologie

Neben den Venen der oberen Extremität sind besonders die tiefen Bein- und Beckenvenen betroffen. Die Ursache liegt in der sog. Virchow-Trias:

1. Verlangsamte/gestörte Blutfließgeschwindigkeit, z. B. bei
   a) Herzinsuffizienz
   b) Lähmung
   c) Schock
   d) Gips- und Schienenverbänden
   e) Exsikkose
   f) Venöse Stase bei Gravidität (Schwangerschaft)
   g) Stehberufe (Verkäufer)
2. Gefäßwandschäden (Intima-Schäden), z. B. bei
   a) Traumatisch:
      - Quetschungen
      - Verletzungen
      - Operationen
   b) Degenerativ:
      - Varikosis (Krampfadern)
      - Arteriosklerose
      - Veränderung der Beinvenen
   c) Entzündlich:
      - durch Venenentzündungen

3. Erhöhte Gerinnungsneigung, z. B. bei:
   - Medikamenteneinnahme
   - Vermehrte Gerinnungsfaktoren (Operationen, Verbrennung)
   - Lungenembolie (▶ Kap. 7)

Symptomatik/Klinik

- Die venöse Thrombose ist meist gekennzeichnet durch eine schmerzhafte Schwellung der betroffenen Extremität, begleitet von einer Rötung und einer Erwärmung.
- Bei einer länger bestehenden Thrombose ist die Haut evtl. warm und bläulich – livide – verfärbt.

Therapie

Cave
Der Patient darf keinen Schritt mehr gehen!
Strikte Immobilisation!

- Bei der akuten venösen Thrombose sollte ebenfalls ein i.v.-Zugang gelegt und eine i.v.-Schmerzmedikation initiiert werden.
- Zum Transport muss der Oberkörper hoch gelagert werden, um das Risiko einer Lungenembolie zu reduzieren.
- Auch die betroffene Extremität wird hoch gelagert.
- Dabei hat jede vermeintliche Manipulation an der betroffenen Extremität zu unterbleiben.

Literatur

Berchtold R, Bruch HP, Trentz O (2006) Chirurgie. Elsevier, Urban & Fischer, München

Strohm PC, Bannasch H, Goos M, Hammer TO, Südkamp NP (2006) Präklinische Erstversorgung chirurgischer Notfälle. MMW Fortschr Med 148: 27–28

Traumatologische Notfälle

B. Bouillon

Die traumatologischen Notfälle machen etwa 20% aller Notfalleinsätze aus. Darunter fallen einfache Schnittverletzungen im Haushalt ebenso wie Frakturen im Rahmen eines Arbeitsunfalls oder das Polytrauma nach einem Motorradsturz.

Die **Rettung** des Verletzten aus der Gefahrensituation ist die erste Maßnahme am Unfallort. Vor der Rettung muss nach einem kurzen Check (erster Eindruck) des Patienten entschieden werden, ob zunächst erste ärztliche Maßnahmen durchgeführt werden müssen oder ob unverzüglich mit der Rettung des Patienten begonnen werden kann. Hat der Patient Schmerzen, so sollte vor der Rettung ein Zugang gelegt und eine Schmerzmedikation verabreicht werden.

Wichtig

Bei Unfällen von Zweiradfahrern wird der Schutzhelm immer im Rahmen der Rettung entfernt. Denn bei einem angelegten Helm ist zum einen die Atmung behindert, zum anderen ist bei Bewusstlosen die Gefahr der Aspiration groß.

Helme werden grundsätzlich nach der Zwei-Helfer-Methode entfernt. Während eine Person mit zwei Händen von kaudal die Halswirbelsäule (HWS) extendiert, öffnet die zweite Person den Halsriemen und entfernt unter Minimalbewegungen ohne Rotation und Flexion den Helm. Des Weiteren ist es möglich, die HWS mit einer auf dem Boden abgestützten Hand zu stützen und den HWS-Kopfbereich durch eine Hand am Unterkiefer zu stabilisieren.

Manche Verletzungen sind offensichtlich und rasch zu diagnostizieren (Handverletzung mit einem Küchenmesser). Andere hingegen, wie mancher Sturz mit dem Motorrad, erfordern erst eine aufwendige Diagnostik in der Klinik einschließlich Computertomographie, auch dann, wenn sich am Ende herausstellt, dass der Patient »nur« Prellungen und Abschürfungen erlitten hat.

Daher sind bei Traumapatienten in der Präklinik standardisierte Checks etabliert. Sie finden bei allen Traumapatienten Anwendung, um relevante Probleme zu erkennen. Weiterhin wird bei Traumapatienten in der präklinischen Diagnostik grundsätzlich deeskalierend vorgegangen. Das bedeutet, dass man grundsätzlich bis zum Beweis des Gegenteils vom »Schlimmeren« ausgeht. Nur wenn man eine Verletzung präklinisch sicher ausschließen kann, wird sie von der Verdachtsliste gestrichen. Die Tiefe der präklinischen Diagnostik wird durch die Handlungsrelevanz bestimmt. Wenn eine weitere Diagnostik keine Veränderung der präklinischen Therapie zur Folge hat, wird sie auch nicht durchgeführt.

Eines der weltweit erfolgreichsten präklinischen Ausbildungsprogramme in der Traumaversorgung ist das PHTLS (»prehospital trauma life support«)-Konzept. Dabei werden klare diagnostische und therapeutische Prioritäten für die präklinische Phase der Traumaversorgung definiert.

Zunächst ist die Sicherheit des eingesetzten Personals oberste Priorität:

- **Einschätzung der Lage:**
  - Szene:
    - Wie sieht die Lage aus?
    - Wetter- und Lichtbedingungen
    - Tages- oder Nachtzeit
  - Sicherheit:
    - Überblick verschaffen
    - Gefahren erkennen
    - Gefahren beseitigen
  - Situation:
    - Organisation am Schadensplatz
    - Anzahl der Patienten
    - Ressourcen (personell, materiell)
    - Kinematik
- **Erster Eindruck:** ca. 15–20 s
- **Erste Einschätzung**: kritisch/nicht kritisch

12

Grundsätzlich werden zwei Untersuchungsschleifen durchgeführt:

- **Primärcheck** (»primary survey«): Vitalcheck, Fokus auf Vitalfunktionen, ABCDE
- **Sekundärcheck** (»secondary survey«): Bodycheck, Fokus auf anatomisches Verletzungsmuster, AMPLE

Primärcheck (»primary survey«)

Durch die Erstuntersuchung sollen die akut bedrohlichen Verletzungen rasch erfasst werden. Dazu werden die Vitalfunktionen nach **ABCDE** (**A**irway, **B**reathing, **C**irculation, **D**isability, **E**xposure) evaluiert. Das wichtigste Ziel in den ersten Minuten ist es, die lebenswichtigen Zellen ausreichend mit O_2 zu versorgen. Dazu sind O_2-Aufnahme und -Transport notwendig. Parallel zur Untersuchung werden, falls notwendig, die Vitalfunktionen stabilisiert. Die Abläufe werden hier aufeinander folgend nach ihrer zeitlichen und inhaltlichen Priorität dargestellt.

ABCDE–Konzept

- **A**irway with cervical spine protection
- **B**reathing
- **C**irculation and control of external bleeding
- **D**isability or neurologic status
- **E**xposure (undress) and Environment (temperature control)

Airway

Zur O_2-Aufnahme braucht der Patient einen freien Atemweg (A) und eine intakte Atmung (B). Diese werden als erstes überprüft. Wenn der Atemweg nicht frei ist, muss die Ursache rasch behoben werden. Ist das Freimachen durch einfache Maßnahmen (Wendl-Tubus, Guedel-Tubus usw.) nicht möglich, muss der Atemweg durch Intubation gesichert werden. Dies gilt auch für bewusstlose Patienten (GCS ≤8). Dabei muss auf mögliche HWS-Verletzungen geachtet werden. Daher sollte die Halswirbelsäule grundsätzlich bis zu ihrer Abklärung provisorisch durch eine Halskrause stabilisiert werden. Ist eine Intubation indiziert, aber nicht möglich, muss die Indikation für einen chirurgischen Atemweg geprüft werden. Die Verwendung alternativer Atemwegsmittel (Larynxmaske, Larynxtubus) ist vorher zu überprüfen.

Breathing

Die Atmung kann mit Hilfe einer klinischen Untersuchung mit Auskultation des Brustkorbes im Seitenvergleich und Kalkulation der Atemfrequenz beurteilt werden. Die Pulsoxymetrie kann weitere wertvolle Informationen liefern. Eine schnelle oder langsame Atemfrequenz, der Einsatz der Atemhilfsmuskulatur, asymmetrische Atemexkursionen, obere Einflussstauung oder ein abgeschwächtes Atemgeräusch können Hinweis für ein Atemproblem sein. Ein Spannungspneumothorax muss sofort entlastet werden. Dabei kann zunächst durch eine Kanüle in Monaldi-Position (2–3 ICR) die akute Bedrohung abgewendet werden, bis eine definitive Thoraxdrainage gelegt werden kann. (Ob eine sofortige Entlastung notwendig ist, sollte jedoch erst nach dem C entschieden werden. Dann steht fest, ob der Spannungspneumothorax hämodynamisch wirksam ist.)

Circulation

Eine schwere Blutung ist eine der wesentlichen Ursachen für das Versterben nach einem Trauma. Daher muss eine relevante Blutung frühzeitig diagnostiziert oder ausgeschlossen werden. Komprimierbare Blutungen sollen durch sofortigen äußeren Druck gestillt werden. Die Perfusion ist durch Pulstasten nach folgenden Qualitäten zu untersuchen:
- Frequenz
- Rhythmik
- Intensität

Dabei wird auch festgehalten, wie die Hauttemperatur und die Hautfeuchtigkeit des Patienten sind. Wichtigster Indikator für eine Blutung ist neben einer offensichtlichen Blutung nach außen eine Hypotension (RR <90 mmHg). Die Nagelbettprobe nimmt hier einen hohen Stellenwert ein. Ist die Rekapillarisationszeit >2 s, ist von einem Schockgeschehen auszugehen. Relevante Blutungen treten bei abdominellem Trauma, bei Thoraxtraumata oder bei Frakturen großer Röhrenknochen und des Beckens auf. Die Frakturen der großen Röhrenknochen und des Beckens können klinisch gesichert werden. Das Becken sollte palpatorisch (einmalig!) untersucht werden. Der Brustkorb sollte auf Instabilität überprüft werden. Weiterhin sollten zur Volumentherapie großlumige i.v.-Zugänge gelegt und warme Infusionslösungen, z. B. Ringer-Laktat, in ausreichender Menge appliziert werden, wenn dadurch der Transport nicht relevant verzögert wird.

Disability

In einer ersten neurologischen Untersuchung soll sowohl der Bewusstseinszustand des Patienten als auch die Pupillen überprüft werden. Ziel ist es, nach Hinweisen für eine relevante intrakranielle Raumforderung zu fahnden. Wenn es der Zustand des Patienten erlaubt, kann bereits zu diesem Zeitpunkt die Glasgow-Coma-Skala erhoben werden. Wenn nicht, sollte dies im Sekundärcheck im Rahmen einer ausführlicheren neurologischen Untersuchung nachgeholt werden.

Veränderungen des Bewusstseins können auf eine zerebrale Hypoxie oder Perfusionsminderung hinweisen, diese können Folge einer Hirnverletzung sein. Ein veränderter Bewusstseinszustand sollte zu einer sofortigen Reevaluation von Atemweg (A), Atmung (B) und Kreislauf (C) führen. Auch Alkohol und andere Drogen können das Bewusstsein verändern. Dies sollte erst erwogen werden, wenn zentrale Ursachen ausgeschlossen sind. Bedenken muss man, dass auch das Bewusstsein nach einem Unfall einer Dynamik unterliegen kann. Ein primär intaktes Bewusstsein schließt ein Schädel-Hirn-Trauma nicht grundsätzlich aus. Ein primär bewusstseinsklarer Patient kann bei Entwicklung eines epiduralen Hämatoms erst sekundär eintrüben (»talk and die«). Daher muss das Bewusstsein regelmäßig reevaluiert werden.

Exposure, Environment

Der Patient sollte kurz von Kopf bis Fuß untersucht werden, um relevante, schwere Verletzungen mit möglichem kurzfristigem Einfluss auf die Vitalfunktionen frühzeitig zu entdecken. Dabei können instabile Frakturen der großen Röhrenknochen oder eine instabile Beckenfraktur als mögliche Blutungsursache mit Auswirkung auf das Kreislaufsystem frühzeitig entdeckt und provisorisch stabilisiert werden. Eine ausführliche körperliche Untersuchung zur Erkennung aller anatomischen Verletzungen erfolgt im Rahmen des Sekundärchecks. Damit der Patient nicht auskühlt, sollte er zugedeckt werden. Die Hypothermie ist ein negativer Prognosefaktor mit Auswirkung auf das Gerinnungssystem. Deshalb sollte eine Unterkühlung unbedingt verhindert werden.

Als ergänzende Maßnahmen werden die Vitalfunktionen kontinuierlich kontrolliert (Monitoring). Lebensrettende Erstmaßnahmen werden eingeleitet, sobald das Problem erkannt wird und nicht erst nach Abschluss der Erstuntersuchung.

Wichtig

Spätestens nach dem Primärcheck muss eine Entscheidung getroffen werden, ob der Zustand des Patienten kritisch oder nicht kritisch ist.

- **Kritisch:**
  - Komplette WS-Immobilisation inkl. HWS-Kragen, falls indiziert

- Transport innerhalb 10 min
- Infusion auf dem Transport
- Transport ins Traumazentrum mit Voranmeldung
- **Nicht kritisch:**
  - Vitalparameter/Monitoring
  - Sekundärcheck

Sekundärcheck (»secondary survey«)

Der Sekundärcheck beginnt erst, nachdem die Erstuntersuchung (ABCDE) abgeschlossen, die notwendigen Erstmaßnahmen durchgeführt und die Vitalfunktionen stabilisiert wurden. Es werden der Unfallmechanismus erhoben und eine kurze Anamnese des Patienten im Hinblick auf relevante Vorerkrankungen bewertet (AMPLE).

AMPLE-Konzept

- **A**llergien
- **M**edikamente
- **P**ersönliche Anamnese/Vorerkrankungen
- **L**etzte Mahlzeit
- **E**reignisse, die zum Unfall führten

Tab. 12.1. Glasgow Coma Scale

Augen öffnen	Spontan	4
	Nach Aufforderung	3
	Nach Schmerzreiz	2
	Augen öffnen sich nicht	1
Beste verbale Antwort	Orientiert	5
	Konfus	4
	Unangemessen	3
	Unverständliche Laute	2
	Keine Antwort	1
Beste motorische Antwort	Adäquat	6
	Lokalisiert Schmerzen	5
	Wegziehen auf Schmerzreiz	4
	Beugen	3
	Strecken	2
	Keine Antwort	1

12

Das Kernstück der Zweituntersuchung ist die Untersuchung des Patienten von Kopf bis Fuß mit dem Ziel, alle anatomischen Verletzungen zu erkennen. Sie beinhaltet auch eine Reevaluation der Vitalfunktionen einschließlich einer Erhebung nach der Glasgow Coma Scale (GCS, Tab. 12.1).

Die Ergebnisse der Erst- und Zweituntersuchung müssen sorgfältig dokumentiert werden.

Die erhobenen Befunde müssen dann bewertet und die vor Ort notwendig durchzuführende Therapie erstellt werden. Verändert sich der Zustand des Patienten zu irgendeinem Zeitpunkt, wird der Patient sofort nach ABCDE reevaluiert, um die Ursache für die Veränderung zu erkennen und zu therapieren.

Wahl der Zielklinik

Die Wahl der Zielklinik ist eine wichtige Aufgabe im Rettungsdienst. Grundsätzlich sollte ein Notfallpatient in das nächste geeignete Krankenhaus gebracht werden, das die erforderlichen diagnostischen und therapeutischen Schritte durchführen kann.

- Patienten mit Polytraumata oder Schädel-Hirn-Traumata sollten primär in ein Traumazentrum transportiert werden.
- Bei Stich-, Schuss- oder Pfählungsverletzungen mit Beeinträchtigung der Vitalfunktionen empfiehlt sich der Transport in ein Traumazentrum.
- Bei großen, kosmetisch relevanten Wunden sollte der Transport in eine Klinik mit Rekonstruktionschirurgie erwogen werden.
- Bei relevanten Gefäßverletzungen ist ein Transport in eine Klinik mit Gefäßchirurgie angezeigt
- Bei Verletzungen von Nerven sollte ein Transport in eine Klinik mit mikrochirurgischen Rekonstruktionsmöglichkeiten erfolgen
- Verletzte mit großflächigen bzw. drittgradigen Verbrennungen sollten primär in ein Schwerbrandverletztenzentrum transportiert werden.

12.1 Wunden und Blutungen

Symptome

Die Leitsymptome sind:
- Schmerzen
- Schmerzhafte Bewegungseinschränkung
- Äußere Verletzungszeichen
- Blutung
- Ggf. Zeichen eines Volumenmangels (Blutdruckabfall, Pulsfrequenzanstieg)

Diagnostik

Die Diagnostik umfasst:
- Inspektion des Patienten nach Entkleiden (den Umgebungsbedingungen und der Symptomatik angepasst)
- Erfassung der Vitalparameter
- Prüfung von Durchblutung, Motorik und Sensibilität distal der Verletzung.

Wichtig
Die äußerlich sichtbaren Verletzungen können in krassem Missverhältnis zum tatsächlichen Verletzungsausmaß stehen (z. B. Stich-, Schuss- und Pfählungsverletzungen).

Therapie

- Wunden werden präklinisch nicht chirurgisch gesäubert oder revidiert, sondern lediglich steril abgedeckt und verbunden.
- Sowohl bei großflächigen Blutungen als auch bei punktuellen Gefäßverletzungen wird ein Stoppen der Blutung primär durch äußeren Druck (Druckverband) erreicht.
- Dies gilt auch für arterielle Gefäßverletzungen.
- Bei persistierender Blutung kann mit einer Blutdruckmanschette proximal der Verletzungsstelle die Blutung gestoppt werden. Dabei muss der Manschettendruck bis zum Sistieren der Blutung gesteigert werden.
- Bei rumpfnahen Gefäßverletzungen ohne die Möglichkeit eines Druckverbandes muss die Blutung durch manuellen Druck gestoppt werden.
- Ein Abklemmen von Gefäßen ist nicht zu empfehlen, weil es bei Anwendung durch einen Unerfahrenen selten erfolgreich ist. Darüber hinaus ist durch das Klemmen die Gefahr einer Nervenverletzung sehr groß.

12.2 Abdominaltrauma

Einleitung

Etwa 20% aller Polytraumata erleiden ein stumpfes Bauchtrauma. Am häufigsten werden dabei Milz und Leber verletzt. Der Anteil penetrierender Traumata ist in Deutschland weiterhin gering (<5%), steigt jedoch stetig. Hierbei werden ebenfalls Leber, Milz und die Hohlorgane am häufigsten verletzt.

Die daraus resultierenden Blutungen gefährden die Patienten vital. Daher ist eine rasche Diagnostik und der rasche Transport in eine Klinik – mit dem Ziel einer operativen Blutstillung – wichtig.

Symptome

Leitsymptome sind:
- Schmerzen
- Abwehrspannung
- Schockzeichen
- Ggf. äußere Verletzungszeichen wie Abschürfungen oder Gurtmarken.

Bei Bewusstlosen können all diese Zeichen fehlen. Bei penetrierenden Traumata weisen die offenen Verletzungen auf das offene Abdominaltrauma.
- Abdominelle Schmerzen
- Schockzeichen

Diagnostik

- Bei ansprechbaren Patienten gilt jeder Bauchschmerz nach einem Trauma als Hinweis auf eine abdominelle Verletzung.
- Bei bewusstlosen Patienten muss bis zum Beweis des Gegenteils immer von einem abdo-

minellen Trauma ausgegangen werden. Der Unfallmechanismus kann einen klinischen Verdacht zusätzlich stützen.
- Patienten im Schock ($RR_{syst.}$ <90 mmHg und Tachykardie) ohne äußere Blutungszeichen können eine blutende abdominelle Verletzung als Ursache haben.

Immer wieder wird der diagnostische Wert einer abdominellen Sonographie am Unfallort zur Sicherung der Diagnose kontrovers diskutiert. Befürworter schätzen die Möglichkeit, damit freie Flüssigkeit nachweisen zu können. Gegner hingegen befürchten einen zusätzlichen Zeitverlust als negativen Faktor für das Outcome des Patienten.
- Primärcheck
- Puls, Blutdruck, Sättigung, EKG
- Prellmarken, Hämatome, offene Verletzungen
- Abwehrspannung, brettharter Bauch
- Schocksymptomatik

Therapie

- Eine kausale Therapie ist präklinisch nicht möglich.
- Der wichtigste Faktor ist Zeit.
- Nach Sicherung der Atemwege und der Atmung müssen die Patienten rasch in eine Klinik gebracht werden, die die weitere Diagnostik durch Sonographie und ggf. CT durchführen und vor allem eine operative Blutstillung rasch anschließen kann.
- In der Regel werden präklinisch ein i.v.-Zugang gelegt und Infusionen mit dem Zieldruck systolischer Blutdruck >90 mmHg bei stumpfen Traumata gegeben.
- Bei penetrierenden Traumata ist ein Zieldruck >70 mmHg anzustreben.

Eine Infusion großer Volumenmengen (>2000 ml), wie früher als Standard gefordert, ist nicht sinnvoll. Die verfügbare Literatur einschließlich randomisierter Studien belegt, dass eine Volumentherapie die Blutung durch Druckerhöhung und Verschlechterung der Gerinnungsphysiologie verstärken kann und damit einen negativen Effekt auf das Outcome des Patienten hat.

Für offene Verletzungen gilt grundsätzlich das gleiche Vorgehen.
- Wunden werden steril abgedeckt.
- In situ befindliche Gegenstände wie Messer o. Ä. dürfen nicht entfernt werden.

Patienten mit einem abdominellen Trauma, die über Schmerzen klagen, sollten eine adäquate Schmerztherapie erhalten. Die alte Sorge, durch eine suffiziente Schmerztherapie den klinischen Befund für den Operateur in der Klinik zu kaschieren, gilt heute nicht mehr. Falls der klinische Befund für eine therapeutische Entscheidungsfindung nicht eindeutig ist, bestehen in der Klinik mittels apparativer Diagnostik mit Ultraschall oder CT weitere diagnostische Möglichkeiten, sodass ein Aushalten der Schmerzen nicht zu rechtfertigen ist.

Zur Anwendung kommen i.v.-applizierbare, stark wirksame Analgetika. In der Regel werden Opiate streng nach Wirkung titriert. Peripher wirksame Analgetika, insbesondere auch Acetylsalicylsäure, dürfen nicht verwendet werden, da sie über die Hemmung der Thrombozytenaggregation die Blutungsneigung verstärken können.
- O_2-Gabe
- i.v.-Zugang
- Analgetika
- Steriles Abdecken offener Wunden

Wichtig
- Bewusstlose haben bis zum Beweis des Gegenteils ein Bauchtrauma.
- Penetrierende Fremdkörper nicht aus der Wunde entfernen.

12.3 Thoraxtrauma

Einleitung

Etwa 50% aller Polytraumata erleiden ein relevantes Thoraxtrauma (Pneumothorax, Hämatothorax, Lungenkontusion). Alle Thoraxverletzungen können potentiell Auswirkungen auf (A) Atemweg, (B) Atmung und (C) Kreislauf haben und daher vital bedrohlich sein.

12

Symptome

Leitsymptom des Thoraxtraumas ist die Dyspnoe. Ansprechbare Patienten können meist Angaben zu Unfallmechanismus, Schmerzlokalisation und Luftnot machen. Wichtig ist zu realisieren, dass ein Spannungspneu, aber auch ausgedehnte Lungenverletzungen hämodynamisch relevant sein können.

- Dyspnoe, Tachypnoe
- Thorakale Schmerzen
- Angst, Vernichtungsgefühl
- Heiserkeit

Diagnostik

Bei ansprechbaren Patienten weisen der thorakale Schmerz und die Dyspnoe auf eine Thoraxverletzung hin. Während der Inspektion sollten die Atemexkursionen beobachtet werden.

- Die Auskultation liefert weitere Hinweise auf die Verletzung.
  - Ein einfacher Pneu zeigt ein abgeschwächtes Atemgeräusch auf der betroffenen Seite und eine eingeschränkte Atembeweglichkeit. Häufig müssen Patienten spontan husten.
  - Beim Spannungspneu haben die Patienten Todesangst. Das Atemgeräusch ist auf der betroffenen Seite meist aufgehoben, die Halsvenen sind gestaut. Im fortgeschrittenen Stadium zeigt sich ein Schockzustand mit niedrigem Blutdruck und einer begleitenden Tachykardie.
  - Ein Hämatothorax imponiert klinisch ähnlich wie ein einfacher Pneu mit abgeschwächtem Atemgeräusch. Bei der Perkussion findet sich beim Pneumothorax im Gegensatz zum hypersonoren Klopfschall ein gedämpfter Klopfschall.
- Beim Bewusstlosen muss ein relevanter Pneumothorax bzw. Spannungspneumothorax durch die obligatorische Auskultation ausgeschlossen werden.
- Beim intubierten Patienten muss differentialdiagnostisch die einseitige Intubation ausgeschlossen werden, bevor therapeutische Maßnahmen im Sinne einer Entlastung eingeleitet werden. Ein erhöhter Beatmungsdruck bei korrekter Intubation ist ebenfalls ein Hinweis auf einen Pneumothorax oder einen Hämatothorax.

Wirklich gefährlich ist der Spannungspneumothorax. Aufgrund des vorliegenden Ventilmechanismus gelangt Luft in den Pleuraspalt, aber nicht wieder heraus. Daher muss ein Spannungspneu präklinisch diagnostiziert und therapiert werden.

- Primärcheck
- Puls, Blutdruck, Sättigung, EKG
- Atembewegungen
- Auskultation
- Gestaute Halsvenen
- Hautemphysem

Therapie

Ein Pneumothorax oder Hämatothorax muss präklinisch nur entlastet werden, wenn er respiratorisch oder hämodynamisch relevant ist. Daher ist der Spannungspneumothorax in der Regel die wesentliche Indikation zur Entlastung des Thoraxraumes.

- Akut ist es wichtig, die betroffene Seite sicher zu identifizieren und durch z. B. eine Punktion mit einer großlumigen Nadel zu entlasten. So wird ein Spannungspneumothorax in einen einfachen Pneumothorax überführt. Danach kann in Ruhe eine Thoraxdrainage angelegt werden.
- Die Punktion erfolgt in der Regel im 2. oder 3. Interkostalraum (ICR) medioklavikular direkt am Oberrand der Rippe, um die am unteren Rippenrand liegenden Gefäße und Nerven zu schonen.
- Die Thoraxdrainage kann wahlweise im 2.–3. ICR medioklavikular oder im 4.–5. ICR in der vorderen Axillarlinie gelegt werden.
- Eine Thoraxdrainage sollte mittels Minithorakotomie unter digitaler Kontrolle stumpf eingeführt werden. Diese Technik birgt die geringsten Komplikationsrisiken ► Kap. 5.5.

Begleitend sollte bei einem Thoraxtrauma immer eine O_2-Therapie und eine Schmerztherapie durchgeführt werden.

- i.v.-Zugang
- Analgesie
- O_2-Gabe
- Falls Spannungspneu: entlasten, z. B. durch Thoraxdrainage

Wichtig
- Jeder Pneumothorax kann zum Spannungspneumothorax werden.
- Bei intubierten Patienten mit einem aufgehobenen Atemgeräusch muss erst die einseitige Intubation ausgeschlossen werden, bevor eine Entlastung durchgeführt wird.

12.4 Extremitätentrauma

Einleitung

Die häufigsten Extremitätenverletzungen, mit denen ein Notarzt konfrontiert wird, sind Frakturen, Luxationen oder Amputationen. Wichtig dabei ist, relevante Begleitverletzungen wie Gefäß- oder Nervenschäden zu erkennen, da sie die Wahl des Zielkrankenhauses beeinflussen können.

12

Symptome

Leitsymptome aller Extremitätenverletzungen bei bewusstseinsklaren Patienten sind der Schmerz und die Funktionsstörung. Bei grob dislozierten Frakturen imponiert weiterhin die Achsfehlstellung.

Diagnostik

- Bei isolierten Extremitätenverletzungen wird neben der Erhebung des Unfallmechanismus eine kurze klinische Untersuchung der schmerzhaften Region durchgeführt.
- Jeder Schmerz im Bereich des knöchernen Skeletts gilt bis zum Beweis des Gegenteils als Hinweis auf eine Fraktur und wird entsprechend behandelt.
- Sichere Frakturzeichen sind der sichtbar durchspießende Knochen bei offenen Frakturen, die Fehlstellung und die Krepitation.
- Im Bereich der Gelenke können weiterhin Luxationen auftreten.
- Bei allen Frakturen und Luxationen ist besonders auf die Untersuchung des Gefäß- und Nervenstatus distal der Verletzung zu achten.
- Frakturen des Unterschenkels, des Sprunggelenkes und Kniegelenkluxationen sind häufiger mit Gefäßläsionen assoziiert.
- Bei Amputationsverletzungen ist die Diagnose offensichtlich. Wichtig hierbei ist, die abgetrennten Gliedmaße zu asservieren.

Therapie

- Alle offenen Verletzungen werden zunächst steril abgedeckt und soweit sie bluten mit einem Druckverband versorgt.
- Bei Amputationsverletzungen sollte soweit möglich proximal der Amputation prophylaktisch eine Blutdruckmanschette angelegt werden, die im Falle einer relevanten Blutung als Blutsperre genutzt werden kann.
- Bei Amputationsverletzungen muss entschieden werden, ob eine Replantation grundsätzlich in Frage kommt. Wenn ja, sollte ein Replantationszentrum als Zielklinik gewählt werden.
- In der Regel kommen Makroamputationen (Oberschenkel, Unterschenkel, Oberarm, Unterarm) bei Erwachsenen nicht für eine Replantation in Frage, da die Erfolgsaussichten sehr gering sind.
- Patienten mit Fingeramputationen, Amputationen in Höhe der Handgelenke oder Kinder mit Amputationsverletzungen hingegen sollten eher in ein Replantationszentrum transportiert werden.
- Im Zweifel kann über die Rettungsleitstelle telefonisch Rücksprache mit einem Replantationszentrum gehalten werden.
- Alle Frakturen werden nach einer Schmerzmedikation in der Achse reponiert und die Extremität in einer Vakuumschiene ruhig gestellt.
- Frakturen des Oberschenkels und des Oberarmes sowie alle Mehrfachverletzten sollten auf einer Vakuummatratze gelagert werden.
- Durch die Reposition werden Weichteil, Gefäße und Nerven entlastet und dadurch die

Schmerzen reduziert. Daher werden grob dislozierte Frakturen grundsätzlich reponiert. Typische Beispiele sind:
  - Sprunggelenksfrakturen
  - Unterschenkelfrakturen
  - Unterarmfrakturen
- Luxationen großer Gelenke werden eher nicht reponiert, sondern einfach ruhig gestellt.
- Eine Gelenkreposition ist deutlich schwieriger und der Kraftaufwand höher als bei der Reposition einfacher Frakturen. Außerdem besteht die Gefahr, eine nicht erkennbare Fraktur im Bereich der Luxation zu dislozieren. Daraus kann das Weichteil einschließlich Gefäße und Nerven zusätzlich geschädigt werden. Typisches Beispiel ist die Schulterluxation oder die Hüftgelenkluxation.
- Grundsätzlich sollten alle Patienten mit Frakturen, Luxationen oder Amputationen einen i.v.-Zugang und eine Schmerztherapie schon vor den Manipulationen erhalten.
- Der Gefäß- und Nervenstatus sollte unbedingt dokumentiert werden. Das kann insbesondere bei Patienten, die wegen Mehrfachverletzungen narkotisiert werden, für die weitere Behandlung relevant sein, um einen primären von einem sekundären Nervenstatus unterscheiden zu können.

Wichtig

- Alle Extremitätenverletzungen sollten in Vakuumschienen oder auf der Vakuummatratze ruhig gestellt werden.
- Dislozierte Frakturen sollten grundsätzlich in der Achse reponiert werden.
- Gelenkluxationen dürfen in der Regel nicht reponiert werden, da zusätzliche Schäden resultieren können.
- Eine Schmerzmedikation sollte vor einer Manipulation gegeben werden.

12.5 Schädel-Hirn-Trauma

Einleitung

Traumaregister zeigen, dass 50% aller Polytraumata auch ein relevantes Schädel-Hirn-Trauma erleiden. Aber auch die isolierten Schädel-Hirn-Traumata, insbesondere nach einem Sturz, sind im Rettungsdienst zahlenmäßig relevant.

Symptome

- Leitsymptom ist die Bewusstseinsstörung jeglicher Ausprägung.
- Ferner treten Veränderungen des neurologischen Status mit Pupillenveränderungen, Veränderungen des Reflexstatus und motorische Symptome auf.
- Jede posttraumatische Anisokorie ist bis zum Beweis des Gegenteils ein Hinweis auf eine Hirndruckerhöhung.
- Äußere Verletzungszeichen sind nicht obligat.
- Das Spektrum der Schädel-Hirn-Verletzungen reicht von der einfachen Schädelprellung bis zur intrazerebralen Blutung. Insbesondere Letztere hat eine schlechte Prognose für das Outcome der Patienten (◘ Tab. 12.2).

Diagnostik

Die Diagnostik umfasst:
- Prüfung der Reaktion auf abgestufte Reize nach der Glasgow Coma Scale
- Prüfung der Vitalfunktionen

◘ **Tab. 12.2.** Blutungen bei Schädel-Hirn-Traumata

Lokalisation der Blutung	Häufige Symptome
Epidural (zwischen Dura und Kalotte) ► Kap. 13.4	Kurze Bewusstlosigkeit
	Symptomfreies Intervall
	Hemiparese
Subdural (zwischen Dura und Arachnoidea) ► Kap. 13.3	Primär anhaltende Bewusstlosigkeit
	Frühe Anisokorie
	Hemiparese
Intrazerebral ► Kap. 13.5	Sekundäre Eintrübung
	Kontralaterale Halbseitensymptomatik

- Orientierende neurologische Untersuchung mit Prüfung auf Amnesie und Erfragen einer aufgetretenen Bewusstlosigkeit
- Erfassung des Verletzungsmechanismus

Die leichteste Form des Schädel-Hirn-Traumas ist die Schädelprellung, gefolgt von der Commotio cerebri, der Contusio cerebri und den intrazerebralen Blutungen. Präklinisch ist eine morphologische Differenzierung allein aufgrund der Bewusstseinslage und des Pupillenstatus nicht möglich. Dies ist einer detaillierten neurologischen Untersuchung und nach Indikation einer Computertomographie in der Klinik vorbehalten (◘ Tab. 12.3).

Therapie

- Die Therapie umfasst bei jeder Form der Bewusstseinstrübung obligat einen i.v.-Zugang mit Infusion sowie fakultativ die Intubation und Beatmung in Abhängigkeit der Vitalfunktionen.
- Bewusstlose Patienten (GCS ≤8) sollten immer intubiert und beatmet werden, da der Atemweg nicht sicher ist.
- Patienten, die bewusstseinsgetrübt sind (GCS 9–13), sollten in Abhängigkeit ihrer Schutzreflexe und der peripheren O_2-Sättigung intubiert werden.
- Patienten mit einem leichten Schädel-Hirn-Trauma (GCS 14–15) brauchen meistens keine Intubation.
- Nach der Intubation wird in aller Regel die Normoventilation angestrebt. Hier dient die Kapnometrie als zielführender Parameter. Anzustreben ist ein Wert von 35 mmHg.

◘ **Tab. 12.3.** Klassifikation des Schädel-Hirn-Traumas nach dem Glasgow Coma Scale

Klassifikation	Glasgow Coma Scale
Leichtes SHT	GCS 14–15
Mittleres SHT	GCS 9–13
Schweres SHT	GCS 3–8

- Die früher geübte Praxis einer »prophylaktischen« Hyperventilation kann nach neueren Erkenntnissen eine zerebrale Ischämie verstärken.

Wichtig
- Bei intrazerebralen Raumforderungen (Blutungen) ist die Zeit ein wichtiger Prognosefaktor.
- Die sekundäre Eintrübung des Patienten und die Mydriasis bzw. Anisokorie sind wichtige klinische Hirndruckzeichen.
- Zielklinik bei mittlerem und schwerem SHT (GCS ≤13) sollte ein geeignetes Zentrum mit Computertomographie und Neurochirurgie sein.
- Kortikosteroide sind präklinisch nicht indiziert.

12.6 Wirbelsäulentrauma

Einleitung

Wirbelsäulenverletzungen werden meist durch Hochrasanztraumata (Motorradunfall, Verkehrsunfall), Stürze aus großer Höhe (>3 m) oder HWS-Verletzungen im Rahmen von Auffahrunfällen (»HWS-Schleudertrauma«) verursacht. Die Patienten klagen meist über Rückenschmerzen in Ruhe und Bewegung; seltener imponiert die Wirbelsäulenverletzung durch eine primäre neurologische Symptomatik.

Symptome

Leitsymptom ist der Rückenschmerz und/oder der neurologisch auffällige Befund im Sinn einer Querschnittssymptomatik (Para- oder Tetraplegie). Bewusstlose Patienten haben grundsätzlich bis zum Beweis des Gegenteils eine instabile Wirbelsäulenverletzung und müssen präklinisch auch so behandelt werden.
- Dorsale Schmerzen
- Neurologische Ausfälle
- Ggf. zusätzlicher hypovolämischer Schock (Hypotonie, Tachykardie)

Diagnostik

Wichtig ist, initial eine sorgfältige neurologische Untersuchung durchzuführen und zu dokumentieren (◘ Tab. 12.4).

- Primärcheck
- Puls, Blutdruck, Sättigung, EKG
- Hämatome
- Untersuchung der Extremitäten auf Durchblutung, Motorik, Sensibilität

Therapie

Die präklinische Therapie einer Wirbelsäulenverletzung zielt darauf ab, sekundäre Schäden zu verhindern. Um weitere Schäden zu verhindern, ist vor allem strikte Immobilisation indiziert. Daher sollten alle ansprechbaren Patienten mit Schmerzen im Bereich der HWS grundsätzlich mit einem Stifneck versorgt werden. Alle Patienten mit Verdacht auf eine BWS/LWS-Verletzung sollten auf einer Vakuummatratze oder Spineboard gelagert werden. Alle bewusstlosen Patienten haben bis zum Beweis des Gegenteils eine Wirbelsäulenverletzung und werden daher grundsätzlich mit einem Stifneck versorgt und auf einer Vakuummatratze gelagert.

In der Regel sollte ein i.v.-Zugang gelegt und bei Schmerzen eine i.v.-Analgesie durchgeführt werden. Wichtig ist die Dokumentation des initialen neurologischen Befundes, bevor eine Schmerztherapie durchgeführt wird.

- Anlage eines Stifneck
- Lagerung auf Vakuummatratze
- O_2-Gabe

Wichtig

- Patienten mit leichtem axialem Zug und ohne Torsion lagern bzw. bewegen.
- Intubation bei V. a. HWS-Verletzung (z. B. bei allen Bewusstlosen) nur mit Stifneck oder unter »Inline Immobilisation«, d. h. leichtem axialem Zug.
- Strikte Immobilisation bereits bei geringstem Verdacht auf eine mögliche Wirbelsäulenverletzung (auch bei allen Bewusstlosen).

◘ **Tab. 12.4.** Neurologische Untersuchung bei Wirbelsäulentraumata

Höhe des Schadens	Motorik erhalten	Sensibilität erhalten
C3	Zwerchfellatmung	Hals
C4	Schulterzucken	Hals
C5	Beugung des Ellbogens	Arm beugeseitig
C6	Drehung des Unterarmes	Daumen
C7	Fingerstreckung	Zeigefinger
T1	Fingerbeugung	Kleinfinger
T4	Thorax	Brustwarzen
T10	Abdomen	Nabel
L1	Hüftbeugung	Leiste
L2	Kniestreckung	Oberschenkelinnenseite
L3		Knieinnenseite
L4	Fußhebung	Unterschenkelinnenseite
L5	Großzehenhebung	Großzehe
S1	Zehenkrallung	Perianal

12.7 Polytrauma

Einleitung

In Deutschland werden jährlich etwa 38.000 Polytraumata stationär behandelt. Die Daten des Traumaregisters der Deutschen Gesellschaft für Unfallchirurgie zeigen, dass vor allem junge Menschen betroffen sind, mit einem Gipfel in der Altersgruppe der 20- bis 29-Jährigen. Zunehmend lässt sich ein zweiter kleinerer Altersgipfel in der Gruppe der 50- bis 59-Jährigen beobachten. Männer werden doppelt so häufig schwer verletzt wie Frauen. Zwei Drittel der Polytraumata werden durch Verkehrsunfälle verursacht, gefolgt von Arbeits-, Haus- und Sportunfällen. 15% der schweren Verletzungen gehen auf Stürze aus großer Höhe zurück, ein relevanter Anteil davon aus suizidaler Absicht und inzwischen 5% auf penetrierende Ursachen infolge von Schuss- und Stichverletzungen.

Die Klinikmortalität nach schwerer Verletzung hat sich in den vergangenen Jahren stetig verbessert und liegt heute bei 20%. Neuere Untersuchungen zur Lebensqualität nach Polytrauma zeigen, dass 2 Jahre nach dem Unfall 60% der Patienten über relevante Funktionseinschränkungen klagen. Nur 50% kehren an ihren alten Arbeitsplatz zurück und 40% haben regelmäßige Schmerzen. Eine Schweizer Studie bezifferte die direkten und indirekten Kosten eines Polytraumas in den ersten 5 Jahren nach dem Unfall mit 500.000 €. Dabei entfielen 10% auf die medizinische Akutbehandlung, 20% auf Rehabilitation und medizinische Folgekosten und 70% auf den Produktivitätsausfall.

Definition

Unter Polytrauma versteht man die gleichzeitige Verletzung mehrerer Körperregionen oder Organsysteme, die in ihrer Kombination systemische Funktionsstörungen bis hin zum Tod nach sich ziehen können. In wissenschaftlichen Arbeiten werden Polytraumata meist mit Score-Systemen klassifiziert. Die gebräuchlichste internationale Definition ist ein ISS (»injury severity score«) ≥16. Dieser kann aber erst nach Abschluss der radiologischen Diagnostik in der Klinik ermittelt werden und hat daher für die Präklinik keine Bedeutung.

Pathophysiologie

Konzept der Primär- und Sekundärschaden

Wenn eine schwere Verletzung eintritt, wird die »Rettungskette« in Gang gesetzt. Nach Alarmierung der Rettungsleitstelle wird in der Regel das Rettungs- bzw. Notarztsystem aktiviert, das den Patienten am Unfallort erstversorgt und rasch in das nächstgeeignete Krankenhaus transportiert. Dort erfolgen:

- Schockraumdiagnostik
- Initiale Stabilisierung des Patienten
- Operative Erstversorgung
- Versorgung auf der Intensivstation
- Weitere Operationen
- Versorgung auf der Normalstation
- Rehabilitation

Um die Bedeutung der Rettungskette für das Erreichen des Behandlungszieles zu verstehen, ist das Konzept der Primär- und Sekundärschaden zum Verständnis der pathophysiologischen Vorgänge nach einem Polytrauma hilfreich (■ Abb. 12.1). Durch den Unfall wird ein Primärschaden (z. B. Milzruptur, Bronchusabriss, Femurfraktur, Extremitätenamputation, epidurales Hämatom) verursacht. Dieser Primärschaden ist nicht rückgängig zu machen und bestimmt bei optimaler Therapie das potentiell erreichbare Outcome des Patienten. Nach Eintritt der Verletzung kommt es jedoch zu weiteren Sekundärschäden. Diese können durch die Verletzung selbst (z. B. Milzruptur blutet weiter und verstärkt den Schock), durch logistische Faktoren (z. B. Patient ist eingeklemmt und muss erst aus seinem Fahrzeug befreit werden), aber auch durch eine suboptimale, verspätete oder falsche Therapie (z. B. Fehlintubation bei Ateminsuffizienz) begründet sein.

Primär- und Sekundärschaden bestimmen schon sehr viel mehr das real erreichbare Outcome. Der dritte Faktor, der das Outcome beeinflusst, ist die individuelle biologische Antwort des Patienten auf das Trauma. Der gesunde 20-Jährige wird bei identischer Verletzung (= Primärschaden) in der

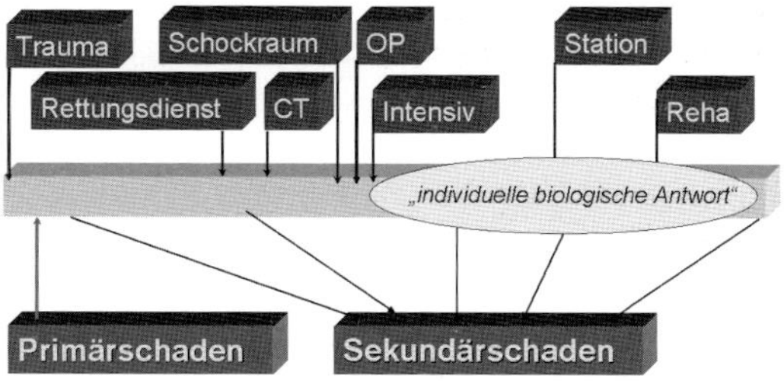

Abb. 12.1. Rettungskette nach einem Polytrauma

Regel ein besseres Outcome haben als ein 70-jähriger Hypertoniker, der 4 Monaten zuvor einen Herzinfarkt erlitten hat.

Der Primärschaden und die individuelle biologische Antwort des Patienten sind in der Regel nicht beeinflussbar. Daher ist das wesentliche Ziel der Behandlung schwer verletzter Patienten, den Sekundärschaden so klein wie möglich zu halten. Dieses gilt für die Präklinik ebenso wie für die klinische Versorgung.

Das Konzept, mögliche Sekundärschäden zu minimieren, wird auch mit dem Schlagwort »**damage control**« umschrieben, das in den letzten Jahren zunehmend in der Literatur diskutiert und in der praktischen Versorgung von Polytraumata umgesetzt wird. »Damage control« beschreibt eine Strategie mit dem Ziel, die zusätzliche Belastung des Organismus durch insbesondere therapeutische Verfahren zu reduzieren. Die Idee hinter dieser Strategie reflektiert das Vermögen des individuellen Patienten, eine bestimmte Traumabelastung zu bewältigen.

Therapie/Maßnahmen

Präklinische Versorgung

International werden zwei Therapiekonzepte kontrovers diskutiert:
- Stabilisierung der Vitalfunktionen am Unfallort
- Rascher Transport ohne weitere präklinische Intervention (»scoop and run«)

Klare wissenschaftliche Nachweise, die den Vorteil des einen oder anderen Konzeptes belegen, fehlen. Die meisten Untersuchungen sind retrospektiv, die Patientenselektion groß, Kontrollgruppen fehlen in der Regel und die Trennung des Effektes präklinischer von klinischen Maßnahmen ist meist nicht möglich. Vieles in der präklinischen Versorgung beruht auch heute noch auf Glaube, Meinung und subjektiven Erfahrungen. Die präklinischen Interventionen, die zurzeit bezüglich ihrer Bedeutung diskutiert werden, sind:
- Volumentherapie
- Frühintubation
- Primärer Transport in ein Traumazentrum

Das vor allem in Mitteleuropa bisher favorisierte Konzept der präklinischen Stabilisierung zielt auf eine Sicherung der O_2-Aufnahme (Frühintubation) und des O_2-Transportes (Volumentherapie). Der Nachteil dieser Maßnahmen ist der Zeitverlust, der bei Patienten mit unkontrollierter Blutung zu einer Vertiefung des Schockzustandes im Sinne eines zusätzlichen Sekundärschaden führen kann. Weiterhin wird der mögliche negative Effekt einer forcierten Volumentherapie diskutiert, der zu einer Verschlechterung der Gerinnungssituation führen kann. Diese in Kombination mit einer Erhöhung des Blutdruckes durch die Volumentherapie kann eine Blutungssituation verstärken.

Im angloamerikanischen Raum wird eher der rasche Patiententransport vom Notfallort in die Klinik favorisiert. Unter der Annahme, dass ein instabiler Traumapatient vor allem durch relevante Blutungen gefährdet wird, möchte man den Patienten nicht durch Zeitverluste für »unnötige« präklinische Interventionen gefährden. Zugänge sollen während des Transportes gelegt und eine Volumentherapie nur bei Patienten ohne peripher tastbarem Radialispuls fraktioniert initiiert werden. Eine Intubation darf nur bei relevanter Ateminsuffizienz durchgeführt werden.

Wenngleich vorhandene Studien den Beweis für die Überlegenheit des einen oder anderen Konzeptes weiterhin schuldig bleiben, so stützen sie bei vorsichtiger Wertung in ihrer Gesamtheit ein eher zeitorientiertes Konzept. Bei Störung der Vitalfunktionen sollen die stabilisierenden Erstmaßnahmen wie Intubation des ateminsuffizienten Schwerverletzten und eine restriktive Volumentherapie bei Schockpatienten initiiert werden. Prophylaktische Maßnahmen wie die Frühintubation scheinen jedoch keinen positiven Einfluss auf das Outcome der Patienten zu haben.

Das »neue« Konzept der präklinischen Versorgung lautet daher: »treat and go«. Das diagnostische und therapeutische Vorgehen erfolgt entsprechend des PHTLS (»prehospital trauma life support«) wie am Anfang dieses Kapitels ausgeführt.

Eine wichtige Aufgabe des Rettungsdienstes ist es, den »richtigen Patienten« in das »richtige Krankenhaus« zu transportieren. Ziel ist es, Schwerverletzte innerhalb von 30 min Transportzeit in ein »Traumazentrum« zu bringen. Kann das Ziel nicht erreicht werden, muss der Notarzt entscheiden, ob die vermuteten Verletzungen eine längere Transportzeit tolerieren oder ob wie z. B. bei unkontrollierten Blutungen zunächst eine nähergelegene Klinik etwa ein Regelkrankenhaus angefahren werden sollte, um die akut lebensbedrohlichen Verletzungen z. B. mit einer »Damage control«-Laparotomie zu beherrschen und damit das Überleben des Patienten zu sichern.

12.8 Amputationsverletzungen

Amputationsverletzungen sind eine seltene Form der Traumata.

Wichtig

Grundsätzliche Verhaltensregel bei Amputationsverletzungen: »Life before limb«.

Therapie

- An erster Stelle steht die Blutstillung durch Druckverbände oder das Abbinden vor der Amputationsstelle.
- Das Amputat ist sicherzustellen und möglichst keimarm zu verpacken und zu transportieren.
- Am besten in einem Amputationsset mit einem Beutel, in dem das Amputat gelagert werden kann.
- Dieser Beutel wiederum wird in einen Beutel mit einer ca. 4–8 °C kühlen Flüssigkeit gelegt. Das Amputat muss gekühlt werden. Es darf aber nicht mit Eis in Kontakt kommen.
- Der Patient und das Amputat werden in einem gemeinsamen Rettungsmittel transportiert.

Literatur

Berchtold R, Bruch HP, Trentz O (2006) Chirurgie. Elsevier, Urban & Fischer, München

Instructor's Manual PHTLS. Basic and advanced prehospital trauma life support (2006) Elsevier, Oxford

Spahn DR, Rossaint R (2007) Management of bleeding following majot trauma. Crit care

Strohm PC, Bannasch H, Goos M, Hammer TO, Südkamp NP (2006) Präklinische Erstversorgung chirurgischer Notfälle. MMW Fortschr Med 148: 27–28

Internet

www.trauma.org

www.gdu.de

www.phtls-online.de

Neurologische Notfälle

G. Michels, U.C. Hoppe

13.1 Zerebrale Ischämie

Definition

Ein Schlaganfall ist eine örtliche oder globale neurologische Funktionsstörung auf Basis einer vaskulären Ätiologie (Gefäßverschluss oder Blutung) mit plötzlichem Beginn und einer Dauer von mehr als 24 h.

Allgemeines

- Inzidenz der Schlaganfallssubtypen (Deutschland)
  - Ischämischer Hirninfarkt: ca. 250/100.000/Jahr
  - Intrazerebrale Hirnblutung: ca. 25/100.000/Jahr
  - Subarachnoidalblutung: ca. 5/100.000/Jahr
- Prävalenz (gesamt): ca. 500–800/100.000

Ätiologie

- Zerebrale Ischämie (80–85%)
  - Embolisch (Plaques, Thromben) mit Territorialinfarkten, dabei werden bis zu 25% der ischämischen Schlaganfälle durch eine kardiale Emboliequelle verursacht (Vorhofflimmern, Endokarditis)
  - Thrombotisch, meist des vertebrobasilären Stromgebiets
  - Hämodynamisch (z. B. Stenosen, Blutdruckabfall) mit Grenzzoneninfarkten im Karotisstromgebiet
- Zerebrale Blutung (15–20%): intrazerebrale Blutung (10–15%), Subarachnoidalblutung (5–7%), Gerinnungsstörungen (Marcumar-Patient), arterielle Hypertonie

Pathophysiologie

Perfusionsstörung einer der hirnversorgenden Arterien

- Lokalisation: A. cerebri anterior, media oder posterior aus dem Stromgebiet der A. carotis interna bzw. A. vertebralis (Circulus arteriosus Willisi cerebri)
- Absinken des zerebralen Blutflusses (CBF) unter die kritische Schwelle von 20 ml/100 g Hirngewebe/min → O_2-Minderversorgung

Primäre und sekundäre Hirnschädigung

- O_2- und Glukosemangel für Neuronen und Gliazellen → »multifaktorielle Schädigungskaskade«

- Primäre Schädigung: Absterben von Neuronen in der ischämischen »Kernregion« (»*infarct core*«) in wenigen Minuten durch nekrotischen Zelltod → Neuronenverlust: 1,9 Mio./min (normal: 130 Billionen/Gesamthirn; 22 Billionen/Großhirn)
- Sekundäre Schädigung
  - Gebiet »um diesen Kern« (= Penumbra), besteht aus funktionell geschädigten bzw. teilgeschädigten, aber noch intakten Zellen, die über Kollateralgefäße versorgt werden
  - Penumbra kann sekundär in das Infarktareal mit einbezogen werden, wenn nicht innerhalb von 6–8 h nach Ischämiebeginn eine Reperfusion hergestellt wird
- Einleitung der anaeroben Glykolyse mit intrazellulärer Kumulation von Laktat
  - Anstieg der Osmolalität: Entstehung eines zytotoxischen Hirnödems
  - Azidoseentwicklung
  - Entstehung freier Sauerstoffradikale (»*reactive oxygen species*«)

Klassifikation

Einteilung nach dem klinischen Schweregrad

- Obwohl die Begriffe PRIND und progredienter Schlaganfall (PS) klinisch vielfach nicht mehr verwendet werden, sind sie dennoch zur pathophysiologischen Erklärung der dynamischen Entwicklung des Schlaganfalls unverzichtbar. Im klinischen Alltag werden häufig drei Begriffe des ischämischen Insults unterschieden (◘ Tab. 13.1):
  - TIA: transitorische ischämische Attacke, Symptomatik <24 h, komplett reversibel
  - Leichter Insult: »*minor stroke*«, Symptomatik >24 h, partiell oder komplett reversibel
  - Großer Insult: »*major stroke*«, mit irreversibler neurologischer Restsymptomatik

Einteilung nach der Infarktmorphologie

- Territorialinfarkt: Verschluss eines arteriellen Versorgungsgebiets durch Verschleppung von

◘ **Tab. 13.1.** Klinische Einteilung der zerebralen Ischämie

Stadium	Dauer der Symptomatik	Klinik
Stadium I	Fehlende Symptomatik	Keine Klinik, Zufallsdiagnose, z. B. asymptomatische Stenose
Stadium II A: transitorische ischämische Attacke (TIA)	Vollständige Rückbildung der Symptomatik innerhalb von 24 h, in 80% d. F. Dauer der Symptomatik <30 min	Amaurosis fugax (einseitige, schmerzlose, transitorische [Dauer: Sekunden bis 2 h], totale Blindheit infolge passagerer Retinaischämie), Aphasie, Hemiparese; Risiko eines manifesten Schlaganfalls ist in den ersten Tagen nach der TIA am höchsten (ca. 8% in 30 Tagen)
Stadium II B: prolongiertes reversibles ischämisches neurologisches Defizit (PRIND)	>24 h bis maximal 7 Tage hinaus bestehende Symptomatik	Neurologisch-temporäre Ausfälle
Stadium III: progredienter Schlaganfall (PS, »*progressive stroke*«)	Über Stunden bis Tage zunehmende Klinik bis leichter Hirninfarkt (»*minor stroke*«)	Zunahme neurologischer Ausfälle, Klinik nur partiell reversibel
Stadium IV: kompletter Schlaganfall (CS, »*completed stroke*«)	Bleibende Symptomatik (»*major stroke*«)	Geringe bis ausgeprägte Restsymptomatik

thrombotischem Material (meist embolische Genese) oder arteriosklerotisch bedingt
- Grenzzonen-/Endstrominfarkt: meist hämodynamische Ursache, Infarkt im Versorgungsgebiet zweier Endstromgebiete (»letzte Wiesen«)
- Lakunärer Infarkt: Läsion <15 mm, kleine persistierende Arterien (z. B. A. lenticulostriata), meist »mikroangiopathisch« und Hypertonie bedingt

Einteilung nach der Ätiologie

- Arterioarterielle Thromboembolien (30–40%): z. B. Plaques aus der A. carotis interna
- Kardiogene Embolie (10–30%): z. B. paradoxe Embolien
- Systemisch bedingtes hämorrhagisches Versagen
- Hämatologische Erkrankungen: z. B. Polyzythämia vera, Sichelzellanämie, Koagulopathien
- Entzündliche Erkrankungen: z. B. systemischer Lupus erythematodes
- Metabolisch: z. B. Morbus Fabry, Mitochondriopathien, Hyperhomocysteinämie
- Sonstige Ursachen: z. B. Intoxikationen (z. B. Heroin, Kokain)

Klassifikation des akuten zerebrovaskulären Ischämiesyndroms (AICS, »acute ischemic cerebrovascular syndrome«) nach Kidwell und Warach

- Sicheres AICS: Symptome eines akuten neurologischen Defizits und radiologischer Nachweis einer zerebralen Ischämie.
- Wahrscheinliches AICS: Symptome eines akuten neurologischen Defizits ohne direkten radiologischen Nachweis einer zerebralen Ischämie, jedoch bei ätiologischem Hinweis für einen ischämischen Insult (z. B. TIA bei Vorhofflimmern).
- Mögliches AICS: Symptome eines akuten neurologischen Defizits ohne jeglichen radiologischen Nachweis einer zerebralen Ischämie, jedoch bei vorhandenen Risikofaktoren für einen ischämischen Insult (z. B. TIA bei einem adipösen Patienten mit arterieller Hypertonie).
- Kein AICS: Symptome eines akuten neurologischen Defizits und Nachweis einer nichtischämischen Pathologie (z. B. Hemiplegie bei intrazerebraler Blutung).

Symptomatik/Klinik

Wichtig

Leitsymptome der zerebralen Ischämie sind Hemiparese und Aphasie.

- Zeichen ausgedehnter Ischämie: Gähnen, Singultus, Apathie, Hemiplegie mit Blickbewegung zur Gegenseite bzw. zum Herd
- Hirnstammsymptome: akute oder progressive Bewusstlosigkeit, gekreuzte Symptomatik (ipsilaterale Gesichtslähmung und kontrolaterale Extremitätenlähmung), Schwindel mit Dysarthrie, Gleichgewichtsstörungen, Doppelbilder
- Klinik primär abhängig von der Lokalisation
  - A. cerebri media (meist Aa. lenticulostriatales der A. cerebri media, welche die Capsula interna versorgen): kontralaterale Hemiparese mit brachiofazialer Betonung (initial: schlaff, später: spastisch) und Hemihypästhesie, globale Aphasie (= Broca- und Wernicke-Aphasie); komplette Sprachhemmung beim Stammganglieninfarkt, Kopf und Augen sind der Herdseite zugewandt (Patient schaut zum Herd), zirkumduzierendes Gangbild (Wernicke-Mann Prädilektionstyp)
  - A. cerebri anterior: kontralaterale beinbetonte Hemiparese, Harninkontinenz, *»alien hand syndrome«* (unwillkürliche Bewegungen der kontralateralen Hand)
  - A. cerebri posterior: homonyme Hemianopsie, Thalamussyndrom mit Hemihypästhesie und zentral neurogenem Schmerz, Kopfschmerzen
  - A. basilaris bzw. A. vertebralis: gekreuzte oder Alternans-Symptome (ipsilaterale Hirnnervenausfälle und kontralaterale Hemisphärensymptome), Hirnstammsyndrome mit Schwindel, Tinnitus, Doppelbilder, Nystagmus, zerebellarer Ataxie, bei komplettem A. basilaris Verschluss plötzlich auftretende Tetraparese mit Bewusstseinsein-

trübung (Komplikation: *Locked-in*-Syndrom oder Wachkoma, wobei der N. oculomotorius oberhalb der Läsion erhalten bleibt)

Wichtig
Der Gehörsinn des Apoplexie-Patienten bleibt meist erhalten; daher aufpassen, was man vor dem Patienten redet.

Diagnostik

- Anamnese: häufig nur Fremdanamnese möglich
- Körperliche Untersuchung und Kontrolle der Vitalparameter
- Neurologische Statuserhebung
  - Fazialisparese: Stirnrunzeln lassen, Augen schließen, Wangen aufblasen und pfeifen lassen
  - Extremitätenparese: Arme und Beine anheben lassen
  - Kontrolle von Sprache und Sprechverhalten
  - Bewusstseinserhebung nach der GCS (Tab. 13.2)
- Monitoring
  - O_2-Sättigung: S_aO_2
  - Hämodynamik: Blutdruck und Puls
  - EKG-Monitoring: Herzrhythmusstörungen (Tachyarrhythmia absoluta, ventrikuläre Tachykardien, insbesondere bei Beteiligung der rechtshemisphärischen Insula) und akuter Myokardinfarkt sind potenzielle Komplikationen des akuten Schlaganfalls (exzessive Katecholaminfreisetzung im Akutstadium)
  - Körpertemperatur
- Blutzuckerbestimmung (!)

Wichtig
Eine Hypoglykämie kann in einigen Fällen die Symptome eines akuten Schlaganfalls imitieren.

Differenzialdiagnostik der akuten zentralen Lähmung

- Ischämischer Insult
- Intrakranielle Blutung, Subarachnoidalblutung
- Apoplexie mit reaktiver Hypertonie
- Hirnvenen-/Sinusvenenthrombose
- Schädel-Hirn-Trauma
- Migräne mit Aurasymptomatik
- Postiktale Parese (Todd-Parese) nach Epilepsie
- ZNS-Entzündungen: Meningitis, Enzephalitis, Meningoenzephalitis
- Metabolische Störungen: Hypoglykämie (!)
- Intoxikationen, Drogen
- Neoplasien: Hirntumor, Hirnmetastasen
- Schlaganfall nach Myokardinfarkt
- Psychogene Lähmung

Tab. 13.2. Schweregradeinschätzung nach der Glasgow Coma Scale (GCS)

Kriterium	Untersuchung	Bewertung
Augen öffnen	Spontan	4 Punkte
	Auf Ansprechen	3 Punkte
	Auf Schmerzreiz	2 Punkte
	Kein Augenöffnen	1 Punkt
Verbale Reaktion	Patient orientiert, beantwortet Fragen	5 Punkte
	Patient desorientiert, beantwortet Fragen	4 Punkte
	Inadäquate verbale Antwort, Wortsalat	3 Punkte
	unverständliche Laute, Stöhnen	2 Punkte
	Keine Reaktion	1 Punkt
Körpermotorik	Bewegung auf Aufforderung	6 Punkte
	Gezielte Abwehr auf Schmerzreiz	5 Punkte
	Ungezielte Abwehr auf Schmerzreiz	4 Punkte
	Beugesynergismen	3 Punkte
	Strecksynergismen	2 Punkte
	Keine Reaktion	1 Punkt

13

Therapie/Maßnahmen

Allgemeine Maßnahmen

- Aufrechterhaltung und Stabilisierung der Vitalfunktionen
- Lagerung: 30°-Oberkörperhochlagerung
- Schaffung eines periphervenösen Zugangs auf der »nichtparetischen Seite«: Vollelektrolytlösung zum Offenhalten, langsame Tropfgeschwindigkeit
- Diagnostischer Block
- Organisation des Transports in ein Krankenhaus mit CT-Diagnostik/Neurologie (stroke unit)

Optimierung der Oxygenierung

- Optimierung des O_2-Angebots bzw. der O_2-Transportkapazität, d. h. O_2-Gabe unter S_aO_2-Monitoring und hämodynamische Stabilisierung gehören zu den obligatorischen Maßnahmen
- Oxygenierung: 2–6 l O_2/min über Nasensonde oder >6 l O_2/min über Maske, Ziel-S_aO_2 ≥95%
- In Fällen mit pathologischen Atemmustern, z. B. ausgedehnte hämorrhagische Infarkte, Hirnstamm- und/oder Hemisphäreninfarkte, oder beim bewusstlosen Patienten mit Gefahr der Aspirationspneumonie, ist eine frühzeitige endotracheale Intubation anzustreben

Hämodynamische Stabilisierung

Wichtig

Im Rahmen des Schlaganfalls ist die zerebrale Autoregulation im Infarktgebiet meist aufgehoben, d. h. der zerebrale Perfusionsdruck wird in diesen Arealen direkt vom systemischen Blutdruck bestimmt, so dass ein zu schneller und zu starker Blutdruckabfall zu einer deutlichen zerebralen Hypoperfusion mit weiterer Schädigung insbesondere der Penumbra führen kann.

- Antihypertensive Maßnahmen erst bei »wiederholten« Blutdruckwerten von $RR_{systol.}$ >220 mmHg bzw. $RR_{diastol.}$ >120 mmHg, d. h. Blutdruckwerte bis 220/120 mmHg können toleriert werden
- Bei bekannter arterieller Hypertonie und zu starker Blutdrucksenkung besteht die Gefahr eines hämodynamischen Hirninfarktes
- Keine generelle Blutdrucksenkung: In der Akutphase liegt meist eine reaktive bzw. kompensatorische Hypertonie infolge einer endogenen Katecholaminausschüttung vor, zudem bilden sich hypertone Werte häufig innerhalb von 12–24 h spontan zurück
- Antihypertensive Therapie, insbesondere bei akuten interkurrierenden kardiovaskulären Erkrankungen: z. B. akuter Myokardinfarkt, dekompensierte Herzinsuffizienz mit Lungenödem, Aortendissektion, akute hypertensive Enzephalopathie oder akutes Nierenversagen
- Bei zu niedrigen Blutdruckwerten ($RR_{systol.}$ <130 mmHg): Volumensubstitution und ggf. Katecholamine zur hämodynamischen Stabilisierung

Cave

Keine generelle Blutdrucksenkung. Ein Zielblutdruck von $RR_{systol.}$ >130 mmHg sollte angestrebt werden, d. h. hochnormale Werte bzw. eine leichte hypertensive Kreislauflage sind wünschenswert.

Dosierung

Urapidil (Ebrantil)

- Indikation: Antihypertensivum der Wahl bei wiederholtem $RR_{systol.}$ >220 mmHg bzw. $RR_{diastol.}$ >120 mmHg und interkurrierenden kardiovaskulären Krankheiten
- Erwachsene: 10 mg i.v. in 5-minütigen Abständen
- Vorteil: keine Erweiterung intrakranieller Gefäße und somit keine Steigerung des intrakraniellen Drucks (ICP)
- Ziel: Senkung des mittleren arteriellen Blutdrucks (MAP) um maximal 15 mmHg

Normalisierung des Glukosestoffwechsels

- Bei vielen Schlaganfall-Patienten besteht eine diabetische Stoffwechsellage oder sogar ein manifester Diabetes mellitus
- Zielblutzucker: 100–150 mg/dl, d. h. ggf. Substitution von Glukose

Optimierung der Körpertemperatur

- Ziel: Normothermie
- Erhöhte Temperaturen steigern den O_2-Bedarf, die Entstehung toxischer Stoffwechselprodukte (freie Radikale), und vergrößern somit das Infarktareal, d. h. Verschlechterung der Prognose bei erhöhten Temperaturen
- Bei Temperaturen >37,5 °C: kühlende Maßnahmen, antipyretische Substanzen (z. B. Paracetamol)

Hirndruckbehandlung

- 30°-Oberkörperhochlagerung
- Frühzeitige Intubation und Beatmung: F_iO_2 von 1 anstreben. Normoventilation (ein Anstieg des p_aCO_2 führt zur Vasodilatation und Vergrößerung des Infarktareals, bedingt durch postischämische Schädigung der Blut-Hirn-Schranke mit Entstehung eines Hirnödems)
- Ziel $p_aCO_2 \triangleq$ 32–35 mmHg
- Osmotherapie: Glycerol, Mannit
- Verzicht auf hypotone und glukosehaltige Infusionslösungen

Ggf. Narkoseeinleitung

- Substanzen: Etomidat (Hypnomidate) in Kombination mit Fentanyl (Fentanyl-Janssen) und Midazolam (Dormicum)

Cave

Eine präklinische Lysetherapie beim Schlaganfall ist obsolet. Kein Heparin oder ASS vor Ausschluss einer intrazerebralen Blutung.

Besonderheiten

- Obwohl für die intravenöse rt-PA Lysetherapie ein therapeutisches Zeitfenster von 3 h eingehalten werden soll, besteht für die intraarterielle Lyse ein verlängertes Zeitfenster bis zu 6 h nach Symptombeginn.
- Glukokortikoide sind zur Therapie des postischämischen Hirnödems nicht wirksam und können zur hyperglykämischen Entgleisung führen.
- Da ca. 40% aller Patienten mit einer TIA innerhalb von 5 Jahren einen Schlaganfall erleiden, muss auch eine TIA umgehend abgeklärt werden.
- Ein akuter Myokardinfarkt kann zu einem Schlaganfall führen und umgekehrt.

13.2 Subarachnoidalblutung

Definition

Unter einer Subarachnoidalblutung versteht man eine arterielle Einblutung in den äußeren Liquorraum bzw. ins Cavum subarachnoidale, d. h. zwischen Arachnoidea und Pia mater.

Allgemeines

- Inzidenz: ca. 6–10/100.000/Jahr
- Anteil der Subarachnoidalblutung als Ursache des Schlaganfalls: 5–7%
- Prognose der Subarachnoidalblutung
  - Ein Drittel der Fälle sterben unmittelbar an direkten Folgen
  - Ein Drittel der Fälle sterben unmittelbar an indirekten Folgen (Komplikationen) oder leiden an persistierenden neurologischen/neuropsychologischen Defiziten
  - Ein Drittel der Fälle überleben überwiegend beschwerdefrei
- 30-Tage-Mortalität: 30–60%

Ätiologie

- Nichttraumatisch
  - Kongenitale Aneurysmen (ca. 60–80% d. F.): ca. 90% der angeborenen, sackförmigen Aneurysmen sind im vorderen Stromgebiet (Hirnbasis) des Circulus arteriosus Willisi lokalisiert (A. communicans anterior: ca. 40%, A. carotis interna: ca. 30%, proximaler Anteil der A. cerebri media: ca. 20%)
  - Selten: arteriovenöse Angiome, Tumor, Vaskulitis
- Traumatisch
  - Bei gedeckten Schädel-Hirn-Traumen: Blutung aus Rindenprellungsherden

13

- Schädelfraktur mit Ruptur größerer Hirnbasisgefäße
- In 15% d. F. fehlt eine Ursache

Pathophysiologie

Auslöser

- Aneurysmablutung, z. B. hypertensiver Notfall oder in Ruhe, aus dem Schlaf heraus → Ruptur der Aneurysma-Kuppe → Blutung in den äußeren Liquorraum: arachnoidale Zisternen → evtl. Einbruch in das Hirnparenchym, in das Ventrikelsystem oder in den Subduralraum
- Monro-Kellie-Doktrin: Aufgrund der knöchernen Schädelkapsel (»*rigid box*«) kommt es bei einer Zunahme einer der drei Komponenten Blut, Liquor oder Hirnmasse zu einem intrakraniellen Druckanstieg

Folgen

- Subarachnoidalblutung → intrakranielle Raumforderung → Anstieg des intrakraniellen Drucks (ICP ↑) → Abnahme des zerebralen Perfusionsdrucks (CPP ↓) → additive perifokale Vasokonstriktion (CVR ↑) mit lokaler Blutstillung und Reduktion des zerebralen Blutflusses (CBF ↓) → zerebrale Ischämie
- Metabolische Ischämiefolgen, wie Anstieg von p_aCO_2 und Laktat, führen zur zerebralen Vasodilatation
- Kompensationsmechanismen: zerebrale Vasodilatation und Anstieg des systemischen arteriellen Mitteldrucks (Cushing-Reflex bzw. Bedarfsbluthochdruck-Reaktion) führen zur postischämischen Hyperämie (Hirnödem), einer Aktivierung der Gerinnungskaskade sowie einer begleitenden Entzündungsreaktion
- Bei weiterem ICP-Anstieg kommt es zum vollständigen Wegfall der zerebralen Autoregulation und der gegenregulatorischen Mechanismen (Cushing-Reflex), so dass die zerebrale Perfusion nunmehr passiv dem arteriellen Mitteldruck (MAP) folgt
- Erreicht der intrakranielle Druck schließlich den mittleren arteriellen Druck (ICP = MAP) resultiert ein zerebraler Perfusionsstillstand

Symptomatik/Klinik

- »Vernichtungskopfschmerz«, d. h. Kopfschmerzen »wie noch nie«
  - Lokalisation: meist diffuse Kopfschmerzen, gelegentlich okzipital oder frontal
  - Begleitsymptome: kurze Bewusstseinsstörung, Nausea, Emesis
- Meningismus
- Kurze bis anhaltende Bewusstlosigkeit
- Fokal neurologische Ausfälle: z. B. Okulomotorius-Parese, Aphasie etc.
- Evtl. epileptische Anfälle
- Kardiovaskuläre Begleitphänomene: arterielle Hypertonie, Herzrhythmusstörungen

Diagnostik

- Anamnese
  - Vorerkrankungen: z. B. arterielle Hypertonie, Schädel-Hirn-Trauma
  - Medikamente: z. B. Phenprocoumon → Sturz älterer Patienten unter Antikoagulanzientherapie
- Körperliche Untersuchung
  - Inspektion des Schädels
  - Neurologische Statuserhebung
- Monitoring: EKG, Hämodynamik (Blutdruck, Puls), S_aO_2

Tab. 13.3. Klinische Einteilung der Subarachnoidalblutung nach Hunt und Hess/World Federation of Neurological Surgeons (WFNS)

Stadieneinteilung Hunt und Hess	World Federation of Neurological Surgeons/ Glasgow Coma Scale (GCS)
I: minimaler Kopfschmerz	GCS 15
II: starke Kopfschmerzen, Meningismus, wach bis apathisch	GCS 13–14
III: minimale neurologische Ausfälle, Somnolenz	GCS 13–14
IV: Hemiparese, Sopor	GCS 12–7
V: Dezerebrationshaltung, Strecksynergismen, Koma	GCS 6–3

Differenzialdiagnostik

- Spannungskopfschmerzen
- Migräneanfall
- Intrazerebrale Blutung
- Ischämischer Insult
- Sinusvenenthrombose
- Meningitis/Meningoenzephalitis
- Maligne arterielle Hypertonie
- Akutes zervikales (HWS) Syndrom

Therapie/Maßnahmen

- Aufrechterhaltung und Stabilisierung der Vitalfunktionen
- Präklinische Maßnahmen zur Aufrechterhaltung der allgemeinen Homöostase und zur Hirndrucksenkung (▶ Abschn. 13.4)
- Bei anhaltenden Kopfschmerzen: Analgesie (Opiate), evtl. Analgosedierung

13.3 Subduralblutung

Definition

Einblutung zwischen Dura mater und Arachnoidea.

13

Ätiologie

- Traumatisch
  - Venöse Sickerblutung nach akutem Schädel-Hirn-Trauma oder zurückliegendem Bagatelltrauma
  - Zerreißung von Brückenvenen (venöse Verbindungen zwischen Piavenen und Sinus durae matris) oder von Hirnsinus-Anteilen
  - Zerreißung von Piaarterien
- Nichttraumatisch
  - Arteriolenschäden im inneren Blatt der Dura mater: Alkoholkrankheit, erworbene Vaskulopathien (Vitamin-C-Mangel, älterer Patient)

Symptomatik/Klinik

Akutes Subduralhämatom

- Bewusstlosigkeit innerhalb von wenigen Minuten bis Stunden
- In 30% d. F. kann ein beschwerdefreies Intervall beobachtet werden
- Homolaterale Pupillenerweiterung und kontralaterale Hemiparese
- Evtl. Epilepsie

Subakutes Subduralhämatom: Zwischenform

- Zwischenform des akuten und chronischen Subduralhämatoms
- Entwicklung nach Tagen bis Wochen
- Uncharakteristische Symptomatik mit neurologischen Herdsymptomen
- Bessere Prognose als beim akuten Subduralhämatom

Chronisches Subduralhämatom (häufig)

- Chronisch-einseitiges Subduralhämatom: oft nach Bagatelltrauma; Größenzunahme des Hämatoms, insbesondere bei vorbestehender Hirnatrophie, allmählich über Wochen bis Monate »wie ein Tumor«
- Chronisch-doppelseitiges Subduralhämatom: Pachymeningeosis haemorrhagica interna, Mikroeinblutung im inneren Blatt der Dura mater, begünstigt durch Vitaminmangel und Alkoholkrankheit
- Meist nach einem freien Intervall (Tage bis Wochen) oder über Wochen hinweg langsam progrediente Kopfschmerzen mit zunehmender Bewusstseinseintrübung, d. h. oft liegen mehrere Wochen zwischen dem eigentlichen Trauma und der klinischen Symptomatik

Diagnostik

- Anamnese
  - Akutes Schädel-Hirn-Trauma
  - Schleudertrauma mit »*wish-plash-injury*«

- Zurückliegendes Trauma (Wochen bis Monate)
- Vorliegen einer Alkoholkrankheit
- Medikamente (Antikoagulation): älterer Patient unter Antikoagulanzientherapie (z. B. Phenprocoumon, Marcumar), hier genügen Beschleunigungskräfte
- Körperliche Untersuchung: Inspektion des Schädels, neurologische Statuserhebung
- Monitoring: EKG, Hämodynamik (Blutdruck, Puls), S_aO_2

Therapie/Maßnahmen

- Aufrechterhaltung und Stabilisierung der Vitalfunktionen
- Präklinische Maßnahmen zur Aufrechterhaltung der allgemeinen Homöostase und zur Hirndrucksenkung (► Abschn. 13.4)
- Transport in die neurochirurgische Klinik

13.4 Epiduralblutung

Definition

Arterielle Blutung zwischen Dura mater und knöchernem Schädel.

Ätiologie

- Akutes Schädel-Hirn-Trauma: in 80% d. F. im Rahmen von temporoparietalen Kalottenfrakturen
- Verletzung der A. meningea media oder ihrer Äste mit temporoparietaler Blutung

Symptomatik/Klinik

- Neurologische Symptomatik innerhalb weniger Stunden
- Kurzes »freies« Intervall der Bewusstlosigkeit: bewusstlos → wach (freies Intervall) → bewusstlos (sekundäre Eintrübung)
- Zeichen des erhöhten Hirndrucks: Kopfschmerzen, Nausea, Emesis
- Verhaltensauffälligkeiten, Wesensveränderung
- Hemisymptomatik
- Evtl. epileptische Anfälle

Diagnostik

- Anamnese
  - Unfallhergang
  - Dauer der Bewusstlosigkeit
  - Anterograde oder retrograde Amnesie
  - Medikamente: Antikoagulanzien, Alkohol, Drogen
- Körperliche Untersuchung
  - Inspektion der temporoparietalen Schädelregion auf äußerlich sichtbare Verletzungen: Prellungen, Platzwunden, periorbitale Hämatome, Liquoraustritt
  - Erhebung des neurologischen Status, inklusive des Glasgow Coma Score (◘ Tab. 13.2)
  - Pupillendiagnostik: ipsilaterale (herdseitige) Pupillenerweiterung (Beteiligung des III. Hirnnervs), »Patient schaut zum Hämatom«
  - Motorik: kontralaterale Hemiparese
- Monitoring: EKG, Hämodynamik (Blutdruck, Puls), S_aO_2

Therapie/Maßnahmen

Allgemeine Maßnahmen

- Aufrechterhaltung und Stabilisierung der Vitalfunktionen
- Lagerung: 30°-Oberkörperhochlagerung
- Oxygenierung: 2–6 l O_2/min über Nasensonde oder >6 l O_2/min über Maske
- Schaffung eines periphervenösen Zugangs
- Diagnostischer Block

Päklinische Maßnahmen zur Aufrechterhaltung der allgemeinen Homöostase und zur Hirndrucksenkung

- Lagerung: 30°- bis 45°-Oberkörperhochlagerung → Verbesserung des venösen Abflusses
- Osmotherapie mit hyperosmolaren Lösungen, z. B. Mannit (Mannitol)

- Optimale Oxygenierung, ggf. Narkoseeinleitung, Intubation und Beatmung
- Adäquate Hämodynamik: Aufrechterhaltung des zerebralen Perfusionsdrucks (CPP = MAP – ICP >70 mmHg) und Verhinderung einer Nachblutung
  - Zielwerte: MAP >70 mmHg, $RR_{systol.}$ <170 mmHg, $RR_{diastol.}$ <105 mmHg
  - Volumensubstitution bei hypotoner Kreislaufsituation: Kristalloide (Vollektrolytlösungen) und Kolloide im Verhältnis 2:1; Beachte: hypotone »Wasser«-Lösungen, wie z. B. Glukose 5%-ige Lösung, sind kontraindiziert → Gefahr der Hirnödemausbildung
  - Katecholamin-Therapie (Noradrenalin, Adrenalin), falls sich der systemische Blutdruck nicht alleine durch Volumengabe stabilisieren lässt
  - Ggf. Blutdrucksenkung: Urapidil (Ebrantil) oder Clonidin (Catapresan)

Wichtig

Cushing-Reflex: Kompensatorische Gegenregulation aus arterieller Hypertonie und Bradykardie, die nicht unterdrückt werden sollte → Aufrechterhaltung dieses »Bedarfsbluthochdrucks«, ggf. Anheben der reflektorischen Bradykardie durch Atropingabe.

Anästhesie bei erhöhtem Hirndruck

- Ziele der Anästhesie
  - Analgosedierung, kontrollierte Beatmung und tiefe Narkose anstreben, um den O_2-Bedarf zu senken (!)
  - Grundsätzlich vorsichtig titrierende i.v.-Applikation: Gefahr des Blutdruckabfalls (!)

Wichtig

Adäquate Anästhesie ist auch bei Bewusstlosigkeit bzw. Komapatienten indiziert.

Dosierung

Hypnotika im Überblick (Einleitungsdosierungen):
- Mittel der 1. Wahl: Thiopental (Trapanal) 3–5 mg/kg KG i.v.
- Mittel der 2. Wahl: Etomidat (Hypnomidate) 0,15–0,3 mg/kg KG i.v., insbesondere bei instabilen Kreislaufverhältnissen
- Evtl. Midazolam (Dormicum) 0,15–0,3 mg/kg KG i.v.
- Evtl. Propofol (Disoprivan) 1,5–2,5 mg/kg KG i.v., mit CPP-Abfall
- S-Ketamin (Ketanest-S) 0,5–1 mg/kg KG i.v., bei Kreislaufinstabilität

Dosierung

Analgetika:
- Mittel der Wahl: Fentanyl (Fentanyl-Janssen) 1–5 µg/kg KG i.v.
- Faustregel: 0,2 mg/70 kg KG i.v.
- Eine durch erhöhten Hirndruck verursachte Mydriasis bleibt unter Fentanyl weiter bestehen

- Intubationsprobleme
  - Vorsichtige Maskenbeatmung (15% aller Traumapatienten haben HWS-Probleme)
  - Sellick-Manöver: Druck auf den Krikoidknorpel zur Aspirationsprophylaxe
  - Hyperkapnie und Hypoxie (S_aO_2 <95%) unbedingt vermeiden
  - Ggf. Muskelrelaxation
- Beatmung
  - Frühzeitige Intubation senkt die Mortalität bei schwerem Schädel-Hirn-Trauma
  - Indikationen zur Intubation und Beatmung
    - Bewusstlosigkeit (GCS <8)
    - Progrediente Bewusstseinseintrübung
    - GCS >8 mit Begleitverletzung (z. B. respiratorische Insuffizienz mit S_aO_2 von 90% und Atemfrequenz <10 oder >30/min)
  - Ziel: kontrollierte »Normoventilation« (P_ECO_2 32–35 mmHg)
  - Beatmungsparameter: F_iO_2 1, AZV 6 ml/kg KG, AF 10/min

Cave

Eine »prophylaktische Hyperventilation« zur Reduktion des ICP ist kontraindiziert, weil unter Hyperventilationsbedingungen (Hypokapnie, Vasokonstriktion) eine Verschlechterung der zerebralen Oxygenierung resultiert. Ausnahme: Hyperventilation bei konkretem Verdacht auf mechanische

Einklemmung mit weiten Pupillen und Strecksynergismen, hier forcierte Hyperventilation (P_ECO_2 <30 mmHg) als Ultima ratio nach Ausschluss aller behebbaren Ursachen und Vertiefung der Narkose.

13.5 Intrazerebrale Blutung

Definition

Blutung ins Hirnparenchym, beruhend auf einer Diapedese- oder auf einer Rhexisblutung.

Allgemeines

- Inzidenz: kaukasische Bevölkerung ca. 10/100.000, Ostasiaten/Japan ca. 60/100.000
- Die intrazerebrale Blutung gilt als zweithäufigste Ursache für den Schlaganfall: 10–15%

Ätiologie

- Diapedeseblutungen (Haemorrhagia per diapedesin: Blutdurchtritt durch die intakte Kapillarwand)
  - Gerinnungsstörungen: z. B. Koagulopathien
  - Hämorrhagische Infarkte: z. B. venöse Okklusion bei Sinusvenenthrombose
  - Traumatisch: gedeckte Hirnschädigung, häufig als sekundäre Komplikation nach einem Schädel-Hirn-Trauma
  - Tumor (Glioblastom, Metastasen): Blutung aus Tumorgefäßen
  - Entzündungen/Vaskulitis: mit subarachnoidalen und intrazerebralen Blutungskomplikationen
- Rhexisblutungen (Haemorrhagia per rhexin: Einreißung der Gefäßwandung)
  - Arterielle Hypertonie mit hypertoner Massenblutung
  - Vaskuläre Malformationen bei Aneurysmen, Amyloid-Angiopathie oder kavernösen Hämangiomen

Pathophysiologie

Primäre Hirnschädigung

- Blutung ins Hirnparenchym: aufgrund der knöchernen Schädelkapsel folgt ein Anstieg des intrakraniellen Drucks (ICP)
- Überschreitet diese intrakranielle Raumforderung das »kompensatorische Reservevolumen« (akut: 30–50 ml, chronisch: 130–150 ml) kann zum einen ein Ventrikeleinbruch mit akutem Hydrozephalus resultieren und zum anderen ein weiterer Anstieg des intrakraniellen Drucks (ICP) zur Aufhebung der zerebralen Autoregulation (MAP: 60–120 mmHg) führen
- Der zerebrale Perfusionsdruck (CPP), definiert als MAP-ICP, folgt nun mehr in Abhängigkeit vom intrakraniellen Druck passiv dem arteriellen Mitteldruck (MAP), d. h. die Hirnperfusion fällt bzw. steigt proportional mit dem MAP

Sekundäre Hirnschädigung

- Ischämie durch Abnahme des zerebralen Perfusionsdrucks (CPP)
- Periläsionales bzw. perifokales Hirnödem mit weiterem Anstieg des ICP (circulus vitiosus): Freisetzung u. a. von proteolytischen Enzymen, biogenen Aminen, Neurotransmittern, freien Fettsäuren, die zur Entstehung eines Hirnödems beitragen
- Vasogenes Hirnödem: Plasmaaustritt durch zerebrale Vasodilatation bzw. durch Störung der Bluthirnschranke
- Zytotoxisches Hirnödem: Translokation von Flüssigkeit vom Extra- in den Intrazellulärraum (Zellhydrops), u. a. durch hypoxiebedingten Ausfall der Na^+-K^+-ATPase oder durch Glutamat-induzierte zellschädigende Mechanismen

Einteilung der intrazerebralen Blutung

- Lobäre Großhirnblutungen (subkortikal): 25–50%
- Stammganglienblutungen (Putamen, Capsula interna, Ncl. caudatus): 40–50%

- Thalamusblutungen: 5–20%
- Zerebelläre Blutungen (meist im Bereich des Ncl. dentatus): 5–10%
- Hirnstammblutungen (Medulla oblongata, Pons, Mesenzephalon): 1–5%

Symptomatik/Klinik

- Abhängigkeitsfaktoren der neurologischen Symptomatik
  - Schweregrad des initialen Hirnschadens: Größe und Lokalisation der Blutung
  - Ätiologie des Hämatoms
  - Alter des Patienten
- Zeichen des erhöhten Hirndrucks: Kopfschmerzen, Nausea, Emesis
- Fokal neurologische Ausfälle: z. B. Aphasie, Hemianopsie, zerebrale Krampfanfälle

Diagnostik

- Anamnese: Vorerkrankungen (arterielle Hypertonie), Medikamente (Antikoagulanzien)
- Körperliche Untersuchung: Inspektion des Schädels, neurologische Statuserhebung
- Hypertone Massenblutung: Capsula interna im Bereich der Stammganglien, Thalamus
  - Thalamusnah: brennende halbseitige Schmerzen, ipsilaterales Horner-Syndrom (Miosis, Ptosis, Enophthalmus)
  - Subthalamisch: Störung der Thermoregulation, Lichtüberempfindlichkeit
  - Pseudobulbärparalyse: Zwangslachen, Zwangsweinen, Dysarthrie
  - Operkularsyndrom (Area des Operculum über der Insula): Gesichtslähmung, Schluckstörung, Gaumensegelparese, Zungenparese
- Sinusvenenthrombose
  - Blande Form: Exsikkose, Kachexie, Gravidität, Kontrazeptiva, Kortisontherapie, Morbus Behcet, hereditäre Thrombophilien
  - Septische Form: fortgeleitete Phlebitis bei Otitis, Mastoiditis, Sinusitis, Gesichtsfurunkel (V. angularis)
  - Frühzeichen: progrediente Kopfschmerzen, Epilepsie, Psychose
  - Vollbild: neurologische Herdsymptome, Bewusstseinseintrübung
- Abschätzung des intrakraniellen Drucks (ICP-Normwert: ca. 10 mmHg)
  - Bewusstseinsklar: <15 mmHg
  - Apathie mit Nausea, Emesis: 15–20 mmHg
  - Koma: >20–25 mmHg
  - Weite entrundete Pupillen, Einklemmung: >50 mmHg
- Monitoring: EKG (ggf. Arrhythmien, Ischämiezeichen bei vegetativer Symptomatik), Hämodynamik (Blutdruck, Puls), S_aO_2

Differenzialdiagnostik

- Ischämischer Hirninfarkt
- Subduralblutung
- Subarachnoidalblutung
- Hirntumor
- Epilepsie
- Hirnabszess
- Meningoenzephalitis
- Andere Bewusstseinstrübungen (▶ Abschn. 13.7)

Therapie/Maßnahmen

Allgemeine Maßnahmen

- Aufrechterhaltung und Stabilisierung der Vitalfunktionen
- Lagerung: 30°-Oberkörperhochlagerung
- Oxygenierung: 2–6 l O_2/min über Nasensonde oder >6 l O_2/min über Maske, ggf. Intubation und Beatmung
- Schaffung eines periphervenösen Zugangs
- Diagnostischer Block

Hämodynamische Stabilisierung

- Aufrechterhaltung eines adäquaten zerebralen Perfusionsdrucks und Verhinderung einer Nachblutung
  - Zielwerte: MAP >70 mmHg, $RR_{systol.}$ <170 mmHg, $RR_{diastol.}$ <105 mmHg
  - Blutdruckanhebung: Volumengabe, evtl. Dopamin (Dopamin Solvay)

  - Blutdrucksenkung: Urapidil (Ebrantil) oder Clonidin (Catapresan)
- Weitere präklinische Maßnahmen zur Aufrechterhaltung der allgemeinen Homöostase und zur Hirndrucksenkung (▶ Abschn. 13.4)

13.6 Epilepsie/zerebraler Krampfanfall

Definition

Plötzliches Auftreten von paroxysmalen Spontanentladungen einzelner Neurone, Neuronengruppen oder des gesamten Großhirns.

Allgemeines

- Inzidenz (kumulativ): 0,5%
- Zwei Altersgipfel: 1.–2. Lebensdekade und 6. Lebensdekade
- Prävalenz: 0,4–1%

Ätiologie

- Symptomatisch
  - Toxisch: Entzug von Alkohol/Medikamenten (Benzodiazepinen), Intoxikationen (Drogen)
  - Entzündungen: Meningitis, Enzephalitis, Hirnabszess
  - Neoplastisch: Hirntumore, Metastasen
  - Vaskulär: Blutungen (ICB, SAB), Sinusvenenthrombose, ischämischer Insult
  - Traumatisch: Schädel-Hirn-Trauma
  - Metabolisch: z. B. Blutzucker-, Elektrolytentgleisungen, Urämie
- Idiopathisch
  - Familiäre Disposition
  - Genetische Ursachen, z. B. Ionenkanalerkrankungen
- Kryptogen
  - Unbekannte Ursache (vermutlich symptomatisch)

Pathophysiologie

Erhöhung der Krampfbereitschaft bzw. Änderung der sog. Krampfschwelle

- Der Temporallappen besitzt eine sehr niedrige Schwelle für epileptische Manifestationen
- In 60% d. F. ist die Temporallappenepilepsie gekennzeichnet durch eine Ammonshornsklerose mit einseitiger Hippocampusatrophie (selektiver Ganglienzellverlust mit reaktiver Gliose)
- Auswirkung verschiedener Einflussfaktoren: z. B. Alkohol, emotionaler Stress, Photostimulation, Läsionen mit Narbenbildung, Schlafmangel
- Inbalance zwischen exzitatorischen und inhibitorischen Neurotransmitter mit Überwiegen exzitatorischer (z. B. Glutamat, Aspartat, sog. »*excitotoxicity*«) und Mangel inhibitorischer Transmitter (besonders GABA)
- Verschiedene genetische Defekte (z. B. Ionenkanalerkrankungen), die über eine Instabilität des Ruhemembranpotenzials neuronale Spontanentladungen zur Folge haben

Induktion eines epileptischen Anfalls

- Hypererregbarkeit von Neuronen mit paroxysmalen Depolarisationswellen (»*paroxysmal depolarisation shift*«) sowie Generierung von repetitiven Aktionspotenzialen
- Deplazierte Neurone (kortikale Dysplasien bzw. Heterotopien) mit hohen Entladungsfrequenzen, welche als Schrittmacherzellen fungieren (epileptogene Schrittmacherzone)
- Störung der Interaktion zwischen thalamischen Neuronen und kortikalen Pyramidenzellen, z. B. durch Versagen der GABAergen Hemmung (neuronale Enthemmung)

Ausbreitung und Fortschreiten eines epileptischen Anfalls

- Repetitive Anfälle führen zu einer Dysregulation der ionalen Homöostase mit Ionenverschiebungen (insbesondere von Kalium und Kalzium)

- Verstärkte Aktivierung von Ca^{2+}-Ionenkanälen führt u. a. zur Instabilität des Membranpotenzials mit Neigung zu Spontandepolarisationen
- Weitere Zunahme von Depolarisationen durch Erhöhung der extrazellulären K^{+}-Ionenkonzentration
- Die übermäßige Entladung von Neuronen resultiert insbesondere durch die Unterdrückung der Repolarisation
- *Feedforward*-Erregung v. a. über ionotrope Glutamat-Rezeptoren (NMDA- und AMPA-Rezeptoren)
- *Kindling effect*: die wiederholte Reizung von subkortikalen Kernregionen führt zur Steigerung der zellulären Erregbarkeit
- Primär abnorme Synchronisation der Neuronenaktivität (Gruppe-I-Neurone) mit hypersynchronen, schnell repetitiven Depolarisationen neuronaler Zellverbände (Burster-Zellen)
- Perifokale Neurone (Gruppe-II-Neurone) können von den elektrischen Entladungen miterfasst werden und »in ihren Schritt« gezwungen werden (einfach fokaler Anfall)
- Bei Durchbrechung des verstärkten Hemmprozesses (»*inhibitory surround*«) kommt es letztendlich zur sekundären Generalisierung mit Aufrechterhaltung der Anfallsaktivität
- Die Erregung kann sich somit von einem Herd auf andere Hirnareale ausbreiten

13

Symptomatik/Klinik und Klassifikation

Fokale Anfälle

- 80% d. F., auf eine Hirnregion, meist auf den Temporallappen (Hippocampus) beschränkt
- Einfach-fokal oder Aura (Bewusstsein nicht gestört)
  - Motorische Phänomene (orale Automatismen, Jackson-Anfall, March)
  - Psychische Phänomene (Angst, Halluzinationen)
  - Somatosensorische/spezifisch-sensorische Phänomene (visuelle oder akustische Halluzinationen)
  - Vegetative Phänomene (Nausea [epigastrische Aura], Einnässen, Einkoten)
- Komplex-fokal (mit Störung des Bewusstseins einhergehend)
  - Komplex-fokal mit Bewusstseinsstörung bereits zu Beginn
  - Komplex-fokal mit Bewusstseinseintrübung im Anfallsverlauf
  - Phasen: Einleitung oder Aura (epigastrische Missempfindungen [hintere Hippocampusregion] oder Geruchssensationen [vordere Hippocampusregion]), Anfallskern bis zu 5 min (Automatismen, komplexe Handlungsabläufe, wie z. B. Kleider wechseln), Reorientierungsphase
- Fokal mit sekundärer Generalisierung (mit Störung des Bewusstseins einhergehend)
  - Einfach-fokal mit Generalisierung
  - Komplex-fokal mit Generalisierung
  - Primär einfach-fokal, sekundär komplex-fokal, dann Generalisierung

Generalisierte Anfälle

- 20% d. F., den gesamten Cortex betreffend, davon drei Viertel fokal ausgelöst
- Absencen (typisch oder atypisch): meist bei Kindern, z. B. Friedmann-Syndrom (plötzlicher Beginn, schlagartig einsetzend, kurze Dauer von wenigen Sekunden, z. B. »Hans guck in die Luft« – starrer, leerer Blick, Patient nicht ansprechbar, Amnesie für die Zeit der Absence)
- Myoklonische Anfälle
- Klonische Anfälle
- Tonische Anfälle
- Atonische Anfälle
- Tonisch-klonische Anfälle (klassisch!)
- Generalisierter Anfall vom Typ Grand-Mal
  - Bilateraler, generalisiert tonisch-klonischer Krampfanfall
  - Entwicklung aus einem partiellen Anfall heraus
  - Aura: fehlt
  - Tonische Phase (angehobene Arme, Hände verkrampfen in Beugestellung): Dauer 30 s, Initialschrei (die Atemmuskulatur zieht sich zu Beginn des Anfalls ruckartig zusammen), Strecktonus, Apnoe, Kopf- und Blickwendung, Bewusstlosigkeit

  - Klonische Phase (der ganze Körper zuckt rhythmisch): Dauer 2 min, lateraler Zungenbiss, Myoklonien, Hypersalivation, Hyperpnoe (schaumiger und blutiger Speichel), weite lichtstarre Pupillen, Konjunktivalblutung, Urin- und Stuhlabgang, evtl. Knochenfrakturen, Schulterluxation
  - Terminalschlaf (postiktaler Schlaf): Dauer Minuten bis Stunden
- Generalisierter Anfall vom Typ Petit-Mal
  - Generalisierte Anfälle des Kindes- und Jugendalters
  - Beginn: ohne Aura
  - Plötzlich einsetzende Absencen (Bewusstseinsminderung mit Amnesie) mit sekundenlanger Vigilanzstörung: starrer, leerer Blick
  - Begleitend evtl. Myoklonien und orale Automatismen
  - Formen: Blitz-Nick-Salaam-Krämpfe oder West-Syndrom, Sturzanfälle (Lennox-Gastaut-Syndrom), Pyknolepsie oder Friedmann-Syndrom (»Hans Guck-in-die-Luft«) und Impulsiv-Petit-Mal (Janz-Syndrom)

Unklassifizierbare epileptische Anfälle

- Z. B. Gelegenheitsanfall (Kinder: Fieberkrampf)

Diagnostik

Wichtig
Als wichtigstes Diagnostikum gilt die Anfallsanamnese (Fremdanamnese).

- Anamnese (meist Fremdanamnese) bzw. gezielte Fragen zum aktuellen Anfall
  - Vorboten (Aura)?
  - Amnesie?
  - Bewusstlosigkeit?
  - Wie wieder erwacht?
  - Anschließende Müdigkeit?
  - Verletzungen?
  - Lateraler Zungenbiss?
  - Hypersalivation?
  - Urin-/Kotabgang?
  - Auslöser?
- Fragen zur Vorgeschichte
  - Familiäre Prädisposition?
  - Ätiologisch für Hirnläsion in Frage kommende Ereignisse (Geburtstrauma, Meningoenzephalitis, Unfälle mit Schädel-Hirn-Trauma)?
  - Frühere Bewusstseinsstörungen (Fieberkrämpfe als Kind, Bewusstlosigkeiten, evtl. Bettnässen bei nächtlichen Grand-Mal-Anfällen, Dämmerattacken)?
  - Bei früheren Epilepsien: wann erstmals, wann zuletzt, Häufigkeit, Charakteristika, Medikamente?
  - Erstmalige epileptische Anfälle nach dem 25. Lebensjahr sind in der Regel symptomatische Anfälle
- Körperliche Untersuchung
  - Man findet die Patienten häufig in der sog. Reorientierungsphase vor
  - Erhebung des Gesamtkörperstatus
- Blutzuckerbestimmung (!)
- Monitoring: EKG, Hämodynamik (Blutdruck, Puls), S_aO_2

Differenzialdiagnostik

- Transiente globale Amnesie: akuter Verlust des Kurzzeitgedächtnisses für 2–12 h
- Katalepsie als Symptom der Narkolepsie (imperatives Schlafbedürfnissyndrom, Halluzinationen, verkürzte REM-Phasen, Katalepsie): plötzliches Hinstürzen ohne Bewusstseinsverlust
- Psychogene Anfälle (hysterische Anfälle)
- Stürze bei Parkinson-Syndrom: plötzliches Stürzen bei Muskeltonusverlust
- Komplizierte Migräne (Migraine accompagnée), d. h. mit neurologischen Symptomen
- Sturzanfälle (»*drop-attacks*«) bei Basilarisinsuffizienz
- Synkopen
- Hyperventilationstetanie
- Metabolisch: Hypoglykämie, Hyponatriämie
- Status epilepticus: anhaltender Anfall (>20 min bei lokalen Anfällen und Absencen bzw. >5 min bei generalisierten tonisch-klonischen Anfällen) oder mehrere Anfälle, zwischen denen der

Patient das Bewusstsein nicht wiedererlangt; Ätiologie (3–8% aller Anfallsleiden): frontale Hirntumore, Schädel-Hirn-Trauma, Enzephalitiden oder Medikamentenentzug; differenzialdiagnostisch sollte ein nonkonklusiver Status epilepticus oder Status psychomotorius ausgeschlossen werden
- Anfallsserie: im Gegensatz zum Status epilepticus kommt es hier zur vollständigen Reorientierung im Intervall

Therapie/Maßnahmen

Handlungsablauf

- Ruhe bewahren (*Take your own pulse first* ... [House of God])
- Schutz des Patienten vor Verletzungen (Stühle, Blumenvasen etc. auf Seite schaffen)
- Kurzanamnese
  - Bekanntes Anfallsleiden? Anfallshäufigkeit, Allgemeinzustand, Medikation (Carbamazepin [Tegretal] bei fokalen und Valproinsäure [Ergenyl] bei generalisierten Anfällen)
  - Erstmanifestation? Im mittleren bzw. hohen Lebensalter meist symptomatische Form
  - Erst bei Anfallshäufung aggressives Vorgehen
- Abwarten, bis der Anfall vorbei ist, da dieser meist von selbstlimitierendem Charakter ist

Wichtig

Den postiktalen Patienten nie alleine lassen!

- Während des Anfalls kein Bissschutz gewaltsam einbringen, da einerseits der Zungenbiss meist schon stattgefunden hat und andererseits die meisten Zungenbisse von banalem Ausmaß sind
- Aufrechterhaltung und Stabilisierung der Vitalfunktionen
- Kausaltherapie: wenn möglich, z. B. Blutzucker anheben
- Symptomatische Therapie, mit dem Ziel der Membranstabilisierung (Tab. 13.4)
- Transportziel: Neurologische Klinik mit CT und Intensivstation

Tab. 13.4. Stufentherapie des epileptischen Anfalls

Stufe	Präparate
Stufe 1: Benzodiazepine	– Lorazepam (Tavor) Erwachsene 0,1 mg/kg KG und Kinder 0,05 mg/kg KG langsam i.v., evtl. 1-mal wiederholen; bei beginnenden Prodromi Lorazepam (Tavor expidet) 2,5 mg peroral – Diazepam (Valium) 0,25 mg/kg KG i.v., mehr sedierend, kann wiederholt werden – Ggf. Clonazepam (Rivotril) 1–2 mg i.v. – Rektale Applikation von Benzodiazepinen, insbesondere bei Kindern (z. B. Diazepam, Desitin Rectiolen) 5 oder 10 mg rektal
Stufe 2: Hydantoine	– Phenytoin-Infusion (Phenhydan) 15–20 mg/kg KG i.v., Faustregel: 50 mg über 5 min i.v. und anschließend 700 mg in 500 ml NaCl 0,9% über 20 min i.v. als »Statusinfusion«, kann 1-mal wiederholt werden, kardiale Nebenwirkungen (antiarrhythmisch bzw. proarrhythmisch: Monitoring erforderlich), sicherer Zugang (Hautnekrosen bei Paravasat), Vorteil: kaum sedierend, mehr antikonvulsiv
Stufe 3: Barbiturate	– Phenobarbital (Luminal) 10–20 mg/kg KG i.v. – Ggf. Thiopental-Natrium (Trapanal) 3–5 mg/kg KG oder 0,5–1 g i.v. als Bolus, 100–200 mg/h als i.v.-Perfusor, EEG-Monitoring
Stufe 4: Narkose	– Thiopental-Natrium (Trapanal) 3–5 mg/kg KG i.v. – Propofol (Disoprivan) 1–2 mg/kg KG i.v. – Midazolam (Dormicum) 0,2 mg/kg KG i.v. – Keine Muskelrelaxation, da der epileptische Anfall im EEG weiter bestehen bleibt (!)

13

Symptomatische Therapie

Wichtig
Obwohl sich das Stufenschema entsprechend den Leitlinien des Status epilepticus durchgesetzt hat, scheint die praktische Umsetzung (intensivmedizinische Voraussetzungen, umfassendes Monitoring) eher der Klinik vorbehalten.

13.7 Unklare Bewusstlosigkeit/Koma

Definition

Koma, d. h. unweckbare Bewusstlosigkeit; die Begriffe Koma und Bewusstlosigkeit werden synonym benutzt.

Allgemeines

- Häufigkeiten der Komaformen
  - Intoxikationen: ca. 40%
  - Zerebrovaskulärer Insult: ca. 30%
  - Meningoenzephalitis: ca. 10%
  - Metabolisch-bedingt: ca. 15%
  - Epilepsie: ca. 2,5%
  - Sonstige: ca. 2,5%

Komaeinteilung zur Orientierung

- Einfaches Koma: metabolisch, Intoxikationen, Hypoxie ohne neurologisches Defizit, internistisches Koma
- Koma mit das Gesicht einschließender Hemiparese: Apoplexie, Schädel-Hirn-Trauma, Enzephalitis/Meningoenzephalitis
- Koma mit Hirnstammbeteiligung: Trauma, Blutung, Basilaristhrombose, Hirnstammenzephalitis
- Koma mit multiplen Fokalzeichen: mehrere Apoplexe (Multiinfarktgeschehen), Endokarditis mit septischer Herdenzephalitis, Sinusvenenthrombose
- Koma mit meningitischem Reizsyndrom: Meningitis, Subarachnoidalblutung

Ätiologie

- Zerebrale Ursachen
  - Supratentoriell: intrazerebrale Blutung, sub-/epidurales Hämatom, Großhirninfarkt, Hirntumor, Hirnabszess, Thalamus-, Hypophyseninfarkt
  - Infratentoriell: Hirnstamminfarkt, Ponsblutung, Kleinhirnpathologie (Hämorrhagie, Infarkt, Tumor, Abszess), Basilaristhrombose
  - Traumatisch: Schädel-Hirn-Trauma (offenes oder geschlossenes Schädel-Hirn-Trauma; Commotio – Contusio – Compressio cerebri)
  - Blutung: Subarachnoidalblutung, intrazerebrale Blutung, Subduralblutung, Epiduralhämatom
  - Entzündungen: Meningitis, Enzephalitis, Meningoenzephalitis
  - Neoplasien: Hirntumor oder Hirnmetastasen mit erhöhtem Hirndruck
  - Zirkulatorisch: Herz-Kreislauf-Stillstand, postischämisch-anoxischer Hirnschaden nach kardiopulmonaler Reanimation, Synkopen, Schock
  - Zerebrovaskulär: ischämischer/hämorrhagischer Insult, Hirn-/Sinusvenenthrombose
  - Epilepsie
- Metabolische bzw. endogen-toxische Ursachen
  - Leberversagen: hepatisches Koma
  - Nierenversagen: urämisches Koma
  - Glukosestoffwechsel: Hypoglykämie, Coma diabeticum
  - Laktatazidotisches Koma: Hypoxie-Zustände, Biguanidtherapie
  - Endokrin: thyreotoxische Krise, hypothyreotes Myxödem-Koma, Addison-Krise, Hypophyseninsuffizienz/Panhypopituitarismus, inadäquate ADH-Sekretion (Schwartz-Bartter-Syndrom, Wasserintoxikation)
  - Des Weiteren: Hyperkalziämie, akute intermittierende Porphyrie
- Intoxikationen bzw. exogen-toxische Ursachen
  - Laktatazidose unter Biguaniden
  - Alkoholabusus: Hypoglykämie, Wernicke-Enzephalopathie, alkoholische Ketoazidose
  - Drogen: Opioide etc.

Pathophysiologie

- Bilaterale Läsionen bzw. Dysfunktion des aszendierenden retikulären aktivierenden Systems (ARAS) durch Trauma, Tumor oder Blutung
- Metabolische Ursachen, wie z. B. eine Hypoglykämie, die über einen abrupten Energiemangel zur Minderversorgung neuronaler Strukturen mit massiver Ausschüttung exzitatorischer Neurotransmitter und zur Ca^{2+}-Ionenfreisetzung mit Aktivierung verschiedener Signalkaskaden führen
- Intoxikation durch endogene (z. B. Urämietoxine) oder exogene Substanzen (z. B. Alkohol) mit den Folgen einer toxischen Enzephalopathie
- Synkope oder Kreislaufstillstand mit zerebraler Minderperfusion bis Stillstand (globale zerebrale Ischämie) mit hypoxischem bzw. anoxischem Hirnschaden

Symptomatik/Klinik

Neurologische Symptomatik

- Hirnnervenausfälle, Epilepsie, Meningismus, Zeichen des erhöhten Hirndrucks (Kopfschmerzen, Nausea, Emesis, Nackensteifigkeit), Zeichen der Einklemmung
- Zwischenhirnsyndrom: Sopor, gezielte Reaktion auf Schmerzreiz, Streckhaltung der unteren Extremität mit oder ohne Beugehaltung der Arme (Beugesynergismen), Miosis, normaler okulozephaler Reflex, normale bis Cheyne-Stokes-Atmung
- Mittelhirnsyndrom: Sopor bis Koma, ungezielte Reaktion auf Schmerzreiz, generalisierte Streckkrämpfe der Extremitäten und des Rumpfes (Strecksynergismen), mittelweite wenig reaktive bis lichtstarre Pupillen, normaler bis fehlender okulozephaler Reflex, ggf. Cushing-Trias (arterielle Hypertonie, Bradykardie und Maschinenatmung)
- Bulbärhirnsyndrom: tiefes Koma, schlaffer Muskeltonus, Mydriasis (maximal weite, lichtstarre Pupillen), fehlender okulozephaler Reflex, arterielle Hypotonie, Bradykardie und Schnappatmung bis Apnoe

Kardiorespiratorische Symptomatik

- Hypo-/Hypertonie: z. B. Mittelhirnsyndrom (Cushing-Reflex), Bulbärhirnsyndrom (Hypotonie und Bradykardie)
- Brady-/Tachykardie: tachysystolischer Kreislaufstillstand (80% d. F. Kammerflimmern/-flattern, pulslose ventrikuläre Tachykardie) oder asystolischer Kreislaufstillstand (20% d. F. Asystolie, elektromechanische Dissoziation)
- Dys-/Orthopnoe: z. B. massives alveoläres Lungenödem

Zeichen der metabolischen Entgleisung

- Urämie: Foetor uraemicus, Nausea, Emesis, Diarrhö, Singultus, Pruritus, blassgelbes bis gelbbraunes Hautkolorit, Zeichen der Dehydratation oder der Hyperhydratation, Adynamie, Kussmaul-Atmung, Bewusstlosigkeit bis Koma
- Leberkoma: Foetor hepaticus, Zeichen der Leberzirrhose (Spider naevi, Palmar-/Plantarerythem, Lacklippen/-zunge, Prurigo, Hautatrophie, Ikterus, hämorrhagische Diathesen), Zeichen der portalen Hypertension (Aszites, Ödeme, Varizenblutung), hepatische Enzephalopathie (Tremor, Apathie bis Koma)
- Hypoglykämie: Heißhunger, ausgeprägtes Schwitzen, blass-feuchte und kühle Haut, innere Unruhe, Angst, Tremor, Krampfneigung, Mydriasis, Tachykardie
- Ketoazidotisches Koma: Azetonfötor, Durst, Polydipsie, Polyurie, trocken-warme Haut, Inappetenz, Nausea, Hypotonie, Tachykardie, Pseudoperitonitis, abgeschwächte Reflexe, Kussmaul-Atmung
- Hyperosmolares Koma: Exsikkose-Zeichen (Durst, trockene Haut, stehende Hautfalten), Polydipsie, Polyurie, Adynamie, Hypotonie, Tachykardie, abgeschwächte Reflexe
- Hypophysäres Koma: Zeichen der Hypophyseninsuffizienz (Fehlen der Sekundärbehaarung), Hypothermie, Hypotonie, Bradykardie, Hypoglykämie
- Addison-Krise: Dehydratation, Schwäche/Adynamie, Hyperpigmentierung, Pseudoperitonitis (Nausea, Emesis), Hypoglykämie, Hypotonie bis Schock, initiale Hypothermie bis Exsikkose-Fieber

- Myxödem-Koma: Hypotonie, Bradykardie, Hypoglykämie, Hypothermie, Myxödem (teigig, nicht-eindrückbare, kühle Haut)
- Thyreotoxische Krise: psychomotorische Unruhe, Tremor, Fieber, Dehydratation, trockenheiße und rote Haut, Adynamie, Tachykardie/Tachyarrhythmie, tachysystolische Herzinsuffizienz, Nausea, Emesis, Diarrhö, neu auftretende Psychose, Apathie bis Koma
- Hyperkalzämische Krise: Exsikkose, Nausea, Oberbauchbeschwerden, Arrhythmien, Polyurie, Polydipsie, Niereninsuffizienz, Psychose, Adynamie, Apathie bis Koma
- Akute intermittierende Porphyrie: abdominelle Beschwerden (Bauchschmerzen, Nausea, Diarrhö oder Obstipation) stehen im Vordergrund, Tachykardie, Hypertonie, Epilepsie, Adynamie, Atemlähmung bis Koma

Diagnostik

Kontaktaufnahme mit dem Patienten

- Auffindesituation festhalten
- Bewusstseinskontrolle
  - Patienten laut und deutlich ansprechen
  - Patienten berühren und ggf. schütteln
  - Schmerzreiz setzen
- Kontrolle von Atmung (Sehen, Fühlen, Hören, S_aO_2), Hämodynamik (Puls, Blutdruck) und Pupillen, d. h. initiale Überprüfung der Vitalparameter bzw. Zeichen des Herz-Kreislauf-Stillstandes, bei Vorliegen eines Kreislaufstillstandes sofortiger Beginn der kardiopulmonalen Reanimation und differenzialdiagnostische Abklärung möglicher Ursachen
  - 5 H: **H**ypoxie, **H**ypovolämie, **H**ydrogenion (Azidose), **H**ypo-/**H**yperkaliämie, **H**ypothermie
  - 5 T: Perikard**t**amponade, koronare **T**hrombose, **T**hromboembolie (Lungenembolie), **t**oxisch (endogene oder exogene Intoxikationen), Spannungspneumo**t**horax
- Überprüfung eines hypoxischen Zustandes (nach Ausschluss eines Herz-Kreislauf-Stillstandes)
  - Atmung: Dyspnoe, Orthopnoe
  - Haut: Zyanose, Schweißausbruch
  - Hämodynamik: Tachykardie oder Bradykardie
  - Neurologie: Unruhe, progrediente Bewusstseinsstörung

Anamnese: Eigen- bzw. Fremdanamnese

- Vorerkrankungen: arterielle Hypertonie, Niereninsuffizienz, Leberzirrhose, Alkoholabusus, Drogen, Diabetes mellitus, epileptisches Anfallsleiden
- Medikamentenanamnese (evtl. liegt ein Arztbrief vor), Asservierung von Erbrochenem, Inspektion der Umgebung (z. B. Tablettenschachteln, Abschiedsbrief, Kanülen, Alkoholflaschen), Angehörige oder Nachbarn befragen, Hausarzt anrufen etc.
- Beurteilung von quantitativen Bewusstseinsstörungen
  - Apathie/Benommenheit: Patient ist wach, verlangsamte Reaktion
  - Somnolenz: Patient ist spontan schläfrig, Augenöffnen auf Ansprache
  - Sopor: Augenöffnen auf Schmerzreize, d. h. der Patient ist nur durch starke, repetitive Schmerzreize vorübergehend und nur unvollständig zu wecken
  - Koma: kein Augenöffnen auf stärkste Schmerzreize, jedoch Abwehrbewegungen möglich (◘ Tab. 13.5)
- Beurteilung von qualitativen Bewusstseinsstörungen
  - Delir: Bewusstseinstrübung, Desorientierung, Gedächtnisschwäche, verminderte psychomotorische Aktivität, Halluzinationen (meist optische), ursächlich kommen Infektionen, Fieberzustände, Intoxikationen (Alkohol, Hyperthyreose) in Betracht
  - Verwirrtheitszustand: Bewusstseinstrübung mit Denkstörung, Desorientierung, Erinnerungsverfälschung (z. B. Deja-vu-Erlebnis)
  - Dämmerzustand: Bewusstseinsstörung mit Desorientierung und Amnesie
  - Amentielles Syndrom: Bewusstseinstrübung mit Denkstörung, Desorientierung, Ratlosigkeit, Ängstlichkeit, motorische Unruhe, Vorkommen bei zerebralen Perfusionsstörungen

Tab. 13.5. Koma

Komastadien	Klinik	Pupillenbefund
Grad 1	Gezielte Reaktion auf Schmerzreiz	Pupillen isokor und normale Lichtreaktion
Grad 2	Ungezielte Reaktion auf Schmerzreiz	Evtl. Anisokorie
Grad 3	Ungezielte Reaktion auf Schmerzreiz bis keine Schmerzabwehr, Beuge-/Strecksynergismen	Anisokorie
Grad 4	Keine Reaktion auf jegliche Art von Schmerzen, Muskelhypotonie	Weite und reaktionslose Pupillen

- Beurteilung von Bewusstseinsstörungen anhand der Glasgow Coma Scale (Tab. 13.2)
  - Augen öffnen
  - Sprache, verbale Reaktion
  - Beste motorische Reaktion

Körperliche Untersuchung

- Inspektion: äußere Verletzungen und Hautbefund
  - Allgemein: Blässe bis Zyanose, Exsikkose (ältere Patienten)
  - Einstichstellen
  - Sichtbare Verletzungen, insbesondere Schädelinspektion
  - Barbituratblasen
  - Schwitzen bei Hypoglykämie und Hyperthyreose
  - Heiße und trockene Haut beim thyreotoxischen Koma
  - Ikterus und andere Leberhautzeichen beim Coma hepaticum
  - Schmutzig-braunes Hautkolorit beim Coma uraemicum
  - Gesichtsröte bei arterieller Hypertonie, Coma diabeticum, Sepsis
- Mundgeruch/Foetor exore
  - C_2-Abusus mit »Alkoholfahne«
  - Azeton-/Obstgeruch: Coma diabeticum
  - Lebergeruch: Coma hepaticum
  - Harngeruch: Coma uraemicum
  - Aromatischer Geruch bei Intoxikationen mit zyklischen Kohlenwasserstoffen und Drogen
  - Knoblauchgeruch bei Alkylphosphaten
- Atemmuster
  - Hypoventilation: Myxödem, zentraldämpfende Pharmaka
  - Hyperventilation: Mittelhirnschädigung (Maschinenatmung), Thyreotoxikose
  - Biotatmung: Hirndrucksteigerung
  - Kussmaul-Atmung: Ketoazidose, Urämie
  - Cheyne-Stokes-Atmung: Hirndrucksteigerung oder Läsion von Großhirn bis Dienzephalon, CO-/Morphin-Intoxikation
  - Clusteratmung: Schnappatmung, Schädigung von unterer Pons bis oberer Medulla oblongata
- Motorik
  - Beurteilung spontaner motorischer Reaktionen: Hyperkinesien (metabolische oder toxische Genese), Muskelfibrillieren (Alkylphosphat-Intoxikation) oder Tonuserschlaffung (Barbiturate, Tranquilizer)
  - Beurteilung motorischer Reaktionen auf Schmerzreize: gezielte oder ungezielte Abwehrbewegungen
  - Reflexstatus: Überprüfung von Reflexsteigerungen und Pyramidenbahnzeichen; Pyramidenbahnzeichen als Ausdruck der Schädigung des Tractus corticospinalis: z. B. Babinski-Reflex (Bestreichen des lateralen Fußsohlenrandes mit Dorsalflexion der Großzehe), Oppenheim-Zeichen (Reiben der Tibiavorderkante mit Dorsalflexion der Großzehe)
- Augendiagnostik
  - Pupillenbeurteilung (Tab. 13.6): Weite, Form, direkte und indirekte Lichtreaktion, Seitendifferenzen (Anisokorie); Pupillo-

Tab. 13.6. Pupillenbeurteilung

Pupillenbefund	Mögliche Ursachen
Miosis	Medikamentös (Opioide), Ponsblutung, Horner-Syndrom
Mydriasis	Medikamentös (Atropin), Alkohol, Kokain, schwere Mittelhirnschädigung, Bulbärsyndrom
Anisokorie *mit* eingeschränkter Pupillenreaktion	Okulomotoriusläsion durch Zug, Druck (z. B. Hirnblutung) oder Torsion
Anisokorie *ohne* eingeschränkte Pupillenreaktion	Angeborene Variante, Intoxikationen

motorik beim Schädel-Hirn-Trauma oder raumfordernden Prozessen: mit erhöhtem Hirndruck zeigen sich weite, lichtstarre und entrundete Pupillen, dadurch dass vegetative Fasern des N. oculomotorius über der Clivuskante komprimiert werden
- Okulozephaler Reflex (*»doll's head maneuver«*): durch schnelles Kopfdrehen kommt es normalerweise zu einer langsamen Gegenbewegung der Augen; bei Patienten mit einem Mittelhirnsyndrom oder beim Hirntod bleibt dieser Reflex aus (Puppenkopf-Phänomen)
- Kornealreflex: eine Berührung der Hornhaut des Auges mit einem Wattestäbchen führt normalerweise zu einem reflektorischen Augenschließen; bei Patienten mit einem Mittelhirnsyndrom oder beim Hirntod bleibt dieser Reflex aus

Wichtig
Blutzuckerkontrolle stets bei jedem bewusstseinseingetrübten Patienten!

Monitoring

- EKG, Hämodynamik (Puls, Blutdruck), S_aO_2

Differenzialdiagnostik »Koma-ähnlicher Zustände« (Pseudokoma)

- Apallisches Syndrom oder Wachkoma
- Locked-in-Syndrom
- Akinetischer Mutismus
- Prolongierte Hypersomnie
- Psychogenes Koma

Therapie/Maßnahmen

Handlungsablauf

- Ausschluss von Herz-Kreislauf-Versagen, Hypoxie und Hypoglykämie
- Einstufung der Bewusstseinsstörung anhand der Glasgow Coma Scale (Tab. 13.2) plus Pupillenstatus (zerebrale Geschehen zeigen im Gegensatz zu den metabolischen Komaformen meist einen pathologischen Pupillenbefund)
- Abgrenzung zwischen traumatischer und nichttraumatischer Ätiologie (Inspektion des Schädels)
- Weitere Differenzierung anhand von Klinik (Foetor, Dehydratation oder Hyperhydratation, Hautzeichen) und Geschwindigkeit der Komaentwicklung (schnell bei intrazerebraler Blutung und langsam bei den meisten metabolischen Entgleisungen)

Allgemeine Maßnahmen

- Erste Priorität: Aufrechterhaltung und Stabilisierung der Vitalfunktionen (!)
- Oxygenierung: 2–6 l O_2/min über Nasensonde (F_iO_2 0,2–0,4) oder besser >6 l O_2/min über Maske (F_iO_2 0,4–0,7), ggf. Intubation und Beatmung
- Anlage eines periphervenösen Zugangs und Blutentnahme
- Diagnostischer Block

Kausale oder symptomatische Therapie nach Arbeitsdiagnose

- Volumensubstitution beim Coma diabeticum etc.

- *Coma cocktail*, d. h. empirische i.v.-Gabe von Glukose (Glukose 40%: Therapie der Hypoglykämie und einer akuten Porphyrieattacke), Naloxon (Narcanti: reiner Opioidantagonist), Thiamin (Betabion: bei Wernicke-Enzephalopathie) und/oder Glukokortikoiden (bei unklaren endokrin-metabolischen Komata)
- Keine Gabe von Flumazenil (Anexate), da Flumazenil zur Induktion von epileptischen Anfällen führen kann; Flumazenil nur bei sicherer Benzodiazepin-Monointoxikation
- Transport in Klinik mit neurologischer und ggf. neurochirurgischer Disziplin: abklärende Diagnostik und differenzierte Therapie

13.8 Akute Meningitis

Definition

Akute bis subakute Entzündung der Leptomeningen (Pia mater und Arachnoidea) als Reaktion auf entzündungsbildende Noxen (Bakterien, Viren, Pilze).

Allgemeines

- Inzidenz: 5–10/100.000/Jahr; ein nicht seltener akuter neurologischer Notfall (!)
- Prävalenz: weltweit ca. 600.000/Jahr

Ätiologie

- Bakterien (■ Tab. 13.7 und 13.8)
  - Primär bakterielle Meningitis ohne Fokus-Nachweis
  - Sekundäre bakterielle Meningitis mit Fokus-Nachweis, d. h. Meningitis als Folge einer Komplikation von Infektionen in der Nachbarschaftsregion (z. B. Otitis, Sinusitis, Mastoiditis etc.), sog. Durchwanderungsmeningitis
  - Lokalisation: meist Haubenmeningitis, Ggs. tuberkulöse Meningitis als basale Meningitis mit Hirnnervenbefall
- Viren
  - Häufigste Erreger: Coxsackie-, Arbo- (FSME), Echo-, Paramyxo-Viren

■ **Tab. 13.7.** Erregerspektrum nach Alter

Altersgruppe	Keimspektrum
Neugeborene	E. coli, B-Streptokokken (Streptococcus agalactiae)
Kinder und Jugendliche	Meningokokken, Pneumokokken, Haemophilus influenzae
Erwachsene <50. Lebensjahr	Pneumokokken, Meningokokken
Erwachsene >50. Lebensjahr	Pneumokokken, Listerien, gram(-)-Erreger

■ **Tab. 13.8.** Erregerspektrum nach ausgewählten Begleiterkrankungen

Begleiterkrankung	Keimspektrum
Postsplenektomie	Pneumokokken, Staphylokokken, Listerien
Endokarditis	Staphylokokken, Streptokokken
Immunsuppression	Listerien, Staphylokokken, Pseudomonas aeruginosa
Neurochirurgische OP	Gram(-)-Erreger, Staphylokokken

  - Meningitis < Enzephalitis: Herpes simplex, Varizella-zoster, Masernvirus
  - Lokalisation: z. B. Herpes-(HSV)-Infektion mit Temporallappenbefall
- Weitere Erreger: Pilze (z. B. Cryptococcus neoformans), Protozoen etc.

Pathophysiologie

Initiierung der Meningitisinfektion

- Hämatogene Infektion: Generalisierung einer bakteriellen Infektion mit Streuung
- Per continuitatem (Durchwanderungsmeningitis): z. B. bei Otitis media, Mastoiditis, Sinusitis
- Direkte Infektion: Schädelbasisfrakturen, offenes Schädel-Hirn-Trauma
- Tröpfcheninfektion: Meningokokkeninfektion

Ablauf der bakteriellen Meningitis

- Zerstörung der Blut-Hirn-Schranke mit Extravasation von Flüssigkeit und Proteinen ins Hirnparenchym: Hirnödem mit Anstieg des intrakraniellen Drucks (zerebrale Hypoperfusion und ggf. zerebrale Herniation)
- Weitere Hirnschäden (»*neuronal injury*«): Neocortex-Nekrose durch Reduktion des zerebralen Blutflusses (u. a. durch Endotheline und oxidativer Stress) sowie bilaterale Hippocampus-Atrophie (durch Hippocampusnekrose und Apoptosevorgänge im Gyrus dentatus) mit Lern- sowie Gedächtnisstörungen

Blut-Hirn-Schranke und Antibiotikatherapie

- Bei Gesunden: für viele Antibiotika impermeabel
- Bei Meningitis mit Schrankenstörung: für viele Antibiotika nun durchlässig

Symptomatik/Klinik

Wichtig

Klassische »Meningitis-Trias« (bei etwa zwei Drittel der Meningitisfälle vorhanden)

- Fieber
- Kopfschmerzen
- Meningismus (fehlt bei komatösen Patienten!)

- Photophobie
- Nausea, Emesis
- Progrediente Bewusstseinseintrübung (in 80% d. F.) bis Koma als Zeichen des Übergangs zur Meningoenzephalitis
- Evtl. neurologische Herdsymptome

Diagnostik

- Anamnese
  - Infektionen des oberen Respirationstrakts: grippaler Infekt, Pneumonie, HNO-Infektionen, wie Otitis media oder Sinusitis
  - Fremdanamnese: evtl. progressiv-psychiatrisches Krankheitsbild bei viraler Meningoenzephalitis
- Körperliche Untersuchung
  - Inspektion: insbesondere der Haut, Exanthem mit Petechien bis Purpura fulminans an Körperstamm und Extremitäten bei Meningokokkenmeningitis
  - Erhebung des neurologischen Status: Bewusstsein, Motorik, Sensibilität, Hirnnervenstatus
  - Allgemeine Meningismuszeichen: Nackensteifigkeit, Kopfschmerzen, Nausea, Photophobie, Bulbusdruckschmerz
  - Brudzinski-Zeichen: bei passiver Beugung des Kopfes werden Hüft- und Kniegelenke zur Entlastung gebeugt
  - Kernig-Zeichen: die passive Streckung des Kniegelenks bei gebeugtem Hüft- und Kniegelenk löst heftige Schmerzen aus
  - Lasègue-Zeichen: das passive Anheben des gestreckten Beines wird schmerzreflektorisch gehemmt (Ischiassyndrom)
  - Bragard-Zeichen: am Ende des Lasègue wird zusätzlich der Patientenfuß dorsalflektiert, was zur Schmerzverstärkung führt

Cave

Im komatösen Stadium fehlen Meningismuszeichen!

- Monitoring: EKG, Hämodynamik (Blutdruck, Puls), S_aO_2

Differenzialdiagnostik

- Hirnabszess
- Hydrozephalus
- Mastoiditis
- Hirntumor
- Apoplexie

Therapie/Maßnahmen

Allgemeine Maßnahmen

- Aufrechterhaltung und Stabilisierung der Vitalfunktionen
- Schaffung eines periphervenösen Zugangs: Vollelektrolytlösung zum Offenhalten
- Oxygenierung: 2–4 l O_2/min über Nasensonde oder >6 l O_2/min über Maske
- Diagnostischer Block

Additive Maßnahmen

- Volumensubstitution: 0,5–1 l Vollelektrolytlösung i.v. (Erwachsenen)
- Transport unter Ankündigung mit dem V. a. Meningitis in eine neurologische Klinik mit Intensivstation, ggf. Kontaktaufnahme mit dem diensthabenden Intensivmediziner

Besonderheiten

- Chemoprophylaxe bei Meningokokkenmeningitis von engen Kontaktpersonen
  - Indirekter Patientenkontakt: mindestens 4 h Aufenthalt im gleichen Raum während eines Zeitraumes von 24 h
  - Direkter Patientenkontakt: Sputum, Speichel

13

Dosierung

Chemoprophylaxe
- Rifampicin (Rifa) 2-mal 600 mg p.o./Tag über 2 Tage
- Ciprofloxacin (Ciprobay) 1-mal 500 mg p.o.

Literatur

Adams HP, Jr (2003) Stroke: a vascular pathology with inadequate management. J Hypertens Suppl 21:S3–S7

Adams HP, Jr, Adams RJ, Brott T et al. (2003) Guidelines for the early management of patients with ischemic stroke: A scientific statement from the Stroke Council of the American Stroke Association. Stroke 34:1056–1083

Bentley P, Sharma P (2005) Pharmacological treatment of ischemic stroke. Pharmacol Ther 108:334–352

Caplan LR (2004) Treatment of acute stroke: still struggling. Jama 292:1883–1885

De Lanerolle NC, Lee TS (2005) New facets of the neuropathology and molecular profile of human temporal lobe epilepsy. Epilepsy Behav 7:190–203

Diringer MN (1993) Intracerebral hemorrhage: pathophysiology and management. Crit Care Med 21:1591–1603

George AL, Jr (2004) Inherited Channelopathies associated with epilepsy. Epilepsy Curr 4:65–70

Gottesman RF, Komotar R, Hillis AF (2003) Neurological aspects of traumatic brain injury. Int Rev Psychiatry 15:302–309

Harrison TR (2004) Harrison's Principles of Internal Medicine. 16th ed.

Kidwell CS, Warach S (2003) Acute ischemic cerebrovascular syndrome: diagnostic criteria. Stroke 34:2995–2998

Michels G, Moss SJ (2007) GABA (A) receptors: properties and trafficking. Crit Rev Biochem Mol Biol 42: 3–14

Nau R, Brück W (2002) Neuronal injury in bacterial meningitis: mechanism and implications for therapy. Trends Neurosci 25:38–45

Pfister HW, Scheld WM (1997) Brain injury in bacterial meningitis: therapeutic implications. Curr Opin Neurol 10:254–259

Saver JL (2006) Time is brain – quantified. Stroke 37:263–266

Thurman RJ, Jauch EC (2002) Acute ischemic stroke: emergent evaluation and management. Emerg Med Clin North Am 20:609–630

Turley KR, Toledo-Pereyra LH, Kothari RU (2005) Molecular mechanism in the pathogenesis and treatment of acute ischemic stroke. J Invest Surg 18:207–218

Van Gijn J, Rinkel GJE (2001) Subarachnoid haemorrhage: diagnosis, causes and management. Brain 124:249–278

Victor M, Ropper AH (2005) Adams & Victors's Principles of Neurology. 8th ed.

Zeman A (2001) Consciousness. Brain 124:1263–1289

Psychiatrische Notfälle

T. Messer, C. Tiltscher, F.-G. Pajonk

Ein psychiatrischer Notfall liegt vor, wenn das akute Auftreten oder die Exazerbation einer bestehenden psychiatrischen Störung zu einer unmittelbaren Gefährdung von Leben und Gesundheit des Betroffenen und/oder seiner Umgebung führt und sofortiger Diagnostik und/oder Therapie bedarf. Die Häufigkeit psychiatrischer Notfallsituationen und Krisen wird oftmals unterschätzt, obwohl es begründete Hinweise dafür gibt, dass sie in den letzten Jahren deutlich zugenommen haben. Insofern besteht die wichtigste diagnostische Maßnahme darin, einen psychiatrischen Notfall überhaupt in Erwägung zu ziehen und ihn zuverlässig zu erkennen.

14.1 Häufigkeit, Definition, Diagnostik, allgemeine Therapieprinzipien

Häufigkeit

Psychiatrische Notfälle sind von hoher Relevanz in der präklinischen Notfallmedizin. Nach den bislang vorliegenden Untersuchungen sind sie nach den internistischen Notfällen mit (je nach Studie) ca. 9–16% etwa gleich häufig wie traumatologische und neurologische Notfälle.

- Notärzte sehen zwischen 160.000–290.000 psychiatrische Patienten pro Jahr.
- Insbesondere sind junge Patienten im Alter zwischen 18–39 Jahren überwiegend männlichen Geschlechts betroffen.

Gründe für den Anstieg psychiatrischer Notfälle sind u.a.:

- Ein erweitertes Verständnis der Einsatzindikation für den Notarzt
- Gestiegene psychosoziale Belastungen in der Bevölkerung, (z. B. Arbeitslosigkeit, prekäre finanzielle Situation)
- Erhöhte Scheidungsraten
- Vermehrte Anzahl an Single-Haushalten
- Zunahme psychiatrischer Folgeerkrankungen nach maximal invasiven somatischen Interventionen (z. B. Polytraumata, großflächigen Gewebeschädigungen nach Verbrennungen, Transplantationen)
- Multimorbidität kombiniert mit Polypharmazie

Indikationen

Nicht jede psychiatrische Notfallsituation rechtfertigt auch einen Notarzteinsatz. Der Indikationskatalog findet sich in ◘ Tab. 14.1. Zu den absoluten Notfällen zählen alle Störungen, die eine

Bedrohung bzw. Eigen- oder Fremdgefährdung auf dem Boden einer psychischen Erkrankung darstellen und einer sofortigen ärztlichen Intervention mit bereits präklinischem Beginn der Behandlung bedürfen. Relative Notfälle sind akut auftretende bzw. exazerbierende Störungen, die nicht mit einer unmittelbaren Eigen- oder Fremdgefährdung einhergehen und auch von anderen Notdiensten (z. B. Ambulanz einer psychiatrischen Klinik, kassenärztlicher Notdienst, Telefonseelsorge, Kriseninterventionsdienste) versorgt werden können.

Notärzte werden am häufigsten zu Patienten mit folgenden Symptomen gerufen:
- Alkohol und drogenassoziierten Störungen (ca. 30–45%)
- Erregungszuständen (ca. 15–25%)
- Suizidhandlungen (ca. 15–25%)

Die »klassischen«, genuin psychiatrischen Erkrankungen, wie z. B. die als endogene Psychosen bezeichneten Schizophrenien und Manien oder Depressionen, werden im Notfalleinsatz eher selten diagnostiziert, allerdings können sie sich hinter einer Intoxikation, einem Erregungszustand oder einem Suizidversuch verbergen. Eine Differentialdiagnostik, die z. B. endogene von exogenen Psychosen (z. B. als Folge von Entzündung, Neoplasma, Stoffwechselentgleisung) oder neurotische von persönlichkeitsgetragenen Störungen und diese wieder von akuten Belastungsreaktionen (z. B. als Folge von Trauer oder Stress) differenziert, kann meist nicht geleistet werden und ist auch nicht unbedingt erforderlich.

Leitsymptome, Diagnostik, allgemeine therapeutische Maßnahmen

Leitsymptome des psychiatrischen Notfalls sind:
- Störungen des Bewusstseins
- Störungen des Antriebs
- Störungen der Stimmung

Üblicherweise liegen Symptome aus mindestens zwei der genannten Kategorien vor. Im Rahmen einer diagnostischen Abklärung muss zum einen festgestellt werden, ob sich Anhaltspunkte für eine primär somatische Erkrankung finden lassen, die einer Akutbehandlung bedarf. Zum anderen muss unmittelbar entschieden werden, ob beim Patienten Krankheitseinsicht und -verständnis, sowie Kontakt- und Gesprächsfähigkeit vorhanden sind oder, z. B. durch die Gabe von Medikamenten, schnell wiederhergestellt werden können. Gemäß der bereits skizzierten Leitsymptome sollten folgende Punkte (◘ Tab. 14.2) bei jeder Statuserhebung im Rahmen von psychiatrischen Notfällen erhoben und dokumentiert werden.

Fremdanamnestische Daten, insbesondere über vorbestehende psychiatrische Erkrankungen, können wichtige Zusatzinformationen über den bisherigen Krankheitsverlauf liefern und somit den Notarzt bzw. das Rettungsdienstpersonal bei der Diagnostik und Entscheidungsfindung über das weitere Procedere unterstützen.

Die Annahme eines psychiatrischen Notfalles erfordert zum Ausschluss einer exogenen Ursache

◘ **Tab. 14.1.** Einteilung psychiatrischer Notfälle. (Mod. nach Pajonk u. Moecke 2005)

Absolute Notfälle mit Notarztindikation	Relative Notfälle ohne dringliche Notarztindikation
Hochgradiger Erregungszustand	Verwirrtheitszustand
Aggressivität/Gewalttätigkeit im Rahmen psychiatrischer Erkrankungen	Entzugssyndrom ohne Delir
Suizidpläne, -vorbereitungen oder Suizidversuch	Suizidgedanken ohne konkrete Pläne
Konkrete Fremdtötungsabsichten im Rahmen psychiatrischer Erkrankungen	Angst und Panik
Schwere Intoxikation	Akute Belastungsreaktion
Delir	

oder organischen Erkrankung neben der Erhebung eines differenzierten psychopathologischen Befundes prinzipiell auch eine körperliche Untersuchung, sowie, in der Notaufnahme, apparative und Laboruntersuchungen.

Der diagnostische Prozess sollte bei psychiatrischen Patienten bereits in der Grundhaltung stattfinden, der auch im therapeutischen Prozess angewendet werden sollte. Hierzu zählen:

- Aufmerksame Beobachtung der Situation
- Gewährleistung der Sicherheit aller Beteiligten
- Schaffung einer tragfähigen und vertrauensvollen Beziehung, in der Rettungsdienstmitarbeiter von den Betroffenen und ihrem sozialen Umfeld nicht als »Eindringlinge«, sondern als »Verbündete« betrachtet werden
- Einvernehmliche Durchführung notwendiger diagnostischer und therapeutischer Maßnahmen.

Die Behandlung beinhaltet somatische, psychotherapeutische und psychopharmakologische Therapieverfahren.

Psychotherapeutische Maßnahmen bedeuten in der Notfallmedizin in der Regel **Krisenintervention** oder »Psychologische Erste Hilfe« im Sinne einer situationsangepassten psychosozialen Betreuung und Behandlung. Diese steht in engem zeitlichem Zusammenhang mit einem Krisenanlass. Demnach ist Krisenintervention durch folgende Faktoren gekennzeichnet:

- Zeitliche Limitierung
- Situationsspezifisch
- Ziel: eine unmittelbare Stabilisierung des Patienten (Linderung der Symptome, emotionale Entlastung, Wiederherstellung der Handlungs- und Entscheidungsfähigkeit)
- Nutzt die Ressourcen des Patienten und seines sozialen Umfeldes
- Flexible therapeutische Haltung, von Zuhören bis direktive Gesprächsführung bzw. aktivem Handeln, je nach Zustand des Patienten
- Transparentes, nachvollziehbares und eindeutiges therapeutisches Vorgehen mit klarer Kommunikation

Entscheidend sind zunächst der Aufbau einer verlässlichen Beziehung, das Erfassen der konkreten Situation, in der sich der Patient befindet, und das Bemühen, sich in seine Situation hinein zu versetzen. Wenn möglich und sinnvoll, sollten Angehörige oder Freunde in eine Krisenintervention einbezogen werden. Eine Krisenintervention sollte nicht ohne perspektivischen Ausblick (z. B. welche Schritte als nächstes eingeleitet werden müssen, Vermittlung geeigneter Ansprechpartner, Ankündigung eines Kriseninterventionsteams/eines Notfallseelsorgers) und ohne Verabschiedung bleiben.

Tab. 14.2. Checkliste zur Statuserhebung bei psychiatrischen Notfällen (Brunnhuber 2005)

Symptomkomplex	Unauffällig	Auffällig
Bewusstsein	Klar	Verändert
Motorik	Angemessen	Vermindert oder gesteigert
Stimmung	Ausgeglichen	Gedrückt oder gehoben
Denkfähigkeit	Klar	Verändert
Psychotische Symptomatik	Nicht vorhanden	Vorhanden
Suizidalität	Nicht vorhanden	Vorhanden
Fremdgefährdung	Nicht vorhanden	Vorhanden
Vorbestehende psychische Erkrankung	Nicht vorhanden	Vorhanden
Krankheitseinsicht	Vorhanden	Nicht Vorhanden

Tab. 14.3. Empfohlene Pharmakotherapie bei unterschiedlichen psychiatrischen Syndromen (Pajonk et al. 2006)

Syndrome	Medikament der 1. Wahl	Medikament der 2. Wahl
a. Syndrome ohne psychotische Symptome		
Erregungszustände ohne psychotische Symptome	Lorazepam (z. B. Tavor): 1–2,5 mg i.v., i.m. oder per os	Diazepam (z. B. Valium): 5–10 mg i.v., i.m. oder per os
Suizidales Syndrom	Lorazepam (z. B. Tavor): 1–2,5 mg i.v., i.m. oder per os	Diazepam (z. B. Valium): 5–10 mg i.v., i.m. oder per os
Angstsyndrome	Lorazepam (z. B. Tavor): 1–2,5 mg i.v., i.m. oder per os	Diazepam (z. B. Valium): 5–10 mg i.v., i.m. oder per os
Erregungszustände	Lorazepam (z. B. Tavor): 1–2,5 mg i.v., i.m. oder per os	Diazepam (z. B. Valium): 5–10 mg i.v., i.m. oder per os
Entzugssyndrome	Diazepam (z. B. Valium): 5–10 mg i.v., i.m. oder per os	Lorazepam (z. B. Tavor): 1–2,5 mg i.v., i.m. oder per os
Depressives Syndrom	Lorazepam (z. B. Tavor): 1–2,5 mg i.v., i.m. oder per os	Diazepam (z. B. Valium): 5–10 mg i.v., i.m. oder per os
b. Syndrome mit psychotischen Symptomen		
Erregungszustände mit psychotischen Symptomen	Diazepam (z. B. Valium): 5–10 mg i.v., i.m. oder per os	Haloperidol (z. B. Haldol): 5–10 mg i.v., i.m. oder per os
Delirantes Syndrom	Haloperidol (z. B. Haldol): 5–10 mg i.v., i.m. oder per os	Diazepam (z. B. Valium): 5–10 mg i.v., i.m. oder per os
Manisches Syndrom	Haloperidol (z. B. Haldol): 5–10 mg i.v., i.m. oder per os	Diazepam (z. B. Valium): 5–10 mg i.v., i.m. oder per os
Paranoid-halluzinatorisches Syndrom	Haloperidol (z. B. Haldol): 5–10 mg i.v., i.m. oder per os	Lorazepam (z. B. Tavor): 1–2,5 mg i.v., i.m. oder per os
Katatones Syndrom	Lorazepam (z. B. Tavor): 1–2,5 mg i.v., i.m. oder per os	Haloperidol (z. B. Haldol): 5–10 mg i.v., i.m. oder per os

Ziele einer Psychopharmakotherapie

- Herstellung einer Kontakt- und Gesprächsfähigkeit
- Reduzierung der aktuellen Symptomatik
- Minderung einer gegebenen Fremd- oder Selbstgefährdung

Eine Medikation sollte so gewählt werden, dass der Patient ausreichend und rasch stabilisiert und – falls sich eine Fortführung der Behandlung in einem stationären Kontext als notwendig erweist – für den weiterbehandelnden Psychiater noch gut explorierbar ist. Ein Überblick über die empfohlenen pharmakotherapeutischen Strategien findet sich in Tab. 14.3. Bei psychotischen Störungen hat sich eine Kombinationstherapie von Antipsychotika und Benzodiazepinen in vielen Fällen als am wirksamsten erwiesen.

Bei jedem Einsatz muss abschließend die Entscheidung getroffen werden, ob ein Verbleib des Patienten in seiner aktuellen Situation sinnvoll ist, oder ob eine Weiterbetreuung im Rahmen eines stationären Setting indiziert ist. Dabei sollte immer auch eine »intuitive« Bewertung der Situation zugelassen werden.

Ein Transport in die Klinik ist dann notwendig, wenn

- Diagnostik und/oder Therapie vor Ort nicht suffizient abgeschlossen werden können,
- vitale Funktionen überwacht werden müssen,
- weitere Untersuchungen bzw. Behandlungsmaßnahmen notwendig sind,

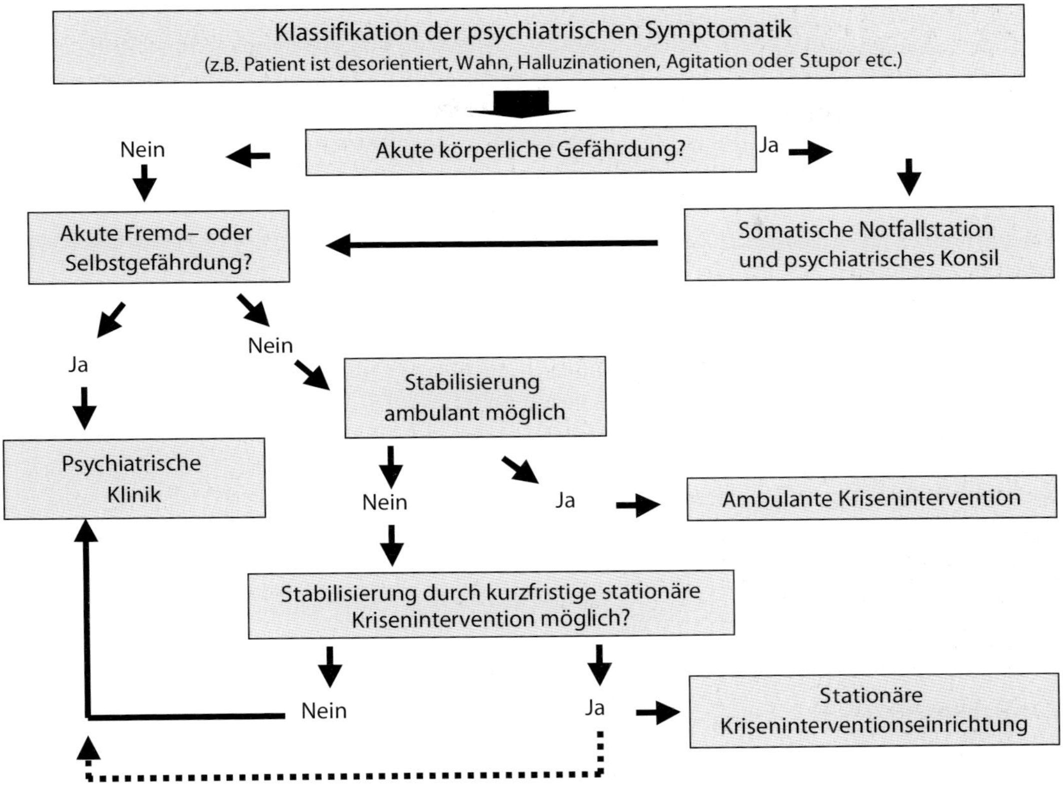

Abb. 14.1. Ablaufschema bei einem psychiatrischen Notfall (D'Amelio et al. 2006)

- mit einer (erneuten) Verschlechterung in der physischen oder psychischen Verfassung des Patienten zu rechnen ist oder
- sich dieser selbst- oder fremdgefährdend verhält bzw. verhalten könnte.

In Abb. 14.1 ist exemplarisch und idealtypisch ein Ablaufschema im Rahmen eines psychiatrischen Notfalls dargestellt:

14.2 Häufige psychiatrische Syndrome im Notarzt- und Rettungswesen und deren Behandlung

Im Folgenden sollen die im Notarzt- und Rettungsdienst besonders häufig vorkommenden Erkrankungen und Störungen beschrieben und ihre Behandlungsmöglichkeiten dargestellt werden.

Intoxikationen

Intoxikationen, sofern sie nicht in suizidaler Absicht erfolgen, sind im Notarzt- und Rettungsdienst überwiegend Intoxikationen durch Alkohol oder illegale Drogen. Eine weitergehende und detaillierte Schilderung findet sich in ▶ Kap. 17.

Erregungszustand

Der Erregungszustand gehört zu den häufigsten psychiatrischen Notfallsituationen. Oft ist es schwierig, charakteristische Prodromalsymptome, z. B. unterschwellige Gespanntheit, motorische Unruhe oder latente Reizbarkeit zu erkennen. Ein Erregungszustand kann daher plötzlich und unerwartet auftreten und sich im weiteren Verlauf unterschiedlich entwickeln, von der therapeutisch

gut beeinflussbaren psychomotorischen Agitation bis zum Erregungssturm.
Hauptcharakteristika sind:
- Steigerung des Antriebs und der Psychomotorik,
- affektive Enthemmung und
- Kontrollverlust.

Die aufkommende Gewalttätigkeit, bei der auch eine mögliche Bewaffnung einkalkuliert werden muss, kann sich gegen sich selbst, andere Menschen oder auch Gegenstände richten. Eine solche Aggressivität kann unvermutet, plötzlich und völlig unverhältnismäßig auftreten. In diesem Fall hat der Eigenschutz bzw. der Schutz Dritter absolute Priorität. Daher muss die Beurteilung und Intervention durch den herbeigerufenen Notarzt schnell und kompetent erfolgen. Mögliche Ursachen für einen Erregungszustand finden sich in der folgenden ► Übersicht.

Ursachen gewalttätiger psychomotorischer Erregungszustände (Steinert, 1995)

- Häufig
  - Alkoholintoxikation (evtl. in Verbindung mit einer Persönlichkeitsstörung)
  - Akute Psychosen (Schizophrenie, Manie, schizomanische Mischpsychose)
  - Psychoreaktive Erregungszustände (z. B. familiäre Konfliktsituation, gelegentlich mit begleitender depressiver Störung)
  - Intoxikation mit stimulierenden Drogen, z. B. Kokain, Amphetamin, Ecstasy, häufig Mischintoxikation bei Polytoxikomanie
- Weniger häufig
  - Postkonvulsiver Dämmerzustand bei Epilepsie
  - Akute Belastungsreaktion nach psychischem Trauma, z. B. Autounfall, Brand, Verlust nahe stehender Angehöriger
  - Geistige Behinderung mit rezidivierenden, gleichartig verlaufenden Erregungszuständen
  - Sog. »Primitivreaktion« als Kurzschlusshandlung bei intelligenzgeminderten, einfach strukturierten Personen (einmalige, aus dem bisherigen Persönlichkeits- und Handlungsgefüge herausfallende Reaktion)
  - Demenz
  - Entzugssyndrom/Delir
  - Unmittelbar vorangehendes Schädel-Hirn-Trauma
  - Organische Persönlichkeitsstörung (»hirnorganische Wesensänderung«)
- Selten
  - Akute Gehirnerkrankung (z. B. Subarachnoidalblutung, Enzephalitis, Leberinsuffizienz)
  - Sonstige Gehirnerkrankung (Tumor, Gefäßprozess)
  - Pathologischer Rausch (abnorme Reaktion mit extremer Persönlichkeitsveränderung und aggressiven Durchbrüchen bei geringen Mengen von Alkohol (z. B. nach 1 Glas Bier)

Maßnahmen und Therapie

- Zunächst Versuch, die Situation zu beruhigen, um in einem sachlichen Gespräch eine zunehmende Eskalation zu verhindern (»talking down«).

Wichtig
Erregten, gespannten oder aggressiven Patienten niemals allein gegenübertreten!

- Für den Patienten sollte eine deutliche zahlen- und kräftemäßige Überlegenheit von Rettungs- und Ordnungskräften deutlich werden.
- Zum Schutz vor Eigen- oder Fremdgefährdung muss eventuell eine vorübergehende Fixierung erfolgen, die im Rahmen einer Notfallindikation auch juristisch legitimiert ist.
- Ist eine verbale Intervention nicht wirkungsvoll, sollte rasch und konsequent eine ausreichend hoch dosierte pharmakologische Sedierung erfolgen.
- Aufgrund der ohnehin bereits bestehenden Sedierung sollten psychotrope Substanzen bei Erregungszuständen im Rahmen einer Alkoholintoxikation nur sehr eingeschränkt zum Einsatz kommen (in diesem Fall ist am besten Haloperidol geeignet).

Tab. 14.4. Vergleichende Zusammenfassung von Suizidversuch und Suizid. (Nach Bronisch 2002)

	Suizidversuch	Suizid
Häufigkeit	10- bis 25-mal häufiger als Suizide	Ca. 10.000 pro Jahr
Geschlecht	Häufiger bei Frauen	Häufiger bei Männer
Altersgruppe	Häufig unter 45 Jahren	Häufig über 45 Jahren
Personenstand	Höchste Rate bei Geschiedenen und Ledigen	Höchste Rate bei Geschiedenen und Verwitweten
Sozialschicht	Höher in Unterschichten	Kein erkennbarer Gradient
Stadt/Land	Häufiger in Städten	Häufiger in Städten
Erwerbsstatus	Arbeitslosigkeit	Arbeitslosigkeit, Berentung
Jahreszeiten	Nicht evident	Frühlingsgipfel
Körperliche Krankheiten	Nicht evident	Möglich
Psychiatrische Diagnosen	Belastungsreaktionen, Depression, Alkoholismus	Affektive Erkrankung, Alkoholismus
Persönlichkeitstyp	Häufig Persönlichkeitsstörung	Kein spezieller Typ

Akute Suizidalität und selbstschädigendes Verhalten

In Deutschland sterben jährlich ca. 9000 bis 10.000 Menschen durch Suizid. Die Häufigkeit von Suizidversuchen wird um das 10- bis 25-Fache höher als die der vollendeten Suizide eingeschätzt. Allerdings muss von einer noch weitaus größeren Dunkelziffer ausgegangen werden. Männer suizidieren sich deutlich häufiger als Frauen (Tab. 14.4). Suizidversuche werden dagegen häufiger von Frauen ausgeführt. Der Häufigkeitsgipfel liegt im jungen Erwachsenenalter. Etwa 20–30% aller Suizidanten wiederholen ihren Suizidversuch, wobei in den ersten Monaten nach dem Suizidversuch die Gefahr einer Wiederholung besonders hoch ist. Bedingt durch die spezifischen Gegebenheiten wird der Notarzt jedoch vor allem mit jungen Menschen konfrontiert, die einen Suizid oder Suizidversuch begangen haben.

Maßnahmen und Therapie (► Übersicht)

Generell müssen Suizidhinweise immer ernst genommen werden.

- Versuch, in einem offenen, direkten, aber gleichzeitig einfühlsamen Gespräch in ruhiger Umgebung eine therapeutische Beziehung aufzubauen und die aktuelle Ursache der Suizidalität zu klären.
- Sofern sich keine Entdynamisierung erreichen lässt, muss der Patient bei weiter bestehender oder nicht auszuschließender Suizidalität notfalls auch gegen seinen Willen nach Schaffung einer Rechtsgrundlage in eine Klinik eingewiesen werden.
- Pharmakotherapeutisch im Notarztdienst vor allem Benzodiazepine verabreichen. Die spezifische medikamentöse Einstellung erfolgt später in Abhängigkeit von der Diagnose durch den Facharzt.

Therapeutische Prinzipien bei Suizidalität

1. Suizidversuch immer ernst nehmen
2. Schaffung einer ruhigen Atmosphäre
3. Aufbau einer therapeutischen Beziehung (Erstgespräch ggf. auch ohne Angehörige führen)
4. Beurteilung des Suizidrisikos (ambulante vs. stationäre Therapie)

▼

Klinikeinweisung:
- Rechtsgrundlage schaffen: Freiwillig oder
- Einweisung nach dem Unterbringungsgesetz

Bei Verzicht auf Klinikeinweisung:
- Weiterbehandlung sicherstellen
- Einbeziehung fester Bezugspersonen aus dem sozialen Umfeld
- Aufklärung der Angehörigen bzw. Bezugspersonen über Suizidrisiko (Entbindung von der Schweigepflicht)

5. Medikamentöse Therapie
   - Schlafstörungen beseitigen
   - Ggf. sedierende Antidepressiva (kleine Packungsgröße, Gabe ggf. durch Angehörige) z. B. Mirtazapin
   - Ggf. Gabe von Benzodiazepinen, z. B. Lorazepam 1–2,5 mg
   - Keine Kontraindikation bei akuter Suizidalität (**cave:** Missbrauchspotential bei langzeitiger Einnahme)

14.3 Spezielle psychiatrische Krankheitsbilder

Psychosen

Schizophrenie und wahnhafte Psychosen sind durch Störungen des Denkens, der Wahrnehmung und des Affektes charakterisiert. Der Ersterkrankungsgipfel liegt bei Männern zwischen dem 20. und 24. Lebensjahr, der der Frauen zwischen dem 25. und 29. Lebensjahr. Der Erkrankungsbeginn kann ebenso wie der Langzeitverlauf geprägt sein von akuten Zustandsbildern mit aggressiver Erregtheit, schweren Verhaltensstörungen oder einer über Jahre eher schleichenden Entwicklung mit sozialem Rückzug.

Typische Symptome der Schizophrenie (einzeln oder in Kombination)

- Akustische Halluzinationen (kommentierende, imperative oder dialogisierende Stimmen)
- Wahn, d. h. eine unkorrigierbare, jedoch objektiv falsche Überzeugung, z. B. Verfolgungs-, Größen- oder Vergiftungswahn
- Ich-Störungen (Gedankenlautwerden, Gedankeneingebung, Gedankenausbreitung oder Gedankenentzug)
- Desorganisiertheit (verworrener Gedankengang, unsinnige Handlungen)
- Katatone Symptome (Haltungsstereotypien, Negativismus, Stupor)
- Negativsymptome (Anhedonie, Antriebsstörungen, Apathie, Entwicklung sozialer Defizite

Trotz charakteristischer Symptome darf eine schizophrene Psychose nur dann diagnostiziert werden, wenn exogene (z. B. eine Intoxikation) oder organische Ursachen ausgeschlossen sind. Im Notarztdienst kann diese Diagnose nur gestellt werden, wenn die Erkrankung vorbekannt ist.

Maßnahmen und Therapie

Eine notärztliche Akutintervention ist bei schizophrenen Patienten vor allem dann erforderlich, wenn ein Erregungszustand oder akute Eigen- oder Fremdgefährdung auftreten. Aufgrund der psychotischen Symptome sind die Patienten oft ängstlich und angespannt. Im Einzelnen sollten folgende Maßnahmen durchgeführt werden:
- Ruhige, sachliche Atmosphäre schaffen
- Klarer und einfacher Gesprächsstil
- Versuch, innerhalb des Erlebnissystems des Patienten zu argumentieren
- Information über notwendige Maßnahmen (medikamentöse Behandlung, ggf. Klinikeinweisung)
- Situationsadäquate Einbeziehung von Angehörigen oder Dritten
- Medikamentöse Akutbehandlung vor allem zur Dämpfung und Anxiolyse

Manie

Unter einer Manie werden Auffälligkeiten des Affektes, der Antriebs- und Willenssphäre sowie des Denkens zusammengefasst. Eine erste manische Episode tritt meist zwischen dem 15. und 30. Lebensjahr auf, ist jedoch auch in jedem anderen Alter zwischen der späten Kindheit und dem 7. oder 8. Lebensjahrzehnt möglich. Um die Diagnose einer Manie zu stellen, muss die Episode mindestens 1 Woche dauern und die berufliche Leistungsfähigkeit und die sozialen Funktionen in erheblichem Ausmaß beeinträchtigt sein.

Symptome der Manie

- Euphorische oder dysphorische Stimmungslage, Reizbarkeit
- Gehobenes Selbstwertgefühl mit Größenideen bis zum Größenwahn
- Antriebssteigerung, Mangel an Erschöpfbarkeit, reduziertes Schlafbedürfnis
- Beschleunigter formaler Gedankengang mit Ideenflucht (bis zur Zerfahrenheit), Logorrhö

Zusätzliche Symptome:

- Erregungszustände mit Aggressivität; sozial auffällige Verhaltensweisen im Rahmen der Antriebssteigerung (z. B. Promiskuität, vermehrte Geldausgaben, distanzloses Verhalten)

Viele Patienten erleben eine Manie subjektiv als positiv, so dass meist keine Krankheitseinsicht oder Behandlungsbereitschaft besteht.

Wichtig

Da es bei schweren Manien schnell zu einer Eigen- und Fremdgefährdung kommt, ist eine sofortige notfallmäßige Intervention nötig. Diese muss in Einzelfällen auch gegen den Willen des Patienten durchgeführt werden.

Maßnahmen und Therapie

Wegen der häufig hohen Dynamik des manischen Syndroms sind differenzierte diagnostische Maßnahmen in der Akutsituation kaum möglich, so dass vorrangig versucht werden sollte, durch geduldige verbale Intervention eine Eskalation der Situation zu verhindern und die Motivation des Patienten für eine freiwillige Diagnostik und Therapie zu fördern. Pharmakologisch können in Abhängigkeit von der Schwere der Symptomatik Antipsychotika, Benzodiazepine oder eine Kombinationsbehandlung eingesetzt werden.

Angst- und Panikstörung

Angstsyndrome stellen die häufigsten psychischen Störungen dar. Die Lebenszeitprävalenz beträgt ca. 15–25%. Frauen sind etwa 2- bis 3-mal häufiger betroffen als Männer. Da die Symptomatik fast regelhaft u. a. mit thorakalen Schmerzen, Atemnot, Schwindel und Herzrasen einhergeht (► Übersicht), werden von den besorgten Betroffenen und Angehörigen häufig Notärzte oder Notfallambulanzen in Anspruch genommen. Für den Notarzt präsentieren sich Angststörungen oft in Form einer Hyperventilation. Vordringlichste Aufgabe eines notärztlichen Einsatzes ist der Ausschluss einer somatischen Ursache, da sich hinter einer »psychogen« anmutenden Angstsymptomatik eine schwerwiegende körperliche Erkrankung verbergen kann.

Symptome von Angststörungen

- Vegetative Symptome
  - Palpitationen
  - Schweißausbrüche
  - Tremor
  - Mundtrockenheit
- Thorakale/abdominelle Symptome
  - Atembeschwerden
  - Beklemmungsgefühl
  - Thoraxschmerzen
  - Nausea oder abdominelle Missempfindungen
- Psychische Symptome
  - Unsicherheit, Schwäche, Benommenheit
  - Derealisationserleben
  - Depersonalisationserleben
  - Angst vor Kontrollverlust
  - Angst zu sterben

- Symptome der Anspannung
  - Muskelverspannung
  - Ruhelosigkeit
  - Nervosität
- Unspezifische Symptome
  - Konzentrationsstörungen
  - Reizbarkeit
  - Einschlafstörungen
  - Schreckhaftigkeit

Zur Gruppe der Angsterkrankungen (▶ Übersicht) zählen u. a.

- Panikstörung mit oder ohne Agoraphobie
- Generalisierte Angststörung
- (Soziale) Phobie

Kriterien der Panikattacken

- Plötzlicher Beginn
- Ohne spezifische Auslöser
- Intensitätsmaximum innerhalb weniger Minuten
- Dauer ca. 10–15 min
- Vielfältige vegetative Symptome
- Gelegentlich Übergang der psychomotorischen Unruhe in einen Erregungszustand

Kriterien der Agoraphobie nach ICD-10

Die Angst muss in mindestens 2 der folgenden umschriebenen Situationen auftreten:

- In Menschenmengen
- Auf öffentlichen Plätzen
- Bei Reisen in weiter Entfernung von zu Hause
- Bei Reisen allein

Eine Vermeidung der phobischen Situation ist ein entscheidendes Symptom.

Kriterien der generalisierten Angststörung

- Situationsunabhängiges Auftreten
- Über Wochen bis Monate anhaltende Angst
- Zusätzlich Anspannung, Besorgnis und Befürchtungen
- Auslöser sind häufig alltägliche Ereignisse und Probleme

▼

Kriterien der Phobie

- Begrenzung der Angst auf die Anwesenheit eines bestimmten phobischen Objektes oder einer spezifischen Situation
- Meist Vermeidung der phobischen Situation
- Zusätzlich Anspannung, Besorgnis und Befürchtungen
- Keine Änderung der Intensität der Furcht vor dem phobischen Objekt

Depression

Die Depression stellt nach den Angsterkrankungen die häufigste psychiatrische Erkrankung dar. Sie tritt klinisch mit einer Vielzahl unterschiedlich ausgeprägter Symptome (▶ Übersicht) in Erscheinung und ist mitunter nur schwer von alltäglichen Verstimmungen abzugrenzen. Daher ist die Orientierung an den Kriterien des ICD-10 hilfreich.

Symptome der Depression

- Hauptsymptome einer leichten, mittelgradigen oder schweren depressiven Episode:
  - Gedrückte Stimmung
  - Interessenverlust und Freudlosigkeit
  - Antriebsminderung, erhöhte Ermüdbarkeit und Aktivitätseinschränkung
- Zusatzsymptome:
  - Verminderte Konzentration und Aufmerksamkeit
  - Vermindertes Selbstwertgefühl und Selbstvertrauen
  - Schuldgefühle und Gefühle von Wertlosigkeit
  - Negative und pessimistische Zukunftsperspektiven
  - Suizidgedanken, -pläne, erfolgte Selbstverletzung oder Suizidhandlungen (▶ Abschn. »Akute Suizidalität und selbstschädigendes Verhalten«)
  - Schlafstörungen
  - Verminderter Appetit

14

Häufig wird ein Notarzteinsatz erforderlich, wenn das depressive Syndrom zusätzlich von somatischen Beschwerden begleitet ist (▶ Übersicht).

Typische Merkmale des somatischen Syndroms

- Interessenverlust oder Verlust der Freude an normalerweise angenehmen Aktivitäten
- Mangelnde Fähigkeit, auf eine freundliche Umgebung oder freudige Ereignisse emotional zu reagieren
- Frühmorgendliches Erwachen; zwei oder mehr Stunden vor der gewohnten Zeit
- Morgentief
- Objektiver Befund einer psychomotorischen Hemmung oder Agitiertheit
- Deutlicher Appetitverlust
- Gewichtsverlust, häufig mehr als 5% des Körpergewichts im vergangenen Monat
- Deutlicher Libidoverlust

Maßnahmen und Therapie

Primäres Ziel einer ärztlichen Notfallbehandlung von Depressionen ist eine rasche Stabilisierung von Angst und innerer Anspannung sowie eine Entaktualisierung von Suizidalität. Sollte der Patient einen Transport oder eine stationäre Behandlung ablehnen, muss er, nach Möglichkeit in Anwesenheit von Angehörigen, über die Dringlichkeit eines baldigen Besuchs beim Haus- oder Nervenarzt aufgeklärt werden. Vor allem bei akuter Suizidalität ist immer eine stationär-psychiatrische Behandlung erforderlich, notfalls auch gegen den Willen des Patienten.

Stupor und Katatonie

Katatone und stuporöse Syndrome sind nosologisch völlig unspezifisch, da sie sowohl bei organischen und funktionellen Psychosen als auch bei internistischen und neurologischen Erkrankungen auftreten können. Da kataton-stuporöse Syndrome auch lebensbedrohliche Zustände sein können, ist primär eine klare differenzialdiagnostische Beurteilung des klinischen Bildes erforderlich. In vielen Fällen sind die Patienten nicht kommunikationsfähig und weisen ausgeprägte Verhaltensstörungen auf. Daher sollten so bald als möglich eine körperliche und neurologische Untersuchung einschließlich einer Laboruntersuchung erfolgen und auch fremdanamnestische Angaben herangezogen werden.

Symptome

Beim stuporösen Patienten liegt meist keine Bewusstseins-, sondern eine Kommunikationsstörung vor. Dabei erfolgt keine Reaktion auf Versuche der Kontaktaufnahme, der Gesichtsausdruck ist starr, Spontanbewegungen fehlen und der Patient wirkt abwesend. Es handelt sich um einen Zustand fehlender körperlicher Aktivität, der sich in folgendermaßen äußert:

- Mimische Ausdruckslosigkeit
- Aspontaneität
- Fehlende Reaktion auf Außenreize, einschließlich Schmerzreize
- Extreme Antwortlatenzen bis hin zum Mutismus

Das katatone Syndrom kann sowohl durch Hyper- als auch Hypophänomene gekennzeichnet sein, gelegentlich lässt sich aber auch ein rascher Wechsel (»Raptus«) zwischen Negativismus und extremer psychomotorischer Erregung beobachten. Darüber hinaus kann auch eine akute Verwirrtheit den Beginn einer Katatonie ankündigen. Dominantes motorisches Symptom der Katatonie ist das Haltungsverharren, welches dem Patienten unbewusst bleibt und bei dem die Extremitäten Stunden bis Tage in bizarren Positionen verbleiben können. Verhaltensauffälligkeiten spiegeln sich u. a. in negativistischem Verhalten oder in Form von Handlungsstereotypien, Perseverationen oder Echolalie/Echopraxie wider.

Maßnahmen und Therapie

Ein akuter Erregungszustand im Rahmen einer Katatonie erfordert prinzipiell eine notfallmäßige syndromorientierte Initialtherapie.

Dosierung

Initialtherapie: vorzugsweise mit Benzodiazepinen (z. B. Lorazepam 2–3 mg).

Zur Behandlung des stuporösen oder katatonen Patienten ist eine umfassende psychiatrische und organische Untersuchung indiziert. Hierzu zählen die internistisch-neurologische Untersuchung, Labordiagnostik und eine (Fremd-)Anamnese, sodass in der Regel eine stationäre Aufnahme erfolgen muss.

Belastungsreaktionen und Anpassungsstörungen

Bei einer Krise handelt es sich um eine Situation, in der ein Individuum eine Lebensveränderung nicht adäquat verarbeiten kann und sich deshalb einer für ihn zum gegenwärtigen Zeitpunkt nicht zu bewältigenden Lebenseinengung ausgesetzt sieht. Aufgrund der nicht zur Verfügung stehenden Bewältigungsstrategien kommt es zu einer pathologischen Entwicklung im Sinne einer akuten depressiven oder auch suizidalen Reaktion.

Obwohl auch weniger schwere psychosoziale Belastungen bzw. Lebensereignisse (sog. »life-events«) eine soziale Krise auslösen und beeinflussen können, ist ihre ätiologische Bedeutung nicht immer eindeutig. Sie hängt in jedem Fall mit der individuellen Vulnerabilität der Patienten zusammen, d. h., die Auslösefaktoren sind weder nötig noch ausreichend, um das Auftreten, das Ausmaß oder die Art der Erkrankung zu erklären.

Als mögliche Auslöser kommen in Betracht:
- Partnerschaftsprobleme oder Partnerschaftsverlust
- Verlust anderer wichtiger Bezugspersonen oder auch eines Haustieres
- Berufliche Probleme
- Finanzielle Sorgen
- Schwere Erkrankungen
- Veränderung der Lebensumstände (**cave: alte Menschen)**
- Vorliegen einer anderen psychiatrischen Störung (v. a. Depression oder Schizophrenie)

Maßnahmen und Therapie

Die Behandlungsindikation für den Notarzt richtet sich danach, ob Eigen- oder Fremdgefährdung im Rahmen einer psychosozialen Krise nicht auszuschließen ist und/oder eine Komorbidität mit einer weiteren psychiatrischen Erkrankung vorliegt.

Des Weiteren ist zu prüfen, ob der Patient in ein stabiles soziales Netz eingebettet ist.
- In einem ersten Schritt sollte eine nichtmedikamentöse Krisenintervention versucht werden, in der die psychosoziale Situation und das vorhandene Verhaltensrepertoire des Patienten geklärt werden sollten. Dies erfordert ein ausführliches therapeutisches Gespräch in einer ruhigen Umgebung, in dem mit dem Patienten die Schritte der möglichen Selbst- und/oder Fremdhilfe genau zu beleuchten sind.
- Eine medikamentöse Behandlung ist bei depressiven, ängstlichen oder agitierten Zustandsbildern indiziert.
- Bei nicht auszuschließender Eigen- oder Fremdgefährdung muss eine stationäre Einweisung erfolgen.

14.4 Rechtliche Aspekte

Selbstverständlich gelten die Regeln der ärztlichen Schweigepflicht auch in psychiatrischen Notfall- und Krisensituationen.

Wichtig

Therapeutische Maßnahmen sind immer nur dann gerechtfertigt, wenn die Einwilligung des Betroffenen nach ordnungsgemäßer Aufklärung vorliegt.

Einwilligungsfähigkeit

- Zur rechtsgültigen Einwilligung ist die Einwilligungsfähigkeit erforderlich.
- Dies ist nur dann gegeben,
  - wenn der Patient seine gegenwärtige Situation und die sich aus ihr ergebenden Folgen einschätzen kann und
  - wenn er die für die Behandlung relevanten Informationen versteht, sie rational verar-

beiten und seine Wahl verständlich mitteilen kann.
- Diese Voraussetzungen sind im psychiatrischen Notfall oft nicht oder nicht ausreichend gegeben. Therapeutische Maßnahmen sind dann nur unter besonderen rechtlichen Voraussetzungen möglich.
- Neben den schutzwürdigen Interessen des jeweils betroffenen Patienten sind in einem psychiatrischen Notfall häufig noch die berechtigten Interessen Dritter bzw. der Allgemeinheit zu berücksichtigen.

Mutmaßliche Einwilligung oder rechtfertigender Notstand

Unaufschiebbare ärztliche Handlungen, die nicht zuvor durch einen Richter oder eine dazu berechtigte Behörde genehmigt werden können, sind evtl. aus dem Gesichtspunkt der mutmaßlichen Einwilligung oder des rechtfertigenden Notstandes (§ 34 StGB) heraus möglich und straffrei. Der Arzt kann dann von einer mutmaßlichen Einwilligung ausgehen, wenn er annehmen kann, dass ein verständiger Kranker in dieser Lage bei angemessener Aufklärung eingewilligt hätte. Hier ist es ebenso wie bei der Annahme eines rechtfertigenden Notstandes dringend notwendig, eine sorgfältige Abwägung der möglicherweise widerstreitenden Interessen bzw. Rechtsgüter vorzunehmen. Eine möglichst sorgfältige Dokumentation des Vorgehens ist in jedem Fall erforderlich.

Unterbringung

- Die Einweisung in eine geschlossene Station einer Klinik für Psychiatrie und Psychotherapie kann zur Sicherheit des Patienten oder seiner Umgebung erforderlich sein.
- Nach den Bestimmungen der Unterbringungsgesetze der Länder (PsychKG oder LUG) kann eine Unterbringung auch ohne die Zustimmung des Patienten erfolgen.
- Wesentliche Voraussetzungen für eine Unterbringung ist die unmittelbare Selbst- oder Fremdgefährdung durch eine psychische Erkrankung.
- Der Antrag auf Unterbringung kann durch jeden approbierten Arzt gestellt werden.
- Die Anordnung der Unterbringung kann im Notfall durch die Ordnungsbehörde erfolgen, eine richterliche Entscheidung muss bis zum Ablauf des nächsten Tages stattfinden.

Wenn möglich ist zu erfragen, ob für den Patienten eine gesetzliche Betreuung besteht. In diesem Fall muss zumindest veranlasst werden, dass der gesetzliche Betreuer über die Unterbringung informiert wird.

Dokumentation

Gerade in Notfallsituationen ist die Pflicht zur Dokumentation der äußeren Umstände der erhobenen Befunde und der durchgeführten bzw. eingeleiteten Therapiemaßnahmen genau zu beachten. Die nachvollziehbare Dokumentation zumindest folgender Sachverhalte wird empfohlen:
- Äußere Situation des Notfalls (Art der Benachrichtigung, vorgefundene Situation etc.)
- Ausführlicher psychopathologischer Befund
- Ausführlicher somatischer Befund
- Angaben zu bisherigen psychischen Erkrankungen
- Angaben aus der Fremdanamnese
- Angaben zu rechtlichen Schritten (Freiheitsbeschränkungen, Fixierung, Informationen an Patienten, Ordnungsamt, Polizei etc. mit Uhrzeit)
- Namen und Telefonnummern von Bezugspersonen

Literatur

Behrendt H, Schmiedel R (2004) Die aktuellen Leistungen des Rettungsdienstes in der Bundesrepublik Deutschland im zeitlichen Vergleich (Teil II). Notfall Rettungsmed, 1: 59–69

Bronisch T (2002) Suizidalität. In: Psychiatrie und Psychotherapie. Möller H-J, Laux G, Kapfhammer HP (Hrsg.), Springer, Berlin Heidelberg New York (pp. 1745–1763)

Brunnhuber S (2005) Psychiatrische Notfälle. In: Intensivkurs Psychiatrie und Psychotherapie. Brunnhuber S, Frauenknecht S, Lieb K (Hrsg.), Elsevier, München (pp. 397–402)

D'Amelio R, Archonti C, Falkai P, Pajonk FG (2006) Psychologische Konzepte und Möglichkeiten der Krisenintervention in der Notfallmedizin. Notfall Rettungsmed, 9: 194–204

Hewer W, Rössler W (1998) Das Notfall Psychiatrie Buch. Urban & Schwarzenberg, München Wien Baltimore

Kapfhammer HP (2009) Der suizidale Patient – Suizidalität in der modernen Gesellschaft. In: Akutmedizin – Die ersten 24 Stunden. Das NAW-Buch Madler C, Jauch KW, Werdan K, Siegrist J, Pajonk FG (Hrsg.), Urban & Fischer, München (pp. 735–742)

Kardels B, Beine KH (2003) Teilnahme von Psychiatern am Notarztdienst. Notfallmedizin, 29: 526–527

Messer T, Schmauß M (2006) Katatonie, Malignes Neuroleptisches Syndrom und Stupor. In: Neuropsychopharmaka, ein Therapiebuch. Band 6: Notfalltherapie, Antiepileptika, Psychostimulanzien, Suchttherapeutika und sonstige Psychopharmaka. Riederer P, Laux G (Hrsg.), Springer, Berlin Heidelberg New York (pp. 1745–1763)

Pajonk FG, Bartels HH, Biberthaler P, Bregenzer T, Moecke H (2001a) Der psychiatrische Notfall im Rettungsdienst – Häufigkeit, Versorgung und Beurteilung durch Notärzte und Rettungsdienstpersonal. Der Nervenarzt, 72: 685–692

Pajonk FG, D'Amelio R (2009), Suizidalität und Suizid in der Rettungsmedizin. Anästhesiol Intensivmed Notfallmed Schmerzther 44: 720–727

Pajonk FG, D'Amelio R (2008), Erregungszustände, Aggression und gewalttätiges Verhalten im Notarzt- und Rettungsdienst. Anästhesiol Intensivmed Notfallmed Schmerzther 43: 514–521

Pajonk FG, Grünberg K, Moecke H, Naber D (2002) Suicides and suicide attempts in emergency medicine. Crisis, 23: 68–73

Pajonk FG, Grünberg K, Paschen HR, Moecke H, Arbeitsgruppe Psychiatrie und Rettungswesen (2001b) Psychiatrische Notfälle im Notarztdienst einer deutschen Großstadt. Fortschr Neurol Psychiatr, 69: 170–174

Pajonk FG, Moecke H (2009) Psychiatrische Notfälle in der Notfallmedizin – Definition, Häufigkeit, Epidemiologie. In: Akutmedizin – Die ersten 24 Stunden. Das NAW-Buch Madler C, Jauch KW, Werdan K, Siegrist J, Pajonk FG (Hrsg.), Elsevier – Urban & Fischer, München (pp. 729–733)

Pajonk FG, Poloczek S, Schmitt TK (2000) Der psychiatrische Notfall – Abgrenzung zu Psychotraumatologie und Krise. Notfall Rettungsmed, 3: 363–370

Pajonk FG, Stoewer S, Kinn M, Fleiter B (2006) Psychopharmakotherapie in der Notfallmedizin. Notfall Rettungsmed, 9: 393–402

Pajonk FG, Schmitt P, Biedler A, Richter JC, Meyer W, Luiz T, Madler C (2008) Psychiatric emergencies in prehospital emergency medical systems: a prospective comparison of two urban settings. Gen Hosp Psychiatry, 30: 360–366

Schmitt TK, Luiz T, Poloczek S, Huber T, Kumpch M, Madler C (2002) Sozialepidemiologie einer neuen Einsatzkategorie – Notfälle mit primär psychischen und sozialen Problemstellungen. Notfall Rettungsmed, 5: 102–109

Sefrin P (2003) Der Notarztdienst als interdisziplinäre Aufgabe. Notfallmedizin, 29: 528–529

Steinert T (1995) Therapie bei akuter Gewalttätigkeit. Enke, Stuttgart

Wolfersdorf M, Schmidtke A (2006) Suizidalität. In: Therapie psychischer Erkrankungen – State of the Art (Voderholzer, U, Hohagen, F Hrsg.), Urban & Fischer, München Jena (pp. 261–267)

Pädiatrische Notfälle

S. Wiese

15.1 Anatomische und physiologische Besonderheiten

Kinder sind eine äußerst heterogene Patientengruppe, bei denen die folgenden Größen in weiten Grenzen variieren:
- Gewicht
- Größe
- Physiognomie
- Intellektuellen Fähigkeiten
- Emotionaler Schwingungsfähigkeit

Ein Baby ist bei der Geburt ca. 50 cm lang und wiegt ca. 3,5 kg. 14 Jahre oder mehr Jahre später, am Ende der Kindheit, ist der Jugendliche ca. 160 cm groß, wiegt etwa 50 kg und sieht aus wie ein Erwachsener.

Das Management eines Notfalls mit einem kranken oder verletzten Kind ist zwischen diesen Extremen angesiedelt und macht die Kenntnis der anatomischen, physiologischen und emotionellen Unterschiede zu einem Erwachsenen ebenso notwendig wie eine Strategie, angepasst auf diese Besonderheiten zu reagieren.

Gewicht

Den größten Gewichtszuwachs erfährt ein Kind in seinem 1. Lebensjahr. Von einem durchschnittlichen Geburtsgewicht von 3,5 kg steigt das Gewicht bis zum Alter von 1 Jahr auf durchschnittlich 10,3 kg. Nach dieser Zeit nimmt das Gewicht bis zum pubertären Wachstumsschub langsamer zu.

Weil die meisten Medikamente und Flüssigkeitsersatz in Bezug auf das Körpergewicht appliziert werden, ist es notwendig, frühzeitig das Gewicht des betroffenen Kindes abzuschätzen.

Die genaueste Methode ist es, das Kind auf einer Waage zu wiegen. Dies wird in einer Notfallsituation präklinisch jedoch nur selten praktikabel sein, so dass das Körpergewicht häufig geschätzt werden muss.

> **Wichtig**
> Wenn das Kind zwischen 1 und 10 Jahren ist, kann man das Gewicht mit folgender Formel abschätzen:
> Gewicht [in kg] = 2 (Alter [in Jahren] + 4)

Diese Formel hat den Vorteil, dass man das Gewicht, ggf. schon vor Erreichen des Einsatzortes, abschätzen kann und so angepasste Medikamentendosen ausrechnen und geeignete Ausrüstung vorsehen kann. Auf jeden Fall sollte der Helfer mit der jeweiligen Methode zur Anschätzung des Gewichts vertraut sein.

In manchen rettungsdienstlichen Organisationen hat man gute Erfahrungen mit einer Farbcodierung der Hilfsmittel nach unterschiedlichen Gewichtsklassen gemacht, insbesondere im angloamerikanischen Sprachraum (z. B. Broselow-Tape).

Anatomische Besonderheiten

Atemwege

Die Atemwege des Kindes weisen gegenüber dem Erwachsenen einige Besonderheiten auf.

- Beim Kleinkind ist der Kopf groß und der Hals kurz.
- Der Hals lässt sich leicht flektieren, wodurch die Atemwege verlegt werden.
- Das Gesicht und die Mandibulae sind klein.
- Im Mund können nicht festsitzende Milchzähne oder lose kieferorthopädische Korrekturhilfen vorhanden sein.
- Auch die Zunge ist relativ groß und kann nicht nur eine Atemwegsverlegung beim bewusstlosen Kind hervorrufen, sondern auch eine Laryngoskopie erschweren.
- Weiterhin ist der Mundboden weich und verformbar. Beim Überstrecken des Kopfes können die Finger des Helfers deshalb den Atemweg zudrücken.

15

Die Anatomie des Luftweges ändert sich im Verlauf der Entwicklung eines Kindes, so dass verschiedene Probleme in verschiedenen Lebensaltern auftreten.

- Säuglinge unter 6 Monaten sind obligate Nasenatmer. Die engen Nasenlöcher können leicht durch Sekret verlegt sein, so dass der Atemweg verlegt wird. Infekte der oberen Atemwege betreffen häufig gerade diese Altersgruppe.
- Bei 3- bis 8-Jährigen stellt hingegen häufig eine adenotonsillare Hypertrophie ein Problem dar. Die »geschwollenen Rachenmandeln« können nicht nur den Atemweg verlegen, sondern auch die nasale Passage von Magensonden und Trachealtuben erschweren.
- Bei Kleinkindern ist die Epiglottis hufeisenförmig und in etwa 45° nach posterior ausgerichtet. Die Intubation wird dadurch u. U. schwierig.
- Da der Kopf des Kindes im Verhältnis zum restlichen Körper überproportional groß ist, ist dieser beim Liegen auf einer harten Unterlage häufig anteflektiert. Erst wenn eine Unterstützung der Schultern erfolgt, kommt der Kopf im Verhältnis zu den Atemwegen in die für die Beatmung und Intubation günstigere »Schnüffelposition«.
- Weiterhin steht der Larynx auf Höhe des 2. bis 3. Halswirbels im Unterschied zum 5. bis 6. Halswirbel beim Erwachsenen. Deshalb wird häufig die Intubation des Kleinkindes mit einem geraden Laryngoskop-Spatel bevorzugt.
- Der Kricoid-Ring ist bei den kleinen Patienten die engste Stelle des oberen Luftwegs, während beim Erwachsenen der Larynx die engste Stelle ist. Hier ist die Trachea auch mit lockerem Flimmerepithel bedeckt.
- Da Trachealtuben meist auf dieser Höhe liegen, werden bei präpubertären Kindern nichtgeblockte Tuben bevorzugt, um das Risiko eines Weichteilödems zu vermindern.
- Die Trachea ist kurz und weich. Wird der Kopf überstreckt oder der Hals gebeugt, kann die Trachea komprimiert werden.
- Da zudem der Carina-Winkel bei Kindern nahezu symmetrisch ist, besteht hier nicht nur die Gefahr der Tubusdislokation beim intubierten Kind, sondern auch der Verlegung sowohl des rechten als auch des linken Hauptbronchus durch etwaige aspirierte Fremdkörper.

Zusammenfassung: Besonderheiten der Luftwege eines Kindes

- Große Zunge
- Enge Nasenlöcher
- Nicht festsitzende Zähne
- Weicher verformbarer Mundboden
- Hochstehender Larynx
- Hufeisenförmige nach posterior ausgerichtete Epiglottis
- Symmetrischer Carina-Winkel
- Kurze, verformbare Trachea

Lunge und Thorax

- Bei der Geburt sind die Lungen des Säuglings unreif.
- Die Luftaustauschfläche ist mit etwa 3 m^2 vergleichsweise klein.
- Die Zahl der kleinen Luftwege steigt bis zum Erwachsenenalter um das 10-Fache.
- Obere und untere Luftwege sind recht eng und obstruieren leicht.
- Da der Flusswiderstand proportional zur 4. Potenz des Radius der Luftwege ist, können auch geringfügige Verengungen des Luftwegs eine große Beeinträchtigung des Luftweges bedeuten.
- Kleinkinder atmen zumeist mithilfe des Zwerchfells. Deren Muskeln ermüden leichter als bei Erwachsenen. Sie enthalten weniger Typ-I-Fasern, die zu langsamen, aber lang andauernden kraftvollen Kontraktionen befähigt sind und ihre Energie hauptsächlich aus oxidativen Prozessen gewinnen. Frühgeborene haben sogar noch weniger Typ-I-Fasern, so dass sie besonders gefährdet sind, respiratorisch zu dekompensieren.
- Die Rippen sind bei Kindern horizontal eingestellt und tragen so während der Inspiration kaum zur Thoraxexpansion bei. Beim traumatisierten Kind können die elastischen Rippen bei einer Lungenkontusion einen erheblichen Lungenparenchymschaden hervorrufen, ohne zu frakturieren.
- Die Compliance der kindlichen Lunge ist vergleichsweise gering, sodass bei Überdruckbeatmung die Gefahr eines Barotraumas besteht.

Kreislauf

- Bei der Geburt sind beide Ventrikel des Herzens etwa gleich schwer.
- Bereits nach 3 Monaten ist der linke Ventrikel doppelt so schwer wie der rechte. Diese Veränderung ist auch im EKG sichtbar.
- Während der ersten Monate wandert die Herzachse zunehmend nach links.
- Ferner nehmen sowohl die Höhe der P-Welle als auch des QRS-Komplexes sowie die Dauer des PR-Intervals und des QRS-Komplexes zu.
- Obwohl das zirkulierende Blutvolumen pro Kilogramm Körpergewicht beim Kleinkind relativ größer ist als bei Erwachsenen (70–80 ml/kg KG gegenüber 60–65 ml/kg KG), ist das absolute Blutvolumen klein, so dass auch relativ geringe Blutverluste große hämodynamische Auswirkungen haben können.

Körperoberfläche

Das Verhältnis von Körperoberfläche zu Körpergewicht nimmt mit zunehmendem Alter ab. Deshalb kühlen Kleinkinder auch schnell aus und sind im Notfall stark durch eine Hypothermie gefährdet.

Physiologische Besonderheiten

Atmung

- Kinder haben einen vergleichsweise hohen Stoffwechselumsatz und folglich eine hohe O_2-Aufnahme. Deshalb beobachtet man eine höhere Atemfrequenz, während das Tidalvolumen im Laufe der Entwicklung relativ konstant bleibt (5–7 ml/kg KG, ◘ Tab. 15.1).
- Auch die Atemarbeit bleibt relativ konstant und beträgt ca. 1% des Gesamtumsatzes, lediglich beim Frühgeborenen ist sie höher.
- Beim Erwachsenen tragen Thoraxwand und Lunge gleichermaßen zur Lungencompliance bei. Beim Neugeborenen hingegen ist der Atemwiderstand durch die Lunge begründet und hängt in großem Maße von der Anwesenheit des Surfactant ab.
- Die Compliance nimmt in den ersten Lebenswochen zu, da Flüssigkeit aus der Lunge eliminiert wird.

◘ Tab. 15.1. Atemfrequenz in Ruhe nach Lebensalter

Alter [Jahre]	Atemfrequenz [Atemzüge/min]
<1	30-40
1-2	25-35
2-5	25-30
5-12	20-25
>12	15-20

- Da die Thoraxwand des Kindes vergleichsweise elastisch ist, wird das Einziehen des Sternums und der Interkostalräume deutlich, wenn der Atemweg verlegt ist oder die Lungencompliance abnimmt. Dadurch wird außerdem der intrathorakale Unterdruck verringert, so dass das endexspiratorische Lungenvolumen des Kindes nur wenig über dem »closing volume« liegt.
- Bei der Geburt ist die O_2-Dissoziationskurve nach links verschoben und P_{50} (P_{O2} bei 50% S_aO_2) ist deutlich erniedrigt. Dies liegt an dem Gehalt von ca. 70% HbF, was bis zum Alter von 6 Monaten abnimmt, bis es in nur noch nicht nennenswerten Anteilen vorliegt.
- Neugeborene sind stets polyzythämisch mit einem Hkt. von ca. 60% bis zum 3. Lebensmonat.
- Die unreife Lunge ist gegenüber Lungenschäden eher verletzlich. Die prolongierte Beatmung eines Frühgeborenen kann zur bronchopulmonalen Dysplasie und damit zu respiratorischen Komplikationen führen.

Herz-Kreislauf-System

Kleinkinder haben zwar ein geringes Schlagvolumen (ca. 1,5 ml/kg KG bei der Geburt), aber auch das höchste Cardiac-Output im Verhältnis zu ihrem Körpergewicht (300 ml/min/kg KG). Es nimmt im Laufe des Lebens ab und erreicht etwa 100 ml/min/kg KG zu Beginn der Pubertät und 70–80 ml/min/kg KG beim Erwachsenen. Gleichzeitig nimmt das Schlagvolumen zu, während das Herz größer wird. Diese Veränderungen liegen den Herzfrequenzveränderungen während der Kindsentwicklung zugrunde, da das Herzzeitvolumen das Produkt von Schlagvolumen und Herzfrequenz ist (■ Tab. 15.2).

Da das Schlagvolumen klein und nahezu nicht steigerbar ist, hängt das Herzzeitvolumen nahezu linear von der Herzfrequenz ab. Daher ist die Volumengabe bei Kleinkindern nicht in gleichem Maß wie bei Erwachsenen mit einer Zunahme des Herzzeitvolumens verbunden. Erst ab dem Alter von etwa 2 Jahren nehmen das Schlagvolumen und damit das Herzzeitvolumen unter der Volumentherapie zu.

Der systemische Widerstand steigt kurz nach der Geburt und nimmt bis zum Erwachsenenalter weiter zu, was mit einer Zunahme des systolischen arteriellen Blutdrucks einhergeht.

Immunfunktion

Bei der Geburt ist das kindliche Immunsystem noch unreif und wird in erster Linie unterstützt durch plazentagängige mütterliche Antikörper. Die Antikörper werden aber innerhalb der ersten 6 Monate zunehmend weniger. Dadurch sind Säuglinge und Kleinkinder anfälliger als ältere Kinder für Bronchiolitis, Septikämie, Meningitis und Harnwegsinfektionen, bis eigene Antikörper einen ausreichenden Schutz vermitteln.

Das Stillen des Säuglings vermittelt einen gewissen Schutz vor Atemwegs- und gastrointestinalen Infektionen.

Psychologische Aspekte

Kinder sind sehr unterschiedlich hinsichtlich ihrer intellektuellen Auffassungsgabe und emotionalen Schwingungsfähigkeit. Kenntnisse der Kindsentwicklung sind hilfreich, um Kinderver-

■ **Tab. 15.2.** Herzfrequenz und systolischer Blutdruck nach Lebensalter

Alter [Jahre]	Herzfrequenz [Schläge pro min]	Systolischer arterieller Blutdruck [mmHg]
<1	110-160	70-90
1-2	100-150	80-95
2-5	95-140	80-100
5-12	80-120	90-110
>12	60-100	100-120

halten zu würdigen und einzuschätzen. Eine besondere Herausforderung liegt in der Kommunikation mit verängstigten Kindern in Notfallsituationen.

Kommunikation

Säuglinge und Kleinkinder haben noch keine oder nur geringe sprachliche Ausdrucksmöglichkeiten. Das erschwert die Anamnese beispielsweise hinsichtlich einer Schmerzlokalisation oder eines Unfallhergangs. Selbst Kinder, die sonst in der Lage sind, sich zu äußern, können angesichts einer als bedrohlich empfundenen Situation schweigen. Dann müssen notwendige Informationen aus nonverbalen Hinweisen wie Körperhaltung, Grimassieren oder Schmerzlauten geschlossen werden. Ältere Kinder verstehen zumeist die Bedeutung ihrer Krankheit oder ihres Notfalls und der resultierenden Behandlung und können so kindgerecht unterstützt werden.

Furcht

Nahezu alle Notfälle, aber auch Situationen, die für einen Erwachsenen gar nicht als Notfall imponieren, können Furcht in Kindern hervorrufen. Das bedeutet einen zusätzlichen Stress für die betroffenen Kinder und führt auch zu erheblicher Beunruhigung der Eltern. Da auch Vitalparameter wie Herz- und Atemfrequenz durch emotionale Ausnahmesituationen verändert sind, kann die klinische Bewertung erschwert sein.

Da Wissen einer irrationalen Furcht entgegensteht, sollte dem Kind so klar wie möglich erklärt werden, was mit ihm vorgeht und welche Maßnahmen es zu erwarten hat. Wenngleich dies kindgerecht erfolgen kann und durch spielerische Elemente unterstützt werden kann (z. B. kann auch der Teddy einen Verband erhalten), sollte dies immer wahrhaft und für das Kind nachvollziehbar bleiben, damit kein vorzeitiger Vertrauensverlust die Maßnahme erschwert. Dies erzeugt außerdem eine gewisse Normalität innerhalb einer stressbeladenen Situation.

Eltern sollte der Zugang zum Kind bei der Behandlung vor Ort oder im Rettungswagen stets erlaubt sein. Ihre Abwesenheit führt unweigerlich zur Verunsicherung sowohl des Kindes als auch der Eltern selber (Ausnahme: ► Abschn. 15.7).

Fazit

- Absolute Größe und relative Körperproportionen verändern sich mit zunehmenden Alter.
- Die Interpretation von Vitalparametern und anderen Beobachtungen an Kindern muss deren Alter einbeziehen.
- Die Therapiemaßnahmen bei Kindern sind abhängig von Alter und Entwicklungsstatus.
- Spezifische psychologische Bedürfnisse von Kindern müssen einer kindgerechten Kommunikation zugrunde liegen.

15.2 Krampfanfall (Fieberkrampf)

Definition

Fieberkrämpfe sind epileptische Gelegenheitsanfälle, die im Säuglings- und Kleinkindesalter in Verbindung mit Fieber (ab 38,5 °C) auftreten, ohne dass ein Hinweis auf eine intrakranielle Infektion oder eine andere definierte zerebrale Ursache vorliegt. Fieberkrämpfe sind von Epilepsien abzugrenzen. Diese sind durch das wiederholte Auftreten afebriler Krampfanfälle gekennzeichnet. Fieberkrämpfe treten in der Regel im Alter zwischen 6 Monaten und 5 Jahren auf. Eine familiäre Belastung mit Fieberkrämpfen liegt bei bis zu 40% der Kinder vor.

Wichtig

- Unterscheide:
- »Einfache« oder »unkomplizierte« Fieberkrämpfe:
  - kurzandauernd,
  - generalisiert,
  - isoliert während einer Fieberperiode.
- »Komplexe« oder »komplizierte« Fieberkrämpfe:
  - länger als 15 min anhaltend,
  - fokal,
  - wiederholt während einer Fieberperiode.

Das Risiko des Kindes, durch einen Fieberkrampf zu versterben oder bleibende neurologische und mentale Folgeschäden zu erleiden, ist sehr gering. Bei einem stundenlangen febrilen Status epilepticus muss dagegen mit Schäden gerechnet werden.

Diagnostik

Die Diagnostik umfasst eine gezielte Anamnese:
- Familiäre Anfallsbelastung
- Anfallssymptomatik
- Psychomotorischer Entwicklung
- Vorerkrankungen
- Fieberursache
- Eingehende Untersuchung

Nicht immer müssen die kleinen Patienten zur weiteren Diagnostik ins Krankenhaus gebracht werden. Eine Einweisung hängt davon ab, wie alt das Kind ist und welche Ursachen für den Krampfanfall in Frage kommen. Die möglichen und meist schwerwiegenden Differentialdiagnosen umfassen:
- Infektion des ZNS
- Epilepsie
- Stoffwechselstörungen
- Tumoren

Deshalb sollte man eher großzügig mit der Einweisung umgehen. Auch bei zumeist arg besorgten Eltern ist sie eher grundsätzlich anzuraten.
Obligat ist die Klinikeinweisung in folgenden Fällen:
- Bei Kindern <1 Jahr, empfohlen bei Kindern im Alter von 12–18 Monaten
- Bei ungewöhnlich lang anhaltender postkonvulsiver Schläfrigkeit
- Bei komplizierten Fieberkrämpfen (s. oben)
- Bei Fieberkrämpfen unter antibiotischer Vorbehandlung

15

Therapie

- Die akute Therapie ist zur Verhinderung eines febrilen Status epilepticus u. U. entscheidend. In erster Linie muss dazu die Anfallssymptomatik überhaupt registriert werden.
- Danach ist es unumgänglich, Verletzungen zu verhindern und den Luftweg zu sichern.

Dosierung

- Hat der Anfall länger als 2–3 min gedauert, wird Diazepam rektal 0,5 mg/kg KG verabreicht; bei Säuglingen auch Chloralhydrat rektal 100 mg/kg KG
- Ist ein i.v.-Zugang gelegt, können dann im prolongierten Anfall oder Status epilepticus nötigenfalls Lorazepam 0,1 mg/kg KG verabreicht werden
- Ist kein Zugang erhältlich, kann Diazepam auch rektal gegeben werden (0,5 mg/kg KG) oder Midazolam nasal oder buccal (0,5 mg/kg KG).

- Lorazepam ist ebenso effektiv wie Diazepam mit möglicherweise geringerer respiratorischer Beeinträchtigung.

Dosierung

Im Status epilepticus kommen ferner Phenytoin i.v. (18 mg/kg KG) und als Ultima ratio eine Narkoseeinleitung mit Thiopental (4–8–10 mg/kg KG) in Betracht.

- Bei aller Medikamentengabe muss auf eine ausreichende Spontanatmung geachtet werden. Bei jeder Atemwegsverlegung oder anderweitigen Einschränkung der Atmung muss der Atemweg gesichert werden.
- Zur symptomatischen Behandlung des Infektes werden fiebersenkende Maßnahmen (Antipyretika, Wadenwickel, adäquate Flüssigkeitszufuhr) empfohlen. Ihre prophylaktische Wirkung gegen Fieberkrampfrezidive ist aber nicht nachgewiesen.
- Antibiotika sind bei nachgewiesener oder dringend vermuteter bakterieller Infektion indiziert.

Wichtig
Die besorgten Eltern sollten auf die meist günstige Prognose eines Fieberkrampfs hingewiesen werden.

15.3 Verlegungen der oberen Atemwege

Im Folgenden (► Abschn. 15.3 und 15.4) werden pädiatrische Notfallsituationen beschrieben, in denen Atemnotsymptome im Vordergrund stehen.

Wichtig

In allen Fällen von Atemnotsyndromen gilt es, präklinisch eine vorhandene Spontanatmung zu erhalten. Deshalb muss unbedingt eine Verängstigung oder andersartige Traumatisierung des Kindes vermieden werden.
Durch Weinen und Abwehr des Kindes wird ein schon kompromittierter Luftweg bald vollständig verlegt sein. Eltern sollten deshalb, wenn irgend möglich, sinnvoll in die Behandlung eingebunden werden.

- Die meisten Verlegungen der oberen Luftwege im Kindesalter entstehen auf dem Boden einer Infektion.
- Aber auch die Inhalation eines Fremdkörpers oder heißer Gase (Zimmerbrände), angioneurotische Ödeme und Trauma können eine Obstruktion der oberen Luftwege mit sich bringen.

Krupp

Definition

- Der Begriff »Krupp« wurde ursprünglich ausschließlich zur Beschreibung der membranösen Laryngotracheitis bei Diphtherie verwendet.
- Alle anderen Formen »kruppösen« Hustens, wie bei der viralen subglottischen Laryngitis, wurden unter dem Begriff »Pseudokrupp« subsumiert.
- Mit dem nahezu vollständigen Verschwinden der Diphtherie in den westlichen Industrienationen werden nunmehr akute Erkrankungen mit den folgenden klinisch definierten Symptomen unter dem Begriff »Krupp« bzw. »Krupp-Syndrom« zusammengefasst:
  - Bellender Husten
  - Heiserkeit
  - Inspiratorischer Stridor mit je nach Schwere der Luftwegsobstruktion auftretenden jugulären, inter- und subkostalen Einziehungen
- Pathophysiologisches Substrat ist eine entzündliche Schwellung der Luftwegsschleimhaut, die von den Stimmbändern unterschiedlich weit in die Trachea reicht.
- Das Punctum maximum der Luftwegsobstruktion liegt im Bereich des Ringknorpels, der engsten Stelle im oberen Luftweg des Kleinkindes.
- Neben dem kaum mehr vorkommenden diphtherischen Krupp werden dem Begriff Krupp-Syndrom im Wesentlichen 3 Erkrankungen zugeordnet:
  - Viraler Krupp (akute subglottische Laryngitis, akute virale Laryngotracheitis)
  - Rezidivierender Krupp (spasmodischer Krupp)
  - Maligne Laryngotracheobronchitis (bakterielle Tracheitis, pseudomembranöse Laryngotracheobronchitis)
- Die Diagnose »Krupp-Syndrom« »ergibt sich aus den genannten Symptomen.

Viraler Krupp

- Diese mit 95% häufigste Krupp-Form tritt bevorzugt zwischen dem 6. Lebensmonat und dem 5. Lebensjahr mit einem Altersgipfel bei 18 Monaten auf.
- Sie tritt bevorzugt bei Jungen auf.
- Ursache ist eine Virusinfektion, wobei in etwa 70% der Fälle Parainfluenzaviren Typ 1–3 nachweisbar sind; RS-Viren finden sich in etwa 10%, seltener auch Rhino-, Influenza-, Masern- bzw. Adenoviren.
- Die Erkrankung geht anfangs meist mit Allgemeinsymptomen eines respiratorischen Infekts wie Fieber, Rhinopharyngitis und Abgeschlagenheit einher.
- Die klassischen Symptome des viralen Krupps beginnen typischerweise plötzlich in den Nachtstunden. Im Vordergrund stehen die o. g. typischen Manifestationen des Syndroms.
- Häufig bessern sich die Symptome über Tag, um in der folgenden Nacht wieder neu aufzutreten.
- Die gesamte Erkrankung dauert zwischen 3 und 7 Tagen.
- Etwa 10–15% aller Kinder erkranken einmal in ihrem Leben an einem viralen Krupp.

Spasmodischer Krupp

- Diese seltener beobachtete Krupp-Form ist charakterisiert durch ein rezidivierendes Auftreten (von 3 bis zu 50 Attacken), fehlende Zeichen eines Virusinfekts, besonders nächtliches Auftreten und kurze Dauer der Luftwegsobstruktion (von etwa 1 bis zu 6 h).
- Diese Form der Erkrankung ist assoziiert mit einem hyperreagiblen Luftwegssystem, einer Allergiedisposition sowie Übergängen in ein Asthma bronchiale.
- Aus diesen Gründen wurde diese Krupp-Form auch gelegentlich als Kehlkopfasthma bezeichnet.

Maligne Laryngotracheobronchitis

- Die maligne Laryngotracheobronchitis entsteht durch Bakterien.
- Sie ist charakterisiert durch eine massive entzündliche Schleimhautschwellung mit mukopurulentem Exsudat, das pseudomembranöse Beläge an der Trachealschleimhaut bilden kann.
- Häufigste Erreger sind **Staphylococcus aureus**, **Hämophilus influenzae**, aber auch seltener **Pneumokokken** und **Streptokokken**.
- Die Erkrankung kann in etwa 5–10% der Fälle einen letalen Verlauf nehmen.

Therapie

- Krupp-Patienten haben häufig eine Hypoxämie, die durch eine alveoläre Minderbelüftung und einem reduzierten Ventilations-Perfusions-Verhältnis entsteht.

15

Wichtig

Bei schwerer Atemnot muss dem Kind unmittelbar O_2 verabreicht werden.

- Während die Atemfrequenz und das Ausmaß der sternalen Einziehung Aufschluss über den Grad der Obstruktion gibt, erlaubt die Überwachung des SO_2 eine Einschätzung des Schweregrads der Atemnot.
- Deshalb sollte, wenn dies möglich ist, ohne den Patienten zu gefährden, vor Therapiebeginn S_aO_2 ohne O_2 dokumentiert werden, um den Erfolg der Therapie bewerten zu können.

Adrenalin

Adrenalin (3–5 mg) mit 7–5 ml NaCl 0,9% verdünnt, vernebelt über die Inhalationsmaske, erzeugt zuverlässig eine Besserung der klinischen Symptome der Atemnot für 30–60 min. Allerdings werden aber weder Blutgase noch der Langzeitverlauf der Erkrankung beeinflusst. Da eine ausgeprägte Tachykardie durch die Inhalation von Adrenalin hervorgerufen werden kann, muss das Kind mit EKG und S_aO_2-Monitoring überwacht werden. Andere Nebenwirkungen der Inhalation sind selten. Die Adrenalingabe sollte möglichst auf die Behandlung von schweren klinischen Symptomen beschränkt bleiben, um Zeit z. B. bis zum Eintritt der Wirkung vernebelter Steroide (s. unten) zu gewinnen.

Steroide

Steroide verbessern die klinischen Symptome des Kruppanfalls innerhalb von 30–60 min. Seit der Einführung einer Routine-Applikation von Steroiden in der Krupptherapie konnte die Anzahl von Verlegungen auf die Intensivstation sowie von Intubationen signifikant reduziert werden.

Dosierung

- Am häufigsten wird Dexamethason für die systemische Behandlung verwendet. Praktische Empfehlungen gehen daher von einer Einzeldosis von 0,15–0,2 mg/kg KG Dexamethason per os aus.
- Für andere Steroide müssen entsprechende Dosisäquivalente verwendet werden. Für Prednison oder Prednisolon ist eine 7- bis 8-mal höhere Dosis anzuwenden, also 1 mg/kg KG per os.
- Eine i.v.-Gabe ist auch möglich. Hierbei sollte aber dringend eine Traumatisierung des Kindes durch die Anlage des Zugangs verhindert werden, um die Atemnotsymptome nicht zu verschlimmern.

Im deutschsprachigen Raum hat sich in den letzten Jahren die Verwendung von steroidhaltigen Suppositorien (Rectodelt Supp.)weit verbreitet. Kontrollierte klinische Studien zu dieser Applikationsform liegen bis dato nicht vor.

Weitere adjuvante Maßnahmen

In manchen populären Behandlungskonzepten nehmen Maßnahmen wie Luftbefeuchtung oder die Applikation von kalter Luft bzw. Empfehlungen, mit dem Kind ins Badezimmer zu gehen und durch Aufdrehen von Wasserhähnen einen dichten Dampf zu erzeugen, einen großen Stellenwert ein. In der Literatur gibt es allerdings keinen Hinweis für einen positiven Effekt solcher Aktionen.

> **Wichtig**
> Eine routinemäßige Sedierung von Kindern mit akutem Krupp ist nicht indiziert.

Durch eine Sedierung kann eine Hypoventilation auftreten, so dass die inspiratorische Strömung vermindert und die Stenosesymptomatik scheinbar abgeschwächt wird. Der Schweregrad der Erkrankung wird so verschleiert. Unter Umständen wird somit der Einsatz wirksamer Behandlungen verzögert. Eine Sedierung bei akutem Krupp sollte deshalb die Ausnahme bleiben.

> **Wichtig**
> Obwohl die klinische Symptomatik oft eindrucksvoll ist, müssen nur wenige Patienten mit Krupp intubiert werden.

Weniger als 5% der im Krankenhaus aufgenommenen Kinder mit Krupp müssen intubiert werden. Respiratorische Erschöpfung, zunehmender Tachypnoe und Brustwandeinziehung machen jedoch eine Intubation wahrscheinlich. Eine Notfallintubation sollte vermieden werden. Stattdessen sollte die Intubation unter kontrollierten Bedingungen durch einen möglichst pädiatrisch erfahrenen Anästhesisten durchgeführt werden. Tuben mit deutlich geringerem Innendurchmesser als rechnerisch notwendig sollten bereit liegen. Sollte auch nur geringer Zweifel an der Diagnose bestehen, muss zur Intubation Tracheotomiebereitschaft bestehen.

Die durchschnittliche Beatmungsdauer bei der Krupperkrankung liegt bei 3 Tagen, bei jüngeren Kindern länger als bei älteren. Bei einer malignen Tracheobronchitis müssen über 80% der Kinder intubiert werden.

Epiglottitis

Definition

- Obwohl die klinische Präsentation zuweilen dem Krupp ähnelt, ist die Epiglottitis ein völlig anderes Krankheitsbild.
- Bei der Epiglottitis handelt es sich um eine lebensbedrohliche, bakterielle Infektion des Kehldeckels.
- Die akute Epiglottitis wird fast ausschließlich durch Haemophilus influenzae Typ B (HiB) verursacht.
- Sehr selten können auch Streptokokken beteiligt sein.
- Die Häufigkeit einer Epiglottitis ist bei Kindern im Alter von 2–5 Jahren am größten. Sie kann aber in jedem Alter, und sogar bei Erwachsenen, auftreten.
- Zumeist beginnt sie mit einer Nasopharyngitis, der deszendierend dann die Entzündung der Epiglottis und des unteren Tracheobronchialbaumes folgen kann.
- Häufig besteht eine Bakteriämie, die in der Blutkultur nachweisbar ist.
- Neben allgemeinen akut auftretenden Krankheitssymptomen wie Fieber, Abgeschlagenheit und Lymphknotenschwellung am Hals kommt es in kürzester Zeit zu starken Halsschmerzen, kloßiger Sprache und Speichelfluss.
- Die rasch zunehmende entzündliche Schwellung insbesondere des Kehldeckels und der umgebenden Schleimhäute führt innerhalb weniger Stunden zu Atemwegsobstruktion und Atemnot bis hin zu drohender Erstickung.

Diagnose

Gerade weil die Erkrankung durch zunehmende Durchimpfung der deutschen Bevölkerung gegen HiB selten geworden ist, ist es notwendig, dass die Diagnose schnell und korrekt gestellt wird, da die vollständige Atemwegsverlegung droht.

- Im Gegensatz zum Krupp gibt es üblicherweise keinen Husten.
- Typischerweise sitzt das Kind regungslos mit angehobenem Kinn und offenem Mund.

- Häufig kommt es zum Speichelfluss, da der Hypopharynx so schmerzhaft ist, das Schlucken und Sprechen vermeiden werden.
- Das Kind ist häufig blass, hat hohes Fieber (>39 °C) und eine schlechte Kapillarfüllung, meist aufgrund einer Bakteriämie.

Therapie

- Eine Intubation ist fast immer notwendig. Dennoch sollte präklinisch bedacht werden, dass die Intubation außerordentlich schwierig sein kann.
- Durch eine plötzliche vollständige Verlegung des Atemwegs durch die entzündete Epiglottis kann schnell eine iatrogen herbeigeführte »cannot intubate, cannot ventilate«-Situation entstehen.

Wichtig
Präklinisch die Spontanatmung erhalten!

- Eine Beunruhigung des Kindes und insbesondere der Versuch, das Kind hinzulegen, eine Racheninspektion vorzunehmen oder einen i.v.-Zugang zu legen, kann eine komplette Atemwegsverlegung hervorrufen.
- Der Transport des Kindes sollte deshalb möglichst atraumatisch in sitzender Position durchgeführt werden, z. B. auf dem Schoß eines Elternteils.

Wichtig
Es gibt keine Hinweise, dass inhalative Steroide oder Adrenalin therapeutisch hilfreich sind.

- Eine Narkoseeinleitung zur Intubation sollte in der Klinik aus der sitzenden Position möglichst inhalativ erfolgen.
- Die Intubation kann durch die extrem geschwollene Epiglottis sehr schwierig sein und erfordert häufig einen kleineren als den errechneten Tubus.
- Koniotomiebereitschaft wird empfohlen.
- Nach Sicherung der Atemwege muss eine Blutkultur angelegt und unmittelbar eine i.v.-Antibiosetherapie begonnen werden.
- Eine antibiotische Therapie sollte mit einem β-laktamasefesten Antibiotikum erfolgen, da die zumeist nachzuweisenden Haemophilus-influenzae-Bakterien häufig Ampicillin-resistent sind.
- Empfohlen werden Ampicillin plus Sulbactam bzw. Cefuroxim, Cefotaxim oder Ceftriaxon.
- Unter Antibiosetherapie können die meisten Kinder nach 24–26 h extubiert werden.
- Komplikationen wie hypoxischer Hirnschaden, Lungenödem oder Hämophilus-Sepsis sind selten.
- Sollte ein Kind trotz Impfung erkrankt sein, sollte nach Ursachen für das Therapieversagen der Impfung gefahndet werden.

Wichtig
Intubation in Koniotomiebereitschaft!

Fremdkörperaspiration

Definition

- Das Eindringen von Fremdkörpern distal der Glottis wird als Aspiration bezeichnet.
- Häufig sind Kleinkinder im Alter von 3–4 Jahren betroffen.
- Bei Säuglingen kann auch eine sog. Babypuderaspiration auftreten.
- Die häufigsten vom Kleinkind eingeatmeten Objekte sind Nahrungsmittel.
- Bei älteren Kindern sind häufiger kleinere Gegenstände oder Spielzeug in die Hauptbronchien, wobei hier etwas häufiger der rechte Hauptbronchus als der linke betroffen ist.
- Bei älteren Kindern und Jugendlichen werden Stiftkappen, Spielzeugteile, Grashalme oder Nadeln aspiriert.
- Lebensbedrohliche Situationen ergeben sich bei laryngealer oder trachealer Lage.

Epidemiologie

- Für Kinder unter 4 Jahren wird das Risiko einer tödlichen Fremdkörperaspiration auf 0,7/100.000 Einwohner und Jahr geschätzt.
- Die meisten Fremdkörperaspirationen enden nicht letal.
- In nur etwa 40% d. F. haben sich die Erstickungsfälle bis zum Eintreffen des Rettungsdienstes noch nicht von selbst oder durch Intervention von Laien verbessert.

Diagnose

- Häufig berichten Eltern von einer plötzlichen Hustenattacke, ggf. mit plötzlicher Atemnot und zeitweise Zyanose. Zuweilen müssen Eltern aber auch direkt nach einer möglichen Aspiration befragt werden, da sie diese nicht bei der Anamneseerhebung nicht von selbst erwähnen.
- Häufig bleibt nach einer Aspiration ein erheblicher Hustenreiz oder eine auffällige Atmung mit giemender Exspiration oder Stridor bestehen.
- Begleitend und die Aspiration begünstigend kann ein Infekt der oberen Atemwege mit obstruierter Nasenatmung sein, da die Atmung dann vermehrt durch den Mund erfolgt.
- Eine chronische obstruktive Bronchitis, die bei einem zuvor gesunden Kind plötzlich begonnen hat und nicht wieder abklingt, kann ein Zeichen für eine übersehene Aspiration sein.
- Andere Spätkomplikationen der verschleppten Fremdkörperaspiration umfassen:
  - Rezidivierende Pneumonien,
  - Lungenabszesse,
  - Hämoptysen oder
  - progrediente respiratorische Insuffizienz.

> **Wichtig**
> Besteht der Verdacht auf eine akute Fremdkörperaspiration, darf ein Kliniktransport zur Sicherung der Diagnose mittels Bronchoskopie nur mit Arztbegleitung durchgeführt werden.

- Differenzialdiagnostisch muss die Aspiration am häufigsten von Asthma oder beim Säugling von der Bronchiolitis abgegrenzt werden.
- Die Symptome der laryngealen und trachealen Fremdkörperlagen können manchmal dem Krupp, der Epiglottitis oder der bakteriellen Tracheitis ähneln.

Therapie

Den Algorithmus bei Verlegung der Atemwege durch einen Fremdkörper zeigt ▪ Abb. 15.1.

Milde Obstruktion durch Fremdkörper

Husten erzeugt einen hohen Atemwegsdruck und kann den Fremdkörper ausstoßen. Das Kind sollte deshalb zum effektiven Husten angehalten werden.

Eine aggressive Behandlung mit Rückenschlägen, abdominellen und Thoraxkompressionen kann hingegen potenziell schwere Komplikationen hervorrufen und die Atemwegsverlegung verschlimmern. Dies sollte deshalb nur bei Patienten angewendet werden, die Zeichen einer schweren Atemwegsverlegung aufweisen. Patienten mit einer milden Verlegung des Atemwegs sollten unter kontinuierlicher Beobachtung bleiben, bis es ihnen besser geht, weil sich auch eine schwere Verlegung entwickeln kann (▪ Tab. 15.3).

Atemwegsverlegung mit schwerer Obstruktion

Thoraxkompressionen können im Vergleich zu abdominellen Kompressionen höhere Atemwegsdrücke erzeugen. Weil diese Thoraxkompressionen tatsächlich identisch mit der Herzdruckmassage sind, sollten Helfer unterrichtet werden, mit einer kardiopulmonalen Reanimation zu beginnen, wenn ein Opfer mit bekannter oder vermuteter Atemwegsverlegung durch Fremdkörper bewusstlos wird. Während der Reanimationsmaßnahmen

▪ **Tab. 15.3.** Unterschiede zwischen milder und schwerer Obstruktion

Zeichen	Milde Obstruktion	Schwere Obstruktion
Frage: »Hast du dich verschluckt? Hast du einen Erstickungsanfall?«	»Ja« – kann sprechen	Unfähig zu sprechen, kann eventuell nicken
Andere Zeichen	– Hustet – Kann vor dem Husten einatmen – Vollkommen wach und bewusstseinsklar – Atmung hörbar	– Keuchende Atmung – »stumme« Hustenversuche – zunehmende Eintrübung – Zyanose – Bewusstlosigkeit

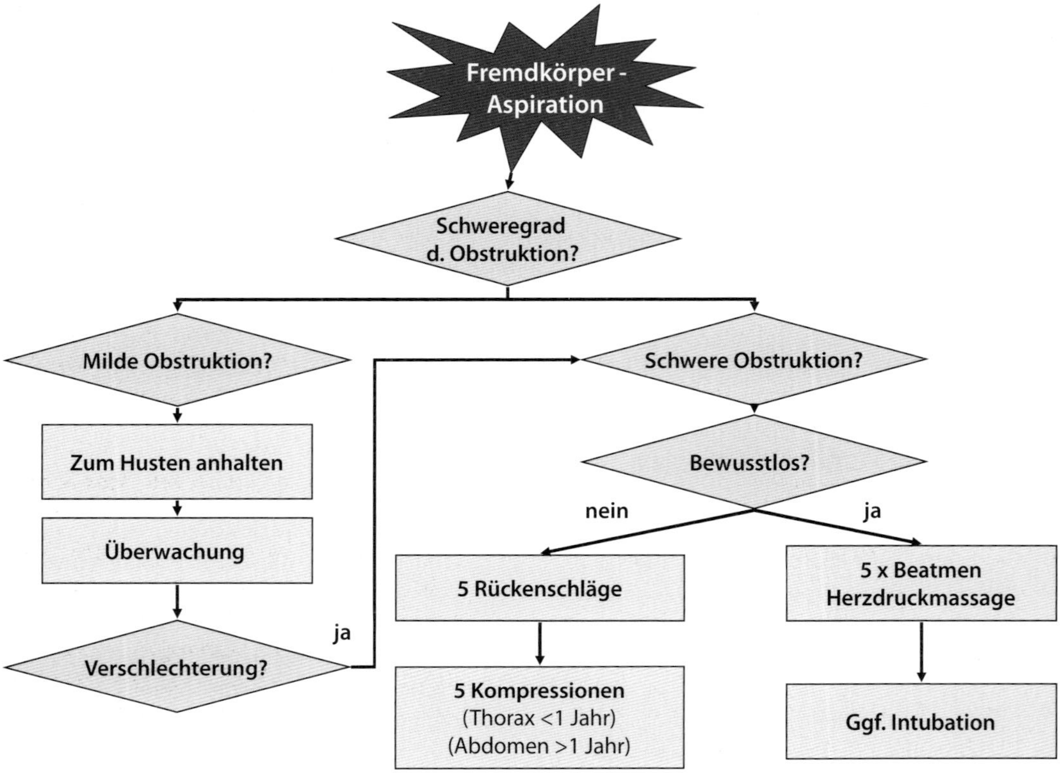

Abb. 15.1. Algorithmus bei Obstruktion der Atemwege durch Fremdkörper

sollte jedes Mal wenn der Atemweg frei gemacht wird, der Mund des Opfers schnell nach irgendeinem Fremdkörper inspiziert werden, der teilweise ausgestoßen worden sein könnte (Tab. 15.3).

Beim noch nicht bewusstlosen Patienten mit schwerer Obstruktion sollten zuerst Rückenschläge durchgeführt werden.

Rückenschläge beim Säugling <1 Jahr

- Säugling in Bauchlage bringen, Kopf nach unten, damit die Schwerkraft die Entfernung des Fremdkörpers unterstützen kann.
- In kniender oder sitzender Position den Säugling sicher auf dem Schoß halten.
- Kopf des Säuglings unterstützen, indem mit einer Hand der Unterkiefer des Säuglings umfasst wird.
- Dabei nicht die Halsweichteile komprimieren, da dies die Atemwegsverlegung verschlechtern kann.
- Bis zu 5 scharfe Schläge auf die Mitte des Rückens zwischen den Schulterblättern verabreichen.
- Das Ziel besteht darin, die Verlegung mit jedem einzelnen Schlag zu beseitigen, und nicht, alle 5 Schläge zu verabreichen.

Rückenschläge beim Kind >1 Jahr

- Die Rückenschläge sind effektiver, wenn das Kind in eine Kopftieflage gebracht wird.
- Ein kleines Kind kann wie ein Säugling auf dem Schoß des Helfers gelagert werden.
- Falls dies nicht möglich ist, das Kind in eine vornübergebeugte Position bringen und die Rückenschläge von hinten verabreichen.
- Falls es nicht gelingt, den Fremdkörper mit den Rückenschlägen zu entfernen, sollten bei Säuglingen Thoraxkompressionen und bei Kindern abdominelle Kompressionen angewendet werden.

Thoraxkompression beim Säugling oder Kleinkind <1 Jahr

- Säugling in Bauchlage bringen, Kopf nach unten, damit die Schwerkraft die Entfernung des Fremdkörpers unterstützen kann.
- In kniender oder sitzender Position den Säugling sicher auf dem Schoß halten.
- Kopf des Säuglings unterstützen, indem mit einer Hand der Unterkiefer des Säuglings umfasst wird.
- Den Druckpunkt für die Herzdruckmassage identifizieren (unteres Sternum etwa eine Fingerbreite kranial über den Xiphoid).
- 5-mal Thoraxkompression, diese entsprechen der Herzdruckmassage, werden aber schärfer und langsamer ausgeführt.

Abdominelle Kompressionen bei Kindern >1 Jahr

- Abdominelle Kompressionen (Heimlich-Manöver) dürfen nicht bei Säuglingen durchgeführt werden.
- Hinter dem Kind stehen oder knien, die Arme unter die des Kindes legen und seinen Rumpf umfassen.
- Faust ballen und diese zwischen Nabel und Ende des Brustbeins platzieren.
- Die Faust mit der anderen Hand greifen und kräftig nach innen und oben gerichtet ziehen.
- Bis zu 5-mal wiederholen
- Der Druck darf nicht auf das Xiphoid oder den unteren Brustkorb ausgeübt werden: dies könnte abdominelle Verletzungen verursachen.
- Bleibt die Entfernung des Fremdkörpers auf diese Weise ohne Erfolg, sollten Mund und Rachen inspiziert werden. Wenn der Fremdkörper hier nicht entfernt werden kann, muss die Beatmung und/oder Intubation erfolgen.
- Es muss auch an eine supraglottische Lage des Fremdkörpers gedacht werden.
- Beim bewusstlosen Patienten kann die Inspektion des Hypopharynx während einer Laryngoskopie die Extraktion des Fremdkörpers aus pharyngealer oder laryngealer Lage mit einer Magill-Zange erlauben.
- Falls eine Maskenbeatmung ineffektiv bleibt, wird der Patient intubiert. Zuweilen gelingt es, während der Intubation, den Fremdkörper aus der Trachea tiefer zu schieben, um so zumindest eine Lunge beatmen zu können.
- Der Versuch der Beatmung kann eventuell hohe Beatmungsdrücke und eventuell eine Exspirationsunterstützung durch Thoraxkompression erfordern.
- Auf eine forcierte Beatmung müssen stets eine stationäre Bronchoskopie und der Ausschluss eines Pneumothorax folgen.
- Ein bewusstloses Kind wird 5-mal beatmet, bevor mit der Herzdruckmassage begonnen wird.
- Anschließend werden übliche **Basic-life-support**-Maßnahmen durchgeführt (▶ Kap. 6).

15.4 Obstruktion der unteren Atemwege

Die zwei häufigsten Gründe für eine untere Atemwegsobstruktion beim Kind umfassen den akuten schweren Asthmaanfall und die obstruktive Bronchitis/Bronchiolitis. Dabei tritt die obstruktive Bronchitis/Bronchiolitis überwiegend bei unter 1-jährigen Kindern auf, während Asthma üblicherweise auf Kinder >1 Jahr beschränkt ist.

Asthma bronchiale

Definition

- Asthma ist eine chronisch entzündliche Erkrankung der Atemwege, charakterisiert durch eine bronchiale Hyperreagibilität und eine variable Atemwegsobstruktion.
- Asthma bronchiale ist durch eine akut auftretende Atemwegsobstruktion gekennzeichnet, die ohne strukturelle Veränderung über viele Jahre hinweg komplett reversibel ist.
- Die Atemwegsobstruktion im Rahmen der chronisch obstruktiven Bronchitis und des Lungenemphysems hingegen ist durch eine progrediente Zerstörung von Lungengewebe mit Elastizitätsverlust und instabilen Bronchien gekennzeichnet. Diese führen zu einer nur teilweise reversiblen persistierenden Atemwegsobstruktion.
- Die akute Obstruktion des Asthma bronchiale ist bedingt durch eine aktive Konstriktion der Bronchien durch hypertrophierte glatte Muskulatur, ein Ödem der bronchialen Schleimhaut und die

übermäßige Bildung zähen Sekrets. Dazu ist eine gesteigerte Reagibilität des Bronchialsystems obligat, die allerdings auch bei anderen entzündlichen Lungenerkrankungen auftritt.

Allergisches Asthma

Allergien sind der stärkste prädisponierende Faktor bei der Entwicklung von Asthma im Kindesalter. Es besteht eine genetisch bedingte Bereitschaft, gegen Umweltallergene (z. B. Pollen, Hausstaubmilben oder Tierproteine) gerichtete IgE-Antikörper zu produzieren. Allergene können allerdings auch im Erwachsenenalter eine Rolle spielen.

Intrinsisches oder nichtallergisches Asthma

- Bei 30–50% der Erwachsenen mit Asthma sind Allergie- bzw. IgE-Antikörper gegen Umweltallergene nicht nachweisbar. Diese Form des Asthmas wird häufig durch Infektionen der Atemwege getriggert. Hier bestehen oft nebeneinander eine Sinusitis, eine nasale Polyposis und eine Intoleranz gegen Acetylsalicylsäure oder nichtsteroidale Antirheumatika (NSAR).
- Mischformen sind möglich, insbesondere kann auch bei einem initial allergischen Asthma im Verlauf die intrinsische Komponente klinisch in den Vordergrund treten.
- Bei Säuglingen und Kleinkindern handelt es sich häufig um eine infektgetriggerte, rezidivierende, obstruktive Ventilationsstörung. Erst später kann dann eine allergische Genese im Vordergrund stehen.

Epidemiologie

- Asthma ist eine der häufigsten chronischen Erkrankungen, die bei ca. 10% der kindlichen und 5% der erwachsenen Bevölkerung in Deutschland vorkommt.
- Im Kindesalter ist es die häufigste chronische Erkrankung überhaupt.

Diagnose

Wichtig

Asthma ist vor allem eine klinische Diagnose.

Die Symptome eines akut exazerbierten Asthmaanfalls im Kindesalter korrelieren nicht eindeutig mit dem Grad der Luftwegsobstruktion. Um eine adäquate Therapie durchführen zu können, ist es jedoch wichtig, den Schweregrad der Erkrankung einschätzen zu können (◘ Tab. 15.4).

◘ **Tab. 15.4.** Schweregrade des Asthmaanfalls

Moderat	Mittelschwer	Schwer
S_aO_2 >92%	Unfähig einen längeren Satz in einem Atemzug zu vollenden	Unfähig zu sprechen oder Nahrung aufzunehmen
Keine klinischen Zeichen des schweren oder lebensbedrohenden Asthmaanfalls	Einziehung des Thorax, Einsatz der Atemhilfsmuskulatur	Orthopnoe, Arme seitlich abgestützt
	Atemfrequenz <30/min (>5 Jahre) Atemfrequenz <40/min (2-5 Jahre)	Abnehmende oder wenig Atemarbeit
	Puls <120/min (>5 Jahre) Puls <130/min (2-5 Jahre)	Puls >120/min (>5 Jahre) Puls >130/min (2-5 Jahre)
		S_aO_2 <90% in Raumluft Zyanose
Peak-Flow >80% [a] des Bestwerts	Peak-Flow <80% [a] des Bestwerts	Peak-Flow <50% [a] des Bestwerts

[a] Peak-Flow-Messung ist nur sinnvoll bei einem mit dem Gerät geschulten Kind, im schweren Anfall ist die Durchführung oft nicht möglich.

Hinweise auf lebensbedrohlichen Asthmaanfall

- Peak-Flow nicht messbar
- Passives Sitzen, Oberkörper angelehnt, Erschöpfung
- S_aO_2 <85% (PaO_2 <6 kPa oder 45 mmHg), Zyanose
- Pulsfrequenz: Zunahme bedeutet weitere Verschlechterung, bei Abnahme ohne klinische respiratorische Verbesserung ist das als präfinales Ereignis anzusehen
- Silent chest
- Arterielle Hypotonie
- Verwirrtheit, Koma

Die Messung des exspiratorischen Peak-Flows (PEF) oder des forcierten exspiratorischen Volumens in 1 s (FEV1) stellt ein nichtinvasives Verfahren dar, das sehr gut mit den Blutgasanalysen und der O_2-Sättigung korreliert und eine Abschätzung des Verlaufs zulassen. Oft haben betroffene Eltern bereits im Rahmen der Asthmavorbehandlung ein entsprechendes Gerät zur Verfügung, und Eltern und Kind sind mit der Durchführung der Messung vertraut. Kinder unter 5 Jahre und mit erheblicher Dyspnoe sind allerdings meist nicht in der Lage, verlässliche Werte zu liefern.

Die FEV1-Messung ist gerade bei jüngeren Kindern weniger aussagekräftig, da diese relativ weite Atemwege im Verhältnis zum Lungenvolumen haben und die Exspirationszeit so häufig <1 s ist.

Wenig verlässlich für die Einschätzung des Schweregrads der Erkrankung sind:

- Ausmaß des Giemens
- Atemfrequenz
- Auftreten eines Pulsus paradoxus

Eine O_2-Sättigung <92% nach initialer bronchodilatatorischer Therapie macht die Notwendigkeit einer stationären Behandlung äußerst wahrscheinlich.

Bei einem schweren oder lebensbedrohlichen Asthmaanfall ist die Aufnahme auf der Intensivstation notwendig.

Therapie

β_2-Sympathomimetika

Wichtig

Kurzwirksame inhalative β_2-Sympathomimetika sind beim Asthmaanfall Mittel der 1. Wahl (z. B. Salbutamol, Terbutalin, Fenoterol, Reproterol).

- Ziel der Inhalationsbehandlung ist es, das Medikament möglichst überall auf der bronchialen Schleimhaut zu verteilen.
- Dazu gibt es Treibgas-Dosieraerosole, die über Inhalationshilfen (sog. Spacer) appliziert werden.
- Für die Akuttherapie wird insbesondere im Rettungsdienst auch ein Düsenvernebler eingesetzt.
- Optimal werden Aerosole langsam inspiriert und danach der Atem kurz angehalten. Es ist deutlich, dass eine solche Applikation eine gute Patientencompliance und deshalb eine gute Kind-Kommunikation vorzugsweise mit Hilfe der Eltern voraussetzt.
- Kinder mit akutem Asthma, die sich präklinisch nicht nach Gabe von β_2-Sympathomimetika deutlich bessern, sollten ins Krankenhaus eingewiesen werden.

Dosierung

Initialtherapie des akuten Asthmaanfalls bei Kindern:

- 2–4 (–10) Hübe im Abstand von 30 s eines kurzwirksamen β_2-Mimetikums (Salbutamol, Terbutalin) ggf. alle 10 min
- Bei schwerem Verlauf ist die Verabreichung über Vernebler mit O_2 betrieben vorzuziehen (2,5–5 mg Salbutamol oder 5–10 mg Terbutalin)
- Unter Monitoring können β_2-Mimetika auch i.v. gegeben werden, z. B. Salbutamol: Bolus 10–15 µg/kg KG über 10 min, dann Erhaltungsdosis 0,5 µg/kg KG/min

Sauerstoff (O_2)

- Alle Kinder mit lebensbedrohlichem Asthma sollten O_2 mit hohen Flussraten (4–6 l/min)

über eine gut abschließende Gesichtsmaske (»non-rebreathing-mask«) erhalten.
- Alle übrigen Kinder sollten O_2 über eine Gesichtsmaske oder Nasensonde mit Flussraten erhalten, die eine pulsoxymetrische O_2-Sättigung von mindestens 92% bewirken.

Glukokortikosteroide

Dosierung

Prednisolon soll zur Behandlung eines akuten Anfalls frühzeitig eingesetzt werden.
- Als Initialdosierung sollte Prednisolon 1–2 mg/kg KG p.o. oder beim schweren Asthmaanfall i.v. gegeben werden.
- Als Erhaltungstherapie können 1–2 mg/kg KG alle 6 h gegeben werden.
- Üblich ist eine Behandlungsdauer von 3 Tagen.

Weitere Therapieformen

Dosierung

Bei mangelndem Ansprechen auf die β_2-Sympatomimetikatherapie beim schweren Anfall:
- 3–4 Hübe Ipatropiumbromid als Dosieraerosol (20 µg/Hub als Dosieraerosol häufig in Kombination mit einer β_2-Sympathomimetika-Inhalationslösung, z. B. Berodual)
- Alternativ Ipatropriumbromid Inhalationslösung über Vernebler (250 µg/Einzelgabe)

- Theophyllin i.v. ist bei leichtem bis mittelschwerem akutem Asthma nicht indiziert.
- Bei Kindern mit schwerem oder lebensbedrohlichem Bronchospasmus trotz maximaler Dosierung von Bronchodilatatoren und Glukokortikosteroiden kann unter stationären Bedingungen (unter Monitorkontrolle) Theopyhllin i.v. eingesetzt werden.
- Die routinemäßige Antibiotikagabe ist bei der Behandlung eines akuten kindlichen Asthmas nicht indiziert.

Besonderheiten der Therapie des akuten Asthmaanfalls bei Kindern <2 Jahren

Die Erfassung eines akuten Asthmaanfalls bei Säuglingen und jungen Kleinkindern kann schwierig sein. Zu intermittierendem Giemen kommt es auch häufig im Rahmen einer Vielzahl von bakteriellen oder Virusinfektionen.
Die Differentialdiagnose umfasst u. a.:
- Aspiration (z. B. Fremdkörper)
- Pneumonie
- Bronchiolitis
- Kongenitale Anomalien, z. B. Tracheo-Bronchomalazie oder
- Mukoviszidose

β_2-Sympathomimetika

- Eine systemische Gabe von β_2-Sympathomimetika im Notfall ist bei Säuglingen und Kleinkindern nicht indiziert.
- Treibgasdosieraerosol mit Spacer ist die bevorzugte Applikationsform.

Glukokortikosteroidtherapie

- Die systemische Glukokortikosteroidgabe sollte bei Säuglingen und Kleinkindern früh erwogen werden.
- Die orale Applikation ist für die Dauer von bis zu 3 Tagen in einer verlaufsorientierten Dosis die bevorzugte Darreichungsform.

Weitere Therapieformen

- Bei schwereren Verläufen kann mit Ipratropiumbromid und/oder an Stelle von β_2-Sympathomimetika mit Epinephrin/Adrenalin inhaliert werden.

15.5 Obstruktive Bronchitis und Bronchiolitis

Definition

- Die obstruktive Bronchitis ist eine entzündliche Erkrankung der Schleimhäute der Bronchien mit z. T. erheblicher Schleimhautschwellung, Hypersekretion und mit unterschiedlich ausgeprägtem Bronchospasmus.
- In den ersten 3 Lebensjahren führt eine entzündliche Schwellung der Bronchialschleimhaut

aufgrund der noch kleinen Atemwegsdurchmesser zu einer klinisch relevanten Verengung der Atemwege und erklärt die hohe Prävalenz der Erkrankung in dieser Altersgruppe.
- Die Ursache der obstruktiven Bronchitis ist in über 90% der Erkrankungen eine Virusinfektion.
- In den ersten 6-9 Lebensmonaten liegt der obstruktiven Bronchitis häufiger eine Infektion mit RS-Viren zugrunde, bei 2–3% dieser Säuglinge kommt es zu einer besonders schweren Entzündung vor allem der kleinen Bronchien und Bronchiolen (RSV-Bronchiolitis).

Diagnose

- **Obstruktive Bronchitis:** Typischerweise kommt es im Rahmen von viralen Infekten zu Hustenattacken (häufig pertussiform, gelegentlich mit Erbrechen) und zur Tachypnoe mit exspiratorischem Giemen (zum Teil Distanzgiemen). Interkostale Einziehungen, verlängertes Exspirium und ggf. Einsatz der Atemhilfsmuskulatur sind Ausdruck einer schwerwiegenderen Atemwegsobstruktion. Bei der physikalischen Untersuchung ist ein verlängertes Exspirium mit Giemen festzustellen.
- **Bronchiolitis:** Eher typisch ist eine erhebliche Überblähung mit hypersonorem Klopfschall bei leisem Atemgeräusch (»stille Obstruktion«), endinspiratorisch generalisiert feinblasige Rasselgeräusche. Die O_2-Sättigung (Pulsoxymetrie) ist bei schwerer Bronchusobstruktion häufig erniedrigt bis hin zur sichtbaren Zyanose. Eine akute, virusbedingte Atemwegsobstruktion ohne weitere Grunderkrankung ist in folgenden Fällen anzunehmen
  - Wenn in der Anamnese keine Atemwegssymptome seit Geburt bzw. obstruktive Bronchitis in der Vorgeschichte mit symptomfreiem Intervall angegeben werden
  - Wenn die Familien- und Eigenanamnese für Asthma oder Atopie negativ ist.

Therapie

Bei unkomplizierter obstruktiver Bronchitis im Rahmen eines Virusinfektes gibt es keine kausale Therapie.

Symptomatische Therapie

- O_2-Insufflation (wenn S_aO_2 unter 92% – Pulsoxymetrie)
- Anfeuchtung der Atemluft
- Fiebersenkung
- Ggf. Sedierung (**Cave: Hyperkapniegefahr)**
- **Ausgleich des Flüssigkeitsdefizits**

Medikamentöse Therapie

- Die Akuttherapie der akut auftretenden obstruktiven Bronchitis ist analog der Akutbehandlung des Asthmaanfalls (s. oben).
- Bei drohender respiratorischer Erschöpfung ist die Übernahme auf eine Intensivstation notwendig. Hier kann ggf. mit CPAP oder Intubation und Beatmung begonnen werden.
- Bei wiederholter Atemwegsobstruktion bzw. prolongiertem Verlauf sowie bei Hinweis auf Kleinkindesasthma muss im Verlauf der Beginn einer antiinflammatorischen Langzeittherapie wie bei Asthma erwogen werden.

15.6 Plötzlicher Kindstod – »sudden infant death« (SID)

Definition

Der plötzliche Kindstod oder »sudden infant death« (SID) wird definiert als der plötzliche Tod eines Säuglings (<1 Jahr) mit wahrscheinlichem Beginn der zum Versterben führenden Episode im Schlaf. Dieser vermag trotz einer gründlichen Untersuchung – einschließlich einer vollständigen Autopsie und einer Beurteilung der Krankengeschichte und der Todesumstände – keine adäquate Todesursache zu zeigen. Der Begriff SID-Syndrom (SIDS), obwohl international noch sehr gebräuchlich, sollte vermieden werden, weil der plötzliche Kindstod kein Syndrom im engeren Sinn darstellt.

Epidemiologie

- Die Häufigkeit des plötzlichen Säuglingstods schwankt erheblich zwischen einzelnen Staaten.

- In Deutschland versterben jährlich ca. 400 Säuglinge unter dieser Diagnose. Dies entspricht 0,5 auf 1000 Geburten.

> **Wichtig**
> Der plötzliche Kindstod zeigt einen typischen Altersgipfel im 2.–4. Lebensmonat.

- Der plötzliche Säuglingstod zeigt eine charakteristische Altersverteilung mit weitgehender Aussparung der Neonatalzeit und einem Gipfel im 2.–4. Lebensmonat (ca. 75% der Kinder sterben in diesem Zeitraum). Knapp 95% der kindlichen Todesfälle finden vor dem 10. Lebensmonat statt.
- Diese Altersverteilung ist abhängig vom Reifealter, d. h. bei Frühgeborenen ist der Altersgipfel entsprechend um einige Wochen nach hinten verschoben.
- Ferner gibt es tages- und jahreszeitliche Besonderheiten.
- Der Tod tritt überwiegend zu einer Zeit ein, in der die Kinder unbeobachtet sind.
- Ob sie dann auch schlafen, ist allerdings nicht sicher, auch wenn dieser (postulierte) Zusammenhang Bestandteil der aktuellen Definition ist.

Prävention

Epidemiologische Untersuchungen konnten eine Vielzahl von Faktoren aufdecken, die bei SID-Verstorbenen bzw. deren Eltern signifikant häufiger auftreten als bei Kontrollkindern; einige davon sind einer Modifikation zugänglich. Hierzu gehören vor allem:

- Bauchlage
- Zu starke Bedeckung des Kindes
- Rauchen in der Schwangerschaft
- Frühes Abstillen

Über diese Risikofaktoren wurde daraufhin die Öffentlichkeit in mehreren Staaten gezielt informiert, mit der Folge, dass vor allem die Prävalenz der Bauchlage stark abnahm.

Einen Überblick über verschiedene Faktoren, die das Risiko des SID erhöhen oder vermindern können, zeigt ◘ Tab. 15.5.

Umgang mit Eltern und Geschwistern

- Der plötzliche Tod eines Kindes stellt immer ein schweres Trauma für die gesamte Familie dar.
- In der Akutsituation sollte den Eltern erlaubt werden, bei ihrem Kind zu bleiben, d. h. auch bei Reanimationsmaßnahmen oder zur Todesfeststellung sollten sie nicht hinausgeschickt werden. Dabei ist es wichtig, eine verständliche, aber in diesem Fall für die Angehörigen des toten Kindes nicht hilfreiche Übertragungsreaktion innerhalb des Rettungsteams zu kontrollieren.
- Bestehen bereits sichere Todeszeichen, sollten diese den Eltern in klaren und eindeutigen Worten erklärt werden und Reanimationsmaßnahmen unterbleiben, zumal diese von den Eltern in solchen Fällen als besonders traumatisierend erlebt werden.
- Wichtig ist sodann, den Eltern die wahrscheinliche Todesursache zu erklären und darauf hinzuweisen, dass eine sichere Diagnose nur mit Hilfe einer Obduktion zu erhalten ist. Die Obduktion ist oft auch der einzige Weg, späteren Zweifeln vorzubeugen, etwas versäumt oder eine Erkrankung übersehen zu haben. Solche Zweifel können sehr quälend sein und noch viele Jahre nach dem plötzlichen Versterben eines Kindes auftauchen.
- Den Eltern muss eindringlich das hierzu notwendige Vorgehen, d. h. die Feststellung einer unklaren Todesursache auf dem Totenschein und das daraus resultierende Einschalten der Kriminalpolizei erklärt werden.
- Besonders die Anwesenheit der Polizei darf nicht zu dem Missverständnis einer Schuldzuweisung führen. Es sollte darauf hingewiesen werden, dass eine mögliche Obduktion im Interesse der Eltern liegt.
- Die Polizei sollte erst verständigt werden, nachdem den Eltern Zeit gegeben wurde, sich von ihrem Kind zu verabschieden.
- Das Abschiednehmen ist für den nachfolgenden Trauerprozess von großer Wichtigkeit für die ganze Familie und sollte daher auch ggf. vorhandenen Geschwistern ermöglicht werden.

- Für Hilfe bei der weiteren Trauerarbeit kann ein Hinweis auf entsprechende Selbsthilfegruppen (■ Tab. 15.6) nützlich sein.
- Schließlich sollte das tote Kind in bekleidetem Zustand und ohne Katheter oder Tuben, wenn ein Reanimationsversuch stattgefunden hat, zurückgelassen werden.

Wichtig

Nachdem der Tod festgestellt wurde, ist die würdevolle Behandlung des toten Kindes die vordringliche Aufgabe des Rettungsteams.

■ **Tab. 15.5.** Einflussfaktoren auf das Risiko des SID. (Nach Poets 2005)

Einflussfaktoren	**Odds ratio** [a]
Elterliche Faktoren	
Rauchen der Mutter in der Schwangerschaft (>20 vs. 0 Zigaretten/Tag)	7,9
Rauchen des Vaters (>20 vs. 0 Zigaretten/Tag)	3,5
Rauchen beider Eltern (vs. beide Nichtraucher)	8,4
Drogeneinnahme der Mutter in der Schwangerschaft	4,3
Drogeneinnahme des Vaters nach Geburt	4,2
Junges Alter der Mutter (<20 vs. 25–29 Jahre)	7,0
Höheres Alter der Mutter (>34 vs. 25–29 Jahre)	0,3
Viele vorausgegangene Schwangerschaften (>2 vs. 0)	14,4
Wenige Schwangeren-Vorsorgeuntersuchungen (0–4 vs. >9)	3,1
Mutter ohne Berufsausbildung	7,6
Niedrige soziale Schicht	1,9
Mutter alleinstehend	2,8
Kindliche Faktoren	
Männliches Geschlecht	1,5
Flaschenernährung	4,5
Schlafen in Bauchlage	9,0
Schlafen in Seitlage	1,8
Schlafen im Bett der Eltern (ganze Nacht)	4,4
Schlafen im Bett der Eltern (Mutter Nichtraucherin)	2,6
Schlafen im Bett der Eltern (Mutter Raucherin)	17,6
Schlafen im Raum der Eltern (im eigenen Bett)	0,3
Kopf durch Bettzeug bedeckt	21,6
Schlafen mit Schnuller	0,4

[a] Ist das Odds-Ratio >1,0, so bedeutet dies, dass die Risikoerhöhung durch den betreffenden Faktor signifikant ist; ist es <1,0, dann ist der Faktor mit einem signifikant niedrigeren Risiko assoziiert.

Tab. 15.6. Informationen im Internet zu Selbsthilfegruppen und zur Prävention des SID

Bezeichnung	Internet
Gemeinsame Elterninitiative Plötzlicher Säuglingstod (GEPS) Deutschland e.V.	http://www.GEPS-online.de
SIDS AUSTRIA, Gesellschaft zur Erforschung des plötzlichen Säuglingstodes	http://www.sids.at
International Society for the Study and Prevention of Infant Death ISPID	http://www.ispid.org
American SIDS Institute	http://www.sids.org
SIDS International	http://www.sidsinternational.minerva.com.au/
Broschüre »Die optimale Schlafumgebung für Ihr Baby«	http://www.schlafumgebung.de

15.7 Kindesmisshandlung

Definition

Kindesmisshandlung ist definiert als eine gewaltsame, nicht unfallbedingte, körperliche oder seelische Schädigung eines Kindes durch aktives verletzendes Verhalten oder durch unterlassenen Schutz durch ein Familienmitglied oder eine Eltern-/ Erwachsenen- oder Betreuungsperson.

Dabei lassen sich folgende Entitäten abgrenzen:

Vernachlässigung

- Körperliche Vernachlässigung: Nicht hinreichende Versorgung und Gesundheitsfürsorge, die zu massiven Gedeih- und Entwicklungsstörungen führen kann (bis hin zum psychosozialen Minderwuchs)
- Emotionale Vernachlässigung (Deprivation): Ein nicht hinreichendes oder ständig wechselndes und dadurch nicht ausreichendes emotionales Beziehungsangebot

Misshandlung

- Körperliche Kindesmisshandlung ist definiert als direkte Gewalteinwirkung auf das Kind durch Schlagen, Verbrennen, Verätzen, Schütteln, aber auch die Schädigung durch Intoxikation eines Kindes
- Ein Sonderfall ist das Münchhausen-by-proxy-Syndrom: Misshandlungsform durch Vorspiegelung falscher Krankheitssymptome durch die Bezugspersonen; mit teilweise massiver iatrogener Belastung bzw. Schädigung des Kindes durch zahllose diagnostische Interventionen und inadäquate therapeutische Maßnahmen

Sexueller Kindesmissbrauch

- Sexuelle Handlungen mit Körperkontakt (insbesondere Brust- und Genitalbereich; sog. Hands-on-Taten)
- Vorzeigen von pornographischem Material bzw. das Herstellen von pornographischen Fotos, Filmen etc.
- Exhibitionismus (sog. Hands-off-Taten) durch eine wesentlich ältere jugendliche oder erwachsene Person
- Besonders zu berücksichtigen sind Handlungen unter Ausnutzung von Abhängigkeitsverhältnissen
- Ausgenommen sind gleichrangige Liebesbeziehungen unter Jugendlichen und Heranwachsenden

Diagnostik

Oft erfolgt das Einschalten des Rettungsdienstes oder die Vorstellung in der Klinik wegen einer akuten Verletzung/Fraktur. Auffällig dabei ist häufig die Diskrepanz zwischen Befund und verharmlosender Ursachenschilderung, oder es finden sich multiple Verletzungszeichen unterschiedlichen Alters.

Oft lässt ein einmal entstandener Anfangsverdacht eine weitere Diagnostik folgen. Dabei muss auf folgende Symptome geachtet werden:

Körperliche Symptome – »battered child syndrome«

- Verletzungen an untypischen Stellen (Gesäß, Rücken, Genitale, Innenflächen der Oberschenkel)
- Auffällige Verletzungsmuster (z. B. kreisrunde Zigarettennarben, Spuren der Herdplatte, Verbrühungen, Handabdrücke, Stockabdrücke, Abschnürungen, stumpfe Bauchtraumata)
- Hämatome an untypischer Lokalisation, z. B. Abdomen, Rücken, Halsbereich, Wangen, Ohrmuschel, Genitalbereich, Innenseite der Extremitäten
- Ungewöhnliche Verletzungen für den Entwicklungsstand des Kindes
- Untypisch für den geschilderten »Unfall«-Hergang
- Bei massiv körperlich vernachlässigten Kindern fallen oft ein schlechter, manchmal sogar ein vital-gefährdender reduzierter Allgemeinzustand und ein katastrophaler hygienischer Zustand bei der körperlichen Untersuchung auf

Wichtig

Sexuell übertragene Infektionen und charakteristische Verletzungen im Genital- und Analbereich können wichtige Leitsymptome für sexuellen Missbrauch darstellen.
Bei Schwangerschaften von sehr jungen Mädchen muss ebenfalls an sexuellen Missbrauch gedacht werden.

Psychopathologische Symptome

- Manche misshandelten Kinder zeigen charakteristische Auffälligkeiten in der Interaktion wie z. B. ein eingefrorenes Lächeln
- Auffällig ist häufig eine Störung der Nähe-Distanz-Regulation und eine Distanzlosigkeit der betroffenen Kinder
- Bei stark deprivierten Kindern: Polydipsie oder andere massive Störungen im Bereich der Ernährung, Versorgung oder des Schlafes
- Angst in Situationen, die an den Misshandlungskontext erinnern, z. B. gebadet oder abgeduscht werden etc.
- Altersinadäquate Ängste bei körperlicher Untersuchung oder ihre Verweigerung, insbesondere bei Anwendung von Instrumenten, z. B. Reflexhammer
- Sexualisiertes Verhalten (z. B. ein altersunangemessenes Sexualwissen, eine sexualisierte Sprache, insbesondere dann auffällig, wenn die sonstige Sprachentwicklung hinter dem Altersstand zurückbleibt; sexuelle Handlungen an Gleichaltrigen

Schütteltrauma – »shaken baby syndrome« (SBS)

- Bei einem unerklärten plötzlichen Kindstod (►Abschn. 15.5) kann auch ein Schütteltrauma, häufig durch überforderte Eltern, ursächlich sein.
- Ursache eines Schütteltraumas ist ein massives heftiges gewaltsames Hin- und Herschütteln eines Säuglings (meist <1 Jahr), der dabei zumeist an den Oberarmen oder am Brustkorb umfangen und bisweilen auch gequetscht wird.
- Der in diesem Alter überproportional große Kopf bei der noch schwachen Nackenmuskulatur mit fehlender Kopfhaltungskontrolle und Koordinationsfähigkeit wird hierdurch ungebremst nach vorne und hinten ausgelenkt und in der Extremposition abrupt abgebremst.
- Die Verletzungen durch die hervorgerufene Beschleunigung oder Verzögerung entstehen infolge von Trägheitskräften.
- Da das Gehirn innerhalb des Schädels im Liquor schwimmt, folgt es einer Bewegung des Kopfes stets mit einer gewissen zeitlichen Verzögerung. Dadurch entstehen zwischen Schädel und Gehirn, aber auch innerhalb des Gehirns Scherkräfte.
- Zusätzliche Dreh- oder Rotationsbeschleunigungen in der Horizontalebene führen zu schwerwiegenden Verletzungen an den Grenz-

flächen (sog. »gliding contusions«) oder im Inneren des Gehirns: diffuser Axonschaden.

Praktisches Vorgehen

- Besteht der Verdacht einer Kindesmisshandlung, ist ein besonnenes Handeln erforderlich.
- Der Kinderschutz ist das oberste Interventionsziel.
- Die Behandlungsentscheidungen müssen ausschließlich am Kindeswohl orientiert sein.
- Die Entscheidung für eine bestimmte Interventionsstrategie kann durch folgende Fragestellungen geleitet sein:
  - Muss das Kind stationär aufgenommen werden, um die erlittenen Verletzungen zu behandeln?
  - Ist das Kind nach stationärer Entlassung sicher in seiner Umgebung?
  - Wenn das Kind Schutz von einem Familienmitglied benötigt, wie kann das erreicht werden?
  - Welchen Schutz oder welche Unterstützung braucht der Rest der Familie, z. B. Geschwister?
- Dabei müssen unbedingt Schuldvorwürfe oder aggressive Konfrontationen bzw. Vorhaltungen an die Eltern vermieden werden.
- Wenn Sorgeberechtigte mit Misshandlungs-, Missbrauchs- oder Vernachlässigungsverdacht konfrontiert werden, muss das Kind in einer geschützten Position sein.
- Auch falsche Versprechungen dem Kind gegenüber müssen vermieden werden.
- Einem Kind kann z. B. zu dessen eigenem Schutz keine absolute Vertraulichkeit versprochen werden.
- Wenn ein Kind dem Untersucher ein »Geheimnis« anvertraut und dieser absolute Verschwiegenheit zusichert, wird er ohnmächtiger Mitwisser einer Misshandlung.
- Bei akuter gesundheitlicher Gefährdung des Kindes oder Handlungsunfähigkeit der Sorgeberechtigten muss eine rationale Güterabwägung zwischen verschiedenen Rechtsgütern und ethischen Normen erfolgen.

Wichtig

Der Schutz des Kindes und die Wahrung seiner Rechte auf eine gesunde Entwicklung sowie auf körperliche und seelische Unversehrtheit sind ein höheres Rechtsgut als die ärztliche Verschwiegenheitspflicht und die Zustimmung der Sorgeberechtigten.

- Eine Inobhutnahme durch das Jugendamt nach § 42 des Kinder- und Jugendhilfegesetzes gibt den rechtlichen Rahmen für eine stationäre Aufnahme bei akuter Gefährdung auch gegen den Willen der Eltern.
- Eine Anhörung beim Familiengericht zur Klärung der Gefährdung findet vor einem neutralen Dritten statt und schafft in strittigen Situationen für Familien und Fachleute Verbindlichkeit.
- Eine vorläufige Einschränkung des Aufenthaltsbestimmungsrechts für das Kind ohne Zustimmung der Eltern, z. B. für einen Klinikaufenthalt, muss beim Familiengericht beantragt und begründet werden. Es handelt sich dabei um eine vorläufige Einschränkung des elterlichen Aufenthaltsbestimmungsrechtes (§§ 1666 und 1666a BGB, familiengerichtliche Maßnahmen). Bei diesen Interessenkollisionen soll ein Verfahrenspfleger (§ 50 FGG) eingesetzt werden.
- Alle Formen von Kindesmisshandlung und schwerer Vernachlässigung sind Straftatbestände, eine Anzeigepflicht besteht aber nicht.

Situationen für eine Strafanzeige

- Wenn ein akutes Eingreifen der Polizei zum Schutz des Kindes erforderlich wird
- Wenn eine unmittelbare Gefährdung Dritter (z. B. anderer Kinder) möglich ist
- Wenn schwere akute Verletzungen und damit schwere Körperverletzung vorliegen
- Wenn pornographische Ausbeutung, Menschenhandel oder Prostitution zu vermuten sind

Gynäkologische Notfälle

J. Brokmann

Gynäkologische Notfälle beinhalten neben der Geburtshilfe und den sich daraus ergebenden Komplikationen auch die Erkrankungen und Verletzungen der weiblichen Genitalorgane. Jedoch machen diese Notfälle nur einen geringen Anteil an der Gesamteinsatzzahl aus.

Der Anteil der gynäkologischen Notfälle am Gesamtkollektiv liegt bei ca. 1%.

16.1 Geburt

Einleitung/Definition

Unter einer Geburt versteht man den Vorgang, bei dem das Ungeborene mittels Wehentätigkeit seinem vorgezeichneten Weg aus dem Mutterleib folgt. Eine Geburt, die außerhalb der Klinik ohne begleitende Hebamme stattfindet, wird als Notgeburt bezeichnet.

In einer solchen Situation sollte der Umgang mit der Schwangeren so behutsam wie möglich sein. Gleichzeitig sollte unverzüglich nach dem Mutterpass gefragt werden.

Der Geburtsvorgang beinhaltet drei Phasen:
- Eröffnungsphase
- Austreibungsphase
- Nachgeburtsphase

Wichtig
Der Mutterpass sollte nach Inaugenscheinnahme mit der eigenen Dokumentation in der Klinik abgegeben werden.

Physiologie

- Schwangerschaftsdauer vom 1. Tag der letzten Menstruation ca. 38–40 Wochen (auch 38–42 Wochen)
  - Frühgeburt: Geburt vor der 38. SSW
  - Übertragung: Geburt nach der 42. SSW
- Frühgeborene oder übertragende Neugeborene sind wegen einer postnatalen Anpassungsstörung besonders gefährdet
- Man geht von einer Lebensfähigkeit des Frühgeborenen von ca. 500 g aus

Wichtig
Schwangerschaftswehen sind ab der 20. SSW auftretende schmerzlose Kontraktionen.

Normale Geburt bei vorderer Hinterhauptslage

Eröffnungsphase

- Regelmäßige Wehentätigkeit max. alle 10 min
- Platzen der Fruchtblase
- Ausstoßen des Schleimpfropfs (sog. »Zeichnen«)
- Kopf des Ungeborenen tritt tiefer in das Becken ein
- Gleichzeitige Muttermunderweiterung

Austreibungsphase

- Kindlicher Kopf tritt durch das Becken
- Beim Druck des Kopfes auf den Beckenboden verspürt die gebärende »Stuhldrang«
  - Eintrittsmechanismus: Pfeilnaht verläuft quer
  - Durchtrittsmechanismus: Flexion des Kopfes mit Tiefertreten und weiterer Drehung
  - Austrittsmechanismus: beginnende Deflexion des Kopfes
  - Einschneiden: Durchtreten des Kopfes durch den Damm (Pfeilnaht quer)
- Nach Entwicklung des Kopfes kommt es zu einer Rückdrehung
- Es folgen die Schultern und der Körper

Cave
Beim »Einschneiden« (Durchtreten des Kopfes durch den Damm) ist besonders auf einen ausreichenden Dammschutz zu achten!

Nachgeburtsphase

- Die Nachgeburtsphase beginnt unmittelbar nach der vollständigen Entwicklung des Kindes
- Sie endet nach der Ausstoßung der Plazenta und der Eihäute

Cave
Die Nachgeburtsphase ist eine kritische Phase der Geburt. Hierbei tritt häufig der größte Blutverlust auf. Eine atone Uterusblutung ist lebensgefährlich.

16

Symptomatik/Klinik

- Wehen
- Presswehen
- Schwangerschaftswehen

Therapie/Maßnahmen

Diese sind während des Geburtsverlaufes abhängig von:
- Kopf des Kindes ist nicht sichtbar
- Transportweg
- Zustand der Mutter und des Ungeborenen

Wenn es die Zeit bis zur Entbindung erlaubt, sollte versucht werden, eine Klinik mit gynäkologischer Abteilung zu erreichen. Dabei sollte aber der Geburtsverlauf berücksichtigt werden.

Bei Verdacht auf eine Frühgeburt oder einem komplikationsreichen Schwangerschaftsverlauf sollte wenn möglich ein Perinatalzentrum angefahren werden.

Eröffnungsphase

- Während der Eröffnungsphase wird die Patientin in Linksseitenlage schonend und unter Kontrolle der Vitalparameter in die Klinik transportiert
- Der Transport der Schwangeren im RTW erfolgt dabei mit dem Gesicht der Patientin in Fahrtrichtung. Dies ist notwendig, um ein Umlagern der Patientin bei Notfällen oder einer Geburt im RTW zu umgehen
- Das Becken wird hochgelagert (Decke unter das Becken legen)
- Wehen können veratmet werden, um ein Tiefertreten des Kindes in das Becken zu verzögern

Austreibungsphase

- Kommt es während der Fahrt zur Austreibungsphase, ist der RTW sofort anzuhalten und alles für die Geburt vorzubereiten
  - Entfernung störender Kleidung
  - Halbsitzende Lagerung der Gebärenden auf einer sterilen Unterlage mit erhöhtem Oberkörper und angezogenen Beinen

- Beim Pressen sollte die Schwangere das Kinn auf die Brust drücken
- Während einer Presswehe soll die Gebärende 3-mal tief Luft holen und dann pressen
- Hierbei Mund und Augen schließen
- Anschließend soll die Gebärende tief in den Bauch atmen
- Beim Durchtreten des Kopfes soll die Patientin nicht mehr pressen, sondern hecheln
- Auf einen Dammschutz achten!
- Nach der Geburt des Kopfes wird erst die vordere Schulter (zum Schambein hin) und dann die hintere Schulter des Kindes geboren. Dieser Vorgang kann durch Heben und Senken des kindlichen Kopfes unterstützt werden
- Für das Kind:
  - Sterile Tücher und Absaugutensilien für das Kind vorbereiten
  - Materialien zum Abnabeln: 2–3 Abnabelungsklemmen, sterile Schere
- Abnabelung erfolgt 1 Handbreit oberhalb des Nabelansatzes des Neugeborenen
- Durchtrennen der Nabelschnur zwischen zwei Klemmen mit einer sterilen Schere
- Bei unauffälligem Neugeborenen kann mit dem Setzen der Abnabelungsklemmen und dem Durchtrennen bis zum Sistieren der Nabelschnurpulsationen gewartet werden
- Das Neugeborene mit möglichst vorgewärmtem Tuch (ggf. warmer Infusionsschrank RTW) trocknen
- Absaugung:
  - Unauffällige Neugeborene müssen nicht routinemäßig abgesaugt werden
  - Zum Absaugen sollte ein Oro-Sauger verwendet werden
  - Zunächst Mund- dann Nasen-Rachen Raum
- Alle Erstversorgungsmaßnahmen sollten in einer für das Neugeborene thermoneutralen Umgebung durchgeführt werden
- Durch ALU-Windeln kann Wärmeverlust vermieden werden
- Grimassieren, Zappeln, Schreien, Abwehrbewegungen und Strampeln sind sehr gute Zeichen der Lebensfähigkeit.

Cave
Das Absauggerät des RTW sollte nicht zum Absaugen des Kindes verwendet werden, weil es eine starke Sogwirkung hat. Es drohen Schleimhautverletzungen des Kindes.

Eine Überprüfung des Neugeborenenstatus wird nach dem APGAR-Schema (Tab. 16.1) durchgeführt.

- APGAR-Index 8–10: komplikationslos
- APGAR-Index 5–7: leichte Asphyxie
- APGAR-Index 3–4: mittelschwere Asphyxie
- APGAR-Index 0–2: schwere Asphyxie

Wichtig
Allgemeine Entspannung ist angesagt, wenn die Herzfrequenz nach dem Absaugen und Abtrocknen über 100/min liegt, das Kind rosig ist und schreit.

Nachgeburtsphase

- Die Mutter auf Blutungen untersuchen!
- Riss- und Schürfwunden am Genitale sind zu komprimieren
- Die ca. 20-minütige Phase der Plazentalösung kann durch i.v.-Injektion von 3 I.E. Orasthin

Tab. 16.1. APGAR-Schema

	0	1	2	Beurteilung nach 1, 5, 10 min
Kolorit	Blass	Zyanotisch	Rosig	
Atmung	Keine	Schwach	Kräftig	
Tonus	Schlaff	Vermindert	Gute Spontanbewegung	
Reaktion auf Reize	Keine	Gering	Lebhaft	
Herzschlag	Keine	Gering	Lebhaft	

(Syntocinon) durch den erfahrenen Geburtshelfer unterstützt werden. Dies bewirkt u. a. einen verringerten Blutverlust
- Die sich entwickelnde Plazenta ist bis zur Beurteilung durch einen erfahrenen Geburtshelfer zu asservieren und mit in die Klinik zu transportieren
- Löst sich die Plazenta nicht spontan, darf kein Zug auf die Nabelschnur ausgeübt werden
- Als Zeichen, dass sich die Plazenta löst, gilt die Lösungsblutung und das Küstner-Zeichen (Druck mit der Handkante auf das untere Uterinsegment oberhalb der Symphyse: retrahiert sich die Nabelschnur unter dem Druck, ist die Plazenta noch nicht gelöst)
- Ist nach 30 min die Plazenta noch nicht voll entwickelt (inzwischen sollte man in der Klinik sein), ist der Handgriff nach Crede indiziert

Besonderheiten

Vorzeitiger Blasensprung

- Fruchtwasserabgang am wehenlosen Uterus
- Beckenhochlagerung
- Patientin darf nicht mehr aufstehen
- Gefahr:
  - Aszendierende Infektion: Amnioninfekt-Syndrom
  - Nabelschnurvorfall

Komplikationen/Fehllagen

- Querlage
  - Armvorfall
- Längslage
  - Steißlage/Beckenendlage
  - Schädellage
- Nabelschnurvorfall
- Uterusatonie

Querlage

- Ungeborene in Querlage können unmöglich auf normalem Weg geboren werden
- Entwicklung des Kindes nur durch Sectio möglich
- Transport der Mutter in Beckenhochlage (Schocklage des Tragetisches)
- Auf Linksseitenlage ist ebenfalls zu achten
- Manchmal wird auch eine Hockstellung empfohlen
- Ggf. Tokolyse (s. unten)

Steißlage/Beckenendlage

- Kind liegt verkehrt herum im Geburtskanal
- Transport der Mutter in Beckenhochlage (Schocklage des Tragetisches)
- Auf Linksseitenlage ist ebenfalls zu achten
- Ggf. Tokolyse (s. unten)
- Ist die Geburt des Kindes weit fortgeschritten, besteht die Gefahr einer Nabelschnureinklemmung
  - Manualhilfe nach Bracht oder Veit-Smelli (◘ Abb. 16.1 und 16.2):
    - Helfer drückt mit der Faust durch die Bauchdecke der Mutter auf den Kopf des Kindes, der somit in Richtung Becken gedrückt wird
    - Zweiter Helfer nimmt Beine und Becken des Kindes in Klappmesserhaltung und führt sie in einer bogenförmigen Bewegung in Richtung Abdomen der Mutter
    - Dabei dürfen keine Zugbewegungen ausgeführt werden
    - Die Mutter sollte zur Unterstützung mitpressen

Nabelschnurvorfall

- Eine Entbindung ist nur durch Sectio in Klinik möglich
- Die Nabelschnur ist nach einem Fruchtwasserabgang im Geburtskanal vor dem Kopf sichtbar
- Es besteht die Gefahr der Einklemmung bei fortschreitendem Geburtsvorgang mit drohender Unterversorgung des Kindes
- Transport der Mutter in Beckenhochlage (Schocklage des Tragetisches)
- Auf Linksseitenlage ist ebenfalls zu achten
- Der Kopf des Kindes sollte, wenn möglich, mithilfe von zwei Fingern im Geburtskanal sanft zurückgedrängt werden, um ein Tiefertreten des Kopfes und ein Abdrücken der Nabelschnur zu verhindern
- Ggf. Tokolyse (s. unten)

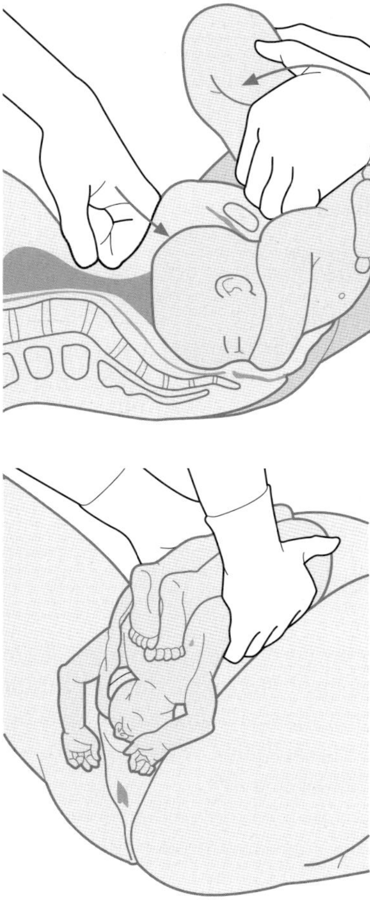

■ **Abb. 16.1.** Manualhilfe nach Bracht. (Aus: Distler W, Riehn A [2006] Notfälle in Gynäkologie und Geburtshilfe. Springer, Heidelberg)

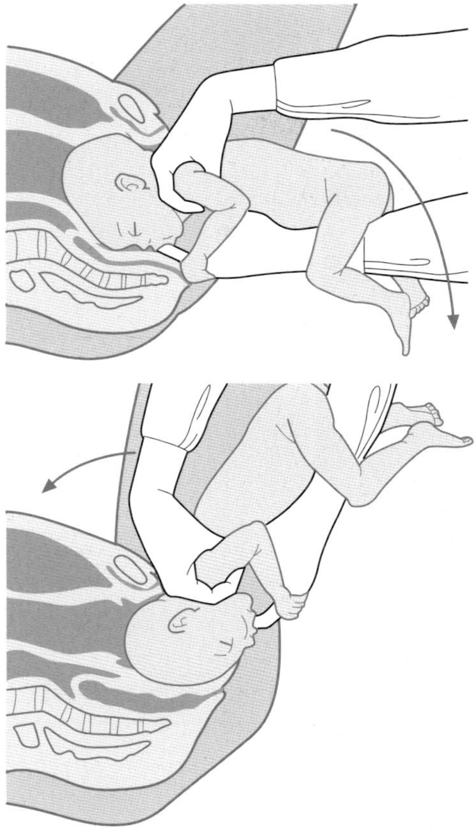

■ **Abb. 16.2.** Veit-Smelli-Handgriff. (Aus: Distler W, Riehn A [2006] Notfälle in Gynäkologie und Geburtshilfe. Springer, Heidelberg)

Uterusatonie

Nach dem Ausstoßen der Plazenta und der Eihäute fehlt bei der Uterusatonie die Kontraktion des Uterus. Eine normalerweise mit der Kontraktion des Uterus verbundene Blutstillung bleibt aus.

- Manuelle Komprimierung des Uterus durch die Bauchdecke auf das Schambein
- Ggf. Hamilton-Handgriff: Handgriff wie oben mit zusätzlichem Einführen der Faust in die Vagina, um einen Gegendruck zu erzeugen (■ Abb. 16.3)
- 3 iE Oxytocin i.v. Bolies + 9 iE in 500 ml Ringerlösung
- umgehender Transport in Gynäkologie

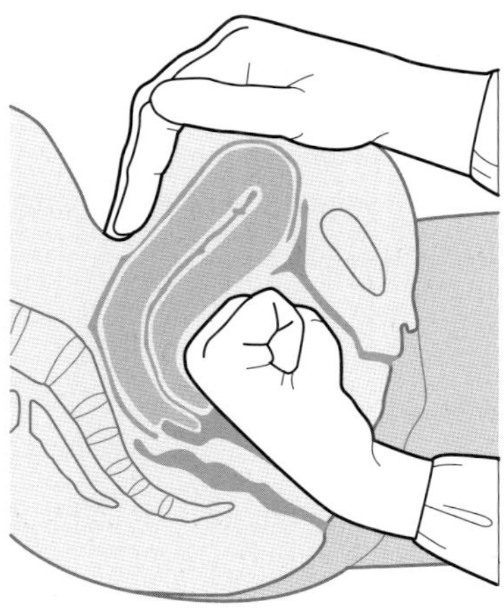

■ **Abb. 16.3.** Manuelle Komprimierung des Uterus bei Uterusatonie. (Aus: Distler W, Riehn A [2006] Notfälle in Gynäkologie und Geburtshilfe. Springer, Heidelberg)

Tokolyse

Medikamentöse Unterbrechung der Wehentätigkeit mit β_2-Mimetika

Dosierung

- Fenoterol (Partusisten)
  - Fenoterol Amp à 0,5 mg ad 50 ml = 10 µg/ml
  - Boli à 20 µg oder Perfusor mit 3–15 ml/h nach HF und RR
- Berotec Dosieraerosol
  - 1 Sprühstoß à 200 µg Fenoterol
  - 3 Hübe à 200 µg ca. alle 5 min
- β-mimetische Nebenwirkungen wie Tachykardie und RR-Abfall limitieren die Wirkung

16.2 Vena-Cava-Kompressionssyndrom

Einleitung/Definition

Kompression der V. cava durch Gewicht des Uterus während der Schwangerschaft.

Pathophysiologie

- Ab der 20. SSW ist durch das zunehmende Gewicht des Uterus mit einer Kompression der V. cava zu rechnen
- Verminderter Preload des Herzens
- Erhöhter Venendruck in den unteren Extremitäten
  - Varizenbildung

Symptomatik/Klinik

- Hypotonie bei Rückenlage
- Synkopenneigung
  - Tachykardie
  - RR-Abfall
  - Kaltschweißige Haut
  - Atemnot

Therapie/Maßnahmen

- Linksseitenlage und Unterstützung durch Unterlage, z. B. mit Decke oder Kissen, unter die rechte Körperseite
- Die untere Hohlvene wird entlastet und ein venöser Rückstrom ist gegeben

Dosierung

- Ggf. Volumengabe
- Ggf. Theodrenalin/Cafedrin (Akrinor) 1 Amp. à 2 ml + 8 ml NaCl 0,9%
- Boli à 2 ml bis $RR_{systol.}$ >100 mmHg

16.3 Eklampsie

Einleitung/Definition

- Schwangerschaftsbedingte Komplikation, die im 2. Trimenon, meist aber im 3. Trimenon auftritt
- Sie ist in der Symptomatik und Klinik vielfältig
- Vorkommen: ca. 1:2500 Geburten
- Häufig bei Erstgebärenden
- 6-mal häufiger bei Mehrlingsschwangerschaften
- Vorbote ist die Präeklampsie oder EPH-Gestose

Pathophysiologie

- Als Ursache wird eine vermehrte Bildung von Thromboxan angenommen
- Thromboxan führt zu:
  - Arteriolenspasmus (Verminderung der uteroplazentaren Durchblutung)
  - Plättchenaggregation
  - Gesteigerte Uterusaktivität
- Freisetzung von Renin aus dem Uterus führt zu Aktivierung des Renin-Angiotensin-Systems
- Hierdurch Aldosteron-Ausschüttung, was zu vermehrter Na-Rückresorption in der Niere führt
- Dadurch vermehrte Wassereinlagerung im Körper (Ödem), da das Wasser nicht intravasal bleibt, sondern in das Interstitium diffundiert
- Der Arteriolenspasmus im Uterus führt zu Freisetzung von Material aus der Blastozyste,

das dann zu Fibrinablagerungen in den Nierenglomeruli führt
- Fibrinablagerungen in den Glomeruli führen zu erhöhter Durchlässigkeit von Eiweißen über den Primärharn, renale Gefäßspasmen führen zu Reduktion der Filtationsleistung
- Der durch Thromboxan induzierte Artetiolenspasmus wird durch das aktivierte Renin-Angiotensin-System noch unterstützt
- In der Leber führen die Gefäßspasmen zu einer zellulären Schädigung mit konsekutivem Anstieg der Leberenzyme (HELLP-Syndrom) HELLP: **H**emolysis; **e**levated **l**iver enzymes, **l**ow **p**lateled count
- Die Reihenfolge der Symptome ist irreführend

Symptomatik/Klinik

- Häufig steht die Hypertonie im Vordergrund und ist das primäre Symptom
- EPH-Gestose
  - **E**dema (Ödeme)
  - **P**roteinurie
  - **H**ypertonie
- Klinische Zeichen:
  - Hypertonie
    - Kopfschmerzen
    - Ohrensausen
    - Sehstörungen (Augenflimmern)
  - Niereninsuffizienz
  - Ödeme
  - Hypereflexie
  - Respiratorische Insuffizienz
  - Erbrechen
  - Krämpfe
- Schwere Form des Krankheitsbildes (Präeklampsie) tritt mit zerebralen, gastrointestinalen und Visussymptomen auf
- Der epileptische Krampfanfall zeigt tonische und klonische Krämpfe

Therapie/Maßnahmen

- Symptomatische Therapie
- O_2
- Engmaschiges Monitoring
- Bewusstseinsklare Patienten werden in Oberkörperhoch- und Linksseitenlage transportiert
- Bewusstseinsgetrübte ausschließlich in Linksseitenlage

Dosierung

- Medikamentöse Therapie
  - Dihydralazin (Nepresol) 10–25 mg i.v.
  - Diazepam (Valium) 5–10 mg i.v.
  - Furosemid (Lasix) 10–20 mg i.v.
  - Magnesium 1–2 g i.v. titriert

Cave
Auf eine initiale Absenkung des $RR_{systol.}$ unter 150 mmHg sollte verzichtet werden.

Besonderheiten

Je nach Schweregrad der Erkrankung wird die Schwangere über die Notwendigkeit einer frühzeitigen Entbindung aufgeklärt.

16.4 Vaginale Blutung

Einleitung/Definition

Genitale Blutungen können vielfältige Ursachen haben. Blutungen vor oder nach der Menses sind fast immer pathologisch. In der reproduktiven Phase kann die genaue Erhebung der Anamnese Hinweise auf die funktionelle Störung geben. Von einer gezielten gynäkologischen Untersuchung sollte in der Präklinik jedoch aufgrund der unzureichenden Umstände verzichtet werden.

Blutungen aus der Harnröhre oder dem Analbereich sind von den vaginalen Blutungen zu differenzieren.

Pathophysiologie

- Blutung abhängig vom Alter und der Geschlechtsreife
- Ein wesentlicher Teil der Blutungen ist schwangerschaftsbedingt

- **Genitale Blutungen im Kindesalter**
  - Infektion
  - Fremdkörper
  - Verletzungen
  - Defloration
  - Sexueller Missbrauch
  - Menarche
  - Tumoren (sehr selten)
- **Genitale Blutungen im Erwachsenenalter**
  - Ohne Schwangerschaft
    - Dysfunktionelle Blutung Zwischenblutung, Schmierblutung
    - Myome
    - Erythroplakie (Kontaktblutung)
    - Kohabitationsverletzung
    - Vergewaltigung
    - Pfählungsverletzung
    - Malignome Cervixkarzinom, Endometriumkarzinom, Vulvakarzinom
  - Mit Schwangerschaft
    - Abort
    - Extrauteringravidität
    - Nachgeburtsperiode
    - Wochenbett
  - In der Postmenopause
    - Endometriumkarzinom
    - Cervixkarzinom
    - Vulvakarzinom

Symptomatik/Klinik

- Vaginale Blutungen sind bereits durch eine differenzierte Anamnese gut zu eruieren

16

Therapie/Maßnahmen

- Blutstillung
  - Vorlage (keine Tamponade)
  - Fritsche-Lagerung
- Stabilisierung der Vitalfunktionen

16.5 Vergewaltigung

Vergewaltigungen gehören zu den seltensten Einsätzen im Rettungsdienst. Bedingt durch die Verletzung der körperlichen und seelischen Integrität der Opfer, muss hier von den üblichen Vorgehensweisen abgewichen werden.

- Neben der Stabilisierung der Vitalfunktionen bei lebensbedrohlichen Verletzungen steht die psychische Komponente im Vordergrund, da die Patientinnen unter Angst leiden
- In diesen Fällen muss vom üblichen Zeitmanagement abgewichen werden
- Vom Einsatzpersonal wird ein maximales Einfühlungsvermögen erwartet

Wichtig

Eine Vergewaltigung ist eine kriminelle Handlung. Für eine mögliche Strafverfolgung ist die Polizei sofort zu alarmieren, auch um weitere mögliche Straftaten des Täters zu verhindern.

Deshalb:

- Das Opfer sollte die Kleidung nicht wechseln
- Das Reinigen des Körpers (Haare kämmen, Duschen usw.) sollte bis zur gynäkologischen Untersuchung unterbleiben
- Die Fingernägel sollten ebenfalls nicht gereinigt werden
- Mit Sekret oder Blut verschmierte Gegenstände sollten asserviert werden

Literatur

Diedrich K, Holzgreve W, Jonat W (2007) Gynäkologie und Geburtshilfe. 2. Auflage, Springer, Berlin

Dudenhausen JW, Schneider HPG, Bastert G (Hrsg) (2003) Frauenheilkunde und Geburtshilfe. Walter de Gruyter, Berlin New York

Intoxikationen

G. Michels, J. Brokmann

17.1 Allgemeines

Definitionen

- »Alle Dinge sind Gift und nichts ist ohne Gift, allein die Dosis macht, dass ein Ding Gift ist.« (Paracelsus 1493–1541)
- Gifte sind Stoffe, die unter bestimmten Bedingungen durch chemische oder chemisch-physikalische Wirkung gesundheitsschädlich sind

Allgemeines

- Inzidenz: 100.000–200.000 Intoxikationen/Jahr
- Etwa 5% aller Notfalleinsätze
- Bei ca. 5–10% aller stationären Übernahmen liegt eine Fehl- oder Überdosierung von Arzneistoffen vor
- Letalität (gesamt): ca. 1%

Ätiologie

- Erwachsene (>80%): meist mit suizidaler Absicht (suizidal/Medikamente: ca. 60%, akzidentell/Drogen: 20–30%, gewerblich: ca. 3–5%)
- Kinder (ca. 10–20%): meist akzidentielle Ingestionen (Medikamente: 25%, Pflanzen: 24%, Waschmittel: 11%, Kosmetika: 6%), meist Kinder <4 Jahre
- Gewerblich (ca. 5%): z. B. Arbeitsunfall

Aufnahmewege

- Peroral: über den Magen-Darm-Trakt (z. B. Alkohol, Medikamente)
- Inhalativ: über die Atemwege (z. B. CO-, CO_2-Intoxikationen)
- Parenteral: meist intravenös (z. B. Drogenunfälle)
- Transkutan: über die Haut (z. B. Alkylphosphate, Blausäure)

Diagnostik

- Anamnese
  - Was, wie viel, wie, wann wurde eingenommen und warum wurde es eingenommen?
  - Geruch aus dem Mund? Erbrechen?
  - Komorbidität/Vorerkrankungen: z. B. Herzinsuffizienz, hier Abklärung einer Digitalis-Intoxikation?

  - Fremdanamnese: soziales, berufliches und privates Umfeld?
- Körperliche Untersuchung
  - Inspektion: insbesondere der Haut, Einstichstellen (u. a. Fuß, Leistenregion), Thrombophlebitiden, Spritzenabszesse
  - Kardiopulmonaler und neurologischer Status
- Monitoring: EKG, Blutdruck, S_aO_2
- Zusätzlich: Inspektion des Auffindungsorts, Suche nach leeren Arzneimittelpackungen (Abfall, Toilette), Abschiedsbrief (Schreibtisch) etc.

Maßnahmen

Allgemeinmaßnahmen

- Selbstschutz (!)
- Aufrechterhaltung und Stabilisierung der Vitalfunktionen
- Oxygenierung: O_2-Gabe und ggf. Beatmung mit »Hilfsmitteln« (Beatmungsbeutel, etc.)
- Anlage periphervenöser Zugänge und Volumensubstitution
- Asservierung von Erbrochenem, Giftresten und Blutentnahme
- Blutzuckerkontrolle stets bei jeder Bewusstseinseintrübung
- Kurze Anamnese und Erhebung des kardiopulmonalen und neurologischen Status
- Primäre Entgiftung einleiten und ggf. Antidote einsetzen

Wichtig
Nur selten präsentiert sich eine für Intoxikationen charakteristische Symptomatik, so dass bei unklarer Klinik mit Bewusstseinsveränderungen, Krampfanfällen, Speichelfluss/Schaum, auffälligem Foetor ex ore, Pupillenveränderungen, Nausea und Zeichen der Kreislaufinstabilität nach einer Intoxikation zu fahnden ist.

Kontaktaufnahme mit einer der Giftnotzentralen

- Berlin: 030-19240 (oder 45053555 bzw. 45053565)
- Bonn: 0228-19240
- München: 089-19240

Primäre Giftelimination (Resorption vermeiden) Giftentfernung mit Aktivkohle oder Magenspülung

- Nach aktueller Studienlage gilt: primär Kohlegabe
- Kohle vs. Magenspülung: gleiches Outcome
- Kohle vs. Sirup ipecacuanhae: zugunsten Kohle, insbesondere nach Magenspülung
- Perorale Gabe von Aktivkohle (Kohle-Pulvis), Adsorptionsfläche: 1000–2000 m^2/g Aktivkohle

Dosierung

Aktivkohle (Kohle-Pulvis)
- Kinder (<1 Jahr): 0,5–1 g/kg KG peroral
- Kinder (>1 Jahr): 1 g/kg KG peroral
- Erwachsene: 1–2 g/kg KG peroral
- Anschließende Induktion von Diarrhö (z. B. mit Glaubersalz: 15–30 g verdünnt oral)

Magenspülung

- Voraussetzung: Gifteinnahme sollte nicht länger als 1–2 h zurückliegen bzw. bei einer Magenspülung vor Ort ggf. erst nach Intubation (Aspirationsschutz)
- Indikation: Einzelfallentscheidung unter der Berücksichtigung von Voraussetzungen und Kontraindikationen
- Kontraindikationen: Schockzustand, Krampfanfälle, fortgeschrittene Säuren- und Laugen-Verätzungen (Perforationsgefahr), Flusssäure
- Vorgehen: Gesamtmenge bis 10–20 l (in kleinen Portionen 200–500 ml), nach Ablassen der letzten Spülportion sollte zum Schluss Aktivkohle in den Magen instilliert werden
- Nachteile nach Magenspülung: Aggravierung der Klinik durch weitere Auflösung von Substanzen mit zweitem Resorptionspeak und Aspirationspneumonie

Wichtig
Die Indikation zur präklinischen Magenspülung ist weit nach hinten gerückt.

17

Induktion von Erbrechen

- Methoden: medikamentös

Dosierung

Ipecacuanha-Sirup (mit Wasser):
- Wird nicht mehr empfohlen
- Ggf. 1. Lebensjahr: 20 ml
- 2. Lebensjahr: 20 ml
- Ab 3. Lebensjahr/Erwachsene: 30 ml
- Bei persistierendem Erbrechen Gabe eines Antiemetikums

- Auch durch induziertes Erbrechen wird der Magen nicht vollständig entleert, ca. 50% des Inhaltes verbleiben dort
- Voraussetzungen: Gifteinnahme liegt nicht länger als 1 h zurück, Patient sollte bewusstseinsklar und ansprechbar sein
- Kontraindikationen: Bewusstseinstrübung, Intoxikationen mit Lösemitteln, Schaumbildner, Säuren und Laugen

Wichtig

Die Induktion von Erbrechen ist in der präklinischen Notfallmedizin unerwünscht. Die Neutralisation und die symptomatische Therapie stehen aus zeitlichen Gründen im Vordergrund.

Sekundäre Giftelimination (Elimination beschleunigen)

- In der Klinik: forcierte Diurese (bis zu 20 l/Tag, z. B. bei Salicylaten), Hämodialyse (z. B. Ethanol), Hämoperfusion (z. B. bei Sedativa oder Digitoxin) oder Plasmapherese (z. B. bei Hirudin)

17.2 Alkoholintoxikation

Allgemeines

- Ein Auffinden von Alkoholkranken: 10% d. F. in Arztpraxen (Blutzuckerentgleisungen, Leberzirrhose), 10% d. F. im Allgemeinkrankenhaus (z. B. Kardiomyopathie), 50% d. F. in traumatologischen Einrichtungen (z. B. nach Sturz)
- 10–30% aller Notarzteinsätze (direkte oder indirekte Alkoholfolgen)
- Todesfälle in Zusammenhang mit Alkohol: ca. 42.000/Jahr
- Pro-Kopf-Konsum (Deutschland): ca. 11 l/Jahr, Altersgipfel: 43. Lebensjahr
- Alkohol stellt das häufigste Suchtmittel in Deutschland dar
- Alkoholismus gilt seit dem 18.06.1968 als anerkannte Krankheit
- Behandlungsbedürftige Alkoholiker (Deutschland): 1,6 Mio.
- Alkoholabhängige (Deutschland): 3,2 Mio.
- Pathologischer Rausch: Plötzliches Auftreten eines aggressiven Verhaltenszustandes nach dem Trinken einer »kleinen« Alkoholmenge, die bei den meisten Menschen keine Intoxikation hervorruft

Pathophysiologie

- Alkohol: Ethanol, C_2H_5OH oder häufig im klinischen Alltag mit C_2 abgekürzt
- Bestimmung des Blutalkoholspiegels: Dichte von Ethanol 0,79 kg/l, d. h. ein Glas Kölsch (0,2 l mit 4,8 Vol.-%, also 9,6 ml Ethanol) enthält 7,6 g Ethanol; 68% beim Mann und 55% bei der Frau stehen als relativer Verteilungsraum zur Verfügung (48 kg bzw. 39 kg beim 70 kg schweren »Kölner-Jeck«), d. h. nach der vollständigen Resorption von einem Glas Kölsch (7,6 g Alkohol) errechnet sich ein Blutalkoholspiegel von 0,16‰ beim Mann bzw. 0,19‰ bei einer Frau. Berechnung (vereinfacht): Blut-$‰_{\text{Mann}}$ = Gramm Alkohol/(0,68×kg KG); Blut-$‰_{\text{Frau}}$ = Gramm Alkohol/(0,55 kg KG)

- Alkoholelimination: ca. 95% über Biotransformation und ca. 5% wird direkt renal ausgeschieden
- Alkoholabbauwege/Existenz dreier Enzymsysteme: Alkohol-/Acetaldehyddehydrogenase (80–90%), mikrosomales Ethanol-oxidierendes Systems/MEOS (10–20%) und Katalase (1–5%)
- Alkoholabbaurate (nicht exponenziell, sondern linear): 0,09–0,13 g/kg KG/h (Kinder <7. Lebensjahr: 0,2–0,3 g/kg KG/h), Faustregel: 0,1–0,2‰/h (ungefähr ein kleines Glas Kölsch pro Stunde)
- Im Falle der Alkoholintoxikation kommt es zur enzymatischen Sättigung der Alkoholdehydrogenase, d. h. ab hier erfolgt die Metabolisierung konzentrationsunabhängig (Sättigungskinetik oder Kinetik 0. Ordnung).
- Alkoholabbau über den Alkohol-/Acetaldehyddehydrogenase-Pfad: Ethanol → Acetaldehyd (Ethanal) und $NADH+H^+$ → Acetat und $NADH+H^+$ → Acetyl-CoA → Citratzyklus (CO_2 und H_2O) oder Fettsäurensynthese
- Anhäufung des toxischen Acetaldehyds (Giftung) und von Reduktionsäquivalenten ($NADH+H^+$) bzw. Zunahme des $NADH+H^+/NAD^+$-Quotienten mit Beeinflussung anderer NADH-abhängiger Reaktionen (u. a. Hemmung des Citratzyklus)
- Zentralnervöser Effekt von Alkohol: Veränderungen des glutamatergen, dopaminergen, serotoninergen, opioidergen und GABAergen Systems. Alkohol interagiert mit verschiedenen Ionenkanälen bzw. Rezeptoren über sog. »*pockets*«: Beeinflussung von Kalziumkanälen (N- und P/Q-Typ), $5\text{-}HT_3$-Rezeptoren, n-Acetylcholin-Rezeptoren, NMDA-Rezeptoren (Inhibierung) sowie von $GABA_A$-Rezeptoren (Stimulierung, Benzodiazepin-ähnlicher Effekt); des Weiteren zeigt sich eine verstärkte Freisetzung von Endorphinen
- Metabolisch: Hypoglykämiegefahr durch Hemmung der hepatischen Glukoneogenese (kein Einfluss auf die Glykogenolyse)
- Wasserhaushalt: Hemmung der ADH-Sekretion mit verstärktem Wasserlassen, Dehydratation (Hypovolämie)
- Unterkühlung: Dämpfung des Temperaturzentrums im Hypothalamus sowie durch periphere Vasodilatation mit vermehrter Wärmeabgabe

Symptomatik/Klinik

- Allgemein: Alkoholfoetor, Gang-/Standunsicherheit, verwaschene (lallende) Sprache, Nystagmus, Bewusstseinsstörung, Desorientierung, Gesichtsrötung, konjunktivale Injektion, Areflexie (insbesondere der Schutzreflexe) mit Aspirationsgefahr
- Rauschstadien nach dem Blutalkoholspiegel
  - Exzitation (0,5–1‰): Euphorie (oder Aggressivität), Logorrhö, verminderte Selbstkontrolle, Distanzlosigkeit, geringgradige Ataxie
  - Hypnose (1–1,5‰): Benommenheit, Gleichgewichts-/Koordinationsstörungen, Artikulationsstörungen, verminderte Schmerzempfindung (Hypalgesie)
  - Narkose (1,5–3,5‰): Somnolenz bis Koma, Koordinationsstörung, Analgesie
  - Asphyxie (>3,5‰): Koma, Areflexie, Atemdepression, evtl. Schock
- Begleitsymptome: Unterkühlung, Hypoglykämie, Nausea und Emesis (ggf. Mallory-Weiss-Syndrom)
- Differenzialdiagnosen (stets ausschließen): Mischintoxikation (parallele Einnahme von Medikamenten), Schlaganfall, Schädel-Hirn-Trauma oder Wirbelsäulenverletzungen (können auch Folge der Alkoholintoxikation sein)

Therapie/Maßnahmen

- Aufrechterhaltung und Stabilisierung der Vitalfunktionen
- Oxygenierung: 2–8 l O_2/min über Nasensonde
- Blutzuckerkontrolle und ggf. Glukosegabe
- Bei Hypotension: Volumensubstitution (Vollelektrolytlösung)
- Bei Krampfanfällen: Diazepam (Valium) i.v.
- Bei Alkoholentzugsdelir: Haloperidol (Haldol) i.v.
- Schutz vor Unterkühlung, z. B. Decke und Alufolie
- In der Klinik: Drogenscreening (Schnelltest), Clonidin (Catapresan), Thiamin (Wernicke-Enzephalopathie), Alkoholentzugsdelir (Clomethiazol, Distraneurin)

17.3 Alkylphosphate

Allgemeines

- Synonyme: Alkylphosphate, Organophosphate (z. B. E-605, Parathion)
- Resorption: oral, dermal (Kontaktgift, daher Eigenschutz) oder inhalativ
- Meist erfolgt die Giftaufnahme in suizidaler Absicht, selten akzidentell

Pathophysiologie

- Acetylcholin (ACh) führt über die Interaktion mit n-ACh-Rezeptoren (neuronal: präganglionär sympathisch und parasympathisch; muskulär: motorische Endplatte) und m-ACh-Rezeptoren (parasympathisch: postganglionär) zu entsprechenden nikotinergen bzw. muskarinen Folgeerscheinungen.
- Die Acetylcholinesterase wird für die sofortige Hydrolyse des Neurotransmitters Acetylcholin zu Acetat und Cholin im synaptischen Spalt hauptverantwortlich gemacht (enzymatischer Umsatz: ca. 600.000 ACh-Moleküle/min).
- Alkylphosphate führen zur Phosphorylierung der Aminosäure Serin im esteratischen Zentrum der Acetylcholinesterase.
- Diese Phosphorylierung hat eine nichtkompetitive und irreversible Inhibierung der Acetylcholinesterase und der Serumcholinesterase (Pseudocholinesterase) mit endogener Acetylcholin-Intoxikation zur Folge.
- Nach Aufnahme in den Organismus wird die -P=S-Gruppe einiger Alkylphosphate in die stärker toxische -P=O-Gruppe oxidiert (Giftung). Die -P=O-Gruppe besitzt eine höhere Affinität als die ursprüngliche -P=S-Gruppe.

Symptomatik/Klinik

- Klassische Trias: Koma, Miosis und Bronchorrhö
- »*Alles läuft*«: Hypersalivation (blauer Schaum), nasse Haut, Speichelsekretion, Tränenfluss
- Auge: meist **Miosis**, Akkomodationsstörung
- Kardiovaskulär: Tachy- oder Bradykardie, Hypotonie
- Pulmonal: Bronchospasmus, Bronchialsekretion, Lungenödem
- Muskel: initiale Muskelfaszikulationen/Krämpfe und Übergang in Lähmung (nikotinerg)
- Gastrointestinal: Nausea, Koliken, Diarrhö
- Zentral: **Bewusstseinsstörung**, Kopfschmerzen, Atemstörung
- »Typischer Geruch« (Knoblauch)

Therapie/Maßnahmen

- **Selbstschutz**: Handschuhe (mindestens zwei übereinander), Schutzanzug, **Zimmer lüften** (!)
- Aufrechterhaltung und Stabilisierung der Vitalfunktionen
- Primäre Giftelimination: Magenspülung oder perorale Gabe von Aktivkohle
- Oxgenierung: >6–10 l O_2/min über Maske, ggf. Intubation und Beatmung
- Kontaminierte Kleidung entfernen
- **Atropin** (Atropinsulfat) als kompetitiver m-ACh-Rezeptorantagonist (wirkt nicht gegen nikotinerge Symptome): eine Herzfrequenz von ~100/min (M_2-ACh-Rezeptoreffekt) und ein Sistieren der Hypersekretion (M_3-ACh-Rezeptoreffekt) gelten als therapeutische Zielvorgaben
- Enzymreaktivatoren oder sog. Oxime (strittig in der Präklinik), d. h. ACh-Esterase-Reaktivierung durch Dephosphorylierung: Obidoxim (Toxogonin), Pralidoxim (nicht mehr im Handel)

Wichtig

Frühestmögliche Gabe von ACh-Esterasereaktivatoren, da die ACh-Esterase im phosphorylierten Zustand sehr schnell altert und Oxime nur nichtgealterte Phospho-ACh-Esterase-Komplexe dephosphorylieren können.

17.4 Blausäureintoxikation

Allgemeines

- Synonyme: Blausäure oder Zyanwasserstoff (HCN), Zyanide (Salze der Blausäure, CN^-)

- Vorkommen: Galvanisierbetriebe, Labor zu Analysezwecken, Faserherstellung, Bittermandel, »Rauchgas« (neben CO- und CO_2-Intoxikation), Schwelbrände bzw. Verbrennung von stickstoffhaltigen Materialien (Kunststoffe, wie Polyurethan), Nitroprussid-Natrium, Berliner-Blau-Lösung
- Aufnahmemöglichkeiten: inhalativ, peroral, transkutan, intravenös
- Blutspiegel >3 mg/l gelten als letal

Pathophysiologie

- CN^--Ionen gehen eine reversible Komplexbildung mit dem dreiwertigen Eisen (Fe^{3+}) der oxidativen Cytochromoxidase der inneren Mitochondrienmembran ein und führen somit zur Hemmung der Atmungskette (»innere Erstickung«, Laktatazidose)
- Weitere Enzymgifte der Cytochromoxidase: Kohlenmonoxid (CO) und Schwefelwasserstoff (H_2S)

Symptomatik/Klinik

- Zentralnervös: Kopfschmerzen, Nausea, Krämpfe, Bewusstlosigkeit
- Kardiopulmonal: Hypotonie, Bradykardie/Tachykardie, Tachypnoe
- Bittermandelgeruch (selten)

Therapie/Maßnahmen

- Aufrechterhaltung und Stabilisierung der Vitalfunktionen
- Oxygenierung: 2–8 l O_2/min über Nasensonde
- Dimethylaminophenol (4-DMAP) bei **schweren** Monointoxikationen
  - Wirkung des Met-Hb-Bildners: reversible Bindung des CN^- an Met-(Fe^{3+})-Hb, d. h. 4-DMAP oxidiert einen Teil des Hb zu Met-Hb (Bildung: 30–40%), das nun mit dem dreiwertigen Eisen der Cytochromoxidase konkurriert und CN^--Ionen unter Bildung von Zyan-Met-Hb befreit
  - 4-DMAP-Reaktion: Hb(Fe^{2+}) → Met-(Fe^{3+})-Hb + CN^- → Cyan-Met-(Fe^{3+})-Hb
  - Gefahr einer toxischen Methämoglobinämie (ab einer Met-Hb-Konzentration >50%) mit Linksverschiebung der O_2-Dissoziationskurve mit erschwerter O_2-Abgabe ans Gewebe (erhöhte O_2-Affinität an Hämoglobin, sog. Bohr-Effekt) und Abnahme der O_2-Transportkapazität (Zunahme der Dyshämoglobine: Met-Hb, CO-Hb)
  - Patienten sehen nach der Injektion leicht bläulich aus
  - Überdosierung: Methylenblau oder Toluidinblau, beschleunigen die Met-Hb-Reduktase
- Natriumthiosulfat (Natriumthiosulfat 10%) bei **leichten** Monointoxikationen
  - Wirkung: Kopplung des CN^- an Schwefel → Thiozyanat bzw. Rhodanid
  - $Na_2S_2O_3$ Reaktion: Cyan-Met-(Fe^{3+})-Hb + S_2O_3 → SCN^- + SO_3
  - Entgiftung: Cyan-Met-(Fe^{3+})-Hb-Komplex wird durch Natriumthiosulfat zu Rhodanid umgewandelt und renal eliminiert
  - Wirkeintritt: erst nach 30 min, jedoch große Entgiftungskapazität
- Alternative: Hydroxocobalamin (Cyanokit)
  - Wirkung: irreversible Komplexbildung von Hydroxocobalamin (= Vitamin B_{12a}) mit Zyanid zu Zyanocobalamin, das renal eliminiert wird
  - Anschließende Gabe von Natriumthiosulfat i.v.
  - Anwendung: Rauchgasintoxikation, Mischintoxikationen, reine Blausäure-Intoxikation
  - Nebenwirkungen: dunkelroter Urin, reversible Rotfärbung der Haut
  - Kontraindikationen: keine (nur leider teuer)

17.5 Drogen

Allgemeines

- Der Schweregrad der Intoxikation ist substanzabhängig
- Meistens handelt es sich um **Mischintoxikationen** (Polyvalenz, Polytoxikomanie), so dass

eine exakte Diagnosestellung nur in Ausnahmefällen möglich ist
- Tendenz vom Opiat zum Halluzinogen/Designerdrogen, vom Crack zum Ecstasy (hoch psychogen, Weckamine)
- Ursachen der Drogennotfälle: Abstinenz, akute Intoxikation oder Entzugssymptome

Einteilung

- **Synthetische Drogen**: Ecstasy (Partydroge, Amphetamin, MDA, MDE, MDMA), Liquid-Ecstasy (Gammahydroxybutyrat, ein GABA-Analogon), Herbal Speed (Partydroge, Amphetamin), Crack (Cocainbase), Schnüffeln (Toluol, Propan, Butan, halogenierte Kohlenwasserstoffe)
- **Biogene Drogen** (*»soft drugs«*, Pflanzen): Fliegenpilz (Muscarin), Blätterpilz (Psilocybe), Stechapfel (Datura), Tuja (Tujarin), Bilsenkraut, Belladonna, Engelstrompete (Zierpflanze)

Komplikationen

- **Psychiatrisch:** psychotische Syndrome (auch delirant), Hysterie, Massenhysterie, Depressionen, Suizid
- **Somatisch:** Atemdepression, Hyperthermie (*»designer-drugs«*), Exsikkose, anticholinerges Syndrom

Opiate

Allgemeines

- Substanzen (ca. 25 Alkaloide des Opiums): Morphin, Heroin (Ester des Morphins: Diacetylmorphin), Codein, Methadon/Levomethadon, Mohntee
- Opiumgewinnung: im 3. Jahrtausend v. Chr., bei Sumerern im Zweistromland
- Erstbeschreibung durch Pendanicus Dioscorides im 1. Jahrhundert n. Chr.
- Einsatz in Europa durch Paracelsus im 15. Jahrhundert
- Isolation und Reindarstellung von Morphin durch Adam Sertürner 1806
- Opioide: synthetische Analoga mit morphinartiger Wirkung
- Opium: getrockneter Milchsaft aus den Kapseln des Schlafmohns (Papaver somniferum)
- Anwendung: parenteral, rauchen (Rauchopium) oder inhalieren

Pathophysiologie

- Endogene Opioidpeptide als körpereigene Agonisten: Endorphine (α-Neoendorphin, β-Neoendorphin, β-Endorphin), Dynorphine (Dynorphin A, Dynorphin B) und Enkephaline (Methionin-, Leucin-Enkephalin)
- Wirkmechanismus: Nach Bindung des Opioids am G_i-Protein gekoppelten Opioidrezeptor kommt es zur Hemmung membrangebundener Adenylatzyklasen mit Abnahme der cAMP-Konzentration, die über eine Inaktivierung der Proteinkinase A zur Öffnung von K^+- und Schließung von Ca^{2+}-Ionenkanälen führt. Eine nachfolgende Hyperpolarisation mit Reduktion der Erregbarkeit ist die Folge
- Wirkung der Opiate: Multiple-Rezeptor-Theorie
- Supraspinale Opioidrezeptoren (limbisches System, Hirnstamm, Subkortex): Analgesie über μ_1-Rezeptoren, Atemdepression über μ_2-Rezeptoren, Hypothermie, Bradykardie, Euphorie, Miosis, Abhängigkeit; μ-Agonisten: Morphin und Derivate (Codein, Diamorphin oder Heroin), Dihydromorphin-Derivate (Dihydrocodein oder Paracodein, Hydrocodon), Pethidin, Piritramid, Methadon-Gruppe (Levomethadon, Methadon), Fentanyl-Gruppe oder Anilinopiperidin-Derivate; σ_{1-2}-Rezeptoren mit zentraler Stimulierung: Nausea, Tachykardie, Mydriasis, Tachypnoe, Halluzinationen, Exzitation, fehlende Analgesie (σ_{1-2}-Rezeptoren zählen im engeren Sinne nicht zu den eigentlichen Opioidrezeptoren, da u. a. auch andere Substanzen, z. B. Ketamin, mit ihnen interagieren)
- Spinale Opioidrezeptoren (Substantia gelatinosa als Sitz des Schmerzgedächtnisses, Magen-Darm-Trakt): κ_{1-3}-Rezeptoren (spinale Analgesie, Sedierung, Miosis); δ-Rezeptoren (spinale Analgesie, Dysphorie, Atemdepres-

sion); μ_2-Rezeptoren (spinale Analgesie, Atemdepression, Obstipation)
- Des Weiteren: Interaktion mit NMDA-Rezeptoren (u. a. Ketamin)

Symptomatik/Klinik

- Zentralnervös: Euphorie, Analgesie, Bewusstseinsstörungen bis Koma (Hirnödem), Areflexie bis Krämpfe
- Haut: blass-kalt und trocken, Hypothermie
- Kardiopulmonal: Bradykardie und Hypotonie (zentrale Sympatholyse), Atemdepression, toxisches Lungenödem nach Heroin
- Augen: Miosis oder Mydriasis bei gleichzeitig bestehender Hypoxie/Anoxie
- Gastrointestinal: Nausea, Emesis
- Differenzialdiagnostik: Clonidin-Intoxikation (besonders bei Kindern)

Therapie/Maßnahmen

- Aufrechterhaltung und Stabilisierung der Vitalfunktionen
- Oxygenierung: 2–8 l O_2/min über Nasensonde, ggf. Intubation und Beatmung
- Bei Schocksymptomatik: Volumensubstitution und ggf. Katecholamine
- Fraktionierte Antagonisierung: Naloxon (Narcanti)
  - Reiner Opioidantagonist, kompetitive und reversible Hemmung
  - Eliminationshalbwertszeit: 1–2 h
  - Wirkdauer: 0,4 mg Naloxon ca. 30 min

Dosierung

Naloxon (Narcanti)
- Applikationsmöglichkeiten: i.v., i.m. oder s.c.
- Erwachsene: initial 0,4–2,0 mg i.v., dann 0,4–2,0 mg i.v. alle 2 min je nach Wirkung
- Kinder: 0,01 mg/kg KG i.v., Repetition bei Bedarf
- Praxistipp: 1 Ampulle bzw. 0,4 mg auf 10 ml NaCl 0,9% verdünnen und individuell titrieren, so dass der Patient noch selbstständig in den NAW steigen kann

Wichtig

Bei Opioidabhängigen können Entzugssymptome ausgelöst werden. Persistieren die typischen Symptome einer Opioidintoxikation trotz Naloxongabe, sollte an ein *»bodypacker-syndrome«* (Drogenschmuggel, gastrointestinale Freisetzung) gedacht werden.

- Bei toxischem Lungenödem: Diuretika (Furosemid, Lasix)
- Komplikationen der Opiatintoxikation: Kompartment-Syndrom (Lagerungsschäden, *»trash leg or arm«*), akutes Nierenversagen (Rhabdomyolyse)

Kokain

Allgemeines

- Substanz: Crack, Koks, Schnee, Lokalanästhetikum vom Estertyp
- Herkunft: Erythroxylon coca bzw. Blätter des Koka-Strauches
- Hauptmetabolit: Benzoylecgonin mit ausgeprägter Vasokonstriktion
- Wirkung: Stimulation der Freisetzung biogener Neurotransmitter und Katecholamin-Reuptake-Hemmung mit sympathomimetischem Wirkprofil sowie Blockade von Na^+-Ionenkanälen
- Anwendung: Schnupfen (koksen), oral (trinken) oder parenteral, Crack wird geraucht

Symptomatik/Klinik

- Zentralnervös: initiale Euphorie, Halluzinationen, Agitierheit (psychomotorische Unruhe und Aufgeregtheit), Unterdrückung von Schlafbedürfnis und Hunger; später, d. h. mit abklingender Wirkung, zeigen sich Ängste, Panik, Illusionen und paranoide Symptome; des Weiteren Kopfschmerzen, Koma, Schlaganfall oder zerebrale Krampfanfälle
- Kardiovaskulär: Tachykardie, Arrhythmien, hypertensive Krisen, **Myokardinfarkt**
- Pulmonal: Tachypnoe, Husten, Bronchospasmus

- Gastrointestinal: Nausea
- Dermal: Blässe durch Vasokonstriktion, Hautnekrosen durch paravasale Injektion (»*coke-burns*«)
- Augen: Mydriasis
- Metabolisch: Rhabdomyolyse, Hyperthermie

Therapie/Maßnahmen

- Aufrechterhaltung und Stabilisierung der Vitalfunktionen
- Oxygenierung: 4–8 l O_2/min über Nasensonde, ggf. Intubation und Beatmung
- Sedierung und Anxiolyse mittels Benzodiazepinen: z. B. Midazolam (Dormicum) oder Diazepam (Valium) i.v.
- Bei pektanginösen Beschwerden: Nitrate sublingual oder i.v.
- Bei Hypertonie: Nitrate oder α-Blocker i.v., jedoch keine β-Blockergabe – verursacht sonst schwer beherrschbare Hypotonien und progrediente Myokardschädigung (überschießende α-adrenerge Wirkung mit Koronarspasmen)
- Bei Tachyarrhythmie: Vermeidung von Klasse-I-Antiarrhythmika (Kokain wirkt selber als Na^+-Ionenkanalblocker), ggf. Amiodaron (Cordarex) i.v.

Halluzinogene

Allgemeines

- Substanzen: Lysergsäure-Diäthylamid (LSD aus Mutterkornpilz, Claviceps purpurea), Mescalin (aus dem mexikanischen Kaktus Peyote: Lophophora williamsii)
- Halluzinogene Rauschpilze (Psilocybe-Arten): Psilocybin und Psilocin
- Wirkung: serotoninerg aufgrund der Strukturähnlichkeit mit Serotonin (Bindung an Serotonin-Rezeptoren: 5-HT_2 und 5-HT_{1A}); nach der Kortiko-Striato-Thalamo-Kortikal-Theorie kommt es zur Entkopplung des thalamischen Filters mit Reizüberflutung und ausgeprägten Sinnestäuschungen, sog. alternativer Bewusstseinszustand
- Gefürchtet sind die sog. »*flashbacks*«, bei denen bis zu 1 Jahr nach LSD-Einnahme erneut Halluzinationen auftreten oder es zu einer dauerhaften Psychose kommt
- Anwendung: peroral

Symptomatik/Klinik

- Sinnestäuschende Wirkung: ausgeprägte Illusionen (Verzerrungen) und/oder Halluzinationen, man spricht von sog. psychodelischen Zuständen (euphorisch-tranceartiger Zustand, »*psychedelic trip*«), ggf. »*bad trip*« mit Panikattacken, Psychosen und Depressionen
- Somatisch: Tachykardie, Hypertonie, Hypersalivation, Schwindel, Parästhesien, Temor, Muskelschwäche, optische und auditive Wahrnehmungsstörungen

Therapie/Maßnahmen

- Aufrechterhaltung und Stabilisierung der Vitalfunktionen
- Oxygenierung: 4–8 l O_2/min über Nasensonde
- Bei Angstzuständen (»*bad trips*«): Versuch der verbalen Beruhigung (»*talking down*«) und ggf. i.v.-Sedation mittels Benzodiazepinen (z. B. Midazolam, Dormicum) oder Neuroleptika (z. B. Haloperidol, Haldol)

Designerdrogen

Allgemeines

- Substanzen: β-Phenylalkylamine oder Weckamine (chemische Verwandtschaft mit Noradrenalin), wie Amphetamine (Speed, Ice, Cristal, Shabu) und Metamphetamine (Ecstasy, MDMA, Adam, Eve, Eden) mit sympathomimetischer Wirkung
- Designerdrogen: chemische Abkömmlinge eines »illegalen« Muttermoleküls
- Amphetaminwirkung: Wiederaufnahmehemmung biogener Amine (Noradrenalin, Dopamin) im synaptischen Spalt sowie Inhibition der für die Serotonin-Synthese notwendige Tryptophanhydroxylase
- Anwendung: perorale Aufnahme als Tabletten, Kapseln oder Pulver

Symptomatik/Klinik

- Zentralnervös: entaktogen (Verstärkung der inneren Empfindung und Wahrnehmung), Euphorie, Enthemmung, empathogen (mitfühlen, d. h. gemeinsam mit anderen eine emotionale Einheit bilden), Psychosen (Halluzinationen), Epilepsie, Koma
- Kardiovaskulär: Tachykardie/Arrhythmien, Hypertonie, pektanginöse Beschwerden bis Myokardinfarkt
- Pulmonal: Hyperventilation
- Wasser-Elektrolyt-Haushalt: **Hyperthermie** (Hyperpyrexie), Schwitzen, fehlendes Durstgefühl, Exsikkose, Hyponatriämie durch ADH-Mangel und Wasserverlust, Muskelkrämpfe, intravasale Koagulopathie (DIC), Rhabdomyolyse mit Gefahr des akuten Nierenversagens
- Augen: Mydriasis, Nystagmus

Therapie/Maßnahmen

- Aufrechterhaltung und Stabilisierung der Vitalfunktionen
- Oxygenierung: 4–8 l O_2/min über Nasensonde, ggf. Intubation und Beatmung
- Primäre Detoxikation: perorale Gabe von Aktivkohle in der Frühphase
- Sedierung mittels Benzodiazepinen: z. B. Midazolam (Dormicum) oder Diazepam (Valium) i.v.
- Bei pektanginösen Beschwerden: Nitrate als Spray sublingual oder i.v.
- Bei Hypertonie: α-Blocker oder Nitrate i.v.
- Bei maligner Hyperthermie: Volumensubstitution (Vollelektrolytlösungen), Kühlung und ggf. Dantrolen (Dantrolen) i.v.

Soft-drugs

Allgemeines

- Substanzen: Haschisch (Dope), Marihuana (Gras) und Cannabis (Cannabis sativa, indischer Hanf, Hauptwirkstoff: δ-9-Tetrahydrocannabinol inhibiert die Adenylatzyklase)
- Anwendung: rauchen (kiffen, blowen), essen (»*space-cake*«), kauen oder schnupfen

Symptomatik/Klinik

- Anticholinerge und delirante Syndrome: Tachykardie, Reizhusten, abdominelle Krämpfe, vermehrter Tränenfluss, evtl. Nachrausch (»*flash back*«)
- Psychisch: Psychosen/Halluzinationen (optisch, akustisch), Stimmungsaufhellung, Fresskick
- Auge: **rotes Auge** (intensivierte Konjunktivaldurchblutung)

Therapie/Maßnahmen

- Aufrechterhaltung und Stabilisierung der Vitalfunktionen
- Oxygenierung: 2–8 l O_2/min über Nasensonde
- Ggf. Benzodiazepine oder Neuroleptika i.v.

17.6 Kohlenmonoxid

Allgemeines

- Kohlenmonoxid: farb-, geruch-, geschmackloses und explosives Gas geringer Dichte
- Entstehung: bei unvollständiger Verbrennung organischer Materialien, insbesondere bei Bränden in geschlossenen Räumen (Schwelbrände und Explosionen)

Pathophysiologie

- Kohlenmonoxid zeigt im Gegensatz zu Sauerstoff eine ca. 200- bis 300-fach höhere Affinität zu Hämoglobin
- Bedingt durch die Zunahme der CO-Hb (Carboxyhämoglobin)-Konzentration am Gesamthämoglobingehalt nimmt die Sauerstoff-Transportkapazität (DO_2) ab. DO_2=HZV× C_aO_2=1000 ml O_2/min=600±50ml O_2/min/m^2 bzw. C_aO_2 oder O_2-Gehalt=(S_aO_2×Hb×1,34)+ (p_aO_2×0,0031).
- Folgen: Linksverschiebung der O_2-Dissoziationskurve mit erschwerter O_2-Abgabe ans Gewebe (erhöhte O_2-Affinität an Hämoglobin, sog. Bohr-Effekt), Zunahme der zerebralen Perfusion mit Gefahr des Hirnödems (CO als Vasodilatator) und Hemmung der inneren At-

mung (CO führt zur Blockade der oxidativen Phosphorylierung)

Symptomatik/Klinik

Die Klinik der Kohlenmonoxidintoxikation nach dem CO-Hb-Gehalt ist in ◘ Tab. 17.1 dargestellt.

Therapie/Maßnahmen

- Aufrechterhaltung und Stabilisierung der Vitalfunktionen
- O_2 als Antidot: >6 l O_2/min über Maske (F_iO_2 ohne Reservoir bis 0,7 und mit Reservoir bis 0,9), ggf. Intubation und Beatmung (PEEP erwägen)

> **Wichtig**
> Die Anhebung des p_aO_2 durch 100%-ige O_2-Gabe führt nach dem Massenwirkungsgesetz zur Abnahme der Halbwertszeit von Carboxyhämoglobin von 4,5 h auf 1 h.

- Präklinische Blutentnahme zur Bestimmung der Carboxyhämoglobin-Konzentration, evtl. Überdruckkammer bzw. hyperbare Oxygenierung

Besonderheiten

- Falsch hohe Werte in der konventionellen Pulsoxymetrie, daher BGA in der Klinik
- Bedingt durch die hohe Bindungsaffinität von CO zum Hämoglobin können bereits geringe Atemluftkonzentrationen von weniger als 0,5 Vol.-% CO letal enden
- CO Pulsoxymeter werden inzwischen von der Industrie angeboten

17.7 Kohlendioxid

Allgemeines

- Kohlendioxid: farb-, geruch- und geschmacklos, schwerer als Luft
- Entstehung: im Rahmen von vollständigen Verbrennungen und Gärungsprozessen (Weinkeller, Futtersilo, Sickergruben)

Pathophysiologie

- Vermehrte Anreicherung von CO_2 → »CO_2-See« (CO_2-Narkose)
- Respiratorische Insuffizienz: Hypoxie mit Hyperkapnie
- Ausbildung einer initialen respiratorischen und späteren metabolischen Azidose
- Bewusstlosigkeit (Hirnödem) bis Apnoe

Symptomatik/Klinik

- Zentral: Agitierheit, Kopfschmerzen, Krämpfe, Ohrensausen, Bewusstseinsstörungen
- Gastrointestinal: Nausea
- Augen: Mydriasis, Sehstörungen
- Kardiopulmonal: Tachykardie, Hyper- bis Hypotonie, Cheyne-Stokes-Atmung
- CO_2-Konzentrationen >20% wirken letal

◘ **Tab. 17.1.** Klinik der Kohlenmonoxidintoxikation nach dem CO-Hb-Gehalt

CO-Hb-Anteil [%]	Klinik
0–5 (Raucher: bis maximal 15)	Normbereich (beim Abbau von Häm-Gruppen)
15–20	Kopfschmerzen, Unruhe, Schwindel, rosige bis hellkirschrote Haut, Desorientierung
21–40	Apathie, Nausea, Tachykardie, Tachypnoe, Visusverschlechterung
41–60	Somnolenz bis Koma, Krämpfe, Schock
>60	Letale CO-Intoxikation

Therapie/Maßnahmen

- Aufrechterhaltung und Stabilisierung der Vitalfunktionen
- Oxygenierung: O_2 als Antidot (!)
- Bei Krampfneigung: Sedierung mittels Benzodiazepinen

17.8 Reizgase

Allgemeines

- Vorkommen: chemische Industrie, Galvanisierungsbetriebe, Brand-/Autoabgase, Reinigungsmittel (z. B. Chlorgas in Toilettenreiniger)
- Unterscheidung nach dem Hydrophiliegrad: Soforttyp (hydrophile Reizstoffe: Ammoniak, Formaldehyd, Chlorgas), intermediärer Typ (Reizstoffe mit mittlerer Wasserlöslichkeit: Chlor, Brom, Schwefeldioxid) und Latenz- bzw. Spättyp (lipophile Reizstoffe: NO_2, Phosgen, Ozon)

Pathophysiologie

- Direkte Schädigung des respiratorischen Epithels (Schleimhautirritation bis toxische Pneumopathie) und von Lungenkapillaren (Permeabilitätserhöhung, Entstehung eines Lungenödems, hämorrhagische Exsudation)
- Auslösung eines bronchokonstriktorischen Reflexes durch Stimulierung von Irritant-Rezeptoren des respiratorischen Epithels
- Exsudative Inflammationsreaktion im Bereich der oberen Atemwege (hydrophile Reizstoffe), der Bronchien und Bronchiolen (Reizstoffe mit mittlerer Wasserlöslichkeit) oder der Bronchioli terminales plus Alveolen (lipophile Reizstoffe) führen zu ödematösen Veränderungen
- Einige Reizgase verbinden sich mit Wasser zu Säuren oder Basen, z. B. aus Chlor und Wasser entsteht die ätzende Salzsäure
- Bildung von Met-Hämoglobin (Met-Hb) und/oder Carboxyhämoglobin (CO-Hb)

17

Symptomatik/Klinik

- Phase 1: Reizhusten, Rachenreizung, Nausea, Kopfschmerzen, retrosternale Schmerzen, Bronchospasmus
- Phase 2: Latenzphase, als »symptomfreies Intervall« bis zu 36 h
- Phase 3: Schock, Dyspnoe, Fieber, toxisches Lungenödem (blutig-schaumig), Larynxödem

Therapie/Maßnahmen

- Aufrechterhaltung und Stabilisierung der Vitalfunktionen
- Lagerung: Oberkörperhochlagerung
- Oxygenierung: 6–10 l O_2/min über Maske, ggf. Intubation und Beatmung
- Glukokortikoide: inhalativ, wie z. B. Beclometason-dipropionat (Junik oder Ventolair); ggf. Methylprednisolon (Urbason) i.v.

Wichtig
Keine Gabe von Glukokortikoiden bei gleichzeitig ausgedehnten Verbrennungen (Sepsisgefahr) oder als Prophylaxe.

- Bei Bronchospasmus: inhalalative β_2-Sympathomimetika, wie Fenoterol (Berotec), oder parenteral Reproterol (Bronchospasmin)

17.9 Lösungsmittel (Lösemittel)

Allgemeines

- Lösungsmittel sind überwiegend Haushaltsgifte: Fußboden- oder Teppichreiniger (z. B. Alkohole), Möbelpolituren (z. B. Hexan, Benzin, Xylol, Toluol), Fettlöser, Fleckenwasser, aliphatische Kohlenwasserstoffe (z. B. Benzin, Heizöl), aromatische Kohlenwasserstoffe (z. B. Benzol), halogenierte Kohlenwasserstoffe, Farbverdünner, Einatmen von Dämpfen an Tankstellen
- Aufnahme: peroral, transkutan oder inhalativ

Pathophysiologie

- Zentralnervös: Schädigung zentraler und peripherer Neurone
- Atemwege: Schleimhautschädigung bis hämorrhagische Pneumonitis
- Nephro-/hepatotoxisch: toxische Hepatitis und Nierenschädigung (Urämie)
- Kardial: Sensibilisierung des Myokards gegenüber Katecholaminen (Arrhythmien)

Symptomatik/Klinik

- Zentralnervös: Kopfschmerzen, **Rauschzustände**, Schock, Bewusstseinsstörungen
- Kardiopulmonal: Palpitationen, Dyspnoe, Husten, Aspiration

Therapie/Maßnahmen

- Aufrechterhaltung und Stabilisierung der Vitalfunktionen
- Oxygenierung: 2–8 l O_2/min über Nasensonde
- Kein Erbrechen auslösen, keine Magenspülung

Besonderheiten: Methanolintoxikation

- Toxische Methylalkohol-Metabolit: Formaldehyd und Ameisensäure
- Gefahr der metabolischen Azidose und der Erblindung
- Latenzzeit der Symptome: 6–24 h
- Maßnahmen: Unterdrückung der Biotransformation von Methanol durch kompetitive Hemmung der Alkoholdehydrogenase durch Ethanol (Alkoholkonzentrat 95%) oder durch Fomepizol (Antizol), ggf. Magenspülung oder Hämodialyse veranlassen

17.10 Schaumbildner

Allgemeines

Detergenzien: Wasch-, Spül- und Pflegemittel

Pathophysiologie

- Tenside werden nicht absorbiert, sondern führen zur Schaumbildung
- Gefahr der Schaumaspiration
- Gastrointestinale Symptomatik durch ätzende Bestandteile

Symptomatik/Klinik

- Gastrointestinal: Nausea, Emesis, abdominelle Krampfneigung, Diarrhö
- Pulmonal: Atelektasenentwicklung bei Aspiration, toxisches Lungenödem

Therapie/Maßnahmen

- Aufrechterhaltung und Stabilisierung der Vitalfunktionen
- Oxygenierung: 2–8 l O_2/min über Nasensonde
- »Entschäumer« (Simethicon, Sab-Simplex), d. h. Gase werden gebunden und somit nicht resorbiert. Kein Erbrechen auslösen!

17.11 Säuren- und Laugenverätzungen

Allgemeines

- Häufig im Kindesalter, bei Erwachsenen selten (versehentlich oder suizidal)
- Säuren: Ameisensäure (Methansäure, $HCOOH$), Essigsäure (Ethansäure, CH_3COOH), Schwefelsäure (H_2SO_4), Salzsäure (HCl)
- Laugen: Salmiakgeist (NH_3Cl), Kalilauge (KOH), Natronlauge ($NaOH$)
- Potentiell ätzende Substanzen: Rohr- oder Abflussreiniger

Pathophysiologie

- Säuren: Koagulationsnekrose (Proteindenaturierung), oberflächliche Verätzungen, Ätzschorf mit Schutz vor Tiefenwirkung
- Laugen: Kolliquationsnekrose unter Bildung von Alkalialbuminaten, Tiefenwirkung mit Perforationsgefahr
- Ablauf: Ödembildung, Hyperämie → Ulzera → Perforation

Symptomatik/Klinik

- Schmerzen im Oropharyngeal- bis Abdominalbereich
- Pharyngolaryngeal: sichtbare Ätzspuren, Larynx-/Glottisödem, Heiserkeit, Stridor, Dysphagie
- Kardiopulmonal: Schock, Arrhythmien bis Asystolie, Hypersalivation, Lungenödem bis ARDS
- Gastrointestinal: akutes Abdomen, Nausea, Emesis, Hämatemesis
- Akutes Leber- und Nierenversagen
- Metabolisch: metabolische Azidose bei Säuren und metabolische Alkalose bei Laugen, Hämolyse, Gerinnungsstörungen
- Bei Perforation: Mediastinitis, Pleuritis, Peritonitis

Therapie/Maßnahmen

- Aufrechterhaltung und Stabilisierung der Vitalfunktionen
- Oxygenierung: 2–8 l O_2/min über Nasensonde, ggf. Intubation und Beatmung
- Analgosedierung
- Volumensubstitution: 1 l Vollelektrolytlösung/h, keine Kolloide
- »Wasser-Spüleffekt«:
  - Innere Spülung: Erwachsene max. 300 ml Wasser trinken lassen, Kinder 10 ml/kg KG Wasser trinken lassen
  - Äußere Spülung: kontaminierte Kleidung entfernen (Eigenschutz beachten) und anschließend Hautspülung (Spülwasser nicht über die gesunde Haut abfließen lassen), ggf. Wundabdeckung (Metalline)

Wichtig

- Die Gabe von Glukokortikoiden zur Prophylaxe von narbigen Strikturen ist umstritten.
- Keine Neutralisationsversuche, keine Induktion von Erbrechen, keine Aktivkohle, keine Magensonde und Magenspülung (Perforationsgefahr) bei Säuren- und Laugenverätzungen.

- Transport in ein Zentrum mit Endoskopie und operativen Fächern

Besonderheiten: Flusssäureverätzung (Fluorwasserstoffsäure)

- Vorkommen: zum Ätzen von Glas und Metallen, chemische Reinigung, Schädlingsbekämpfung, Lösungsmittel
- Wirkung: rasche Hautpenetration, Inhalation von Dämpfen und Nekrosenbildung, Ausbreiten »fressen« (»die Säure sucht nach Kalzium«, bis sie schließlich eine Sättigung erfährt, mit Kalzium im Gewebe entsteht die unlösliche, ätzende Kalziumfluoridsäure), systemische Effekte (Schock, hepato-, nephro-, kardiotoxisch)
- Klinik: Verätzungen von Weichteilen und/oder Atemwegen (toxisches Lungenödem), Elektrolytentgleisungen (Hypokalzämie, Hypomagnesiämie und Hyperkaliämie mit metabolischer Azidose) mit der Gefahr maligner Arrhythmien
- Maßnahmen: Eigenschutz, Kalziumglukonatlösung (lokale Injektion oder intraarteriell) oder Kalziumglukonatgel, in der Klinik: frühzeitige Nekrosenabtragung und engmaschige Elektrolytkontrollen

17

17.12 Medikamentenintoxikation

Benzodiazepine

Allgemeines

- Große therapeutische Breite und relativ geringe Toxizität (Ceiling-Phänomen) bei Monointoxikation, jedoch häufig **Mischintoxikation** (z. B. Tabletteneinnahme mit Alkohol)
- Benzodiazepine: kurzwirkend (1–5 h): Midazolam (Dormicum); mittellangwirkend (5–12 h): Oxazepam (Adumbran), Flunitrazepam (Rohypnol); langwirkend (>12 h): Clonazepam (Rivotril), Dikalium-Clorazepat (Tranxilium), Lorazepam (Tavor), Tetrazepam (Musaril), Diazepam (Valium)
- Kumulationsgefahr durch die Entstehung aktiver Metabolite, z. B. Oxazepam als aktiver Metabolit von Diazepam

Pathophysiologie

- Jedes dritte zentrale Neuron ist ein GABA-erges Neuron
- Aufbau des postsynaptischen ligandengesteuerten Cl^--Ionenkanals bzw. des $GABA_A$-Rezeptors: Kanalpore umgeben von zwei α-, zwei β-Untereinheiten und einer γ-Untereinheit, Benzodiazepin-Bindungsstelle: zwischen der α- und γ-Untereinheit, GABA-Bindungsstelle: zwischen der α- und β-Untereinheit
- Benzodiazepin-Effekt: Verstärkung der physiologischen Inhibition von GABA, d. h. über die Interaktion von Benzodiazepinen kommt es zur Affinitätserhöhung von GABA am $GABA_A$-Rezeptor → Hyperpolarisation durch erhöhte Öffnungswahrscheinlichkeit des $GABA_A$-Rezeptors mit verminderter Erregbarkeit und Erhöhung der Krampfschwelle
- Wirkeffekt: 30–50% Besetzung → sedierend, >60% Besetzung → Bewusstseinsverlust
- Wirkprofil: sedativ (α_1), antikonvulsiv (α_1), zentral muskelrelaxierend (α_2), anxiolytisch (α_2), hypnotisch bzw. anterograd amnestisch (α_1)
- Ceiling-Phänomen: Sättigungseffekt, d. h. eine Dosissteigerung führt nicht zur Wirkungszunahme; bei Barbituraten dagegen gibt es kein Ceiling-Phänomen (lineare Dosiswirkungsbeziehung)
- Grenzdosis bei Diazepam-Monointoxikation: 100–200 mg

Symptomatik/Klinik

- Zentralnervös: Bewusstseinsstörungen bis Koma, Hypo-/Areflexie, Ataxie, Nystagmus, Muskelschwäche
- Kardiopulmonal: Tachykardie, Hypotonie, respiratorische Insuffizienz (Atemdepression)
- Gastrointestinal: Nausea, Emesis

Therapie/Maßnahmen

- Aufrechterhaltung und Stabilisierung der Vitalfunktionen
- Oxygenierung: 2–8 l O_2/min über Nasensonde
- Titrationsantagonisierung: **Flumazenil** (Anexate)
  - Spezifischer, kompetitiver Benzodiazepinantagonist, 1,4-Imidazobenzodiazepin
  - Verdrängung von Benzodiazepinen aus der Rezeptorbindung
  - Besitzt keine intrinische Aktivität (agonistisch), hohe Affinität
  - Hauptmetabolit: Fumazenilsäure
  - Plasmahalbwertszeit: 1–2 h
  - **Kurze Wirkungsdauer: 3 mg ~ 45 min**
  - Bei Mischintoxikationen, z. B. mit Antidepressiva oder Neuroleptika, keine Benzodiazepin-Antagonisierung wegen der Gefahr einer Induktion von zerebralen Krampfanfällen

Dosierung

Flumazenil (Anexate)
- Erwachsene: initial 0,2 mg i.v., dann Repetition 0,1 mg i.v. alle 60 s
- Gesamtdosis: 1-3 mg i.v.

Tri- und tetrazyklische Antidepressiva/ Neuroleptika

Allgemeines

Häufig zusammen mit Benzodiazepinen und Alkohol als Mischintoxikation im Rahmen suizidaler Absichten.

Pathophysiologie

- Wirkung: Monoamin-Reuptake-Hemmung, anticholinerger (kompetitive Hemmung von m-Acetylcholin-Rezeptoren) sowie membranstabilisierender Effekt (chinidinartig)
- Geringe therapeutische Breite

Symptomatik/Klinik

- Zentralnervös: Enthemmung, Vigilanzminderung und Atemstörung
- Kardiovaskulär: Tachyarrhythmien (bis Kammerflimmern), Hypotension, QT-Zeit-Verlängerung
- Anticholinerges Syndrom: Halluzinationen, Desorientiertheit, Delir, Koma, Krämpfe, Mydriasis, Harnverhalt, Obstipation, Hyperthermie, gerötete und trockene Haut

Therapie/Maßnahmen

- Aufrechterhaltung und Stabilisierung der Vitalfunktionen
- Oxygenierung: 2–8 l O_2/min über Nasensonde, ggf. Intubation und Beatmung
- Primäre Detoxikation: Gabe von Aktivkohle
- Bei Krampfanfällen: Diazepam (Valium) oder Midazolam (Dormicum) i.v.
- Bei Rhythmusstörungen: $NaHCO_3$ 8,4% i.v. (Mechanismus: Na^+-Loading mit antichinidinartiger Wirkung sowie verstärkte Bindung von Antidepressiva an Plasmaproteine durch Alkalisierung); keine Gabe von β-Blocker
- Bei Hypotonie: Volumensubstitution und ggf. Katecholamine, wie Noradrenalin (Arterenol)

Cave

Katecholamine mit β_2-mimetischer Wirkung, wie Adrenalin, können im Rahmen der Neuroleptika-Intoxikation mit α-Adrenorezeptorblockade zum Überwiegen des β_2-mimetischen Effektes führen, sog. Adrenalinumkehr.

- Bei anticholinergem Syndrom: Physostigmin (Anticholium) als zentraler Cholinesterasehemmer langsam i.v.
- Bei Bewegungskrämpfen (hyperkinetisch-dyskinetisches Syndrom): Biperiden (Akineton) i.v.

Paracetamol

Allgemeines

Die aufgenommene Menge an Paracetamol korreliert mit der Mortalität.

Pathophysiologie

- Nach Aufnahme von Paracetamol wird die Substanz zu 5% renal eliminiert und zu 95% hepatisch metabolisiert (>90% Konjugation über direkte bzw. primäre Sulfatierung oder Glukuronidierung).
- NAPQI-Bildung: Paracetamol wird des Weiteren durch das zentrolobulär lokalisierte Cytochrom-P-450-Enzymsystem (CYP2E1, CYP1A2, CYP3A4) zu dem hochreaktiven N-Acetyl-p-Benzochinon-Imin (NAPQI) oxidiert und anschließend in einer zweiten Reaktion an Glutathion gebunden bzw. konjugiert, das nun renal ausgeschieden werden kann.
- Im Falle einer Intoxikation kommt es zur Überlastung der Abbauwege, so dass die Bindungskapazität des Glutathions überschritten wird.
- Hepato- und Nephrotoxizität: Die Bindung des toxischen Paracetamol-Metaboliten NAPQI an Leberzellproteine kann zu Leberzellnekrosen mit Folgen des akuten Leberversagens und ggf. zum Nierenversagen durch Tubulusnekrosen führen.
- Normalerweise werden die Paracetamol-Metabolite durch Glutathion unter Bindung ungiftiger Cystein-/Merkaptat-Konjugate ausreichend abgefangen.
- Glutathion, ein biologisches Antioxidanz und Tripeptid aus Glutamat, Glycin und Cystein, schützt in seiner reduzierten Form die

SH- bzw. Thiol-Gruppen von Proteinen vor Oxidation bzw. reaktiven Sauerstoff-Spezies (ROS).
- Therapeutisch kann durch die Gabe von SH-Donatoren (Thiole), die die Bildung von Glutathion fördern (N-Acetylcystein), der erschöpfte Glutathionspeicher wieder aufgefüllt werden.

Symptomatik/Klinik

- Meist erst nach einigen Tagen auftretend (Latenzphase)
- Gastrointestinal: Oberbauchbeschwerden, Nausea, Emesis
- Kardiovaskulär: Arrhythmien
- Dermal: Erythem, Schweißausbrüche
- Zeichen der Leberschädigung (Ikterus, Blutung, Coma hepaticum)

Therapie/Maßnahmen

- Aufrechterhaltung und Stabilisierung der Vitalfunktionen
- Oxygenierung: 2–8 l O_2/min über Nasensonde
- Primäre Detoxikation: perorale Gabe von Aktivkohle
- Therapiebedürftigkeit: Paracetamol-Dosen >150 mg/kg KG, d. h. bei einem 70 kg schweren Patienten >10 g
- Antidot: N-Acetylcystein (ACC, Fluimucil) bis max. 20 h nach Paracetamol-Einnahme

Dosierung

N-Acetylcystein (ACC, Fluimucil) nach dem Prescott-Schema

- Gesamtdosis: 300 mg/kg KG i.v. über 20 h
- Initial: 150 mg/kg KG i.v. in 200 ml Glukose 5%-ige Lösung über 15 min
- Dann: 50 mg/kg KG i.v. in 500 ml Glukose 5%-ige Lösung über 4 h
- Abschließend: 100 mg/kg KG i.v. in 2-mal 500 ml Glukose 5%-ige Lösung über 16 h

- Intensivmedizin: Serumspiegelbestimmung, Leberfunktionsüberwachung, evtl. Transplantation

β-Blocker

Allgemeines

Bei schweren Intoxikationen steht der negativ inotrope Effekt meist im Vordergrund.

Pathophysiologie

- Assoziation endogener oder exogen zugeführter Katecholamine an verschiedene Adrenorezeptoren (7-Helix-Transmembranrezeptoren: α-, β-Rezeptoren)
- β-Rezeptoren: β_1-Rezeptoren (kardiale Ionotropie und Chronotropie), β_2-Rezeptoren (Relaxation glatter Muskelzellen mit Vasodilatation, Bronchodilatation und Uterusrelaxation, metabolische Veränderungen) und β_3-Rezeptoren (Beeinflussung des Lipidmetabolismus)
- Aktivierung des β-Adrenorezeptors (G_s-PKA-cAMP Sequenz): Konfigurationsveränderung des Rezeptors → Bindung des G_s-Proteins (Heterotrimer) und Austausch des gebundenen GDP gegen GTP → Zerfall des G_s-Proteins in seine α- und βγ-Untereinheit → Aktivierung der membrangebundenen Adenylatzyklase durch die α-Untereinheit mit Bildung des »*second messengers*« cAMP → Aktivierung der Proteinkinase A (PKA) → Phosphorylierung bestimmter Aminosäuren (Serine, Threonine) bzw. Proteine (z. B. Phosphorylierung von Ca^{2+}-Ionenkanälen mit Erhöhung der intrazellulären Ca^{2+}-Ionenkonzentration)
- Blockade des β-Adrenorezeptors: kompetitive Hemmung von β_1-Rezeptoren (negativ ino-, chrono-, und dromotroper Effekt) und β_2-Rezeptoren (Kontraktion glatter Muskelzellen, Inhibition der pankreatischen Insulinfreisetzung und der muskulären Glykogenolyse)
- Klinische Auswirkungen der β_1-Blockade: Inotropie-Abnahme (kardiogener Schock), Bradykardie, Überleitungsstörungen; β_2-Blockade: Bronchospasmus, Vasokonstriktion, Hypoglykämie

Symptomatik/Klinik

- Symptomatik oft erst nach einer Latenzzeit von 8–10 h auftretend

- Kardiovaskulär: Bradykardie, Arrhythmien, Hypotonie, **kardiogener Schock**
- Pulmonal: Bronchospasmus
- Zentralnervös: Krämpfe, Atemlähmung, Bewusstseinstrübung bis Koma
- Metabolisch: evtl. Hypoglykämie

Therapie/Maßnahmen

- Aufrechterhaltung und Stabilisierung der Vitalfunktionen
- Oxygenierung: 2–8 l O_2/min über Nasensonde
- Primäre Detoxikation: Gabe von Aktivkohle mit Glaubersalz
- Bei Hypotonie: Noradrenalin (Arterenol), Adrenalin (Suprarenin) oder Glukagon (GlucaGen), nach Bindung am Glukagonrezeptor kommt es zu einer β-adrenerg-unabhängigen cAMP-Bildung
- Bei Bradykardie: Atropin (Atropinsulfat), ggf. passagerer Schrittmacher
- Bei zerebralen Krampfanfällen: Benzodiazepine
- Bei Bronchospasmus: Einsatz von β_2-Mimetika
- Bei Hypoglykämie: Glukosegabe

17.13 Methämoglobinbildner

Allgemeines

Intoxikation, aus der innere Erstickung resultiert.

Pathophysiologie

- Oxidative Umwandlung des 2-wertigen (Fe^{2+}) in 3-wertiges (Fe^{3+}) Eisen im Hämoglobinmolekül durch Chlorate, Perchlorate, Nitrate, Nitrite, Stickoxide, Anilinderivate, Sulfonamide, Primaquin, Phenacetin oder Dapson.
- Aromatische Amino- und Nitroverbindungen reagieren indirekt über ihre Metabolite mit dem Hämoglobin-Molekül und wandeln dieses in braunes Ferrihämoglobin (Methämoglobin, Met-Hb, Hämiglobin) um, welches zur O_2-Bindung nicht mehr in der Lage ist.
- Störungen der O_2-Bindung und des Transports resultieren in einer Linksverschiebung der O_2-Dissoziationskurve.
- Bei Chloraten, die direkt mit dem Hämoglobin reagieren, besteht aufgrund einer Hämolyse und Nierenschädigung die Gefahr der Hyperkaliämie bzw. maligner Arrhythmien.

Symptomatik/Klinik

Die Klinik nach dem Met-Hb-Gehalt: ◘ Tab. 17.2.

Therapie/Maßnahmen

- Aufrechterhaltung und Stabilisierung der Vitalfunktionen
- Oxygenierung: 2–8 l O_2/min über Nasensonde
- Toluidinblau (Toluidinblau) i.v.: Beschleunigung der Reduktion von Met-Hb zu Hb, alternativ: Methylenblau (Methylenblau Vitis) i.v., höhere Dosen führen zur Hämolyse
- Met-Hb Messung mittels spezieller Pulsoxymeter möglich

17.14 Antidote

Die Antidot-Therapie in der Präklinik ist in ◘ Tab. 17.3 dargestellt.

◘ Tab. 17.2. Klinik nach dem Met-Hb-Gehalt

Met-Hb-Anteil [%]	Klinik
1	Asymptomatisch
10–20	Kopfschmerzen, Tachykardie, Dyspnoe
20–35	Bewusstseinsstörungen, Zyanose, Paresen
35–60	Somnolenz bis Koma, Bradykardie, Ateminsuffizienz, Epilepsie, Azidose
>60	Letale Folgen

17

Tab. 17.3. Antidot-Therapie in der Präklinik

Antidot	Indikation	Dosierung
Acetylcystein (ACC, Fluimucil)	Paracetamol-Intoxikation, bis max. 20 h nach Paracetamol-Einnahme (Prescott-Schema): Gesamtdosis von 300 mg/kg KG über 20 h i.v.	Initial: 150 mg/kg KG in 200 ml Glukose 5% über 15 min Dann: 50 mg/kg KG in 500 ml Glukose 5% über 4 h Abschließend: 100 mg/kg KG in 1 l Glukose 5% über 16 h
Aktivkohle (Kohle-Pulvis)	Universal-Antidot	Initial: 1–2 g/kg KG oral Alle 2–4 h: 0,25–0,5 g/kg KG oral
Atropin (Atropinsulfat)	Alkylphosphat-Intoxikation	Initial: 1–50 mg i.v. Kinder: bis 2 mg i.v.
Beclometason-dipropionat (Junik, Ventolair)	Reizgas-Intoxikation und gesichertes Inhalationstrauma	Gabe von 4 Hüben einmalig (1 Stoß = 100 µg), ggf. erneut 4 Hübe nach 2-h
Biperiden (Akineton)	Neuroleptika-Intoxikation mit Extrapyramidalsymptomatik	0,04 mg/kg KG i.v.
Dantrolen (Dantrolen)	Maligne Hyperthermie	1–2,5 mg/kg KG i.v.
4-Dimethylaminophenol (4-DMAP)	Schwere Zyanid-Intoxikation	Erwachsene: 3–4 mg/kg KG i.v. Kinder: 3 mg/kg KG i.v.
Ethanol (Alkoholkonzentrat 95%)	Methanol-/Ethylenglykol-Intoxikation	Initial: 0,5–0,75 g/kg KG/min i.v. in Glukose 5%-Lsg. Dann: 0,1 g/kg KG/h
Flumazenil (Anexate)	Benzodiazepin-Intoxikation	Initial: 0,2 mg i.v. Dann: 0,1–0,2 mg/min i.v.
Fomepizol (Antizol)	Methanol-Intoxikation	Initial: 15 mg/kg KG i.v. Dann: 10 mg/kg KG alle 12 h i.v.
Glukagon (GlucaGen)	β-Blocker- und Kalziumantagonisten-Intoxikation	Initial: 50–200 µg/kg KG i.v. Dann: 70 µg/kg KG/h i.v.
Haloperidol (Haldol)	Alkoholentzugsdelir	Erwachsene: Titration bis zu 60 mg i.v.
Hydroxocobalamin (Cyanokit)	Rauchgasintoxikation, reine Blausäure-Intoxikation	Initial: 70 mg/kg KG i.v. Dann: Natriumthiosulfat (50–100 mg/kg KG i.v.)
Kalzium (Kalziumglukonat: 10 ml 10%-Lösung enthalten 2,3 mmol Kalzium)	Flusssäure-Intoxikationen Intoxikation mit Kalziumantagonisten	Verätzungen der Extremitäten 1–2 g intraarteriell, ggf. lokale Infiltration Erwachsene: 2,5–7 mmol i.v. Kinder: 0,022–0,05 mmol/kg KG i.v.
Methylenblau (Methylenblau Vitis)	Methämoglobin-Bildner	1-2 mg/kg KG i.v.
$NaHCO_3$ 8,4%	Arrhythmien bei Intoxikationen mit Antidepressiva/Neuroleptika	0,5–1 mval/kg KG i.v.

Tab. 17.3. Antidot-Therapie in der Präklinik

Antidot	Indikation	Dosierung
Natriumthiosulfat (Natriumthiosulfat 10%)	Zyanid-Intoxikation	50–100 mg/kg KG i.v.
Naloxon (Narcanti)	Opiat-Intoxikation	Initial: 0,4–2 mg i.v. Dann: 0,4–2 mg alle 2 min je nach Klinik Kinder: 0,01 mg/kg KG i.v.
Physostigmin (Anticholium)	Anticholinerges Syndrom bei Anti-depressiva-/Neuroleptika-Intoxikation	Erwachsene: 2 mg i.v. Kinder: 0,5 mg i.v.
Sauerstoff	Atemwegsgifte, Rauchgasintoxikation	Je nach Klinik, ca. 4–10 l/min
Silibinin (Legalon)	Amatoxin/Knollenblätterpilz-Intoxikation	Initial: 5 mg/kg KG i.v. alle 4 h über 2 h (20 mg/kg KG/d)
Simethicon (Sab-Simplex)	Schaumbildner	1 ml/kg KG peroral
Toluidinblau (Toluidinblau)	Methämoglobin-Bildner	2–4 mg/kg KG i.v.
Obidoxim (Toxogonin)	Alkylphosphat-Intoxikation	4–8 mg/kg KG i.v.

Literatur

Aygun D (2004) Diagnosis in an acute organophosphate poisoning: report of three interesting cases and review of the literature. Eur J Emerg Med 11:55–58

Etherington JM (1996) Emergency management of acute alcohol problems. Can Fam Physician 42:2423–2431

Harris RA, Allan AM (1989) Alcohol intoxication: ion channels and genetics. FASEB J 3:1689–1695

Harrison TR (2004) Harrison's Principles of Internal Medicine. 16th ed.

Kupferschmidt H (2003) Akute Intoxikationen mit Drogen. Ther Umschau 60:341–346

Larrey D, Pageaux GP (2005) Drug-induced acute liver failure. Eur J Gastroenterol Hepatol 17:141–143

Lovinger DM, White G, Weight FF (1989) Ethanol inhibits NMDA-activated ion current in hippocampal neurons. Science 243:1721–1724

Marco CA, Kelen GD (1990) Acute intoxication. Emerg Med Clin North Am 8:731–748

Nnadi CU, Mimiko OA, McCurtis HL, Cadet JL (2005) Neuropsychiatric effects of cocaine use disorders. J Natl Med Accoc 97:1504–1515

Ries NL, Dart RC (2005) New developments in antidotes. Med Clin North Am 89:1379–1397

Tanaka E (2002) Toxicological interactions between alcohol and benzodiazepines. J Toxicol Clin Toxicol 40:69–75

Thermische Verletzungen

J. Brokmann

18.1 Unterkühlung

Einleitung/Definition

Unter Hypothermie versteht man die Absenkung der Körperkerntemperatur <35 °C. Die Hypothermie wird unterschieden in:
- Milde Hypothermie: 32–35 °C
- Moderate Hypothermie: 30–32 °C
- Schwere Hypothermie: <30 °C

Eine Hypothermie kann bei Personen auftreten, die sich längere Zeit in nasser, kalter oder windiger Umgebung aufgehalten haben oder nach Immersion in kaltem Wasser.

Erhöhtes Risiko einer Hypothermie:
- Ältere Patienten
- Neugeborene, Kinder
- Drogen
- Alkohol
- Verschüttung
- Wasserunfall
- Schneeunfall
- Bergunfall
- Polytrauma
- Verwahrlosung

Pathophysiologie

Mechanismen:
- Radiation
- Konduktion
- Konvektion
- Evaporation durch außen einwirkende Kälte
- Gestörte Thermoregulation

Das hypotherme Herz kann auf herzaktive Medikamente, Defibrillation oder »pacing« unempfindlich reagieren. Der Metabolismus des Herzens ist verlangsamt, so dass schnell bei repetitiver Gabe von Medikamenten toxische Dosen entstehen können.

Durch Muskelzittern entsteht ein O_2-Verbrauch; dadurch entstehen Hypoxie, Azidose und Hypoglykämie im peripheren Gewebe.

Wichtig
- Kein Adrenalin geben, solange die Körperkerntemperatur <30 °C.
- Wenn die Temperatur >30 °C ist, Medikamentenintervalle verdoppeln.
- Bei einer Temperatur >35 °C gilt die normale Medikamentendosierung.

Der Patient sollte maximal immobilisiert werden, um ein After-drop-Phänomen zu vermeiden: Einstrom kalten Blutes aus der Peripherie (Bergungstod).

Symptomatik/Klinik

- Stoffwechselsteigerung
- Muskelzittern
- Gestörte Vigilanz
- Arrhythmie
- Herz-Kreislauf-Stillstand

Bei der EKG-Ableitung durch Elektroden kann es aufgrund der Hypothermie zu Ableitungsschwierigkeiten kommen. Die Verwendung von Nadelelektroden ist zu erwägen.

Therapie/Maßnahmen

- Bei Herz-Kreislauf-Stillstand: BLS; ALS-Maßnahmen
- Kalte oder nasse Kleidung sollte entfernt werden
- Wärmung sollte passiv mittels Decken und Aufenthalt in einem warmen Raum erfolgen
- Bei schwerer Hypothermie oder im Kreislaufstillstand sind aktive Erwärmungsmaßnahmen notwendig. Hier sind warme Infusionslösungen oder eine Konvektion warmer Luft sehr effektiv
- Eine weitere invasive Erwärmung ist nur innerklinisch möglich; mit gastrischer, peritonealer oder Blasen-Lavage mittels warmer Flüssigkeit oder einem extrakorporalen Bypass
- Bei Patienten mit Hypothermie und Herz-Kreislauf-Stillstand ist ein extrakorporaler Bypass die einzig sinnvolle Möglichkeit. Dies sollte bei der Auswahl der Zielklinik berücksichtigt werden.
- Während der Erwärmung wird aufgrund der sich ausdehnenden Kapazitätsgefäße eine große Menge an Volumen benötigt

Wichtig
Nobody is dead until he is warm and dead.

Besonderheiten

Eine Hyperthermie sollte während und nach der Aufwärmphase vermieden werden. Auch für einen Patienten nach hypothermisch bedingtem Kreislaufstillstand besteht bei einem ROSC die Indikation für eine milde Hypothermie.

18.2 Erfrierung

Einleitung/Definition

Wenn einzelne Körperteile oder Körperregionen intensiver Kälte ausgesetzt werden, kann es zu lokalen Erfrierungen kommen.

Pathophysiologie

Anhängig von:
- Außentemperatur
- Art der Einwirkung
- Geschwindigkeit der Einwirkung
- Dauer der Kälteeinwirkung

Symptome/Klinik

Von Erfrierungen besonders betroffen sind:
- Akren (Finger, Zehen, Nase, Ohren)

Erfrierung I. Grades:
- Weiß-bläulich marmorierte Haut, bedingt durch die Vasokonstriktion
- Bei Wiedererwärmung tritt durch die vermehrte Durchblutung eine Rötung und Schwellung ein

Erfrierung II. Grades:
- Haut ist blau-rötlich verfärbt
- Schädigung der Kutis und Subkutis mit Blasenbildung
- Bei Wiedererwärmung tritt Plasma in die Blasen ein
- Es bilden sich schmerzhafte Frostbeulen und Gewebeschwellungen

Erfrierung III. Grades:

- Die Haut ist blass-bläulich verfärbt und bildet schwarze Nekrosen aus
- Es bilden sich ausgedehnte Blutblasen
- Die Hautnerven in der Subkutis sind geschädigt und es wird eine Gefühllosigkeit und Schmerzfreiheit beschrieben
- Bei Wiedererwärmung können sich die Gefäßspasmen aufgrund Thrombosen, Intima sowie Medianekrosen nicht mehr lösen. Es kommt zum Absterben der entsprechenden Region.

Therapie/Maßnahmen

- Langsame und behutsame Wiedererwärmung der betroffenen Körperregion
- Da häufig der Körperstamm auch hypotherm geworden ist, erreicht man mit einer Wiedererwärmung des Körperstammes auch eine Erwärmung der erfrorenen Region
- Analgesie

18.3 Sonnenstich, Hitzeerschöpfung, Hitzschlag

Sonnenstich

Einleitung/Definition

Länger andauernde direkte Sonneneinstrahlung auf den ungeschützten Kopf.

Pathophysiologie

- Die direkte Einstrahlung führt zur Hirnhautreizung und Störung der Blut-Hirn-Schranke
- Betroffen sind Säuglinge, Kinder, Schulkinder und Menschen mit wenig Kopfbehaarung

Symptome/Klinik

- Hochroter, heißer Kopf
- Unruhe
- Kopfschmerz
- Übelkeit
- Erbrechen
- Evtl. Meningismus

Therapie/Maßnahmen

- Erhöhter Oberkörper
- Kühle Umgebung
- Kalt-feuchte Kompressen oder Coolpack für den Nacken

Hitzeerschöpfung

Einleitung/Definition

Die Hitzeerschöpfung ist ein Versagen der Kreislaufregulation infolge hitzebedingten Volumenverlusts durch Schweiß.

Pathophysiologie

- Durch Wasser und Elektrolytverluste kommt es zu einer Dehydratation
- Vorwiegend ist hier eine extrazelluläre Dehydratation mit Kochsalzmangel
- Hypotone oder hypertone Dehydratation
- Begünstigend können diuretische Medikamente der Regelmedikation sein
- Erbrechen und Diarrhö

Symptome/Klinik

- Zunächst feuchte, gerötete Haut
- Später blasse und kaltschwitzige Haut
- Verminderter Hautturgor
- Kopfschmerzen
- Erbrechen
- Durstgefühl
- Somnolenz

Therapie/Maßnahmen

- Oberkörperhochlagerung
- Sicherung der Vitalfunktionen
- Kühle Umgebung (Schatten)
- Wenn bewusstseinsklar: ausreichend Trinken lassen
- Wenn bewusstseinsgetrübt: i.v.-Zugang und kristalloide Flüssigkeit

Hitzschlag

Einleitung/Definition

Eine seltene und ausgesprochen gefährliche Erkrankung, bei der es durch Versagen der körpereigenen Temperaturregulation zu einem lebensbedrohlichen Anstieg der Körpertemperatur kommt.

Pathophysiologie

- Betroffen sind überwiegend ältere Patienten, Säuglinge und Kinder nach längerer körperlicher Anstrengung in feuchtwarmer Umgebung.
- Die Wärmeproduktion übersteigt bei körperlicher Anstrengung die Möglichkeit der Wärmeabgabe bei feuchtschwülem Klima.
- Erkrankungen (Diabetes oder Psychopharmaka) verursachen entweder selber ein Flüssigkeitsdefizit oder verhindern das Schwitzen zum Temperaturausgleich.

Symptome/Klinik

- Hitzschlag oder Sonnenstich
- Haut ist warm, gerötet durch periphere Vasodilatation
- Atemfrequenz erhöht, aber flach
- Bewusstseinseintrübung
- Krampfanfall
- Eine Schweißbildung findet nicht mehr statt

Therapie/Maßnahmen

- Lagerung in schattiger, kühler Umgebung
- Kleidung entfernen
- O_2-Gabe
- Aktiv mit kalten Tüchern oder Coolpacks abkühlen
- i.v.-Zugang mit Applikation kühler Infusionen
- Das Befeuchten der Haut mit Alkohol beschleunigt die Abkühlung

18.4 Verbrennungen

Einleitung/Definition

Verbrennungen entstehen durch thermische, chemische oder physikalische Einwirkungen, durch Strom oder auch durch eine Kombination dieser Ursachen.

Ihr Anteil an allen Notfalleinsätzen liegt unter 2%. Etwa 75% der Verbrennungen ereignen sich im häuslichen und im Freizeitbereich, etwa 20% sind Arbeitsunfälle. Rund 5% aller Brandverletzungen entstehen bei Suizidversuchen.

Durch Vorbeugung und eine konsequente Aufklärung von Bevölkerung und Beschäftigten ist die Zahl schwerer Verbrennungen in den vergangenen Jahren allerdings rückläufig.

Weil insgesamt wenig Verbrennungen vorkommen und sie zu dramatischen Krankheitsbildern führen können, ist ein klar gegliedertes Behandlungskonzept für den Notfallmediziner dennoch unabdingbar.

Pathophysiologie

Ab der kritischen Körpertemperatur von rund 41 °C werden die Haut und ihre Anhangsgebilde zerstört. Es entstehen irreversible Schädigungen. Steigt die Temperatur auf mehr als 50 °C, koagulieren die in der Haut und in den Hautanhangsgebilden enthaltenen Proteine. Durch den Integritätsverlust der Haut kommt es zu einem Flüssigkeitsverlust und zu einer Freisetzung körpereigener Substanzen, die das Gesamtbild des Schocks initiieren (■ Tab. 18.1).

Für den akuten Notfall ist der Verbrennungsschock von besonderer Bedeutung. Im weiteren Verlauf kann sich daraus die Verbrennungskrankheit entwickeln.

Die Verbrennungskrankheit ist eine Sekundärkrankheit.

- Die Ausschüttung von Mediatoren wie Kininen, Prostaglandinen und Histamin nach einer Gewebsschädigung führt durch die Permeabilitätsstörung (»capillary leak«) zur Ausbildung eines Ödems.
- Als Besonderheit gelten tiefergradige Verbrennungen durch Flammen bzw. durch längeren Kontakt mit heißen Flächen. Es entstehen geringer ausgeprägte Ödeme und Exsudationen als

■ **Tab. 18.1.** Verbrennungsgrade

Stufe	Temperatur [°C]	Hautabschnitt
Grad I	45	Epidermal
Grad IIa	45-55	Oberflächlich dermal
Grad IIb	>55	Tief dermal
Grad III	>100	Subdermal
Grad IV		Muskeln, Knochen

18

bei oberflächlichen intradermalen Brandwunden. Dies lässt sich durch die Koagulationsnekrose und die Unterbrechung der Mikrozirkulation bei tiefer Gewebezerstörung begründen.

- Erhebliche Mengen an Körperwasser gehen dem zentralen Kreislauf über das »capillary leak« verloren, ebenso wie über die Wundfläche. Der Prozess führt zu einer Verminderung des Wasseranteils im Blut.
- Hypovolämie durch massive Elektrolyt- und Flüssigkeitsverschiebung erzeugt eine Hämkonzentration (Viskositätsanstieg) mit Sludgebildung.
- Die onkotische Kraft der ausgetretenen Proteine bringt einen weiteren intravasalen Flüssigkeitsverlust in Richtung Interstitium mit sich.
- Der Flüssigkeitsverlust im zentralen Blutkreislauf hat Hypovolämie und Hypotonie im Organismus zur Folge.
- Hierdurch entstehen eine massive Einschränkung der Mikrozirkulation und eine konsekutive Abnahme der Organperfusion.
- Unterstützt wird dieser Vorgang durch die Ausschüttung körpereigener Katecholamine.
- Auf zellulärer Ebene entsteht eine metabolische Azidose.
- Multiorganversagen und die Sepsis sind primäre Folgen.

Symptomatik/Klinik

Wichtig ist die Abschätzung der verbrannten Körperoberfläche (KOF). Davon hängt nicht nur der Umfang der präklinischen Infusionstherapie ab, sondern auch die Auswahl der Zielklinik. Für diese Entscheidungen ist auch die Tiefe der thermischen Einwirkung von Bedeutung.

Schätzung des Verbrennungsausmaßes

Abhängigkeitsparameter für das Ausmaß einer Verbrennung

- Flächenausdehnung
- Eindringtiefe
- Temperatur
- Einwirkdauer

Die Beteiligung des verbrannten Gewebes wird in % KOF angegeben. Nach der Neunerregel von Wallace (Abb. 18.1) ist eine schnelle und orientierende Einschätzung der Verletzung möglich.

Wichtig

Die Ausdehnung der Verbrennung wird präklinisch meist überschätzt, die Verbrennungstiefe meist unterschätzt!

Sind nur Teile des Körpers beteiligt, gilt:

- Handfläche des Patienten ohne Finger = 1% der Körperoberfläche

Bei Kindern werden Verbrennungen wegen der veränderten Körperproportionen nach dem Lund-Browder-Schema eingeteilt (Tab. 18.2).

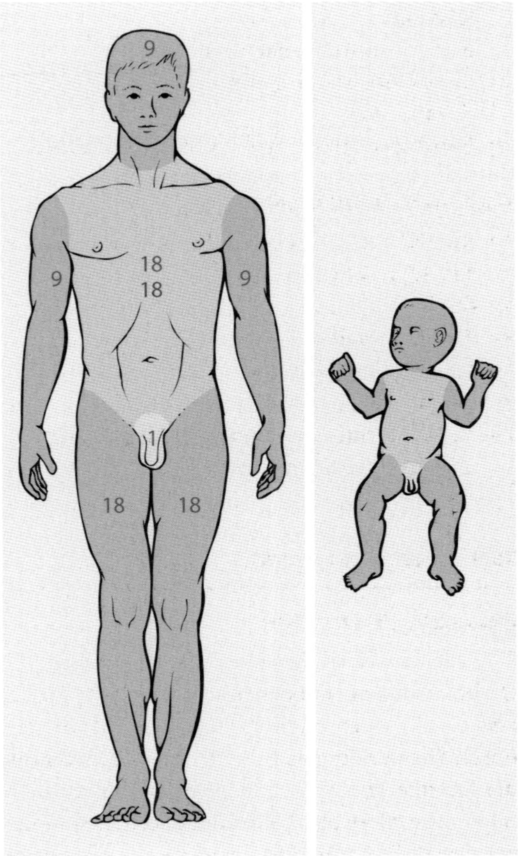

Abb. 18.1. Neunerregel nach Wallace (Aus: Gorgaß et al. [2007] Das Rettungsdienst-Lehrbuch, 8. Auflage. Springer-Verlag, Heidelberg)

■ **Tab. 18.2.** Lund-Browder-Schema bei Kindern

Körperteil	**Neugeborene [%]**	**1 Jahr [%]**	**5 Jahre [%]**	**10 Jahre [%]**	**15 Jahre [%]**	**Erwachsene [%]**
Kopf	19	17	13	11	9	7
Hals	2	2	2	2	2	2
Rumpf vorn	13	13	13	3	13	13
Rumpf hinten	13	13	13	13	13	13
Beide Oberarme	8	8	8	8	8	8
Beide Unterarme	6	6	6	6	6	6
Beide Hände	5	5	5	5	5	5
Genital	1	1	1	1	1	1
Gesäß	5	5	5	5	5	5
Beide Oberschenkel	11	13	16	17	18	19
Beide Unterschenkel	10	10	11	12	13	14
Beide Füße	7	7	7	7	7	7

Klinische Einteilung der Verbrennungstiefe

Am Unfallort kann die Verbrennungstiefe nur orientierend eingeschätzt werden.

- Grad 1: Rötung, Schwellung, trockene Wundverhältnisse
- Grad 2a: Rötung, Blasenbildung, feuchter, hyperämischer Wundgrund
- Grad 2b: Blasenbildung, Epidermolyse, feuchter und blasser Wundgrund
- Grad 3: Lederartig, weiße/bräunliche Wunde, Nadelstichtest negativ
- Grad 4: Verkohlung, Beteiligung von Sehnen, Muskeln und Knochen

Wichtig

Patienten haben nie einen Verbrennungsgrad allein. Übergangszonen beachten!

Die Prognose für einen Patienten ist schlecht, wenn die Summe aus Alter und prozentualer Ausdehnung nicht mehr als 100 beträgt und es sich

- um einen Erwachsenen mit zweit- oder drittgradiger Verbrennung bei einem Ausmaß von 15% handelt oder
- um ein Kind mit 5% Verbrennungsfläche.

Bei mehr als 80% verbrannter Körperoberfläche besteht Lebensgefahr, unterhalb 80% ist ein Überleben des Geschehens wahrscheinlich (Verbrennungsindex nach Baux).

- Aktuellere Scores: Abbreviated Burn Severity Index (ABSI) nach Tobiasen oder nach Zawacki erfassen noch andere die Prognose beeinflussenden Faktoren

Therapie/Maßnahmen

- Sofortige Rettung der Person aus dem Gefahrenbereich
- Löschen brennender Kleidung
- Kurzzeitige Kaltwassertherapie (Temperatur 10–20 °C) ist nur als Maßnahme der Selbst- und Laienhilfe zu verstehen (Schmerztherapie und Ableitung der primär vorhandenen Überwärmung)!
- Durch Laienhelfer begonnene Kaltwasserbehandlung ist nach Eintreffen des Rettungsdienstes beendet (maximale Dauer 10 min seit Beginn durch Ersthelfer, weil sonst die Gefahr der Unterkühlung besteht)
- Protrahierte Kaltwasserbehandlung führt zu kältebedingter Vasokonstriktion (Verschlech-

terung der Gewebsperfusion) und zu einem erhöhtem O_2-Bedarf durch kompensatorisches Muskelzittern. Prognoseverschlechterung

Cave
Die Senkung der Körperkerntemperatur durch Kühlungsmaßnahmen korreliert mit der Prognoseverschlechterung. In keinem Fall darf die Kühlung die notärztlichen Maßnahmen verzögern!

- Entfernung der verbrannten und leicht lösbaren Kleidung, mit der Haut verklebten Stoff belassen und rundherum wegschneiden
- Keine präklinische Reinigung der Wundfläche!
- Zügige und vollständige Untersuchung auf Begleitverletzungen! (Gefahr des Fixierungsfehlers)
- Abschätzung des Verbrennungsausmaßes und der Tiefe (entscheidend für Therapie und Logistik)
- Sterile Wundabdeckung
  - Metalline Folie: Verklebt nicht mit Wundgebiet, reflektiert Wärme
  - Water-Gel: Sorgt für Kühlung des geschädigten Gebietes und resorbiert Wundsekret
  - Burn-Pack: Dient der Abdeckung des Wundgebietes und verfügt über eine membranartige Eigenschaft, die das Wundsekret in eine Schaumstofflage abfließen lässt
- Sicherung der Atemwege und eine adäquate Oxygenierung (O_2-Gabe) sind obligat (Gefahr der CO-Intoxikation berücksichtigen)
- Keine Neutralisationsversuche bei Unfällen mit chemischen Substanzen, weil dadurch Reaktionswärme entstehen kann!

Volumentherapie

Zur Flüssigkeitstherapie bei Verbrennung werden dem Patienten ein bis zwei großlumige Zugänge angelegt, am besten in nicht verbrannten Zonen. Ansonsten müssen die Zugänge mit einer Annaht fixiert werden (Löcher in den Flügelchen der i.v.-Zugänge nutzen). Auf einen i.v.-Zugang distal einer zirkulären Verbrennung an einer Extremität sollte wegen des verminderten venösen Abstromes verzichtet werden. Für einen zentralen Venenzugang besteht präklinisch keine Indikation (Infektionsrisiko). Er sollte Ultima ratio sein.

Die Versorgung des Patienten erfolgt mittels:

Dosierung

- **Baxter-Zellner-Schema:**
  1 ml Ringer-Laktat × kg KG × % KOF in den ersten 4 h

oder:

- **Parkland-Baxter-Schema:**
  4 ml/% verbrannte Körperoberfläche/kg KG/24 h
  50 % davon in den ersten 8 h, die weiteren 50% in den restlichen 16 h

Die ideale Lösung zur Infusionstherapie wird zur Zeit noch kontrovers diskutiert.

- Zunächst sollte gemäß den gültigen Empfehlungen Ringer-Laktat oder jede andere Vollelektrolytlösung innerhalb der ersten 24 h appliziert werden.
- Kolloide sind weniger empfehlenswert. Sie strömen wegen des »capillary leak« aus dem Kapillarbett in das Gewebe und können das ohnehin entstehende Verbrennungsödem somit verstärken!

Zielgrößen für die Volumentherapie beim Erwachsenen:

- HF <120/min
- MAP >80 mmHg
  - Faustregel: ein 75 kg schwerer Erwachsener mit 50% Verbrennungsausmaß erhält 1000 ml Ringer-Laktat pro Stunde.
  - Vorsicht bei Kindern! Hier neigt man eher zu Volumenüberlastung!
  - Der tatsächliche Volumenbedarf ist meist etwas höher als der errechnete, weil der Grundumsatz nicht berücksichtigt wird!
  - Bei einer Kombination aus Verbrennung und mechanischem Trauma ist eventuell der Einsatz kolloidaler Lösungen notwendig

Analgesie/Anästhesie

- Stärkste Schmerzen werden durch großflächige Verbrennungen 2. Grades verursacht.
- Weil bei Verbrennungen 3. Grades auch nozizeptive Strukturen zerstört werden, tun sie häufig weniger weh

- Schnelle und adäquate Analgesie durch bedarfsadaptierte Titration eines Opiates

Dosierung

- Morphin: 5–10 mg i.v.
- Piritramid: 7,5–15 mg i.v.
- Fentanyl: 0,05–0,1 mg i.v.
- Ketamin/Midazolam: Kombination
- Ketamin: 30–100 mg i.v.
- Midazolam: 2–5 mg i.v.

Neben dem Atemstillstand oder der Schnappatmung ist eine anhaltende Bewusstseinsstörung (GCS <8) eine weitere Indikation zur Beatmung. Ebenfalls beatmungspflichtig sind Patienten mit anhaltender Dyspnoe, Zyanose, inspiratorischem Stridor, einer therapierefraktären Bronchospastik oder mit schweren Begleitverletzungen.

Wichtig
Vom Ausmaß der Verbrennung allein kann nicht auf die Notwendigkeit einer Intubationsnarkose geschlossen werden!

Logistik

- Transport in Klinik mit RTW/NAW/RTH
- Vorwärmen des Transportraums bei Schwerstverbrannten

Das geeignete Transportmittel sollte rechtzeitig angefordert werden, auch im Hinblick auf die Transportdauer, die Fahrt- oder Flugstrecke. Ist keine Klinik mit Verbrennungschirurgie in der Nähe, sollte zunächst ein Krankenhaus mit chirurgischer und intensivmedizinischer Abteilung angesteuert werden.

Nach welchen Kriterien Brandverletzte den spezialisierten Zentren zugewiesen werden, geht aus Tab. 18.3 hervor. Ist der Patient instabil oder beträgt die Transportzeit voraussichtlich mehr als 30 min, muss der Verletzte erst einmal in die nächstgelegene Klinik gebracht werden.

Die Verlegung des Patienten in eine Klinik für Schwerstbrandverletzte kann dann im Anschluss an die Primärversorgung erfolgen (► Kap. 4).

Überregionale Koordination für Schwerstbrandverletzte in Deutschland durch:
Berufsfeuerwehr Hamburg
Tel.: 040/42851-3998
Fax.: 040/42851-4269

Besonderheiten

Maßnahmen in der Akutphase

Vermieden werden sollten:

- Kolloidale Lösungen, außer bei schweren Begleitverletzungen (z. B. Trauma, das dieses Vorgehen rechtfertigt)
- Salben oder andere Oberflächentherapeutika vor der klinischen Aufnahme
- Antibiotikum
- Systemische/inhalative Kortikoide
- Zugänge (venös/arteriell) im geschädigten Gebiet

Tab. 18.3. Indikation zum Transport in ein Zentrum für Brandverletzte

	Schweregrad	Körperoberfläche
Erwachsene	Zweit- bis drittgradig	>20% und >10% bei über 50-Jährigen oder bei Verbrennungen von Gesicht, Hand, Fuß, Genital, Gelenke
	Drittgradig	>10%
Kinder <10 Jahren	Zweit- bis drittgradig	>10% oder bei Verbrennungen von Gesicht, Hand, Fuß, Genital, Gelenke

Sowie bei Inhalationstrauma, Begleitverletzungen und signifikanten Vorerkrankungen, wenn die Verbrennung das größte Trauma ist

Inhalationstrauma

Wichtig

Bei Unfällen mit heißen und toxischen Stoffen, mit Rauch, Gas oder Aerosol, bei Explosionen sowie bei Unglücken in geschlossenen Räumen immer an ein Inhalationstrauma denken!

Die Schwere des Inhalationstraumas hängt dabei von dem verbrannten Material, der Dauer der Exposition sowie der Konzentration und der Löslichkeit der Substanzen ab (hierzu mehr in ► Kap. 8.5).

Literatur

Deutsche Gesellschaft für Verbrennungsmedizin (DGV): http://www.verbrennungsmedizin.de
ERC-Manual Advanced Life Support, 5th edition, 2006
Gorgaß et al. (2007) Das Rettungsdienst-Lehrbuch, 8. Auflage. Springer, Heidelberg
Leitlinien der deutschen Gesellschaft für Verbrennungschirurgie

Physikalisch-chemische Notfälle

S. Wiese

19.1 Stromunfälle

Verletzungen durch elektrischen Strom sind relativ selten, stellen aber potenziell lebensgefährliche Multisystemverletzungen mit hoher Morbidität und Mortalität dar.

Definition

Stromverletzungen werden durch direkte Wirkungen des Stroms auf Zellmembranen und die glatte Gefäßmuskulatur verursacht. Die thermische Energie, die mit Hochspannungsverletzungen einhergeht, verursacht zudem Verbrennungen.

Faktoren, die die Schwere von Stromverletzungen bestimmen, sind:
- Art des Stroms (Wechsel- oder Gleichstrom)
- Einwirkende Energie
- Widerstand
- Weg des Stroms durch den Patienten
- Fläche und Dauer des Kontakts

Der Hautwiderstand wird durch Feuchtigkeit herabgesetzt und so das Verletzungsrisiko erhöht. Der elektrische Strom folgt dem Weg des geringsten Widerstands: Stromleitende neurovaskuläre Stränge in den Extremitäten sind besonders gefährdet.

Traditionell werden Unfälle in Stromunfälle mit Nieder- und solche mit Hochspannung eingeteilt. Dabei werden als Niederspannung alle Stromspannungen unter 1000 V bezeichnet, als Hochspannung alle höheren Spannungen.

Unfälle mit Niederspannung können durch eine Vielzahl von Mechanismen den Organismus schädigen:
- Der Kontakt mit Wechselstrom kann eine tetanische Kontraktion der Skelettmuskulatur hervorrufen, die die Lösung von der Stromquelle verhindern kann.
- Myokardiales oder respiratorisches Versagen kann unmittelbar zum Tode führen.
- Ein Atemstillstand kann durch Lähmung zentraler Steuerungssysteme der Atmung und der Atemmuskulatur hervorgerufen werden.
- Elektrischer Strom kann Kammerflimmern (VF) hervorrufen, wenn er das Myokard während der vulnerablen Phase des Herzzyklus durchläuft (analog zum R-auf-T-Phänomen).
- Elektrischer Strom kann durch Auslösen eines Koronararterienspasmus auch eine myokardiale Ischämie induzieren.

- Eine Asystolie kann primär oder sekundär als Folge eines Atemstillstandes auftreten.

Demgegenüber stehen bei Hochspannungsunfällen thermische Schäden im Vordergrund:

- Sowohl bei industriellen Unfällen als auch beim Blitzschlag werden oft mehrere hundert Kilovolt in wenigen Millisekunden durch den Organismus abgeleitet. Der Hauptanteil des Stroms beim Blitzschlag fließt über die Körperoberfläche als sog. »**external flashover**«.
- Schäden am Bewegungsapparat werden durch Stromeinwirkung und durch Sturz verursacht. Massive Muskelkontrakturen können zu Frakturen und Dislokationen führen. Muskelnekrosen, Thrombosen und Kompartmentsyndrom sind möglich.
- Massiver Gewebsuntergang kann eine akute tubuläre Nekrose mit Nierenversagen zur Folge haben.
- Hochspannungsentladungen verursachen am Kontaktpunkt tiefreichende Verbrennungen. Bei industriell bedingtem Lichtbogen sind üblicherweise die oberen Extremitäten betroffen, während der Blitzschlag vorwiegend Kopf, Nacken und Schultern trifft. Verletzungen können auch durch Strom über den Erdboden oder durch »Stromspritzer« von einem Baum oder einem anderen vom Blitz getroffenen Objekt ausgelöst werden.
- Großflächige, schwere Verbrennungen sind typisch für den Unfall mit Hochvoltstrom, kommen aber beim Blitzunfall aufgrund der extrem kurzen Einwirkzeit nur selten vor.
- Eine Explosion vermag ein stumpfes Trauma auszulösen.

Epidemiologie

Stromunfälle verursachen jährlich 0,54 Todesfälle pro 100.000 Personen. Die meisten Elektrounfälle ereignen sich am Arbeitsplatz und sind in der Regel Unfälle mit höherer Spannung. Kinder hingegen sind vorwiegend zu Hause gefährdet, wo die Spannung niedriger ist (220 V in Europa, Australien und Asien, 110 V in den USA und Kanada).

Stromunfälle durch Blitzschlag sind selten, obwohl weltweit jährlich 1000 Todesfälle auf diese Weise verursacht werden. Unfälle mit Niederspannung enden in etwa 3% tödlich, während bei Hochspannungsunfällen in bis zu 30% der Fälle mit einem tödlichen Ausgang zu rechnen ist.

Epidemiologische Angaben zur Häufigkeit von nichttödlichen Stromunfällen sind vermutlich weit niedriger, als es dem tatsächlichen Stand entspricht, da nicht jeder Patient erfasst wird und epidemiologische Daten in vielen Ländern uneinheitlich erhoben werden. Ihre Inzidenz wird auf mehr als 70 Stromunfälle pro 100.000 Einwohner und Jahr geschätzt.

In den USA werden ungefähr 5% aller Verbrennungsfälle auf die Einwirkung von elektrischer Energie zurückgeführt. Verletzungen durch technischen Strom und Blitzschlag betreffen in erster Linie Männer im 3. Lebensjahrzehnt; ein großer Teil der Verletzungen ereignet sich während der Arbeit. Etwa 60–70% der Stromunfälle ereignen sich durch Haushaltsstrom. In ca. 20% der Elektrounfälle sind Kinder betroffen.

Therapie

Beim Einsatzstichwort »Stromunfall« steht der größtmögliche Eigenschutz der Helfer anfänglich im Vordergrund. Bei Niederstromunfällen kann meistens der sichere Zugang zum Patienten durch das Rettungsdienstpersonal selbst bewerkstelligt werden.

Dabei hat stets die eigene Sicherheit oberste Priorität. Beim Niederspannungsunfall wird wie folgt vorgegangen:

- Abschalten der Sicherung
- Ausstecken von Elektrogeräten
- Entfernen des Patienten vom Stromkontakt

Dazu muss der Helfer von einem Erdschluss gesichert sein. Er kann mit Hilfe eines trockenen Nichtmetallgegenstands (z. B. Holzstock) versuchen, die Stromquelle (z. B. Niedervoltstromkabel) vom direkten Kontakt zum Patienten zu entfernen.

Auch wenn die Höhe der Spannung häufig durch Warnhinweise kenntlich gemacht ist,

19

muss im Zweifel bei unbekannter Spannungsquelle davon ausgegangen werden, dass es sich um Hochspannung handelt. Hier und beim definitiven Hochspannungsunfall ist in der Regel Fachpersonal der Stromversorger erforderlich, um den Strom sicher abzuschalten. Bis dahin ist ein Sicherheitsabstand von 10 m einzuhalten. Es wird oft empfohlen, sich kleinschrittig oder durch Hüpfen fortzubewegen, wenn die Gefahr eines Stromunfalls besteht, um so eine gefährliche Schrittspannung zu vermeiden. Diese Maßnahmen sollten allenfalls nur zum Vergrößern des Sicherheitsabstands genutzt werden.

Wichtig

Keinesfalls sollten sich Helfer der Unfallstelle nähern, bevor diese nicht sicher spannungsfrei ist.

Bei der Hochspannungsunterbrechung müssen folgende Maßnahmen durch Fachleute garantiert werden:

- Abschalten der Stromzufuhr (Freischaltung)
- Rückmeldung
- Sicherung vor Wiedereinschaltung
- Überprüfung auf Spannungsfreiheit
- Sichtbare Erdung

Nach stattgehabtem Blitzunfall ist das Berühren des Patienten ungefährlich. Es ist aber weiterhin das Gewitter als mögliche Gefahrenquelle zu berücksichtigen.

Die Behandlung und Sicherung der Vitalfunktionen muss unmittelbar nach der Rettung beginnen. Im Allgemeinen ist dabei den bekannten Richtlinien des ALS zu folgen (▶ Kap. 6). Insbesondere bei Hochspannungsopfern kann die Behandlung von Verbrennungen im Vordergrund stehen (s. dort).

Spezifische Aspekte der Stromopferbehandlung umfassen:

- Das Atemwegsmanagement kann beim Vorliegen von Verbrennungen im Gesichts- und Halsbereich schwierig sein. In diesen Fällen ist eine frühzeitige endotracheale Intubation angezeigt, da sich ausgedehnte Weichteilödeme entwickeln können, die zur Atemwegsobstruktion führen.
- Nach Elektroverletzungen können Schädel-Hirn- und Wirbelsäulentraumata auftreten. Die Wirbelsäule muss bis zur weiteren Abklärung immobilisiert werden.
- Insbesondere nach Hochspannungsunfällen kann für mehrere Stunden eine Lähmung der Muskulatur vorliegen. Während dieser Phase kann eine Atemunterstützung notwendig sein.
- Kammerflimmern ist die häufigste initiale Arrhythmie nach Stromunfall mit Wechselstrom. Eine Asystolie tritt häufiger nach Stromunfällen mit Gleichstrom auf. Auch diese Rhythmusstörungen sollen unmittelbar nach den bekannten Algorithmen therapiert werden.
- Schwelende Kleidungsstücke und Schuhe müssen zur Vermeidung zusätzlicher thermischer Verletzungen entfernt werden.
- Eine aggressive Volumentherapie ist bei größeren Gewebezerstörungen indiziert. Eine ausreichende Urinproduktion muss aufrecht erhalten werden, um die Ausscheidung von Myoglobin, Kalium und anderen Produkten der Gewebeschädigung zu fördern.
- Bei Patienten mit schweren thermischen Verletzungen sollte eine frühzeitige operative Intervention in Betracht gezogen werden.
- Es muss ein Sekundärcheck (▶ Kap. 12) vorgenommen werden, um Verletzungen, die durch tetanische Muskelkontraktionen oder Stürze hervorgerufen sein können, zu entdecken.
- Stromschläge können schwere tiefreichende Weichteilverletzungen bei relativ geringfügigen Hautwunden hervorrufen, da der Strom den neurovaskulären Bündeln folgt. Man muss sorgfältig nach Zeichen eines Kompartmentsyndroms suchen, das eine Faszienspaltung erfordert.
- Insbesondere bei Arbeitsunfällen mit Strom, aber auch beim Blitzschlag kann es zu mehreren Verletzten gleichzeitig kommen. In diesem Fall ist die Triage indiziert und frühzeitige Nachalarmierung von Rettungskräften notwendig, um die zur Verfügung stehenden Ressourcen möglichst effektiv einsetzen zu können.

Ein Algorithmus für das klinische Management eines Stromunfalls ist in ◘ Abb. 19.1 dargestellt.

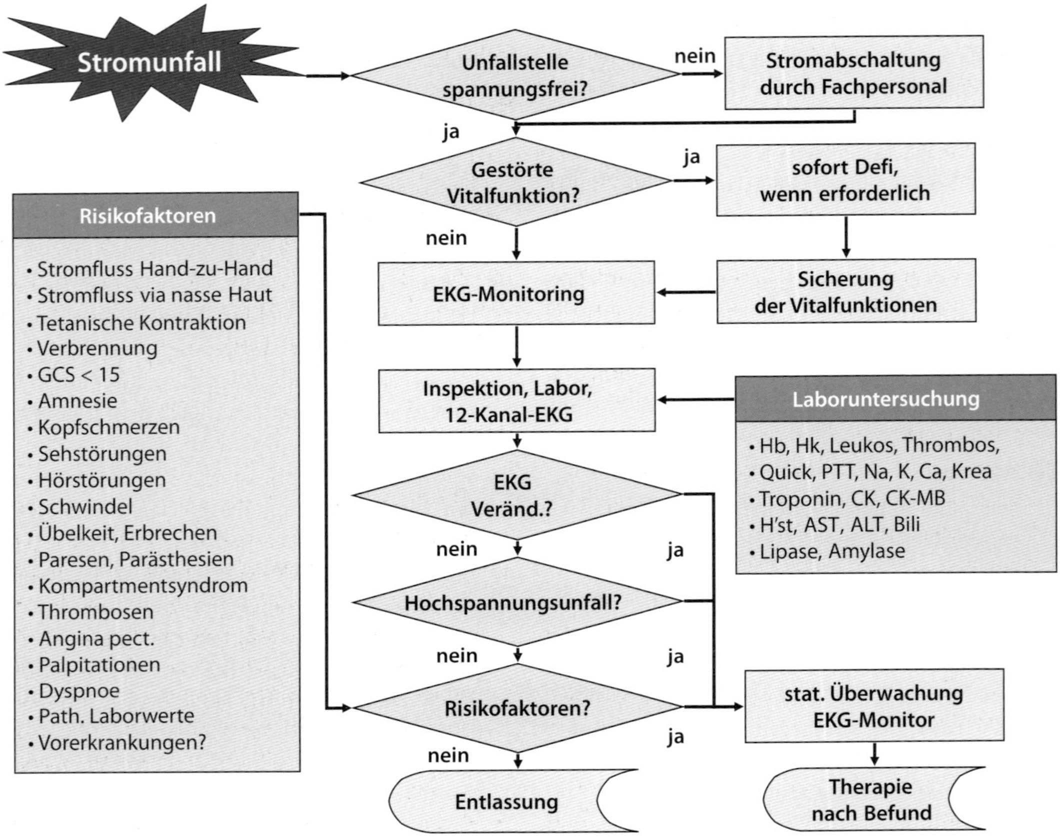

Abb. 19.1. Algorithmus für das klinische Management eines Stromunfalls

19.2 Ertrinkungsnotfall

In Europa ist Ertrinken als unfallbedingte Todesursache häufig. Die wichtigste und schwerwiegendste Folge des Ertrinkens ist die Hypoxie. Die Hypoxiedauer ist der entscheidende Faktor für das Outcome des Betroffenen. Aus diesem Grund sollten Oxygenierung, Ventilation und Kreislauf so schnell wie möglich wieder hergestellt werden.

Definition

Um eine Vergleichbarkeit von wissenschaftlichen und epidemiologischen Studien zu gewährleisten, ist kürzlich folgende Definition für das Ertrinken vorgeschlagen worden:

»Prozess, der in einer primären respiratorischen Verschlechterung durch Submersion/Immersion in einem flüssigen Medium resultiert. Voraussetzung für diese Definition ist eine Flüssigkeits-Luft-Barriere am Eingang der Atemwege des Opfers, welche ein Luftholen verhindert. Nach diesem Ereignis kann das Opfer lebendig oder tot sein, war aber unabhängig vom Outcome in einen Ertrinkungsvorfall involviert.«

Es wird empfohlen, die folgenden, bisher gebräuchlichen Begriffe nicht länger zu verwenden: trockenes und nasses Ertrinken, aktives und passives Ertrinken, stilles Ertrinken, sekundäres Ertrinken und Ertrunken sein vs. Beinahe-Ertrunken sein.

Dabei wird Immersion als das Eintauchen des Körpers bezeichnet. Damit Ertrinken auftreten kann, müssen auch Gesicht und Atemwege untergetaucht sein. Ist der gesamte Körper inklusive Atemwege untergetaucht, wird dies als Submersion bezeichnet.

Beim kompletten Untertauchen des Menschen in Wasser kann der Atemreiz von untrainierten Personen in der Regel nicht länger als 2 min unterdrückt werden. Als Panikfolge kommt es zu Wasseraspiration und Laryngospasmus. Bei fortbestehender Hypoxämie setzt Bewusstlosigkeit ein. Der Laryngospasmus löst sich bei einer Mehrzahl von Ertrunkenen wieder (85–90%). Es kommt zur Aspiration von größeren Mengen Wasser oder Erbrochenem. Bei 10–15% der Ertrunkenen bleibt der Laryngospasmus auch unter Bewusstlosigkeit bestehen.

Traditionell wurde pathophysiologisch zwischen Süßwasser- und Salzwasser-Ertrinken unterschieden. Neuere Untersuchungen zeigen hier allerdings kaum klinisch relevante Unterschiede. Das kann damit zusammenhängen, dass bei echten Ertrinkungsunfällen im Vergleich zu den tierexperimentellen Daten die Aspiratmengen deutlich geringer sind.

Das plötzliche Eintauchen in kaltes Wasser kann einen sog. Tauchreflex mit extremer vagaler Reaktion bis zum Herzstillstand zur Folge haben. Bradykardien oder ventrikuläre Arrhythmien als Folge der Hypothermie sind weitere Todesursachen beim Ertrinken. Kardiomyopathien und angeborene bzw. erworbene QT-Zeitverlängerung spielen dabei bei einigen Patienten die entscheidende Rolle.

Epidemiologie

Nach Schätzungen der Weltgesundheitsorganisation (WHO) sterben weltweit jährlich ungefähr 450.000 Menschen durch Ertrinken. Rund 97% aller Todesfälle durch Ertrinken finden sich Ländern mit niedrigen und mittleren Einkommen. In westlichen Industrieländern betrug 2002 die jährliche Inzidenz ca. 0,8 bzw. 1,45 auf 100.000 Einwohner. Tod durch Ertrinken findet sich häufiger bei jungen Männern und ist in Europa in dieser Gruppe die häufigste Ursache für einen Unfalltod. Bei bis zu 70% aller Ertrinkungstode ist Alkoholkonsum beteiligt. Eine weitere Hauptrisikogruppe bilden Kinder im Alter zwischen 1–5 Jahren (ca. 10% aller Ertrunkenen) und Männer allgemein (ca. 70% aller Ertrunkenen).

> **! Wichtig**
> Ertrinken ist bei jungen Männern und Kindern die häufigste Ursache für einen Unfalltod.

Die Dunkelziffer dürfte bei den Geretteten aber noch wesentlich höher liegen. In den USA wird die Zahl der Überlebenden im Vergleich zu den Ertrunkenen mit tödlichem Ausgang auf bis zu 500- bis 600-mal höher geschätzt.

Rettung

- Alle Ertrinkungsopfer müssen auf dem schnellstmöglichen und sichersten Weg an einen geeigneten Versorgungsplatz (Ufer, Boot etc.) gebracht werden, damit Wiederbelebungsmaßnahmen so schnell wie möglich begonnen können werden.
- Die Rettung aus dem Wasser erfolgt mit geeignetem Gerät in der Regel durch die Feuerwehr oder andere in der Wasserrettung tätige Organisationen (DLRG, Wasserwacht, Wasserschutzpolizei etc.).
- Wenngleich in den neuen ERC-Richtlinien die Beatmung während des Transports im Wasser beschrieben wird, so führen solche Maßnahmen in der Regel nur zu einer Verzögerung der Rettung und sollten im Zweifel daher unterbleiben.
- Sollte die Rettung zum Ufer mehr als 5 min benötigen, so kann eine 1-minütige Atemspende erwogen werden.
- Danach sollten keinerlei weitere Beatmungsversuche mehr erfolgen zugunsten eines möglichst zügigen Transportes.
- Eine Thoraxkompression ist im Wasser stets ineffektiv.

Die Inzidenz von Halswirbelsäulenverletzungen bei Ertrinkungsopfern ist gering (ca. 0,5%). Die Immobilisation der Wirbelsäule kann sich im Wasser als schwierig erweisen und die adäquate Rettung des Opfers verzögern.

Schlecht angebrachte Halskrausen können bei bewusstlosen Patienten ebenfalls zu einer Verlegung der Atemwege führen.

Pulslose, nicht atmende Opfer sollten trotz potenzieller Rückenmarkverletzungen so schnell wie möglich aus dem Wasser gerettet werden (selbst dann, wenn keine rückenstützende Gerätschaft (Spineboard) zur Verfügung steht). Dabei sollte versucht werden, den Hals so wenig wie möglich zu beugen und zu strecken.

Eine Halswirbelsäulenimmobilisation ist nicht indiziert, wenn keine Anzeichen für eine traumatische Begleitverletzung bestehen oder der Unfallhergang solche möglich erscheinen lassen. Zu den Situationen, auf die dies zutrifft, zählen ein vorangegangener Sprung ins Wasser, Traumazeichen oder Hinweise auf eine Alkoholintoxikation.

Therapie

Die erste klinische Beurteilung läuft parallel zu den therapeutischen Erstmaßnahmen. Neben der Erfassung der Vitalfunktionen und dem Ausschluss möglicher Begleitverletzungen erfolgt die orientierende neurologische Untersuchung und die Dokumentation des Glasgow-Coma-Scale (GCS). Im weiteren Verlauf schließt sich, ohne Maßnahmen höherer Priorität zu verzögern, eine Messung der Körpertemperatur an.

Mit dem Ziel, die bestehende Hypoxie zu beseitigen, ist grundsätzlich die frühzeitige Gabe von 100% O_2 indiziert.

Wichtig

Der erste und wichtigste Schritt bei der Behandlung von Ertrinkungsopfern ist die Beseitigung der Hypoxie.

Die Atemwege müssen präklinisch nicht von aspiriertem Wasser befreit werden. Die Mehrzahl aller Ertrinkungsopfer aspiriert nur eine moderate Menge Wasser, die zudem recht schnell vom zentralen Kreislauf absorbiert wird. Außer gründlichem Absaugen sollte deshalb jeder Versuch, das Wasser aus den Atemwegen zu entfernen, unterbleiben. Besonders Stöße in den Bauch mit dem Ziel, das Wasser zu entfernen, führen regelmäßig zu Regurgitationen von Mageninhalt oder sogar zu Verletzungen. Sie sind deshalb nur dann indiziert, wenn eine Verlegung der Atemwege eine Atemspende unmöglich macht.

- Zur Atemwegssicherung muss die endotracheale Intubation als Standardverfahren gefordert werden, da unter Masken- bzw. Mund-zu-Mund-Beatmung 68% und unter Herzdruckmassage 86% der Patienten nach Beinahe-Ertrinken aspirieren.
- Eine elektive Intubation muss unter den Bedingungen einer »rapid sequence induction« mit Krikoiddruck erfolgen.
- Im Fall einer Regurgitation sollte der Kopf des Opfers zur Seite gedreht und das Sekret möglichst unter direkter Absaugung entfernt werden.
- Bei Verdacht auf eine Wirbelsäulenverletzung ist es erforderlich, den Patienten mit mehreren Helfern unter achsengerechter Haltung »wie einen Baumstamm« auf die Seite zu rollen.
- Bei bewusstseinsgetrübten Patienten oder bei bestehender Dyspnoe erfolgt die kontrollierte Beatmung mit PEEP. Die Beatmung kann allerdings aufgrund einer relevant gestörten pulmonalen Compliance deutlich erschwert sein. Vor allen Dingen auch der Einsatz von alternativen Beatmungsmöglichkeiten wie der Larynxmaske kann dadurch limitiert sein.
- Insbesondere bei pädiatrischen Patienten kann ein durch verschlucktes Wasser prall gefüllter Magen über einen Zwerchfellhochstand die Beatmung erschweren. Um die Beatmung zu erleichtern und der trotz gesicherter Atemwege immer noch erhöhten Aspirationsgefahr entgegenzuwirken, ist die Einlage einer Magensonde nach endotrachealer Intubation bereits präklinisch indiziert.
- Bei Herz-Kreislauf-Stillstand nach Ertrinkungsunfällen gelten die aktuellen Richtlinien zur kardiopulmonalen Reanimation (► Kap. 6).
- Besondere Modifikationen sowohl der Basismaßnahmen (»basic life support«, BLS) als auch der erweiterten Maßnahmen (»advanced life support«, ALS) werden allenfalls hinsichtlich der häufig bestehenden Hypothermie gefordert (► Kap. 6).
- Bei einem nicht reagierenden, nicht atmenden Patienten muss ein Defibrillator angeschlossen werden.
- Bevor die Elektroden aufgeklebt oder aufgepresst werden, muss die Haut des Thorax so-

weit abgetrocknet werden, dass kein Feuchtigkeitsfilm zwischen den Elektroden verbleibt, worüber der Strom unkontrolliert und wirkungslos abgeleitet werden könnte.
- Wenn das Opfer eine Hypothermie mit einer Körperkerntemperatur von <30 °C aufweist, sollten die Defibrillationen auf drei Versuche limitiert werden, bis die Temperatur über 30 °C steigt.
- Weiterhin kann auf die Gabe von intravenösen Medikamenten verzichtet werden, bis die Temperatur über diese Schwelle steigt. Hier könnte auch der Transport unter Reanimationsbedingungen z. B. in ein Zentrum, wo eine Aufwärmung unter Einsatz einer Herz-Lungen-Maschine möglich ist, erwogen werden, wenngleich eine Outcomeverbesserung hierdurch nicht bewiesen ist.

Ob eine aktive Kühlung eines Ertrinkungsopfers zu einer Verbesserung des neurologischen Outcomes führt, ist nicht bewiesen. Pragmatisch wird vorgeschlagen, eine aktive Erwärmung des Opfers bis zu einer Körperkerntemperatur von 32–34 °C durchzuführen, aber einer Hyperthermie im Verlauf (>37 °C) aktiv entgegenzuwirken.

Wenngleich ein erhöhter intrakranieller Druck (ICP) nach einem Ertrinkungsunfall auf eine schlechte Prognose hinweist, gibt es keinerlei Hinweise, dass die medikamentöse Senkung des ICP (durch Barbiturate z. B.) sinnvoll ist.

Lungenschaden

Ertrinkungsopfer haben ein hohes Risiko, bis zu 72 h nach der Submersion ein akutes Lungenversagen (»adult respiratory distress syndrome«, ARDS) zu entwickeln. Protektive Beatmungsstrategien verbessern die Überlebensrate bei ARDS-Patienten. Die erhöhte Neigung zum Alveolarkollaps durch das Auswaschen von Surfactant kann den Einsatz von PEEP oder von anderen Rekruitmentmanövern notwendig machen, um eine schwere Hypoxie rückgängig zu machen.

Nach einem Ertrinkungsunfall entwickelt sich häufig eine Pneumonie. Eine prophylaktische Antibiotikagabe hat sich nicht als vorteilhaft erwiesen, kann jedoch bei einer Submersion in schwerst verunreinigten Gewässern, wie in Kanalisationen, erwogen werden.

Antibiotika können nach Antibiogramm oder kalkuliert gegeben werden, wenn sich in der Folge Zeichen einer Infektion entwickeln.

19.3 Tauch- und Überdruckunfall

Tauchunfälle können beim Tauchen mit Pressluft oder beim Arbeiten unter Überdruck in einer Caisson-Baustelle, wie sie z. B. dem Tunnelvortrieb oder Brückenpfeilerbau dient, auftreten. Der schwere Tauchunfall (Dekompressionserkrankung, »decompression illness«: DCI) ist ein lebensbedrohliches Ereignis mit zwei unterschiedlichen Pathomechanismen:
- Bildung freier Gasblasen in Blut und Gewebe nach längerem Aufenthalt in Überdruck und entsprechender Inertgasaufsättigung (= Dekompressionskrankheit, »decompression sickness«, DCS) oder
- arterielle Gasembolie (»arterial gas embolism«, AGE), meist auf dem Boden eines pulmonalen Barotraumas.

Dabei stehen neurologische Funktionsausfälle oftmals im Vordergrund.

Während schwere Tauchunfälle derzeit bei Berufstauchern und Druckluftarbeitern äußerst seltene Notfälle geworden sind, erhöht sich dagegen die Gefahr von Tauchunfällen durch die zunehmende Popularität des Sporttauchens. Im deutschsprachigen Raum wird vornehmlich in Seen, Stauseen und Bergseen getaucht. Deshalb können Notärzte und Rettungsdienstpersonal, die in der Nähe von Gewässern mit einer hohen Unterwasseraktivität tätig sind, jederzeit mit Erkrankungen konfrontiert werden, die mit dem Sporttauchen ursächlich in Zusammenhang zu bringen sind. Dabei entscheidet das sofortige korrekte Handeln am Unfallort, insbesondere die kontinuierliche Gabe von normobarem O_2, über die Prognose und künftige Lebensqualität des verunglückten Tauchers.

Weiterführende Maßnahmen sind die schnellstmögliche Rekompression in einer Therapiekammer mit hyperbarem O_2 sowie die Rehydratation.

Die medikamentöse Therapie ist demgegenüber untergeordnet und wird uneinheitlich bewertet.

Definition

Wichtig

Tauchunfälle beruhen im Wesentlichen auf der Veränderung des auf den menschlichen Organismus einwirkenden Umgebungsdruckes.

Der Mensch ist an eine Luftatmosphäre mit einem absoluten Umgebungsdruck von etwa 1 bar adaptiert. Beim Tauchen oder während Caissonarbeiten kommt es dagegen zu einer unphysiologischen Überdruckexposition, wodurch unter bestimmten Voraussetzungen gesundheitliche Schäden für den Organismus bis hin zum lebensbedrohlichen Notfall auftreten können. Dabei können bei einem schnellen Wechsel von einem höheren zu einem niedrigeren Umgebungsdruck Dekompressionserkrankungen (»decompression illness«, DCI) auftreten. Beim Tauchen findet dieser Wechsel während der Auftauchphase statt, die daher auch als Dekompressionsphase bezeichnet wird.

Ein schneller Druckabfall während des Auftauchens kann die Dekompressionskrankheit (»decompression sickness«, DCS) oder ein pulmonales Barotrauma mit oder ohne arterieller Gasembolie (AGE) zur Folge haben, wobei eine Kombination der Krankheitsbilder möglich ist. Im allgemeinen Sprachgebrauch werden Begriffe wie Dekompressionsunfall, Dekompressionskrankheit, Caisson-Krankheit, Taucherkrankheit oder Bläschenkrankheit häufig unpräzise synonym verwendet.

▣ Abb. 19.2 gibt eine Übersicht über die Systematik der Tauchunfälle.

Die Auslöser für einen schweren Tauchunfall sind vielfältig:

- Erschöpfung
- Hypothermie
- Hypoxie durch eine aufgebrauchte Atemgasreserve
- Verletzungen durch Meerestiere

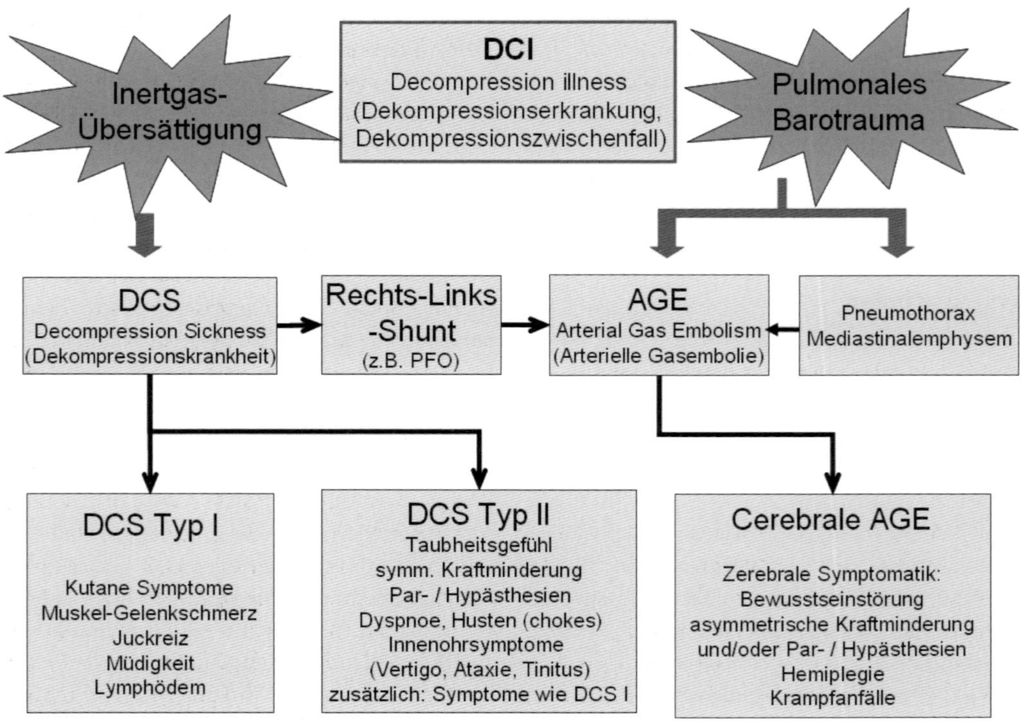

▣ **Abb. 19.2.** Systematik von Tauchunfällen

- Bewusstseinseintrübungen bis hin zum Bewusstseinsverlust aufgrund von Vorerkrankungen oder aufgrund von Atemgasintoxikationen durch Kohlenmonoxid, Kohlendioxid, Stickstoff oder Sauerstoff
- Oftmals auch Panik und Orientierungsverlust

Epidemiologie

Schwere Tauchunfälle sind bei Berufstauchern und Druckluftarbeitern äußerst selten. Dafür dürften weit reichende Unfallverhütungsvorschriften der Berufsgenossenschaften und der Gewerbeaufsicht verantwortlich sein. Durch die zunehmende Popularität des Sporttauchens erhöht sich dagegen die Gefahr von Tauchunfällen während der Freizeit. Statistiken über die Häufigkeit von Unfällen beim Sporttauchen sind nur unzureichend vorhanden, da es keine zentrale Erfassung der Unfälle gibt.

In der Bundesrepublik Deutschland haben schätzungsweise 1 Mio. Bürger eine Sporttauchausbildung absolviert. Statistiken der Organisation »Divers Alert Network« (DAN) beziffern die Inzidenz für einen schweren Tauchunfall bei Sporttauchern in Europa auf rund 1 Zwischenfall pro 10.000 Tauchgänge. Angesichts dieses Risikos und in der Annahme, dass jeder Sporttaucher in Deutschland nur 5 bis 10 Tauchgänge pro Jahr durchführt, muss mit 500 bis 1.000 Tauchunfällen jährlich gerechnet werden.

Therapie

Der zeitliche Zusammenhang von neurologischen Symptomen, die auch mehrere Stunden nach einem stattgehabten Tauchgang auftreten, sollte immer die Verdachtsdiagnose eines Tauchunfalls nach sich ziehen.

- Die wichtigste Erstmaßnahme ist die sofortige konsequente Gabe von normobaren reinem O_2.
- Die hyperbare Oxygenation als wirksames Behandlungsregime sollte schnellstmöglich eingeleitet werden, wenngleich auch eine verzögerte Therapie wirksam sein kann.
- Die Therapie des schweren Tauchunfalls umfasst zunächst die Sicherung der Vitalfunktionen des lebensbedrohten Tauchers nach den derzeitigen Richtlinien des European Resucitation Councils.
- Die frühestmögliche Defibrillation bei entsprechender Indikation sowie die üblichen Notfallmedikamente der Wiederbelebung finden hier Verwendung.
- Handelt es sich bei dem Tauchunfall um eine DCS, sind die Betroffenen in den meisten Fällen ansprechbar und können in Grenzen kooperieren. Dennoch muss gerade bei milden Erscheinungen mit einer Symptomprogredienz gerechnet werden, weshalb eine Nachalarmierung des Notarztes insbesondere bei unklaren neurologischen Beschwerden ratsam scheint.
- Es muss besonders auf die schnellstmögliche Sicherung des Atemweges und der nachfolgenden O_2-Gabe mit einer F_iO_2 von 1,0 geachtet werden. Dies kann beim spontanatmenden Patienten nur über eine dichtsitzende Atemmaske (z. B. »non rebreathing-mask«) oder im Idealfall mit einem Demandsystem erreicht werden. Häufig verfügen Tauchvereine oder -schulen über O_2-Liefersysteme, die den im Rettungsdienst üblichen Constant-flow-Systemen für diese Indikation überlegen sind.
- Die normobare O_2-Applikation stellt die wichtigste Sofortmaßnahme beim Tauchunfall dar, die sofort und ohne Zeitverlust initiiert werden sollte. Bei dieser Maßnahme steht nicht eine mögliche Hypoxie im Vordergrund, sondern die Verkleinerung der krankheitsursächlichen Gasblasen. Es ist hierzu die Schaffung eines möglichst hohen Diffusionsgradienten sowohl für O_2 als auch die eines entgegengerichteten Diffusionsgradienten für N_2, der in den meisten Fällen zur Bildung der Blase geführt hat, notwendig.
- Durch die O_2-Gabe mit einem F_iO_2 nahe 1,0 wird N_2 bei der Exspiration abgegeben, bei der Inspiration jedoch nicht erneut aufgenommen, so dass die Intergaselimination gefördert wird.
- Bei bewusstlosen oder -getrübten Patienten muss ein i.v.-Zugang etabliert werden.
- Zum Volumenausgleich eignen sich bei einer DCS sowohl kolloidale als auch kristalloide Infusionslösungen. Bei hochgradigem Verdacht auf eine zerebrale AGE ist auch eine gewisse Zurückhaltung bei kristalloiden Lösungen geboten.

- Der empfohlene Flüssigkeitsersatz beträgt initial 1000–2000 ml in der 1. Stunde, gefolgt von einer Dauerinfusion von ca. 500 ml/h unter sorgfältiger Bewertung von Diurese, Blutdruckverhalten und anderen klinischen Parametern.
- Eine orale Rehydrierung ist nur bei zweifelsfreiem Vorhandensein von Schutzreflexen empfehlenswert.
- Für die spezifische Behandlung des Tauchunfalls ist kein Medikament, außer den üblichen im Falle einer Reanimation eingesetzten Substanzen, bewiesenermaßen wirksam. Ihre Gabe sollte deshalb unterbleiben und stattdessen ein Transport zu einer Druckkammer zur hyperbaren O_2-Therapie (HBO) imitiert werden.
- Hierbei sollte möglichst frühzeitig (möglichst noch an der Unfallstelle) Kontakt mit der nächstgelegenen Druckkammer aufgenommen werden, um eine Verzögerung der Behandlung zu vermeiden.
- Es kann hierbei sinnvoll sein, in Absprache mit dem behandelnden Druckkammerzentrum, zunächst die Notaufnahme eines Krankenhauses anzufahren, um den Patienten für die weitere Behandlung vorzubereiten.

Hyperbare O_2-Therapie (HBO)

Die Therapie mit hyperbarem O_2 stellt die einzig sinnvolle weiterführende Therapiemaßnahme dar. Das Wirkprinzip besteht darin, einen möglichst hohen Gehalt an physikalisch im Blut gelöstem O_2 zu schaffen. Auf diese Weise entsteht ein maximal hoher Konzentrationsgradient zwischen Blut und Gasblase, der die Elimination des Inertgases fördert, so dass die HBO-Therapie letztlich die Optimierung der als Erstmaßnahme notwendigen O_2-Gabe bedeutet. Alle Patienten mit der klinischen Symptomatik einer DCI sollten deshalb schnellstmöglich einer Rekompressionsbehandlung mit reinem O_2 zugeführt werden.

19

19.4 Säuren-Laugen-Verätzungen

Eine Verätzung bezeichnet eine Verletzung von Haut oder Schleimhäuten durch chemische Stoffe, in der Regel starke Säuren oder Laugen. Der Grad der Schädigung hängt von der Art und Konzentration der ätzenden Stoffe, aber auch von der Menge und Dauer der Einwirkung ab.

Definition

Säuren führen zu Koagulationsnekrosen der benetzten Haut oder Schleimhaut, wobei Zelleiweiße denaturieren. Durch die Verklumpung der Eiweißmoleküle wird die ätzende Flüssigkeit daran gehindert, tiefer in das Gewebe einzudringen. Dagegen verursachen Laugen Kolliquationsnekrosen, bei denen das geschädigte Gewebe verflüssigt wird. Hierdurch bahnt sich die ätzende Flüssigkeit einen Weg in die Tiefe, so dass Verätzungen durch Laugen zu ausgedehnteren Schädigungen führen können.

Im Rahmen von Verätzungen steht, ähnlich wie bei Verbrennungen, der Flüssigkeitsverlust im Bereich der Kontaktstelle im Vordergrund. Außerdem sind viele ätzende Substanzen zusätzlich für den menschlichen Organismus giftig. Der Flüssigkeitsverlust und starke Schmerzen können zum Schock führen (hypovolämischer Schock).

Bei Verätzungen im Bereich des Mund- oder Rachenraumes kann es zu Schwellungen und damit zur Verlegung der Atemwege kommen. Zusätzlich können beim Schlucken von Säuren oder Laugen Speiseröhrenvenen verletzt werden und zu starkem Blutverlust in den Magen führen.

Verätzungen im Augenbereich (insbesondere durch Brandkalk) führen oft innerhalb kürzester Zeit zur Trübung der Hornhaut und damit zu Erblindung.

Epidemiologie

Die Ingestion von ätzenden Substanzen und Fremdkörpern ist ein häufiges Problem bei Kindern im Alter von 1–4 Jahren. Führende Symptome sind:

- Nahrungsverweigerung
- Speicheln
- Unruhe
- Erbrechen

Die Verätzung durch Säuren und Laugen zieht oft schwere Folgen wie Motilitätsstörungen, Strikturenbildung oder gar Perforation nach sich.

- Eine endoskopische Evaluation sollte 6–24 h nach dem Ereignis erfolgen.
- Ab einer zweitgradigen Verätzung muss mit evtl. notwendigen Dilatationen von narbigen Strikturen gerechnet werden. Der Effekt einer Steroidtherapie auf die Narbenbildung ist umstritten.
- Der orale Nahrungsaufbau sollte nach Wiedereinsetzen der Schluckfunktion begonnen werden, ggf. kann auch über ein Gastrostoma eine enterale Ernährung erfolgen.

Während das Verschlucken von Fremdkörpern meist keine dauerhaften Probleme nach sich zieht, verursacht die Aufnahme von Säuren und Laugen oft schwere Verätzungen mit Langzeitfolgen. Die Auswirkungen hängen dabei von der Art der aufgenommenen Substanz, der Menge und der Kontaktzeit ab.

In den USA allein werden jährlich etwa 100.000 gefährliche Reinigungsmittelkontakte von Kindern unter 6 Jahren an das Poison Control Center gemeldet. Zahlen für Deutschland liegen leider nicht vor.

Im Kleinkindesalter werden oft nur geringe Mengen aufgenommen, da ein unangenehmer Geschmack oder Brennen abschreckend wirken. Zu den am häufigsten im Kindesalter ingestierten Substanzen gehören Haushaltsreiniger, anorganische Säuren und Laugen für den Handwerksgebrauch und im gewerblichen Betrieb Kalk, Maschinenreiniger und Unkrautvernichtungsmittel. Demgegenüber erfolgt die Ingestion ätzender Substanzen (oft Säuren) im Jugendlichen- und Erwachsenenalter meist in suizidaler Absicht, weshalb sehr viel größere Mengen der Noxe aufgenommen werden und auch mögliche systemische Wirkungen durch Resorption der Substanz beachtet werden müssen.

Mittlerweile werden Reinigungsmittel mit Sicherheitsverschlüssen versehen. Es kommt allerdings immer wieder vor, dass Reinigungsmaterialen in Limonadenflaschen umgefüllt werden, die für Kinder somit leichter zugänglich sind und gerade älteren Kindern suggerieren, es handle sich um ein Getränk. Daher sollte immer wieder darauf hingewiesen werden, dass eine derartige Lagerung äußerst gefährlich ist.

Therapie

- Bei der Therapie hat zunächst der Eigenschutz absoluten Vorrang. Besonders wenn Unfallursache und -hergang unklar sind, ist zunächst ein Sicherheitsabstand zu wahren, bis die Unfallstelle sachkundig freigegeben worden ist. Dabei kann das Tragen von Schutzausrüstung beim Umgang mit dem Patienten noch weiterhin notwendig sein (Schutzhandschuhe, Schutzkleidung, Schutzbrille etc.).
- Kann die Zufuhr der Noxe nicht gestoppt werden, muss der Patient umgehend aus dem Gefahrenbereich gerettet werden.
- Insbesondere bei unklarem Unfallhergang empfiehlt es sich, eine Probe des Schadstoffs für eine spätere Analyse zu asservieren.
- Die Aufgabe des erstversorgenden Arztes besteht zunächst in der Sicherung der Vitalfunktionen.
- Im Falle einer Kehlkopfverätzung oder gar Aspiration kann eine Intubation oder Koniotomie notwendig sein.
- Im Fall einer drohenden Atemwegsbeteiligung wird allgemein die Gabe von Prednisolon (3–5 mg/kg i.v.) empfohlen.
- Der Patient sollte nüchtern belassen und bis zur endoskopischen Abklärung hydriert bzw. parenteral ernährt werden.
- Bei jeglichem Verdacht auf Ingestion einer stark ätzenden Substanz besteht die Indikation zur endoskopischen Evaluation. Bei wenig aggressiven Substanzen kann ohne Symptome und Ätzspuren im Mund bzw. Pharynx in der Regel auf eine Endoskopie verzichtet werden.
- Das Legen einer nasogastralen Sonde, z. B. mit der Absicht einer Lavage, ist ohne Sicht kontraindiziert, da ein erhöhtes Perforationsrisiko des Ösophagus besteht.
- Das weitere Vorgehen richtet sich weitgehend nach dem Schweregrad der Verätzung, welche durch eine Ösophagogastroskopie innerhalb von 6–24 h bestimmt wird. Zu einem früheren Zeitpunkt kann das Ausmaß der Schädigung meist noch nicht festgelegt werden.

Augenverätzung

Bei Verätzungen des Auges hat die sofortige, ausgiebige Spülung und Entfernung der Ätzsubstanz am Unfallort vor allen anderen Maßnahmen Vorrang, möglichst unter Ektropionieren der Lider, auch wenn das Ausmaß der Verätzung zunächst nicht bedrohlich erscheint. Dabei kann man sich spezieller Augenduschen bedienen, doch auch Ringerlösung z. B. über ein abgeschnittenes Infusionssystem kann gute Dienste leisten.

Die meisten Verätzungen und für den Erhalt des Auges gefährlichsten, geschehen durch Laugen oder Substanzen wie Zement, die mit der Tränenflüssigkeit alkalisch reagieren. Es kommt zur Kolliquationsnekrose des Gewebes. Laugenbestandteile dringen dabei über längere Zeit in das Gewebe ein und verursachen tiefe Hornhautnekrosen, Iritis, Cataracta complicata, Sekundärglaukom. Daher die Notwendigkeit einer sofortigen, über Stunden dauernden Spülung, u. U. frühzeitige operative Intervention.

Säureverätzungen bilden einen oberflächlichen Schorf und entwickeln sich nicht weiter in die Tiefe. Ihre Prognose ist im Allgemeinen besser als die der Laugenverätzungen.

Gastrointestinale Verätzung

Während Erwachsene, die akzidentell oder suizidal ätzende Substanzen oral aufgenommen haben, darüber selbst berichten können, wird der Unfallhergang einer gastrointestinalen Verätzung bei Kindern selten beobachtet. Allenfalls wird ein Kind mit dem geöffneten Behälter und umgebenden Spuren vorgefunden.

- Es sollte daher eine umgehende Mundinspektion erfolgen, um anhand evtl. Spuren im Mundbereich eine orale Aufnahme zu verifizieren. Allerdings schließen fehlende Ätzspuren im Mund eine Ingestion nicht aus.
- In der Anamnese muss genau erhoben werden, welche Substanz wann und in welcher Menge aufgenommen wurde.
- Informationen über die Situation bei Auffinden eines vergifteten Kindes und dessen bereits bestehende Symptomen sind wichtig, um die Wahrscheinlichkeit einer Ingestion abzuschätzen.
- Es darf weiterhin nicht vergessen werden, nach bereits eingeleiteten Maßnahmen zu fragen.
- Der Behälter mit der verschluckten Substanz sollte asserviert und in die Klinik mitgenommen werden.
- Eine Indikation zur stationären Aufnahme besteht bei allen gesicherten Säuren- oder Laugeningestionen und bei unsicherer Ingestion mit Symptomen wie Salivation, Nahrungsverweigerung, Würgen/Erbrechen und schmerzbedingter Unruhe sowie in Zweifelsfällen.
- Bei gesicherter Ingestion und in allen Zweifelsfällen sollte der bewusstseinsklare Patient, bei dem kein Verdacht auf Perforation besteht, so schnell wie möglich kohlensäurefreie klare Flüssigkeit trinken. Das kann vor allem bei im Ösophagus festsitzenden Trockensubstanzen hilfreich sein.
- Es ist kontraindiziert, den Patienten zum Erbrechen zu bringen oder mittels Gabe weiterer Substanzen eine Neutralisation durchführen zu wollen.
- Weiterhin muss geprüft werden, ob auch andere Körperteile, insbesondere Haut und Auge, mit der Substanz in Kontakt gekommen sind. Diese Stellen sollten umgehend mit viel Wasser abgespült werden (s. oben).

Sonstige Notfälle

J. Brokmann

20.1 Urologische Notfälle

Einleitung

Urologische Notfälle habe in der präklinischen Notfallmedizin einen geringen prozentualen Anteil des Einsatzaufkommens. Dennoch gibt es einige Indikationen für den Notarzt, die pathophysiologische Grundkenntnisse und Untersuchungstechniken voraussetzen. Damit können Therapiemöglichkeiten besser erschlossen werden.

Leitsymptom: urethrale Blutung

Blutbeimengungen im Urin werden als Makrohämaturie bezeichnet. Es sollte zwischen der schmerzhaften und der nichtschmerzhaften Makrohämaturie unterschieden werden. Hierfür kommen verschiedene Ursachen in Betracht (◘ Tab. 20.1).

◘ Tab. 20.1. Ursachen der Makrohämaturie

Schmerzhaft	Schmerzlos
Entzündungen (Zystitis, Prostatitis, Pyelonephritis)	Tumor (Nieren, Nierenbecken, Harnleiter, Blase, Prostata, Urethra)
Kolik	Nierenzysten
Fremdkörper	Zystennieren
Embolie	Antikoagulanzien
Traumatisch	
Blasensteine	

Pathophysiologie

Eine isolierte Makrohämaturie stellt einen Befund dar, der abgeklärt werden sollte. In Verbindung mit einem kolikartigen Schmerz, als Hinweis auf einen Harnleiterstein, bei Gefahr einer Blasentamponade oder dem gleichzeitigen Auftreten von Temperaturen ist eine gezielte urologische Therapie sinnvoll.

Symptomatik/Klinik

Wichtig ist die Erhebung einer ausführlichen Anamnese:
- Anamnese
- Körperliche Untersuchung/Inspektion

- Wann kommt Blut?
  - Beginn des Urinstrahls?
  - Komplette Beimischung oder nur partiell?
  - Harnprobe in Klinik
- Sediment oder Blutkoagel?

Blutungen
- Aus dem oberen Harntrakt: Urin ist jederzeit mit Blut vermischt
- In der Harnröhre: Erst Hämaturie, dann gelber Urin
- Distal des Sphincter externus: Tropfende Blutung aus Meatus externus

Therapie
- Starke Blutung:
  - Stabilisierung der Vitalfunktionen
  - Anlage eines Spülkatheters in der Klinik

Dosierung

Eine begleitende Harnleiterkolik durch einen Blutkoagelabgang erfordert evtl. eine spasmoanalgetische Behandlung mit:
- Metamizol (Novalgin) 2,5 g i.v.
- Butylscopolamin (Buscopan) 20 mg i.v.

Harnverhalt

Definition
Der Harnverhalt ist durch eine unmögliche Miktion bei normaler Urinproduktion gekennzeichnet.
Man unterscheidet:
- Akut
- Chronisch

Pathophysiologie
Die häufigsten Ursachen:
- Prostatahyperplasie
- Prostatitis
- Harnröhrenstriktur
- Blasenventilstein
- Blasenhalsstenose
- Neurogen
- Medikamenteninduziert
- Reflektorisch bei Schmerzen
- Alkoholgenuss

Symptomatik
Extreme schmerzhafte Situation bei imperativem Harndrang
- Harndrang
- Schmerzen (supra-, infrapubisch)
- Urin kommt tröpfchenweise
- Palpable und druckempfindliche Harnblase
- Unruhe

Chronischer Harnverhalt
Der chronische Harnverhalt ist von einer deutlich abgeschwächten Symptomatik begleitet. Die Blase ist sehr stark gefüllt und meistens im Unterbauch gut palpabel.

Anurie

Definition
Unter Anurie versteht man eine geringere Ausscheidung als 100 ml über 24 h.

Pathophysiolgie
Man unterscheidet:
- Prärenales Nierenversagen
- Renales Nierenversagen
- Postrenales Nierenversagen

Als prärenale Ursachen kommen in Betracht:
- Hypovolämie
- Exsikkose
- Schock
- Herzinsuffizienz
- Elektrolytstörungen und -entgleisungen
- Akuter Nierengefäßverschluss
- Tumor

Bedingt durch einen gesunkenen systolischen Blutdruck kommt es zu einem verminderten Filtrationsdruck in den Glomeruli und dadurch zu einer verminderten Primärharnbildung.

Als renale Ursachen kommen in Betracht:
- Glomerulonephritis
- Interstitielle Nephritis
- Niereninsuffizienz
- Tumoren
- Infektionen: Sepsis, Pyelonephritis
- Hepatorenales Syndrom
- Zystennieren
- Vergiftungen

Als postrenale Ursachen kommen in Betracht:
- Steine
- Tumoren
- Harnleiterverengung
- Harnröhrenstriktur
- Peritonealkarzinose

Symptomatik/Klinik

Prärenales Nierenversagen

Eine akute Anurie muss vom akuten Harnverhalt diagnostisch abgegrenzt werden.

Renales Nierenversagen
- Meist beginnend mit Oligurie
- Gefolgt von Urämie
- Geblähtes obstipiertes Abdomen
- Trockene Schleimhäute
- Foetor ex ore: Azeton/Ammoniumgeruch
- Vigilanzverminderung

Postrenales Nierenversagen

Je nachdem, ob der Patient eine Radiatio hinter sich hat oder ein retroperitoneales Hämatom zur Abflussbehinderung führen kann, muss nach chronischen oder akuten Störungen gesucht werden.
- Klopfschmerzhaftigkeit der Niere

Therapie

Da das postrenale Nierenversagen vielschichtige Ursachen hat, muss auch hier der Anamnese und der körperlichen Untersuchung eine hohe Aufmerksamkeit gewidmet werden. Hieraus ergeben sich unterschiedliche Therapieschritte.
- Ist die Blase leer und es ergeben sich Hinweise auf ein prärenales Nierenversagen, muss eine adäquate Volumentherapie initiert werden.
- Ist hingegen, bedingt durch einen Harnleiterstein, die Blase leer, muss hier dringend von einer Volumengabe bis zur definitiven Therapie abgeraten werden.

Nierenkolik

Definition

Bei der Nierenkolik kommt es zu einem intermittierenden krampfartigen Schmerz in der Flankenregion.

Pathophysiologie

- Der kolikartige Schmerz wird nicht durch die Niere, sondern vielmehr durch den Ureter produziert. Es handelt sich um eine intermittierende spastische Kontraktion des Ureters.
- Bedingt durch den evtl. Zug am Mesenterium und/oder die Reizung von sensiblen Nerven kommt es auch zur vegetativen Begleitsymptomatik.

Symptomatik/Klinik

Akut und heftig einsetzender Schmerz, der meist einseitig, aber auch beidseitig vorkommen kann. Der Schmerz kann über die Flanke bis in die Leiste oder auch das Genitale ausstrahlen.

Vegetative Begleitsymptomatik
- Schweißausbruch
- Brechreiz
- Übelkeit
- Erbrechen
- Synkope
- Verminderte Darmgeräusche

Vorgeschichte:
- Urolithiasis bekannt
- Vitamin-D- oder Kalziumpräparate
- Alkalisierende Substanzen

Therapie

- Lagerung

Dosierung

- Analgetika: Metamizol langsam i.v., Butylscopolamin 20 mg titriert oder bis zu 80 mg/24 h
- Tramal oder Piritramid (Dipidolor)

- Zügige Einweisung in die nächste urologische Klinik

Paraphimose

Einleitung/Definition

Unter Paraphimose, dem sog. Spanischen Kragen, versteht man die ödematöse Schwellung und/oder Durchblutungsstörung der Glans penis durch eine zu enge und eingeklemmte Vorhaut hinter dem Eichelkranz.

Pathophysiologie

Verursacht wird dies durch eine relative Phimose oder einen liegenden Katheter. Es kann durch die verminderte Durchblutung zur Nekrose der Glans penis und zum Vorhautgangrän mit deformierender Narbenschrumpfung kommen.

Symptomatik/Klinik

- Angeschwollener Glans penis
- Präputialödem
- Schnürring im Sulcus coronarius
- Livide Verfärbung
- Starker Schmerz

Therapie

Die schnellstmögliche manuelle Reposition der Vorhaut ist durchzuführen. Ansonsten kann es zu einer Durchblutungsstörung mit Gangrän der Glans penis führen. Für die manuelle Reposition gibt es verschiedene Möglichkeiten:

1. Zirkuläre Kompression des gesamten Penis mit einer Hand zum Abschwellen und anschließendes Vorschieben der Vorhaut
2. Zeige- und Mittelfinger befinden sich jeweils seitlich des Penisschaftes. Durch manuellen Druck der Daumen wird die Glans penis durch den Schnürring der Vorhaut zurückgedrückt.

Priapismus

Einleitung/Definition

Hierbei handelt es sich um eine schmerzhafte Dauererektion des Penis ohne sexuelle Erregung.

Pathophysiologie

Häufig liegt eine anhaltende Blutfüllung der Corpora cavernosa durch eine Blutzirkulationsstörung vor. In zwei Drittel der Fälle liegt keine erkennbare Ursache vor.
Ursachen:

- Leukämie
- Sichelzellanämie
- Schwellkörperinjektion
- Selten: Beckenvenenthrombose, Tumoren

Therapie

Unter Analgesie sollte der Patient in eine urologische Fachklinik transportiert werden. Dort erfolgt die diagnostische Punktion und evtl. eine anschließende operative Versorgung.

Penisfraktur

Einleitung/Definition

Ruptur des Corpus cavernosum durch Quetschung oder Abknickung des erigierten Penis.

Pathophysiologie

- Ein Zerreißen des Corpus cavernosum überwiegend im erigierten, selten im schlaffen Zustand

Symptomatik/Klinik

- Penis/Skrotalhämatom

Therapie

- Analgesie
- Umgehende Diagnostik und ggf. operative Therapie in urologischer Fachklinik

Akutes Skrotum

Bei Schmerzen und/oder Schwellung des Skrotals im Leistenbereich
Ursachen:

- Epidymitis
- Hodentorsion
- Hydatidentorsion
- Orchitis
- Tumoren
- Trauma
- Hernien

Hodentorsion

Einleitung/Definition

Verdrehung des Samenstranges. Am häufigsten tritt eine Hodentorsion zwischen dem 15.–20. Lebensjahr auf.

Pathophysiologie

Durch die Drehung des Samenstranges (medial oder lateral) kommt es zu einem gestörten venösen Abstrom und/oder zu einem gestörten arteriellen Zustrom und damit zu einer hämorrhagischen Infarzierung.

Symptomatik/Klinik

- Plötzlicher Schmerz, der über die Leiste bis in das Abdomen ausstrahlt (Mesenterium) und mit Übelkeit und Erbrechen auftreten kann.
- Der Hodensack ist meist geschwollen und verfärbt, wobei der betroffene Hoden fixiert und hochstehend erscheint. Deutliche Druckdolenz des Hodens.

Wichtig

Prehn-Zeichen: Schmerzerhöhung beim Anheben des Hodens. Das Prehn-Zeichen kann auf die Diagnose hinweisen, ist jedoch kein Beweis dafür.

Therapie

Die häufigste Drehrichtung der Torsion soll nach medial sein, so dass die therapeutische Drehrichtung nach lateral wäre. Da die Drehrichtung der Torsion präklinisch nicht eruiert werden kann, sollte eine sofortige Einweisung zur sonografischen Diagnostik und anschließenden operativen Therapie erfolgen.
Medikamentöse Therapie:

- Metamizol, Pritramid

Epidymitis

Einleitung/Definition

Häufig eine Entzündung des Nebenhodens durch infravesikale Obstruktion, Sphinkterverschlussdefizit oder eine neurogene Blasenentleerungsstörung. Vorwiegendes Auftreten im mittleren bis höheren Lebensalter.

Symptomatik/Klinik

- Schwellung und Rötung des Hodens mit druckdolentem und vergrößertem Nebenhoden.
- Im Spätstadium kommt eine schmerzhafte Skrotalhaut hinzu.

Nierenstielabriss

Einleitung/Definition

Die Niere ist bei stumpfen und penetrierenden Verletzungen des Abdomens und der Flanke häufig mitbetroffen (► Kap. 10).

Urosepsis

Einleitung/Definition

- Septikämie mit Erregern aus dem Urogenitaltrakt
- Häufig gramnegatives Erregerspektrum

Pathophysiologie

Ursachen:
- Abszess
- Nephritis
- Prostatitis
- Epidymitis

Symptomatik/Klinik

- Rasche Verschlechterung des Allgemeinzustandes
- Hypotonie, Tachykardie, Oligurie, Anurie, Temp. >39,0 °C, Schüttelfrost, Unruhe, bis zum Schock
- Klopfschmerzhaftigkeit oder Druckschmerz des Nierenlagers, der Blase oder des Genitale
- Prostata ist bei der digitalen Untersuchung druckschmerzhaft

Therapie

- Stabilisierung der Vitalorgane
- Analgesie
- Umgehender Transport in eine Fachklinik
- Entfernung evtl. auslösender Katheter in der Klinik

20.2 Ophthalmologische Notfälle

Einleitung/Definition

Ophthalmologische Notfälle gehören mit zu den seltensten Einsätzen.
Beim bloßen Verdacht auf eine Schädigung der Augen sollte der Patient einem Ophthalmologen vorgestellt werden.

Zu unterscheiden sind folgende Verletzungen:
- Bindehaut- oder Hornhauterosion
- Perforierende Augenverletzung
- Stumpfe Augenverletzung (Contusio bulbi, Bulbusruptur)
- Lid- und Tränenwegsverletzung
- Orbitaverletzung
- Säuren-Laugen-Unfälle (▶ Kap. 19)

Verletzungen können alleine, jedoch auch in Kombination auftreten (Läuse und Flöhe).

Pathophysiologie

Aufgrund der Komplexität wird diese hier nicht ausgeführt.

Symptomatik/Klinik

- Visusveränderung
- Motilitätsstörung
- Fremdkörpergefühl
- Doppelbilder
- Lidverletzungen
- Ex-Enophthalmus
- Uveaprolaps
- Vorderkammerblutung
- Veränderung an der Linse
- Pupillen
  - Anisokorie, Entrundung
  - Veränderte Konvergenzreaktion

Therapie/Maßnahmen

- Bei Fremdkörper:
  - Fremdkörper belassen
  - Doppelseitiger Verband (Vermeidung von Augenbewegungen der Gegenseite)
- Bei stumpfer Gewalt
  - Schutzverband
  - Ggf. Kühlung
- Bei Säuren-Laugen
  - Ausreichende Analgesie

Dosierung

- Analgesie Metamizol (Novalgin) 0,5–1 g i.v.
- Morphin 4–8 mg i.v.

  - Ektropiunierung der Augenlider
  - Kontinuierliche Spülung des Bindehautsackes mit isotonischer Ringer- oder Kochsalzlösung von innen nach außen, auch während des Transportes in die Augenklinik

Glaukomanfall

Einleitung/Definition

Durch Erhöhung des Augeninnendruckes kommt es zu einer progressiven Zerstörung des Sehnerves.

Pathophysiologie

Missverhältnis zwischen Kammerwasserproduktion und Abfluss mit akuter Steigerung des Augeninnendrucks. Dadurch entsteht ggf. eine verminderte bis unterbrochene Perfusion (Zentralarterie-Vene) mit daraus folgendem irreversiblem Sehverlust.

Symptomatik/Klinik

- Gerötetes Auge
- Visusminderung
- Sehen von Regenbogenfarben
- Augenschmerzen, Kopfschmerzen bis Zahnschmerzen
- Übelkeit/Erbrechen
- Verhärteter Bulbus
- Weite Pupille mit verzögerter oder erloschener Lichtreaktion

Therapie/Maßnahmen

- Symptomatisch

Dosierung

- Analgesie Metamizol (Novalgin) 0,5–1 g i.v.
- Morphin 4–8 mg i.v.
- Acetazolamid (Diamox) 500 mg i.v. (nur in wenigen Notarztstandorten verfügbar)

20.3 HNO-Notfälle

Akute Blutung

Einleitung/Definition

Die akute perorale Blutung ist nicht immer sofort von einer ZMK-Ursache zu differenzieren.

- Häufiges Auftreten von Blutungen im Bereich Mund, Nase und/oder den umgebenden Weichteilen
- Seltener aus Ohr und Tracheostoma

Epistaxis

Einleitung/Definition

- Bei Kindern ist die häufigste Ursache die mechanische Irritation.
- Bei Erwachsenen wird sie durch eine hypertone Entgleisung verursacht.

Pathophysiologie

- Bei Kindern ist die häufigste Lokalisation im vorderen Septumabschnitt
- Dünnkalibrige, dicht unter der Schleimhaut gelegene Gefäßgeflechte (Kiesselbach)
- Bei Kindern häufig durch Manipulationen
- Bei Erwachsenen mehr im hinteren Nasenabschnitt gelegene Gefäßgeflechte
- Hierbei ist die akute Hypertonie die häufigste Ursache
- Auch als Ursache zu berücksichtigen:
  - Lyphome
  - Morbus Wegener (Wegener-Granulomatose)
  - Vitamin-K-Antagonisten (Marcumar)
  - Lebererkrankungen

Symptomatik/Klinik

- Blutung aus ein oder beiden Nasenlöchern

Therapie/Maßnahmen

- Aufrechte Position
- Oberkörperhochlage
- Anpressen der Nasenflügel an die Nasenscheidewand und Coolpack in den Nacken
- Sollte hierbei weiterhin Blut in den Rachenraum fließen, ist die Lokalisation der Blutung im hinteren Bereich
- Bei erhöhtem RR
  - RR-Senkung (Ebrantil)
  - **Kein** Glyceroltrinitrat

- Mit Xylometazolin oder Suprarenin (1:10.000) getränkte Watte oder Kompresse in den vorderen Nasenabschnitt einführen
- Bei Lokalisation der Blutung im Übergangsbereich Nasen-Rachen-Raum kann evtl. eine Bellocq-Tamponade notwendig sein. (Nicht in allen RD-Bereichen verfügbar)
- Bei erhöhtem Volumenverlust an Volumenersatz denken!

Blutung aus dem Ohr

Einleitung/Definition

Blutungen aus dem Ohr kommen isoliert äußerst selten vor.

Pathophysiologie

- Isoliert
  - Reinigungsversuch (Wattestäbchen)
  - Entzündung des äußeren Gehörgangs
  - Mitverletzung des Trommelfells
- Kombiniert
  - Schädel-Hirn-Trauma
  - Schädelbasisfraktur
  - Mittelgesichtsverletzung
    - Mandibulakopffraktur

Symptomatik/Klinik

- Venöse oder arterielle Blutung aus dem Ohr

Therapie/Maßnahmen

- Ausschließlich »oberflächige« Untersuchung/Inspektion des Gehörganges
- Abdecken des äußeren Gehörgangs
- Keine Tamponade
- Keine präklinischen Säuberungsversuche

Besonderheiten

Bei Kombinationsverletzungen ist auf den ggf. gleichzeitigen Austritt von Liquor aus dem äußeren Gehörgang zu achten. Dieser kann in Kombination mit Blut auftreten und somit unentdeckt bleiben. Der isolierte Austritt einer klaren Flüssigkeit aus dem äußeren Gehörgang sollte unbedingt abgeklärt werden.
Hierbei:

- BZ-Messung der Flüssigkeit (Liquor hat geringeren BZ als Blut)
- Sterile Abdeckung

Blutung aus dem Mund

Einleitung/Definition

Blutungen aus dem Mund können unterschiedlicher Ursache sein. Die Anamnese mit Voroperationen, Vorerkrankungen oder Verletzungen ist notwendig.

Pathophysiologie

- Entfernung aus Rachen/Gaumenmandeln
- Mittelgesichtsverletzung
- Unter- oder Oberkieferbruch
- Tumorblutung

Symptomatik/Klinik

- Abnorme Beweglichkeit
- Eingeschränkte Mundöffnung
- Stufenbildung der Zahnreihe
- Verletzungen der Zähne oder des Zahnhalteapparats

Cave
Um die Blutungsmenge im Nasen-Mund-Rachen-Raum genau einschätzen zu können, sollte ein möglicher unentdeckter Verlust im Magen-Darm-Trakt berücksichtigt werden.

Akuter Hörverlust

Einleitung/Definition

- Ideopathische, plötzlich aus voller Gesundheit meist einseitig auftretende Schwerhörigkeit, die bis zum Hörverlust führen kann
- Diese kann auch in Verbindung mit einem Knalltrauma vorkommen

Pathophysiologie

- Mögliche Ursachen sind:
  - Stress als psychosomatische Reaktion
  - Durchblutungsstörung im Innenohr
  - Virusinfekt
  - Antibiose
  - Bei Knalltrauma
    - Gebrauch einer Schusswaffe
    - Bei Überreizung des Trommelfells ist die Hörminderung nach Tagen rückläufig
    - Ein zerrissenes Trommelfell führt zu kontinuierlicher Hörstörung

Symptomatik/Klinik

- Plötzlich auftretende Schwerhörigkeit
- Meist einseitig
- Druckgefühl im Ohr

Therapie/Maßnahmen

- Abdeckung des betroffenen Ohres mit Mullkompresse
- Transport des Patienten in HNO-Fachklinik
- Betreuung des Patienten

Literatur

Gasser T, Rutishauser G (2005) Basiswissen Urologie. 3. Auflage, Springer, Berlin

Strutz J, Mann W (2001) Praxis der HNO-Heilkunde, Kopf- und Halschirurgie. Thieme, Stuttgart

III Medikamente

Medikamente in der Notfallmedizin

J. Brokmann, G. Michels

21.1 Grundlagen

Eine Voraussetzung für die Verwendung von Medikamenten in der Notfallmedizin ist die umfassende Kenntnis des Medikamentes. Um eine maximal hohe Patientensicherheit zu gewährleisten, müssen neben dem Anwendungsgebiet die Wirkung und die Nebenwirkungen bekannt sein.

Folgende Eigenschaften sollte ein Notfallmedikament besitzen:

- Schneller Wirkeintritt
- Kurze Wirkdauer
- Gute Steuerbarkeit
- Keine anaphylaktische Potenz
- Keine Interaktion mit anderen Medikamenten
- Große therapeutische Breite

Pharmakodynamik

- Einfluss des Arzneimittels auf den Organismus: Wirkung und Nebenwirkung
- Beschreibt wie sich Konzentration des Pharmakons in Blut oder Plasma in Folge von Absorption, Verteilung und Elimination verändert

Pharmakokinetik

- Einfluss des Organismus auf das Arzneimittel
- Pharmokinetische Grundvorgänge sind:
  - Resorption
  - Metabolisierung
  - Verteilung
  - Ausscheidung

Bioverfügbarkeit

- Parameter zur Beschreibung der »Resorptionskinetik« eines Pharmakons
- Beschreibt den Anteil einer applizierten Medikamentendosis, welche die systemische Zirkulation erreicht hat
- Sie wird in Prozent angegeben

Verteilungsvolumen

- Entspricht nur in seltenen Fällen einem anatomischen Raum
- Entspricht unter der Annahme eines »steady state« dem Quotienten aus Arzneistoffmenge (D) des Medikamentes im Körper und der Plasmakonzentration (c): $V=D/c$

Proteinbindung

- Prozentualer Anteil des Pharmakons, der an Plasmaproteine gebunden ist
- Nur der ungebundene Anteil nimmt an der Verteilung zum Wirkort teil

Elimination

- Beschreibt die Entfernung des Medikamentes aus dem Körper. Dies geschieht entweder durch
  - Exkretion (Niere, Galle) oder
  - Metabolisierung (Leber, Niere, Lunge)

Plasmahalbwertszeit

- Beschreibt die Zeit, in der die Plasmakonzentration eines Wirkstoffes auf die Hälfte angefallen ist
- Nach ca. 4 Halbwertszeiten ist ein Pharmakon zu über 90% eliminiert
- Die oben angegebenen Eigenschaften und Wirkungen eines Medikamentes erfordern bei jedem Patienten eine individuelle Therapieanpassung

21.2 Applikationsformen

- Intravenös
- Intramuskulär
- Subkutan
- Sublingual
- Inhalativ
- Intraossär
- Oral
- Rektal

Die intravenöse (i.v.) Applikationsform ist die gebräuchlichste Applikationsform in der Notfallmedizin, da sie eine schnelle Resorption sicherstellt, die ansonsten nur noch bei der intraossären Applikation gewährleistet ist.

21.3 Wirkstoffe der Notfallmedizin

Tab. 21.1. Wirkstoffe in der Notfallmedizin (in alphabetischer Reihenfolge)

Wirkstoff/ Handelsname	Darreichungsform	Wirkungsweise	Indikation	Nebenwirkungen	Kontraindikationen	Dosierung	Besonderes
A							
Acetylsalicylsäure Aspirin	Flasche mit Trockensubstanz = 0,9 g Lysinmonoacetylsalicylat	Acetysalicylsäure (ASS) hemmt irreversibel diese Prostaglandin-H-Synthasen bzw. Cyclooxygenasen (COX): Thrombozytenaggregationshemmung, antiphlogistisch (entzündungshemmend), analgetisch (schmerzlindernd), antipyretisch (fiebersenkend)	Akutes Koronarsyndrom (Myokardinfarkt, Angina pectoris) Schmerztherapie (ASS eher unbedeutend in der Notfallmedizin)	Bei Schmerztherapie unerwünscht erhöhtes Blutungsrisiko	Absolut: Salizylat-Überempfindlichkeit Magen- und Zwölffingerdarmgeschwüre Schwangerschaft und Stillzeit relativ: Asthma bronchiale	Initialer Bolus: 500 mg i.v. (»loading dose«) HWZ=15–20 min (bzw. 2–3 h nach ASS-Deacetylierung in Salicylsäure)	Entspricht ASS (Aspirin)
Adenosin Adrekar	2-ml-Amp. = 6 mg Adenosin	Stimulation der Adenosinrezeptoren (A_1 und A_2) und Acetylcholin-aktivierenden K^+-Ionenkanälen (K_{ACh}) mit negativ chrono- und dromotroper Wirkung Dilatation der arteriolären Widerstandsgefäße	Paroxysmale AV-(nodale)-Reentry-Tachykardien (!) AV-Knoten Reentrytachykardie AV-Reentrytachykardie mit akzessorischer Leitungsbahn (ohne Vorhofflimmern) Differenzialdiagnostisch bei nicht sicher klassifizierbaren supraventrikulären Tachykardien	Flush, Dyspnoe, Übelkeit und Schwindel, Bronchospasmus Torsade de pointes, Kammerflimmern, Asystolie, Sinusbradykardien bis temporärer Sinusarrest (Atropinrefraktär!)	Sick-Sinus-Syndrom AV-Block II–III COPD Verlängertes QT-Intervall	Initial 6 mg (50–150 µg/kg) schnell i.v. Steigerung auf 12mg Bolus Wirkungseintritt: 10–30 s HWZ=<10 s	»Negative Dromotropie« (Schrittmacherzellen des AV-Knotens): temporäre AV-Blockierung und somit Terminierung einer AV-Knoten Reentry-Tachykardie
Adrenalin Suprarenin	1-ml-Amp. - 1 mg Adrenalin (auch 25 ml mit 25 mg)	Hochpotentes körpereigenes Katecholamin mit direkt sympathomimetischer Wirkung	Herz-Kreislauf-Stillstand Anaphylaktischer Schock	Tachykardie Extrasystolen bis hin zum Kammerflimmern	Tachykarde Rhythmusstörungen	Herz-Kreislauf-Stillstand - initial 1 mg i.v. (3 mg endobronchial)	Im anaphylaktischen Schock Mittel der Wahl vor Kortisonpräparaten!

Tab. 21.1. Fortsetzung

Wirkstoff/ Handelsname	Darreichungsform	Wirkungsweise	Indikation	Nebenwirkungen	Kontraindikationen	Dosierung	Besonderes
	Verdünnen: 1-ml-Amp. + 9 ml NaCl 0,9% - 1 ml enthält dann 0,1 mg Adrenalin	Unselektiver Agonist von α- und β-Adrenozeptoren $β_1$-Wirkung: positiv chronotrop/inotrop/dromotrop/bathmotrop $β_2$-Wirkung: Bronchospasmolyse Mit steigender Dosierung auch α-Wirkung: periphere Vasokonstriktion Hemmung der Histaminfreisetzung	Ggf. ausgeprägte Hypotonie Ggf. schwergradiger Asthmaanfall mit Intubationspflicht	Mydriasis Tremor, Krampfanfall Anstieg des Blutzuckers	Obstruktive Kardiomyopathie (HOCM), Aortenklappenstenose Bei vitaler Bedrohung keine!	Anaphylaxie - initial 0,05–0,1 mg Ggf. jeweils nach 3–5 min wiederholen HWZ=1–3 min	Applikation zusammen mit alkalischen Substanzen ($NaHCO_3$) führt zur Inaktivierung! Bei der CPR: Endotracheale Gabe alternativ zur i.v.-Gabe möglich, allerdings 2-bis 3fache Dosis + Verdünnung!
Ajmalin Gilurytmal	10-ml-Amp. - 50 mg Ajmalin	Verlangsamt den Na-Einstrom von HIS-Bündel bis Ventrikel – Zeit bis zur Wiedererregung verlängert	Supraventrikuläre und ventrikuläre Tachykardien In der Klinik: Ajmalin-Test bei Präexzitationssyndrom und zur Demaskierung bei V. a. Brugada-Syndrom	Herzinsuffizienz-Exazerbation Bradykardie Asystolie AV-Block Kammerflimmern Übelkeit, Erbrechen Hitzegefühl, Flush	Alle bradykarden Herzrhythmusstörungen Schwere Herzinsuffizienz Verlängerung der QT-Zeit (Long-QT-Syndrom) Schwangerschaft	Initial 25–50 mg unter Monitoring langsam i.v. HWZ=2–5 h	
Akrinor	2-ml-Amp. - 200 mg Cafedrin (Coffein und Ephedrin)/ 10 mg Theodrenalin (Theophyllin und Noradrenalin)	Stimulation von β-Rezeptoren mit Blutdruckanstieg durch positive Inotropie (**Cave:** kein Blutdruckanstieg durch periphere Vasokonstriktion!) Zuverlässiger und lang anhaltender Blutdruckanstieg bei praktisch unverändertem peripherem Gefäßwiderstand und mäßig reduzierter Herzfrequenz	Kreislaufschwäche/ Kreislaufversagen, Hypotonie	Herzklopfen, evtl. Brustbeklemmung, Hypertonus	Hypertonie, echter Volumenmangel	0,5–1 Amp. langsam i.v. nach Blutdruck HWZ=1 h (Cafedrin)	Meist wird Akrinor verdünnt (2:10) aufgezogen. Bei echtem Volumenmangel hat Akrinor nur blutdruckkosmetische Wirkung, es verschleiert den tatsächlichen Volumenverlust

Amiodaron Cordarex	3-ml-Amp. - 150 mg Amiodaron HCl	Klasse-III-Antiarrhythmikum mit β-sympatholytischer Komponente Verlängerung der kardialen Repolarisationsphase Amiodaron interagiert mit verschiedenen Ionenkanälen: K^+-, Ca^{2+}- und Na^+-Ionenkanäle, plus β-Rezeptorblockade	ventrikuläre Tachykardien (insbesondere stabile VTs) Therapierefraktäres Kammerflimmern, d. h. nach erfolgloser Defibrillation und anhaltendem Kammerflimmern	Hyper-, Hypothyreose Lungentoxizität Pneumonitis Sinusbradykardie, TdP-Tachykardie, Hypotonie Anaphylaktoide Reaktion	Sinusbradykardie, AV-Blockierungen Schwergradige Lungenerkrankungen Schwangerschaft, Stillzeit Jodallergie Therapie mit MAO-Hemmern	Initial: 5 mg/kg KG langsam i.v. (über 3 min) anschließend Erhaltungsdosis (meist erst in der Klinik): 10–20 mg/kg KG über 24 h Bei Reanimation: initial 300 mg i.v. als Bolus HWZ=20 h–100 d	Nur mit Glukose 5% verdünnen (!) Alle aufgeführten Nebenwirkungen gelten mit Ausnahme der kardiovaskulären unerwünschten Effekte nur für die Langzeitanwendung
Atropinsulfat Atropin	1-ml-Amp. - 0,5 mg Atropinum sulfuricum 10-ml-Amp. - 100 mg Atropinum sulfuricum	Blockade von mukarinergen Acetylcholin-Rezeptoren am parasympathischen Neuron Aufhebung der Acetylcholinwirkung	Bradykarde Herzrhythmusstörungen Hinterwandinfarkt mit Sinusbradykardien und/oder AV-Leitungsstörungen Alkylphosphat-Vergiftung (z. B. E 605) Parasympathomimetika-Vergiftung Parasympathikolyse bei Reanimation	Tachykardie Selten Arrhythmien Akkomodationsstörungen, Glaukomanfall Mydriasis Mundtrockenheit Verwirrtheit Flush	Tachykardie Akutes Engwinkelglaukom (grüner Star)	Herzdosis: 0,5–1 mg i.v. (1-ml-Amp.) Antidot: 2-4 mg/kg KG (10-ml-Amp.) Reanimation: 3 mg i.v. HWZ=2-3 h	Bei inadäquatem Ansprechen auf Atropin sollte Ocriprenalin erwogen werden
B							
Biperiden Akineton	1-ml-Amp. - 5 mg Biperidenlaktat	Zentrales Anticholinergikum (!) Zentral wirksamer muskarinischer Acetylcholin-Rezeptorantagonist (mAChR) Unterdrückung »hyper«-cholinerger Aktivität	Parkinson-Syndrome (Rigor/Tremor) Nikotinintoxikation Vergiftungen durch organische Phosphorverbindungen Neuroleptika-Intoxikation mit Extrapyramidalsymptomatik	Peripher-anticholinerg; wie Atropin, nur mehr abgeschwächt, s. dort Zentral: Verwirrtheit, Halluzinationen, Schwindel	Bestehende Wirkstoffüberempfindlichkeit Tachykardie Akutes Engwinkelglaukom Gravidität und Stillzeit → strenge Indikationsstellung	Individuell, nach Alter und Klinik: Erwachsene: 2–5 mg i.v. Kinder (1 Jahr): 1 mg i.v. Kinder (bis zu 6 Jahren): 2 mg i.v. Kinder (bis zu 10 Jahren) 3 mg i.v. Nikotinvergiftung: 1–2 ml HWZ=11–36 h	

Tab. 21.1. Fortsetzung

Wirkstoff/ Handelsname	Darreichungsform	Wirkungsweise	Indikation	Nebenwirkungen	Kontraindikationen	Dosierung	Besonderes
Butylscopolamin Buscopan	1-ml-Amp. = 20 mg N-Butylscopolamin	Parasympathikolytikum Parasympathikolytikum blockiert muskarinerge Acetylcholinrezeptoren (mAChR) → insbesondere M3-AchR (!) M3-AChR-Effekt: spasmolytisch → Wirkung auf die glatte Muskulatur des Gastrointestinaltrakts, der Gallen- und harnableitenden Wege	Krampf- und kolikartige Schmerzen Gallenkolik, Nierenkolik	Blutdruckabfall Frequenzanstieg Pupillenerweiterung Kaum zentrale Nw. (schwere Blut-Hirn-Schrankengängigkeit)	Tachyarrhythmien Hypotonie Engwinkelglaukom (grüner Star)	1–2 Amp. langsam i.v. HWZ=5 h	Butylscopolamin ist ein Strukturanalogon von Atropin Bei Koliken sollte N-Butylscopolamin nicht alleine, sondern stets in Kombination mit einem Opioid-Analgetikum und einem Antiemetikum verabreicht werden (!)
C							
Clemastin Tavegil	5-ml-Amp. = 2 mg Clemastin	Kompetitive Blockade von Histaminrezeptoren (HR), hier speziell von H_1-HR (sedativ!) Verhinderung der Histamin-induzierten Bronchokonstriktion, Permeabilitätserhöhung und Vasodilatation	Akute, leichte allergische Reaktionen Juckreiz Nur adjuvant beim allergischen Schock	Schwindel Sedierung Venenreizung	Engwinkelglaukom	1 Amp. langsam i.v. 0,05 mg/kg KG HWZ=8 h	
Clonazepam Rivotril	1-ml-Amp. = 1 mg Clonazepam	Benzodiazepin mit überwiegend antiepileptischer Wirkung Wirkung von Benzodiazepinen am GABA(A) Rezeptor: hypnotisch (α1), sedierend (α1), anxiolytisch (α2), muskelrelaxierend (α2-3), antikonvulsiv	Epileptischer Anfall / Status epilepticus beim Erwachsenen Angst- und Erregungszustände	Ataxien (Störungen der geordneten Zusammenarbeit von Muskelgruppen) Schwindel, Kopfschmerz	Myasthenia gravis Ataxie Akutes Engwinkelglaukom Akute respiratorische Insuffizienz Schwangerschaft, Stillzeit	Initial: 1–2 mg i.v., ggf. Dosissteigerung 4–6 mg i.v.	

Clonidin Catapresan	1-ml-Amp. = 0,15 mg Clonidin	Clonidin interagiert mit zentralen/peripheren α_2-Adrenozeptoren und Imidazolrezeptoren Bindung an Imidazolrezeptoren vermittelt die eigentliche Herzfrequenz- und Blutsenkung	Hypertensive Krise Bei Opiatentzug (Milderung der sympathoadrenergen Entzugssymptomatik)	Bradykardie Sedierung Schwindel, Müdigkeit	Vorsicht in der Schwangerschaft Hypovolämie, Hypotonie Bradykardie	1–2 Amp. langsam i.v. HWZ=10–20 h	Evtl. kann es durch eine vorübergehende Stimulation der postsynaptischzentralen α1-Rezeptoren in den ersten Minuten zu einer weiteren, kurzfristigen Blutdruckerhöhung kommen.
D							
Diazepam Valium	2-ml-Amp. - 10 mg Diazepam	Klassisches Benzodiazepin mit Wirkansatz am GABA(A) Rezeptor, der wie folgt gekennzeichnet ist: beruhigend (sedierend); angstlösend (anxiolytisch), entspannend (hypnotisch) Herabsetzung des Muskeltonus (relaxierend) Herabsetzung der Krampfbereitschaft (antikonvulsiv, antiepileptisch)	Angst-, Erregungs- und Unruhezustände Epileptische Krampfanfälle (bis zum Status epilepticus) Bei Schmerzzuständen in Kombination mit Opiaten	Blutdruckabfall Atemdepression Benommenheit und Schwindel Venenreizung (**Cave:** intraarterielle Injektion!) Mundtrockenheit	Akute respiratorische Insuffizienz Myasthenia gravis Ataxie Akutes Engwinkelglaukom Schwangerschaft und Stillzeit	Sedierung: 2,5–10 mg i.v. Antikonvulsion: initial 5-10 mg bis zu 30 mg i.v. HWZ=24–48 h	Bei älteren Patienten und Kindern kann gelegentlich unter Diazepam eine paradoxe Reaktion mit Erregungszuständen beobachtet werden.
Diazepam Desitin rectal Tube	1 Rectal-Tube 2,5 ml = 5/10 mg Diazepam	Siehe unter Diazepam	Fieberkrämpfe Status epilepticus (bei Säuglingen und Kleinkindern) Akute Angst- und Erregungszustände Zustände mit erhöhtem Muskeltonus (Muskelverspannung)	Unerwünscht starke Beruhigung und Müdigkeit Blutdruckabfall Bradykardie	Schwere chronische Atemschwäche Abhängigkeitserkrankungen Myasthenia gravis (bestimmte Formen schwerer, krankhafter Muskelschwäche)	1 Tube rektal	Abhängigkeitsgefahr (bereits bei täglicher Anwendung über wenige Wochen)
Digoxin Novodigal	1-ml-Amp. = 0,2 mg Digoxin	Digoxin bildet mit Digitoxin die Gruppe der Herzglykoside Wirkprofil: positiv ino-/bathmotrop sowie negativ chrono-/dromotrop	Supraventrikuläre Rhythmusstörungen: Vorhofflimmern/-flattern mit schneller Überleitung	Herzrhythmusstörungen Übelkeit, Erbrechen Blutdruckabfall Schock	AV-Blockierungen Elektrolytstörungen (Niereninsuffizienzpatienten): Hyperkalzämie, Hypokaliämie	0,2–0,4 mg i.v. unter EKG-Monitoring (!) HWZ=1–2 Tage	Kalzium darf nicht gleichzeitig i.v. gegeben werden

Tab. 21.1. Fortsetzung

Wirkstoff/ Handelsname	Darreichungsform	Wirkungsweise	Indikation	Nebenwirkungen	Kontraindikationen	Dosierung	Besonderes
			Weitere Indikationen, wie zur Behandlung der Herzinsuffizienz, haben in der Notfallmedizin keine Bedeutung	Farbsehen, Halluzinationen	Obstruktive Kardiomyopathien (Auskultation!) → Verstärkung der funktionellen Ausflusstraktstenose unter Digoxin		
Dimethylaminophenol 4-DMAP	5-ml-Amp. = 0,25 g Dimethylaminophenol	Methämoglobinbildner Reversible Bindung des CN^- an Met-(Fe^{3+})-Hb, d. h. 4-DMAP oxidiert einen Teil des Hämoglobins (Hb-Fe^{2+}) zu Met-(Fe^{3+})-Hb (Bildung: 30–40%), das nun mit dem dreiwertigen Eisen der Cytochromoxidase konkurriert und CN^--Ionen unter Bildung von Zyan-Met-Hb befreit	Vergiftung mit Cyaniden, Blausäure, evtl. Schwefelwasserstoff	Toxische Wirkung bei mehr als 5 mg/kg KG	Asthmatiker mit Sulfit-Überempfindlichkeit	3–4 mg 4-DMAP/kg KG Anschließend 50–100 mg Natriumthiosulfat/kg KG	Patienten können nach der Injektion von 4-DMAP eine leicht bläuliche Farbe annehmen Bei 4-DMAP Überdosierung: Methylenblau oder Toluidinblau, beschleunigen die Met-Hb Reduktase
Dimeticon Sab-Simplex Elugan-Tropfen	30-ml-Flasche 1 ml = 25 Tropfen = 40 mg Dimeticon	Oberflächenaktive Substanz, die Gasblasen sofort zerfallen lässt – entschäumend »Entschäumer«	Bei allen übermäßigen und krankhaften Gasansammlungen im Magen-Darm-Bereich Intoxikationen mit Schaumbildnern	Keine	Keine	Erwachsene = 25–50 Tropfen Kleinkinder = 25 Tropfen 1 ml/kg KG bei Intoxikationen	
Dobutamin Dobutrex	10-ml-Amp. = 250 mg Dobutamin	Dobutamin liegt als Razemat vor, d. h. ein Gemisch zweier optischer Isomere: L-Isomer wirkt als α_1-Agonist, D-Isomer als β-Agonist - direktes β_1-Mimetikum mit Zunahme von Herzzeitvolumen und Herzfrequenz (positiv ino-/chrono-/dromotrop)	Akute Linksherzinsuffizienz Kardiogener Schock Katecholamin der Wahl zur Inotropiesteigerung (!)	Tachykarde Rhythmusstörungen Arterielle Hypertonie Übelkeit Kopfschmerzen	Bei vitaler Indikation keine	1–10 ìg/kg KG/min i.v. Perfusor (nach Wirkung) HWZ=2 min	Engmaschige Kontrolle von HF und RR Dobutamin wirkt vor allem β-stimulierend ($\beta_1 > \beta_2$) und kaum α_1-vasokonstringierend, d. h. bei zusätzlicher Hypotonie Kombination mit Dopamin bzw. bei erhöhten Blutdruckwerten Kombination mit Nitraten

Anemet Dolasetron	0,625-ml-Amp. = 12,5 mg Dolasetronmesilat = 9,3 mg Dolasteron	Selektive Blockade von 5-HT_3-Rezeptoren in Hirnstamm, Area postrema der Medulla oblongata, Nucleus tractus solitarii, vagale 5-HT_3-Rezeptoren des Gastrointestinaltrakts	Übelkeit und Erbrechen	Bradykardie Obstipation, Kopfschmerz, Schwindelgefühl	Schwangerschaft, Stillzeit Kinder Störung der Erregungsleitung	Initial als Bolus: 12,5 mg i.v. HWZ <7–9 h	
Dopamin	5-ml-Amp. = 50 mg Dopamin	Dosisabhängige dopaminerge α- und β-Wirkung Niedrige Dosierung (<2 µg/kg KG/min): Stimulation dopaminerger Rezeptoren mit Zunahme der Nieren-, Splanchnikus- und Koronarperfusion Mittlere Dosierung (>2–10 µg/kg KG/min): Stimulation von β_1-Adrenozeptoren (positiv ino-/chrono-/dromotrop) Hohe Dosierung (>10 µg/kg KG/min): Stimulation von α_1- Adrenozeptoren durch Noradrenalinfreisetzung mit Vasokonstriktion (Nachlast ↑)	Kardiale (»low-output failure«) und andere Schockzustände ausgeprägte Hypotension	Hypertonie Tachykardie Hyperthyreose/Thyreotoxikose Engwinkelglaukom	Thyreotoxikose Phäochromozytom Glaukom	Individuell: 2–20 ìg/kg/min i.v. HWZ=2–10 min	Neuroleptika (Dopaminantagonisten) blockieren die Dopaminwirkung, daher vorsichtig bei der Anwendung von Dopamin bei Antidepressiva/Neuroleptika-Intoxikationen. Bei kombinierter Herzinsuffizienz und kardiogenem Schock: Kombination mit Dobutamin und evtl. Nitroglycerin (bei erhöhtem peripherem Gefäßwiderstand).
E							
Etilefrin Effortil	50-ml-Flasche = 1 g Lösung = 15 Tropfen = 7,5 mg Etilefrin	α_1-Rezeptorenstimulator: Vasokonstriktion mit RR-Anstieg β_1-Mimetikum: HZV-Steigerung	Hypotonie (niedriger Blutdruck) Kreislaufregulationsstörungen	Herzklopfen Ventrikuläre Rhythmusstörungen	Hyperthyreose Gravidität und Stillzeit	Individuell: 15–30 Tropfen HWZ=2,5 h	
Etomidat Etomidat-Lipuro	10-ml-Amp. - 20 mg Etomidat	Dämpfung der Formatio reticularis durch GABA-mimetischen Effekt Keine eigene analgetische Wirkung	Narkoseeinleitung Intubation Kardioversion	Exzitatorische Phänomene: Myoklonien (!) Veneninjektionsschmerz (gefäßwandreizend) Leichte Atemdepression, Übelkeit, Erbrechen	Säuglinge, Kinder Alkohol-/Tablettenintoxikation Schwangerschaft, Stillzeit	Narkoseeinleitung: 0,15–0,3 mg/kg KG i.v. Wirkdauer: 3–5 min Eliminations-HWZ=3–5 h (Verteilungs-HWZ: 4 min!)	Vor Gebrauch Amp. schütteln! Da Etomidat kaum kardiovaskuläre Begleiteffekte aufweist (kreislaufschonend), hat sich sein Einsatz bei Risikopatienten bewährt.

Tab. 21.1. Fortsetzung

Wirkstoff/ Handelsname	Darreichungsform	Wirkungsweise	Indikation	Nebenwirkungen	Kontraindikationen	Dosierung	Besonderes
F							
Fenoterol Berotec	= Broncho-Novo-Spray 100/200 Dosier-Aerosol (1 Hub 0,1/0,2 mg Fenoterol)	β_2-Mimetikum mit Bronchodilatation und Tokolyse	Asthma bronchiale Bevorstehende Geburt - Wehenhemmung (hohe Dosierung nötig)	Unruhe, feinschlägiger Tremor, Herzklopfen, Übelkeit Hyperglykämie, Hypokaliämie	Tachyarrhythmie Akutes Koronarsyndrom BZ-Entgleisung Schwere Hyperthyreose Phäochromozytom	Initial 2 Hübe Ggf. Wiederholung nach 5 min HWZ=2–4 h	
Fentanyl Fentanyl Janssen	2-ml-Amp. - 0,1 mg Fentanyl	Opiat mit zentraler schmerzhemmender, euphorisierender und sedierender Wirkung Fentanyl bildet zusammen mit Alfentanil, Sufentanyl und Remifentanyl die Gruppe der Anilinopiperidin-Derivate	Schwere Schmerzzustände Analgesie und Sedierung bei beatmungspflichtigen Patienten Kombinationsnarkose (Kombination mit Neuroleptika = Neuroleptanästhesie; Kombination mit Benzodiazepinen = Ataranalgesie)	Atemdepression Hypotension und Bradykardie Bronchospasmen Übelkeit, Erbrechen Mukelrigidität (»wooden chest«: erschwerte Maskenbeatmung!)	Fehlende Beatmungsmöglichkeiten (!) Akute Pankreatitis (Sekretstau durch Kontraktion des Spincter Oddi) Asthma bronchiale (Morphin fungiert als Histaminliberator mit Bronchospasmus) Gravidität (da gut plazentagängig) und Stillzeit	3–5 µg/kg KG i.v., d.h. 0,1–0,2 mg bei 75 kg KG, ggf. fraktionierte Nachinjektion HWZ=3–12 h	Antagonisierbar mit Naloxon (Narcanti)
Flumazenil Anexate	5-ml-Amp. - 0,5 mg Flumazenil	Spezifischer, kompetitiver Benzodiazepinantagonist (1,4-Imidazobenzodiazepin), welcher zur Verdrängung der Benzodiazepine vom Benzodiazepin-Rezeptor führt	Intoxikation mit Benzodiazepinen (Monointoxikation), differenzialdiagnostische Gabe bei Koma unbekannter Ursache	Blutdruckschwankungen Entzugserscheinungen bei Abhängigen Übelkeit, Erbrechen	Mischintoxikationen mit Antidepressiva oder Neuroleptika	Initial 0,2 mg i.v., Wiederholung je nach Bewusstseinsgrad mit 0,1 mg i.v. (bis zu 3 mg) Wirkeintritt: 2 min Wirkdauer (3 mg): 1–2 h HWZ=1 h	Bei Mischintoxikationen, z. B. mit Antidepressiva oder Neuroleptika, keine Benzodiazepin-Antagonisierung da Gefahr der Induktion von Epilepsien

Furosemid Lasix	2-ml-Amp. = 20 mg Furosemid	Furosemid, ein Sulfonamid-Derivat, stellt neben Torasemid einer der wichtigsten Vertreter der Gruppe der Schleifendiuretika dar Furosemid hemmt die Reabsorption von Na^+, K^+ und Cl^-, indem es den luminalen Na^+-K^+-$2Cl^-$ Kotransporter im aufsteigenden Teil der Henle-Schleife reversibel blockiert Erhöhung der Nierendurchblutung Gefäßerweiterung (venöses Angebot zum Herzen sinkt, dadurch Herzentlastung)	Lungenödem (akute Linksherzinsuffizienz) Arterielle Hypertonie (hypertensive Krise) Verminderte Harnproduktion (Oligurie) Intoxikation mit harnfähigen Substanzen (forcierte Diurese)	Erhöhte Ausscheidung aller Elektrolyte (insbesondere Kalium) Thrombosegefahr durch Eindickung des Blutes Reversibler Hörverlust (insbesondere bei zu rascher Injektion Hypotonie durch Volumenmangel Hyperglykämie Gichtanfall	Anurie (Harnausscheidung <100 ml/24 h, d. h. bei fehlendem Glomerulumfiltrat kann die Niere durch Volumensubstitution wieder »angekurbelt« werden, nicht durch Schleifendiuretika!) Prärenales Nierenversagen durch Volumenmangel oder postrenal durch Abflussbehinderung (Nierensteine) Hypokaliämie	Je nach Indikation 1–2 Amp. Lungenödem: 40–80 mg i.v. HWZ=1–2 h (Torasemid 3–4 h)	
G							
Glukose 5%/40%	100-ml-Flasche 5% = 5 g Glukose // 10-ml-Amp. 40% = 4 g Glukose	Anhebung des Blutzuckerspiegels Unmittelbar nach Injektion kommt es zum Einstrom von Glukose in die Zellen (vor allem im Gehirn) und so zur Besserung der Symptome	Hypoglykämie Rehydratation	Venenreizung (hochkonzentrierte Lösung, deshalb nur parallel zur laufenden Infusion geben)	Nachgewiesene Hyperglykämie	Nach Bedarf HWZ=15 min	1 Broteinheit bzw. 10 g Glukose führen zu einer Anhebung des Blutzuckerspiegels um ca. 30–40 mg/dl (1,7 mmol/l)
H							
Haloperidol Haldol	1-ml-Amp. = 5 mg Haloperidol	Hochpotentes Neuroleptikum mit stark antipsychotischer Wirkung Gruppe der Butyrophenone, Blockade überwiegend dompaminerger (D_2) Rezeptoren, des Weiteren auch Inhibition cholinerger (M_1, anticholinerg), adrenerger ($\alpha_{1/2}$, Orthostase, Vigilanz), histaminerger (H_1, sedierend) und sertoninerger (5-HT_{2A}, antipsychotisch, anxiolytisch) Rezeptoren	Akute psychotische und katatone Syndrome Psychomotorische Erregungszustände Übelkeit, Erbrechen	Anticholinerg: Mundtrockenheit, Akkomodationsstörungen, Tachykardie Hypotone Kreislaufverhältnisse Reduktion der Krampfschwelle (**Cave**: bei Epileptikern!)	Tiefe Bewusstlosigkeit (komatöse Zustände unklarer Genese) Morbus Parkinson Schwere Leberfunktionsstörungen Glaukom	Psychomotorische Erregungszustände: initial 5–10 mg/Tag i.v. max.: 60 mg/Tag. i.v. Chron. Psychose: initial 1,5-4,5 mg/Tag i.v. HWZ=13–30 h	Bei der Akutbehandlung von Psychosen sollte man zusätzlich zum Neuroleptikum auch Benzodiazepine applizieren, da insbesondere hochpotente Neuroleptika kaum bzw. nicht anxiolytisch, sondern nur leicht sedierend wirken.

Tab. 21.1. Fortsetzung

Wirkstoff/ Handelsname	Darreichungsform	Wirkungsweise	Indikation	Nebenwirkungen	Kontraindikationen	Dosierung	Besonderes
Heparin Heparin-Natrium 25.000	5-ml-Amp. = 25.000 I.E. Heparin-Natrium	Antikoagulans (Hemmung der Blutgerinnung) Heparin, ein Mukopolysaccharid, verstärkt die Wirkung von Antithrombin III (AT III) um den Faktor >1000 und hemmt somit die aktivierten Gerinnungsfaktoren innerhalb der Gerinnungskaskade, wie Faktor IXa, Xa, XIa, XIIa und IIa (Thrombin)	Akutes Koronarsyndrom Akute Lungenembolie Tiefe Bein-/Beckenvenenthrombose	Erhöhte Blutungsneigung Thrombozytopenie (HIT-II)	Frische Blutungsquellen Angeborene Gerinnungsstörungen HIT-Syndrom (Heparin-Allergie) Ausgeprägte Hypertonie ($RR_{diastol.}$ >110 mmHg) Akute Endokarditis Trauma (insbesondere SHT)	Initialer Bolus: 60–70 U/kg KG (5.000-10.000 E.) i.v. Fortführung als Heparin-Perfusor HWZ=1–3 h	Antidot: Protaminsulfat (reversibel), Protaminchlorid (irreversibel)
Hyper Haes 7,2% Na CL	250-ml-BAG	Plasmaexpander mit starkem Volumeneffekt bzw. Wasserbindungsvermögen 5- bis 7facher Volumenfülleffekt	Massiver Volumenverlust, der durch isotones Volumen nicht therapiert werden kann Hämorrhagischer Schock	Allergische Reaktionen Nach größeren Mengen ggf. Thrombozytenfunktionsstörungen	Nierenfunktionsstörungen Dekompensierte Herzinsuffizienz Bekannte Allergie Lungenödem	3–4 ml/kg KG in 2–3 min Wirkdauer: 30–60 min HWZ=4 h	1-malige Gabe zur Initialtherapie der akuten Hypovolämie Therapie-Fortführung mit Vollelektrolytlösungen um die Intrazellularspeicher wieder aufzufüllen.
K							
Kalzium	10-ml-Amp. - 1 g Kalzium	Körpereigenes Elektrolyt und am häufigsten vertretene Kation (ca. 50% an Plasmaproteine, Phosphat oder Laktat gebunden; nur 50% liegen frei ionisiert vor!) Erhöht Ventrikelerregbarkeit und steigert die Schlagfrequenz des Herzens Erhöht die Stabilität der Zellmembran, gefäßabdichtend	Hypokalzämie (Kalziummangelzustände wie die echte Tetanie) Flusssäure-Intoxikation Intoxikation mit Kalzium-Antagonisten	Arrhythmien bis zum Kammerflimmern Bei zu schneller Injektion: Wärme- und Hitzegefühl Übelkeit und Erbrechen Blutdruckabfall	Schwere Niereninsuffizienz Längere Vorbehandlung mit Digitalispräparaten Gleichzeitige Gabe von Natriumhydrogenkarbonat	1 Amp. langsam i.v. Bei Flusssäure-Intoxikation: zusätzlich intraarteriell und ggf. lokale Infiltration	Bei der Hyperventilationstetanie liegt im Gegensatz zur echten Tetanie kein Kalziummangel vor. Deshalb sollten diese Patienten nicht mit Kalzium behandelt werden, sondern beruhigt, ggf. sediert (vorher Rückatmung mit Plastiktüte)

Ketamin Ketanest	2-ml-Amp. - 100 mg Ketamin 5 ml Amp. 50 mg Ketamin	Ketamin, ein Arylcyclohexylamin, bewirkt zentral eine Inhibierung glutamaterger NMDA-Rezeptoren (anästhesierend), eine Stimulierung von Sigma-Opioidrezeptoren (analgetisch) sowie GABA(A) Rezeptoren (amnestisch) Dissoziative Anästhesie und sympathomimetisch	Analgesie in der Notfallmedizin Narkoseeinleitung, besonders bei Patienten mit Asthma bronchiale und Traumapatienten (Ausnahme SHT) Therapieresistenter Status asthmaticus (Bronchodilatation durch erhöhten Sympathotonus)	Blutdruckanstieg Tachykardie Erhöhung des O_2-Bedarfs am Herzen Bronchodilatation Halluzination Erregungszustände Nystagmus Alpträume Anstieg des intrakraniellen und des Augeninnendrucks Hypersalivation	Akute Herzinsuffizienz, akutes Koronarsyndrom Arterielle Hypertonie Perforierende Augenverletzung Schädel-Hirn-Trauma Psychiatrische Erkrankung Epilepsie, Eklampsie	Analgesie: 0,25-0,5 mg/kg KG i.v. Narkoseeinleitung: 1-2 mg/kg KG i.v. Therapieresistenter Status asthmaticus: 1-2 mg/kg KG i.v. bei Bedarf bis zu 5 mg HWZ=2–4 h	Erhöhte Licht- und Geräuschempfindlichkeit der Patienten Immer mit Benzodiazepin kombinieren S-Ketanest (Racemat des Ketamins) halbe Dosis mit weniger Nebenwirkungen Aufgrund gesteigerter Abwehrreflexe im Pharynx und Larynx-Bereich: Vorsicht beim Absaugen (!)
L							
Lidocain Xylocain	5-ml-Amp. (2%) - 100 mg Lidocain	Blockade des spannungsabhängigen, kardialen Na^+-Ionenkanals (Membranstabilisierung) Verkürzung des kardialen Aktionspotentials, Verlängerung der relativen Refraktärphase Lokalanästhetikum und Klasse Ib-Antiarrhythmikum vom Amidtyp	Kammertachykardie (VT), Kammerflattern/-flimmern (VF), insbesondere ischämie-induzierte VT/VF (!) Intoxikation mit Digitalis/trizyklischen Antidepressiva Lokalanästhesie	Bradykardien Hypotonie, Schwindel, Koma, Krämpfe	Bradykardien, AV-Block II. und III. Grades, Überleitungsstörungen Hypotonien, dekompensierte Herzinsuffizien, Allergien gegen Lokalanästhetika vom Amid-Typ	Initial: 1–2 mg/kg (50–100 mg) i.v., ggf. 50 mg nach 10 min nachgeben HWZ=1–2 h	
M							
Magnesium	10-ml-Amp. 10% - 1 g	Physiologischer Kalziumantagonist (antihypertensiv) Des Weiteren: muskelrelaxierend und tokolytischer Effekt	Torsade de pointes Präeklampsie/Eklampsie	Blutdruckabfall Übelkeit, Erbrechen Wärmegefühl Schwindel	Im Notfall keine	1-2 g i.v. langsam oder 5 A. über 20 min als Perfusor	Verstärkung der Wirkung von nicht-depolarisierenden Muskelrelaxanzien; Antidot: Kalzium

▼

Tab. 21.1. Fortsetzung

Wirkstoff/ Handelsname	Darreichungsform	Wirkungsweise	Indikation	Nebenwirkungen	Kontraindikationen	Dosierung	Besonderes
Medizinische Kohle Ultra-carbon	1 Flasche 61,5 g Granulat = 50 g Kohle	Bindung wasserlöslicher Toxine im Gastrointestinaltrakt Universalantidot	Durchfall Vergiftungen mit Nahrungsmitteln (Knollenblätterpilz) Vergiftungen mit Arzneimittel Vergiftungen mit Schwermetallen	Obstipation Schwarzfärbung des Kotes	Fieberhafte Diarrhö (Durchfall)	0,5–1 g/kgKG alle 4 h, anschließend Kombination mit Laxanzien	Flasche bis zum orangenen Strich mit Wasser auffüllen, ca. 350 ml
Metamizol Novalgin	5-ml-Amp. = 2500 mg Metamizol-Natrium	Reversible Hemmung der peripheren und zentralen Cyclooxygenase (COX): analgetisch, antipyretisch, wenig antiphlogistisch, spasmolytisch (!)	Akute starke Schmerzen (Knochen-, Weichteilschmerz) Entzündliche Schmerzzustände Koliken jeder Art (Gallen-/Nierenkoliken)	Überempfindlichkeitsreaktion Hyotonie bis Schock, Agranulozytose (selten)l	Überempfindlichkeit gegen Metamizol Glc-6-P-D Mangel Hepatische Porphyrie	10–20 mg/kg KG (0,5–1 Amp.) langsam i.v. als Kurzinfusion; Faustregel: 1 ml/min (max. 4 g/Tag) HWZ=2–5 h	Metamizol verfügt über die *höchste* analgetische und antipyretische Potenz *aller* peripheren Nicht-Opioid-Analgetika (2,5 mg Metamizol ≅ 100 mg Pethidin)
Metoprolol Beloc	5-ml-Amp. = 5 mg Metoprolol	β-Adrenozeptorenblocker: β1-kardioselektiv, wie auch Bisoprolol (Concor) oder Esmolol (Brevibloc) : negativ ino-, chrono-, dromotrop	Supraventrikuläre Tachyarrhythmien, wie z. B. Tachyarrhythmia absoluta bei Vorhofflimmern Akutes Koronarsyndrom (Angina pectoris/ Myokardinfarkt) Ggf. bei arterieller Hypertonie, Hyperthyreose	β_2-antagonistisch (Bronchokonstriktion oder Hypoglykämie) Herzinsuffizienz bei hoher Dosierung Bradykardien, Hypotension	Asthma bronchiale Bradykardien und SA-/AV-Blockierungen Hypotone Kreislaufverhältnisse ($RR_{systol.}$ <100 mmHg) Relativ: Psoriasis (Auslösung durch β-Blocker möglich), Gravidität	Individuell titrierend: 5–15 mg i.v. HWZ=3–5 h	In der Schwangerschaft stets Anwendung von β_1-selektiven β-Blockern. Antidot: Atropin, Orciprenalin oder Adrenalin (bei zusätzlicher Hypotonie)
Midazolam Dormicum	1-ml-Amp. = 5 mg 3-ml-Amp. = 15 mg	Kurzwirksames Benzodiazepin (s. unter Diazepam)	Sedierung Zerebrale Krampfanfälle (jedoch geringer antikonvulsiv als Diazepam) Narkoseeinleitung, -aufrechterhaltung	Atemdepression Blutdruckabfall Paradoxe Reaktion	Ateminsuffizienz (wenn keine Beatmungsmöglichkeit) Myasthenia gravis Säuglinge bis 4 Monate	Einleitung: 0,1-0,2 mg/kg i.v. langsam Sedierung: 0,03-0,1mg/kg i.v. Status epilepticus: 0,15–0,2 mg/kg KG i.v. Wirkdauer ca. 45 min (-90 min) HWZ=1–3 h	

Morphin MSI	1-ml-Amp. -10 mg Morphiumhydrochlorid	Wirkung als reiner Opioid-Rezeptoragonist: eine nachfolgende Hyperpolarisation (verminderte Erregbarkeit) ist die Konsequenz Senkung von Vor- und Nachlast durch zentrale Sympatholyse	Starke bis schwerste Schmerzen Kardiogenes Lungenödem Akutes Koronarsyndrom (Morphin induzierte zentrale Sympatholyse)	Atemdepression, orthostatische Dysregulation, Bronchospasmen, Übelkeit, Erbrechen, Bradykardien, Miosis	Akute Pankreatitis Kolikartige Schmerzen (reine Opioide führen Konstriktion von Gallen- und Harnwegen) Asthma bronchiale (Morphin fungiert als Histaminliberator) Atemdepression Schwangerschaft, Stillzeit	Individuell titrierend: 2–10 mg i.v (bis 30 mg) Anschlagzeit: 15 min Wirkdauer: 4–5 h HWZ=2,5 h	
N							
Naloxon Narcanti	1-ml-Amp. - 0,4 mg Naloxon	Reiner Antagonist von Opiaten	Schwere Heroinintoxikation Opiatbedingte Atemdepression o. Ä. Differenzialdiagnostische Zufuhr bei Koma unbekannter Ursache	Entzugssymptomatik nach hoher Opioiddosierung Bei Überdosierung : plötzlicher Analgesieverlust Übelkeit, Erbrechen	Kardiovaskuläre Erkrankungen, da eine zu abrupte Antagonisierung zu einer sympathoadrenergen Überreaktion führen kann Naloxon-Überempfindlichkeit Opioidabhängigkeit Gravidität	Initial: 0,4–0,8 mg i.v. (Titrationsantagonisierung) nach Wirkung Ggf. nach ca. 3 min wiederholen, max. 10 mg beim Erwachsenen HWZ=3–4 h	Wirkung kürzer, als die vieler Opiate - erneute Atemdepression möglich - Gefahr der Remorphinisierung **Cave:** bei zu rascher Gabe ggf. renitente Patienten
Natriumbikarbonat 8,4%	20-ml-Amp. - 20 mmol Natriumbikarbonat 250-ml-Infusionslösung - 250 mmol Natriumbikarbonat	Körpereigener Puffer zur Bindung saurer Wasserstoffionen (Protonen, H^+-Ionen). Protonen-Elimination v. a. aus dem Extrazellularraum durch Bildung von Wasser und Abatmung von Kohlendioxid. Chemische Reaktion: $H^+ + HCO_3^- \leftrightarrow H_2CO_3 \leftrightarrow H_2O + CO_2\uparrow$	Metabolische Azidose Intoxikation mit trizyklischen Antidepressiva Ausgeprägte Hyperkaliämie	Atemdepression Anstieg des exspiratorischen Kohlendioxids Bei Überdosierung: Metabolische Alkalose, Hypokaliämie, Hypernatriämie	Metabolische Alkalose Respiratorische Azidose Hypoventilation Gleichzeitige Kalziumgabe Hypokaliämie, Hypernatriämie	1 mval/kg KG (1 ml = 1 mval) i.v. als Kurzinfusion Zur Abatmung bzw. Elimination von CO_2 ist eine suffiziente Ventilation erforderlich (!)	Kalzium fällt mit Natriumbikarbonat aus Einzige Indikation zur Blindpufferung in der Notfallmedizin ist die Reanimation, wobei hier der Einsatz frühestens nach 20–30 min empfohlen wird

Tab. 21.1. Fortsetzung

Wirkstoff/ Handelsname	Darreichungsform	Wirkungsweise	Indikation	Nebenwirkungen	Kontraindikationen	Dosierung	Besonderes
Natriumthiosulfat 10%	10-ml-Amp. = 1 g Natriumthiosulfat	Allgemein: aus Met-Hb → Umwandlung in Rodanid → Cyanidelimination Kopplung des CN^- an Schwefel → Thiozyanat bzw. Rhodanid Zweitreaktion der Entgiftung von CN- (Erstreaktion, siehe unter 4-DMAP): Cyan-Met-(Fe^{3+})-Hb Komplex wird durch Natriumthiosulfat zu Rhodanid umgewandelt und renal eliminiert $Na_2S_2O_3$ Reaktion: Cyan-Met-(Fe^{3+})-Hb + S_2O_3 → SCN^- + SO_3	Intoxikation durch Blausäure und Cyaniden	Keine	Keine	Anschließend nach der Gabe von 4-DMAPI 50–100 mg/kg KG langsam i.v.	
Nitrendipin Bayotensin	z. B. Bayotensin akut Phiole 1ml - 5 mg Nitrendipin	Nitrendipin ist ein Strukturanalogon des hydrophoben Nifedipins Nitrendipin hemmt »vasoselektive« L-Typ Kalzium-Ionenkanäle mit der Folge der Vasodilatation von Arterien/Arteriolen und Koronarien Nachlastsenkung, Vasodilatation und Aufhebung von Koronarspasmen sowie Verbesserung des myokardialen O_2-Gehalts	Hypertensive Krise Stabile Angina pectoris	Folgen peripherer Vasodilatation: Wärmegefühl, Flush, Reflextachykardie, periphere Ödeme Folgen zentraler Vasodilatation: Kopfschmerzen, Schwindel	Kardial: KHK (akuter Myokardinfarkt, instabile Angina pectoris), Herzinsuffizienz, Aortenklappenstenose/HOCM Vaskulär: ausgeprägte Hypotension Schwangerschaft (teratogen!)	Inhalt einer Phiole in Mund ausdrücken (bei Bedarf nach 30–60 min erneut) HWZ=8-12 h	
Nitroglycerin Nitrolingual-Spray	1 Sprühflasche 1 Sprühstoß = 0,4 mg Glyceroltrinitrat	Nitroglycerin gehört zur Gruppe der Nitrate (Nitrovasodilatatoren)	Akutes Koronarsyndrom (Angina pectoris, Myokardinfarkt)	Blutdruckabfall mit evtl. begleitender Reflextachykardie	Ausgeprägte Hypotonie (systolischer Blutdruck unter 90 mmHg)	Bei Anfall und Belastung 1–3 Hübe (1 Hub = 0,4 mg) HWZ=2–4 min	Vor und während der Anwendung Blutdruckkontrolle

		Vasorelaxation zur Folge hat, z.B. periphere, pulmonale und koronare Vasodilatation Vorlast-Senkung (venöses pooling) > Nachlast-Senkung (peripher-arterielle Widerstandssenkung) Senkung des myokardialen O_2-Verbrauchs mit Verminderung der Herzarbeit	Akute Linksherzinsuffizienz mit Lungenödem Hypertensive Krise mit pektanginösen Beschwerden Evtl. bei Nieren-, Gallenkoliken	Kopfschmerz, sog. Nitratkopfschmerz Übelkeit, Erbrechen	Hypertrophe obstruktive Kardiomyopathie Gleichzeitige Einnahme von Sildenafil (Viagra)		Auf richtige Anwendung achten: - Hübe unter die Zunge des Patienten - Mund sofort schließen - Nicht inhalieren Lassen die Beschwerden nach kurzer Zeit nicht nach, besteht der begründete Verdacht eines AKS
Noradrenalin Arterenol	1-ml-Amp. = 1,22 mg Norepinephrin-HCl	α-Sympathomimetikum ($\alpha_1 > \alpha_2$): Vasokonstriktion Steigerung des peripheren Widerstands → Nachlast ↑ Ggf. reflektorische Bradykardie durch Stimulation von Pressorezeptoren	Verschiedene Schockformen durch Vasodilatation → septischer, neurogener/spinaler und anaphylaktischer Schock (!)	Hautblässe bei übermäßigem Blutdruckanstieg Reflexbradykardie (Vasopressor-Reflex) Kaum proarrhythmogen	Hypertonie, Engwinkelglaukom, Blasenentleerungsstörungen mit Restharnbildung Paroxysmale Tachykardie, hochfrequente absolute Arrhythmie, schwere Nierenfunktionsstörungen, Koronar- und Herzmuskelerkrankungen, Cor Pulmonale	Nach Indikation und RR, titrierend oder als i.v.-Perfusor Repetitierende Boli (z.B. Noradrenalin 1:10) oder i.v.-Perfusor HZW = 1–3 min	
O							
Orciprenalin Alupent	1-ml-Amp. - 0,5 mg Orciprenalin	Synthetisches Katecholamin mit ausschließlich $\beta_{1\text{-}2}$-Rezeptorenwirksamkeit (*»Alupent das Herz dann rennt«*) β_1-Effekt: Steigerung der Herzkraft und -frequenz (positiv inotrop und chronotrop), fördernde Wirkung auf Reizbildung und -leitung des Herzens (positiv dromotrop) β_2-Effekt: Erweiterung der Bronchien (bronchospasmolytisch), periphere Vasodilatation (Senkung des peripheren Widerstandes)	Bradykarde Rhythmusstörung Antidot bei Überdosierung von β-Rezeptorenblockern (z. B. Beloc) Evtl. Ausweichpräparat bei Asthma bronchiale	Tachykarde Arrhythmien bis zum Kammerflimmern Hyperglykämieneigung Angina pectoris Tremor, wie bei allen anderen β_2-Mimetika	Tachykarde Arrhythmien Hypertonie Hyperthyreose, Thyreotoxikose Koronare Herzkrankheit Gravidität (kurz vor der Geburt → Wehenhemmung)	Dosisierung nach Klinik und Herzfrequenz: ca. 0,1–0,5 mg (0,5–1 Amp.) i.v. Anwendung: 1 Amp. verdünnt in NaCl 0,9% (1:10) Ggf. Fortführung als Perfusortherapie (5 mg in 50 ml NaCl 0,9%) HWZ=1–2 h	

Tab. 21.1. Fortsetzung

Wirkstoff/ Handelsname	Darreichungsform	Wirkungsweise	Indikation	Nebenwirkungen	Kontraindikationen	Dosierung	Besonderes
Oxytocin	1-ml-Amp. = 3 I.E. Oxytocin	Synthetisches Hypophysenhormon Förderung der Plazentaentwicklung Kontraktion der Uterusmuskulatur	Atonische Nachgeburtsblutungen Geburtseinleitung Inkompletter Abort Drohender Abort mit vitalgefährdender Blutung Plazentaretention (Unmöglichkeit des Ausscheidens des Mutterkuchens)	Bei Überdosierung Asphyxie (intrauteriner O_2-Mangel) Erbrechen, Übelkeit, Kopfschmerz	Schwere Schwangerschaftstoxikose (Schwangerschaftvergiftung) Lageanomalien Mechanisches Geburtshindernis Drohende kindliche Asphyxie	Geburtseinleitung: 1–2 milli-IE/min Dauerinfusion, je nach Wehentätigkeit alle 15 min steigern, um 1–2 milli-IE/min, max. 20–30 milli-IE/min i.v. Postpartale atonische Nachblutung: 5-6 IE langsam i.v. HWZ=15 min	
P							
Phenytoin Phenhydan	5-ml-Amp. = 250 mg Phenytoin	Na^+-Ionenkanal-Blockade erregbarer Zellen Antikonvulsivum (Antiepileptikum) durch Membranstabilisierung von Neuronen *und* Inhibition der Freisetzung des exzitatorischen Neurotransmitters Glutamat Antiarrhythmikum (Klasse Ib) durch Membranstabilisierung kardialer Zellen	Epilepsie (Grand-mal-Epilepsie, Status epilepticus) Evtl. zur Arrhythmiebehandlung bei Digitalisintoxikation (Lidocain wird jedoch eher empfohlen)	Hypotonie, negativ inotrop Bradykardie, AV-Blockierung Schock, bei zu rascher Injektion zentral: Schwindel, Ataxie, Nystagmus	AV-Block II° und III° Grades Sick-Sinus-Syndrom Hochgradige Herzinsuffizienz Strenge Indikationsstellung in der Schwangerschaft und Stillzeit	125–250 mg als Bolus sehr langsam i.v. unter EKG und RR Monitoring, max.: 1500 mg/Tag HWZ=20–60 h	Mittel der 2. Wahl beim Status epilepticus des Erwachsenen (1. Wahl → Benzodiazepine)
Piritramid Dipidolor	2-ml-Amp. = 15 mg Piritramid	Wirkung als reiner Opioid-Rezeptoragonist Zentral: Analgesie, Sedierung, Anxiolyse, psychotrop, atemdepressiv, initial emetisch, Miosis, zentrale Sympatholyse, Orthostase, Rigidität der Skelettmuskulatur peripher: Pyloruskonstriktion, spastische Obstipation, Harnverhalt, Histaminliberation, Tokolyse	Starke und stärkste Schmerzen Lungenödem	Atemdepression, Hypotonie, Übelkeit und Erbrechen, Singultus, Miosis	Atemdepression (Abnahme der CO_2-Empfindlichkeit) Schwangerschaft (da gut plazentagängig) und Stillzeit Schädel-Hirn-Trauma (da bei Atemdepression über Hyperkapnie der ICP ansteigt) Colitis ulcerosa (Perforationsgefahr	0,1–0,2 mg/kg KG i.v. Analgetische Potenz: 0,7 (Morphin = 1) Anschlagzeit: 2–5 min Maximale Wirkung: nach ca. 10 min Wirkdauer: 6 h HWZ=2,5 h	Vorteile von Piritramid: kaum emetisch, kaum kreislaufdepressiv und keine Histaminliberation

Prednisolon Solu-Decortin H	250 mg Trockensubstanz mit 5 ml NaCl auflösen	Synthetisches Kortikoid mit mineralokortikoider Restwirkung Antiphlogistisch, antiallergisch, immunsuppressiv, antiödematös Vitamin-D-Antagonismus Akuteffekt durch Abdichtung von Kapillarmembranen Permissiver Effekt: Erhöhung der Anzahl und der Ansprechbarkeit von β_2- und M_2-Rezeptoren	Asthma bronchiale → Asthmaanfall allergische Reaktionen → anaphylaktischer Schock isoliertes spinales Trauma Larynxödem, Pseudokrupp	nur bei Dauerananwendung zu beachten: Hypertonie, Linsentrübung (Katarakt), Osteoporose, Myopathie, diabetogen, Hyperlipidämie im Notfall keine (!)	Im Notfall keine	Asthma Anfall: 250 mg i.v. Anaphylaktischer Schock 500 mg i.v. HWZ=2,6–3 h	Kühl lagern Langsam spritzen
Prednison Rectodelt	1 Zäpfchen 30 mg = 100 mg Prednison (Cortison)	Synthetisches Kortikoid Durch den raschen Wirkungseintritt wird besonders die Schwellung der Kehlkopfschleimhaut reduziert	Krupp-Syndrom Diphtherie Spastische Bronchitis Asthma bronchiale Allergische Reaktionen	Bei Daueranwendung sind Bluthochdruck, Linsentrübung, Osteoporose und diabetische Stoffwechselstörungen nicht auszuschließen	Im Notfall keine	5–20 mg/kg KG	Kühl lagern
R							
Reproterol Bronchospasmin	1-ml-Amp. = 0,09 mg Reproterolhydrocdhlorid	Synthetisches Katecholamin mit β-Rezeptorenwirkung Krampflösende Wirkung der Brochialmuskulatur Erweiterung der Bronchien mit Herabsetzung des Atemwegswiderstandes Wehenhemmung	Asthma bronchiale COPD-Exazerbation oder akute Bronchitis mit spastischer Komponente Tokolyse	Unruhe, Kopfdruck, Herzklopfen Tachykardie (bei Überdosierung)	Akutes Koronarsyndrom, Blutzuckerentgleisung Schwere Hyperthyreose Phäochromozytom	1 Amp. langsam i.v. Weitere Injektionen frühestens nach 10 min HWZ=1,5 h	Rasch einsetzende und Stunden anhaltende Wirkung Bei theophyllinhaltigen Medikamenten (Euphyllin) stellt sich beim Patienten, bei dauerhafter Anwendung, eine Resistenz ein. Bronchospasmin ist auch in diesem Fall noch voll wirksam
S							
Salbutamol Fertiginhalat	2,5-ml-Amp. = 1,5 mg Salbutalmolsulfat	Asthma bronchiale COPD (Exazerbation) Akute Bronchitis mit spastischer Komponente	Siehe zu Fenoterol	Siehe zu Fenoterol	2,5 ml Salbutamol Tageshöchstdosen: 6 Einzeldosen, Abstand mind. 3 h		

Tab. 21.1. Fortsetzung

Wirkstoff/ Handelsname	Darreichungsform	Wirkungsweise	Indikation	Nebenwirkungen	Kontraindikationen	Dosierung	Besonderes
Succinylcholin Lysthenon	2-ml-Amp. -100 mg Succinylbischolin 500 mg Trockensubstanz	Depolarisierendes Muskelrelaxans: Agonist nikotinerger Acetylcholin-Rezeptoren an der motorischen Endplatte Postsynaptische primäre Dauerdepolarisation mit Faszikulationen und nachfolgender *schlaffer »refraktärer«* Lähmung	Endotracheale Intubation zur Narkoseeinleitung (Weichmachen) Laryngospasmus	Atemstillstand K^+-Freisetzung mit Arrhythmiegefahr Bradykardie Bronchospasmus Trigger für maligne Hyperthermie Anaphylaxie	Hyperkaliämie Verbrennungstrauma Polytrauma Immobilisation/Bettlägerigkeit Neuromuskuläre Erkrankungen: Myasthenia gravis, Myopathien Prädisposition für eine maligne Hyperthermie Perforierende Augenverletzungen Kindernarkosen wegen der Gefahr unerkannter Myopathien	1–1,5 mg/kg KG i.v. Anschlagzeit: 20–30 s Wirkdauer: 5–10 min Evtl. Präcurarisierung mit einem nicht-depolarisierenden Muskelrelaxans Evtl. Atropin zur Vermeidung parasympathomimetischer Begleiteffekte HWZ=2–10 min	Bei Zuständen, die mit einer Störung der Zellmembranstabilität einhergehen (z. B. Polytrauma, Verbrennungskrankheit), ist Succinylcholin kontraindiziert.
T							
Theophyllin Euphyllong	10-ml-Amp. - 200 mg Theophyllin	Theophyllin bildet zusammen mit Coffein und Theobromin die Gruppe der Methylxanthine Hauptwirkmechanismus: kompetitive Hemmung von Adenosin-Rezeptoren Nebenwirkmechanismus: unspezifische Phosphodiesterasen-Inhibition mit cAMP-Anstieg	Asthmaanfall/Status asthmaticus Akute Exazerbation der COPD Antidot von Adenosin (Adrekar) Apnoesyndrom bei unreifen Neugeborenen	Kardiovaskulär: Tachykardie, Arrhythmie, Blutdruckabfall Zentral: Übelkeit, Erbrechen, Unruhe, Tremor, erhöhte Krampfneigung (v. a. bei Kindern) Renal: gesteigerte Urinproduktion durch Zunahme der GFR	Tachykardie Hypertonie Akutes Koronarsyndrom Kardiogener Schock Epilepsie Hyperthyreose	4-5 mg/kg KG ohne Theophyllin-Vormedikation bei Erwachsenen 2-3 mg/kg mit Theophyllin-Vormedikation HWZ=7–9 h Erw., 3–5 h Kinder	Bei Daueranwendung Gefahr der Resistenzbildung. Rasch einsetzende Wirkung, aber auch Stunden anhaltend. Nebenwirkungen sind besonders ausgeprägt bei zu rascher Injektion (!)

		pulmonal: Bronchodilatation mit Zunahme der mukoziliären Clearance und Abnahme der pulmonalarteriellen Drucks zentral: Stimulation des Atemzentrums, Nausea kardial: positiv ino-, chrono- und dromotrop zirkulatorisch: Vasodilatation					Bei der Dosisermittlung (mg/kg KG) stets das »Idealgewicht« heranziehen, da Theophyllin unabhängig vom Fettgewebe aufgenommen wird (!)
Thiopental Trapanal	20-ml-Stechampulle - 0,5 g Thiopental-Natrium in Pulverform Auflösen mit 20 ml Aqua/NaCl - 1 ml enthält dann 25 mg Thiopental	Barbiturat mit Bewusstseinsverlust durch Hemmung der Formatio reticularis ohne analgetische Wirkung (!) Interaktion mit GABA(A) und Glycin-Rezeptoren antikonvulsive Wirkung (bedingt durch GABA-erge Stimulation)	Narkoseeinleitung Hirnprotektion bei Schädel-Hirn-Trauma Status epilepticus	Blutdruckabfall (!) Histaminfreisetzung/ Allergie Atemdepression Gefäßreizung: da stark alkalische Substanz	Asthma bronchiale Schwere Leber-, Nieren- und Herzmuskelschäden Schock Arrhythmien	3–5 mg/kg KG i.v. bei Erw. bis zu 5–8 mg/kg KG i.v. bei Kindern Anschlagzeit: 20 s Wirkdauer: 10 min Eliminations-HWZ=3–18 h (Verteilungs-HWZ: 3–8 min)	Schwere Gewebsnekrosen bei paravenöser/intraaterieller Injektion
Toloniumchlorid Toluidinblau	10-ml-Amp. - 0,3 g Toloniumchlorid	Antidot bzw. Redoxfarbstoff bei Methämoglobinämie Die Oxidation von Hämoglobin (= Hb-Fe^{2+}) zu Met-Hb-Fe^{3+} mittels Methämoglobinbildner (Phenacetin, Nitrite, etc.) hat eine Störung des O_2-Transportes zur Folge, da Met-Hb-Fe^{3+} seine Fähigkeit zur O_2-Bindung verloren hat. Toloniumchlorid führt zur Beschleunigung der Reduktion von Met-Hb zu Hb (alternativ: Methylenblau).	Methämoglobinämie (Oxidationsform des roten Blutfarbstoffes bindet den Sauerstoff anstatt ihn an die Zellen abzugeben) bei Überdosierung von 4-DMAP	Erbrechen kann bei höherer Dosierung auftreten	Im Notfall keine	0,5 Amp. 2–4 mg kg KG i.v. Wiederholung nach 30 min	Zyanotische Verfärbung von Haut und Schleimhaut Blaufärbung des Urins Kann die Pulsoxymetrie beeinträchtigen Nur im Vergiftungskoffer

Tab. 21.1. Fortsetzung

Wirkstoff/ Handelsname	Darreichungsform	Wirkungsweise	Indikation	Nebenwirkungen	Kontraindikationen	Dosierung	Besonderes
Tramadol Tramal	1-ml-Amp. = 50 mg Tramadolhydrochlorid	Tramadol liegt als Racemat vor (+)-Enantiomer: hohe Affinität zu µ-Opioidrezeptoren, Wiederaufnahmehemmung von Serotonin (-)-Enantiomer: niedrige Affinität zu µ-Opioidrezeptoren, Wiederaufnahmehemmung von Noradrenalin	Mittelstarke Schmerzzustände	Schwindel, Übelkeit, Erbrechen In seltenen Fällen eine Beeinflussung der Kreislaufregulation (Herzklopfen, Kollapsneigung bis Kreislaufkollaps)	Akute Alkohol-, Schlafmittel-, Analgetika- und Psychopharmakaintoxikationen Patienten mit bekannten zerebralen Krampfleiden sind während der Behandlung mit Tramal sorgfältig zu überwachen	1,5 mg/kg KG i.v. Analgetische Potenz: 0,1 (Morphin = 1) Wirkdauer: 2–4 h Tageshöchstdosis: 400 mg	Bei einer Überdosierung ist mit einer dämpfenden Wirkung auf die Atmung zu rechnen (Atemdepression) Kombination mit Anemet empfehlenswert
U							
Urapidil Ebrantil	10-ml-Amp. - 50 mg Urapidil	Zentrale Sympatholyse durch Stimulation von Serotonin-Rezeptoren (5-HT_{1A} Agonist): Sympathikusdämpfung Periphere postsynaptische α_1-Blockade: Vasodilatation	Schwere, therapieresistente Hypertonie Hypertensive Krise	Hypotonie, Schwindel, Kopfschmerzen Unruhe, Herzklopfen, Schweißausbruch Pektanginöse Beschwerden Atemnot Gastrointestinale Klinik	Aortenklappenstenose, HOCM Arteriovenöse Shunts (Dialysepatienten) Gravidität und Stillzeit	Initial: 12,5–25–50 mg langsam i.v., nach 2 min ggf. halbe Dosis wiederholen HWZ=2–3 h Gute Steuerbarkeit, daher auch kontinuierliche i.v.-Applikation via Perfusor möglich	Wirkungsverstärkung durch gleichzeitig verabreichte, ebenfalls blutdrucksenkende Medikamente, z. B. Nimodipin, Nitroglycerin, Furosemid, etc. Zu rasche Blutdrucksenkung kann zu Bradykardie bis hin zum Kreislaufstillstand führen
V							
Vecuronium Norcuron	5-ml-Stechamp. - 10 mg Vecuronium in Pulverform	Nicht-depolarisierendes Muskelrelaxans: Blockierung der Erregungsüberleitung an der motorischen Endplatte ohne Erregungsauslösung (Nichtdepolarisationsblock!)	Muskelrelaxierung bei Narkoseeinleitung	Atemstillstand Blutdruckabfall Selten allergische Reaktionen	Fehlende Beatmungs-, Absaug- und Intubationsmöglichkeiten Myasthenia gravis Gravidität (plazentagängig!)	0,1 mg/kg KG i.v. Anschlagzeit: 2–3 min Wirkdauer: ca. 20–30 min HWZ=65–80 min	Vorteile von Vecuronium sind das geringe kardiovaskuläre Nebenwirkungsprofil sowie fehlende Histaminliberation (!)

	Auflösen mit 5 ml Aqua/ NaCl - 1 ml enthält dann 2 mg Vecuronium		Präcurarisierung, d. h. Kombination von einem nicht-depolarisierenden Muskelrelaxans mit Succinylcholin, um unerwünschte Begleiterscheinungen des Succinylcholins (Faszikulationen, Muskelschmerzen, Bradykardie) abzuschwächen		Ausgeprägte Leberfunktionsstörungen		
Verapamil Isoptin	2-ml-Amp. = 5 mg Verapamilhydrochlorid	L-Typ Ca^{2+}-Kanalantagonist vom Phenylalkylamin-Typ kardiovaskulär: negative Chrono- (Sinusknoten)/ Dromo- (»AV-Knoten«)/Inotropie (Myokard) und Vasodilatation (Gefäße) Antiarrhytmische Wirkung durch Inhibierung der kardialen Erregungsbildung, -leitung und –ausbreitung Verminderung der SA- und AV-Überleitung (!) Abnahme des peripheren Gefäßwiderstandes durch periphere Vasodilatation (Nachlastsenkung)	Supraventrikuäre Tachyarrhythmien (!) Tachyarrhythmia absoluta bei Vorhofflimmern AV-junktionale Reentry-Tachykardie	Hemmung der Erregungsleitung (AV-Block) bis zum Stillstand Entwicklung oder Verstärkung einer Herzinsuffizienz Hypotension (eher selten), ggf. mit Reflextachykardie bei ausgeprägter Blutdrucksenkung Obstipation nur unter Verapamil-Langzeitanwendung	Dekompensierte Herzinsuffizienz Ausgeprägte Hypotonie Bradykardien und AV-Blockierungen, insbesondere bei gleichzeitiger β-Blockertherapie Präexzitationssyndrom (WPW) mit Vorhofflimmern/-flattern: prominente Suppression des AV-Knotens durch Verapamil → Gefahr der schnellen Leitung über das akzessorische Bündel	0,05-0,1 mg/kg KG i.v. Ggf. Repetition nach 5–10 min HWZ=4–5 h (>10 h bei Langzeittherapie)	Verapamil führt zur Abnahme der AV-Überleitung und damit zur Reduktion der Ventrikelfrequenz, während die supraventrikuläre Arrhythmie an sich kaum beeinflusst wird.
Voluven 6% Haes-steril 6%	500-ml-Flasche = 60 g Poly (Co-2-Hydroxyethylstärke)	Plasmaexpander Volumensubstitution Verbessert die Fließeigenschaft des Blutes	Volumenmangelzustände Schockzustände	Volumenüberlastung Allergische Reaktionen (Tachykardie, Blutdruckabfall, Übelkeit, Erbrechen, Schock, asthmaähnliche Zustände)	Schwere stauungsbedingte Herzschwäche (Herzinsuffizienz) Lungenödem Niereninsuffizienz	Je nach Hersteller – bis zu 50 mg/kg KG	

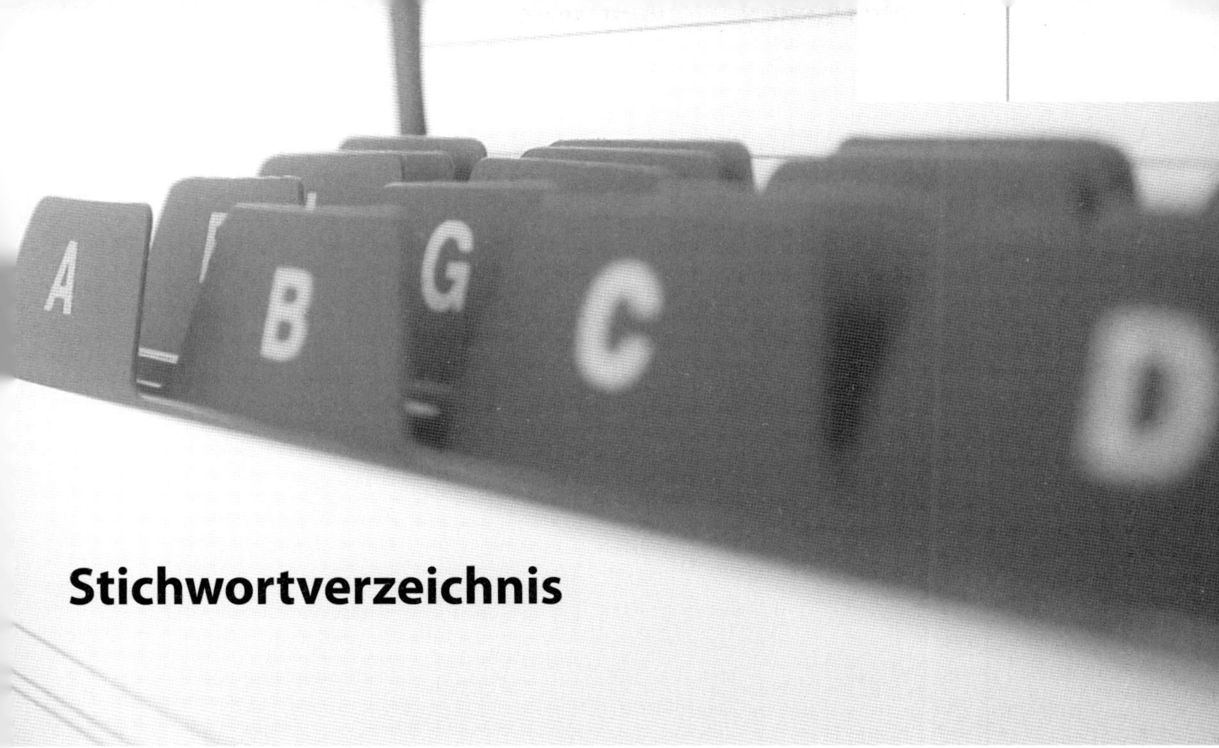

Stichwortverzeichnis

A

I

K

L

O

P

Q

R

S

T

U

V

W

X

Z

Printing: Ten Brink, Meppel, The Netherlands
Binding: Stürtz, Würzburg, Germany